발과 발목의 생체역학 개정 2판

The Biomechanics of the Foot and Ankle Second Edition

개정 2판

발과 발목의 생체역학

역자 송 병 호

THE BIOMECHANICS OF THE FOOT AND ANKLE

Second Edition

Robert A. Donatelli, PhD, PT, OCS
Instructor, Division of Physical Therapy
Department of Rehabilitrative Medicine
Emory University School of Medicine
and
National Director of Sports Rehabilitation
Physiotherapy Associates
Atlanta, Georgia

영 문 출 판 사

▪ 옮긴이

[역자약력] 송 병 호

- U.C. Berkeley 정치-경제학과
- Loma Linda University 의예과
- Loma Linda University 물리치료학 박사
  - 노인병전문의(Geriatric)
- Riverside General Hospital
  - Physical Medicine and Rehabilitation Staff
- Loma Linda University Medical Center
  - Physical Medicine and Rehabilitation Staff
- (현)단국대학교 특수교육대학원 물리-작업치료 전공 주임교수
- (현)미국 노인병 전문 재활학회 정회원
- (현)American Sports Injury Rehabilitation Association 정회원
- (현)International TheraBand-Ball Academy 연구위원
- (현)국제 탄성밴드-공 운동학회 강사
- (현)Loma Linda University 해부학 강사

The Biomechanics of the Foot and Ankle, Second Edition
by Robert A. Donatelli, PhD, PT, OCS

발과 발목의 생체역학 개정2판

2008년 4월 7일 초판인쇄
2008년 4월 11일 초판발행

지은이 : Robert A. Donatelli, Phd, PT, OCS
옮긴이 : 송 병 호
발행인 : 박 병 조
발행처 : 도서출판 영문출판사
등 록 : 1987년 12월 21일 제2-419호
주 소 : 서울시 강남구 삼성동 69-1
전 화 : (02) 514-5590, 776-5590
팩 스 : (02) 756-8943
E-mail : yeongmunsa@empal.com
정 가 : 25,000원
ISBN 978-89-7224-168-3 93510

• 파본은 교환해 드립니다.

바치는 글

두 번째 책에 대한 바치는 글:

나의 어머니 Rose Donatelli에게 이 책을 받치고 싶습니다. 그녀의 사랑과 도움이 저로 하여금 바쁜 일과의 어려운 시간들로부터 이겨 낼 수 있도록 하였습니다.

첫 번째 책에 대한 바치는 글:

나의 친구 Scot Irwin에게 이 책을 받치고 싶습니다. 그의 관심과 도움이 나로 하여금 발과 발목의 인체 역학에 관한 관심을 갖고 일을 마치도록 자극을 하였고 가능토록 하였습니다. 그의 우정은 나를 격려하여 우리의 임상 중에서 좋은 시간들과 어려운 시간들을 통해 목적을 이루게 했다.

머리글

1990년 '발과 발목의 인체 역학' 의 첫 번째 책이 나오자마자 많은 정형외과 분야의 학생들이나 임상의들은 해부학, 병리역학, 그리고 발과 발목 치료에 대해 공부하는데 맞는 교과서임을 알 수 있었다. 다음 5년여 동안 분명한 도전은 초판의 성공 다음 보다 더 나은 책을 형성하는 것이었다. 그에 대한 결정은 초판의 3분야의 나눔을 유지하는 것이었다. Donelli에 의해 제작된 해부 그리고 인체역학 그리고 비정상적 인체역학의 내용들을 그대로 유지하면서 새로운 참고 문헌들과 주제와 관계된 타당한 발견 내용들을 추가 보완한 것이다. Corra-di-Scalise 그리고 Ling에 의해 제작된 정상 보행의 발달에서도 같은 형식으로 보완되었다.

지난 5년동안 우리는 초판을 발행한 후 휴식을 취한 것이 아니라 꾸준히 연구를 멈추지 않았다. Bob Donatelli와 F.A.Davis 회사에서는 책이 보다 더 발전하는데 필요한 내용이 있다는 소식을 듣고 찾아왔다. 우리는 책의 첫 부분 '발과 발목' 은 포괄적인 논문들이 필요하였는데 Leslie Russek로 하여금 그 장을 쓰도록 참여 시킬 수 있어서 다행이었다. 이 일은 당연한 것이었다 왜냐하면 Russek는 읽기 쉽고 분명한 많은 내용들을 압축한 중요한 책 부분을 쓸 수 있도록 그녀의 가득한 열정으로 해야만 했다. 우리는 걸음걸이의 결정요인, 시간적이고 공간적인 특성, 운동학, 신경 컨트롤 장치, 근육 활성화 패턴과 동역학과 여러 다른 중요한 고려해야할 사항들이 포함된 보행에 대한 여러 가지 주제들의 훌륭하게 압축된 개요들을 성공적으로 그녀가 해내고 있음을 믿는다. 그리고 같은 시간, 그녀의 글 쓰는 형식은 독자의 분석적인 기술과 같이 한다.

책 두 번째 부분, '인체역학 평가' 는 부분적 원래 내용들과 새로운 주제들을 앞으로 나오게 한다. Luke Bordelon의 발의 임상적 평가는 독특한 시각을 가지고 있다. 그러나, 참고자료가 새로이 개정되었다. Vito 그리고 Kalish에 의해 쓰여진 방사선 평가에 대해서도 같은 얘기를 할 수 있으나 스캐닝(scanning)과 형상 기술과 그들의 해설이 더 하여졌다. Mike Wooden은 기능적 보조기에 대한 장을 개정하였다. Bruce Greenfield는 근섬유의 변질을 포함한 과도한 사용증후군에 대한 새로운 내용에 대해 Marie Johanson과 함께 참여하였다.

당뇨 발에 대해 Nathan Schwartz에 의해 발표된 원래의 내용이 다시 서식 설정되었고, Jennifer Bottomley와 함께 장을 넓혔다. 당뇨 발의 병리역학, 치료에 대한 제안, 그리고 영양, 운동, 약물치료, 그리고 환자 교육에 대한 내용들이 더하여졌다.

책 세 번째 부분, '정상적인 움직임 복구를 위한 치료' 는 독자들의 필요성에 맡게 하기 위하여 더 많은 내용들로 넓혔다. Donatelli와 Wooden의 인체역학 원래의 장은 새로운 참고 문헌들과 실험 보조기 부분을 넓혔다. Karen Davis와 Jeff Cooper는 John Garbalosa와 함께 John의 발과 발목 병리에 대한 물리치료 부분을 2개의 사례연구와 다른 2개의 특정적 운동 상해 사례연구를 더하여 넓혔다. Greenfield와 Bennett은 하지의 문제를 치료하는 닫힘 사슬 재활 운동에 대해 포괄적인 장을 만들었다. 이 새로운 장은 포괄적인 방법으로 이론과 운동성 진행을 정당화한다. 마지막으로, Paul Speigl은 발과 발목 문제를 해결하기 위하여 Karen Seale과 함께한다. 자세한 관절염 내용도 원래의 책에 더하여 졌다.

교과서 전체를 통해 원래의 문제해결 체제가 학생들과 임상의들의 지속적인 요구에 맞추기 위하여 중요한 교육방식으로 이루어져 있다. 우리들의 확신들을 따라서 아울러 우리 독자들의 요구에 의해 '발과 발목의 인체역학' 의 두 번째 판은 첫 번째 판보다 더 훌륭하게 만들어졌다고 우리는 믿는다. 또한 치료적 접근을 정당화하기 위하여 훌륭한 보조 내용들이 제공되어 있다.

Steven L. Wolf, PhD, FAPTA
Series Editor

서론

'발과 발목의 인체역학' 첫 번째 책은 물리치료사들의 발과 발목 보조기 제작과 처방에 대해 거의 많은 부분을 영향을 받았다. 발과 발목 질환의 물리치료 관리는 정형외과적 전문안에 부분 전문분야가 되었다. 점점 더 많은 내용의 논문과 글들이 발 역학과 보조기 치료에 대해 물리치료사들에 의해 발간되고 있다.

두 번째 책은 발의 구성 개념에 대해 하지의 운동사슬의 중요한 부분으로 신중히 소개되어있다. 4장, Leslie Russek의 '닫힘운동사슬과 보행' 과 12장, Bruce Greenfield 그리고 J. Gregory Bennett의 '하지 운동사슬 재활의 적용' , 두개의 장이 새로이 더하여져 있다. Russek에 쓰여진 장은 보행 중 하지운동사슬의 이해를 위하여 이루어져 있다. Donatelli에 의해 쓰여진 1장과 2장, '인체역학의 정상 해부' 그리고 '비정상 인체역학' 그리고 Deborah Corradi-Scalise에 의해 쓰여진 3장, '보행의 정상적 발달' , 함께 첫 부분은 하지의 상세한 기능적인 분석으로서 발전했다.

두 번째 부분, George Vito 그리고 Stanley Kalish의 '인체역학 평가,' 6장, '인체역학 방사선 평가' 는 발과 발목의 방사선학에서 새로운 정보를 제공하고 있다. Michael J. Wooden의 7장, '기능적 보조기의 인체역학적 평가' 는 평가 방법의 신뢰도를 높이는 연구에 대해 새로운 내용들이 더하여 졌다. 8장, '과다한 사용 증후군,' 그리고 9장, '당뇨 발,' 은 Marie Johanson 그리고 Jennifer M. Bottomley, 두 새로운 작가들에 의해 내용이 더 보충 되었다. Johanson은 하지의 과다한 사용 증후군의 이해를 높였고, Bottomley는 물리치료사의 시각을 더하였다. 두 작가들은 과다한 사용 증후군의 보수적인 관리와 발전된 환자 사례들을 강조하였다. 완전한 병리학의 평가의 문제와 직면한 임상의들은 이 장들에 더해진 내용에 의해 개화될 것이다.

앞에서 말한 것과 같이, 세 번째 부분은 Greenfield와 Bennett에 의해 새로운 장을 포함하고 있다. 게다가, 존재하고 있는 장들은 주목할 만큼 개정되었다. 10장, '인체역학적 보조기,' 는 발 보조기 치료의 효과에 대해 새로운 연구에 의해 부를 반영하는 것 같이 개정되었다. Karen E. Davis, Jeff Cooper, 그리고 John C. Garbalosa의 11장, '물리치료' 에는 전문직의 그리고 여가 운동선수의 발과 발목 문제 4개의 사례연구가 더하여 졌다. 마지막으로, Paul V. Spiegl과 Karen S Seale의 13장, '수술적 치료,' 는 발과 발목 질환들의 수술적 치료에 대해 새로운 내용들을 지니고 있다.

하지운동사슬과 관계가 있는 발과 발목의 역학적 비정상 질환의 치료 그리고 관리와 밀접한 관계가 있는 어느 재활 전문직 종사자는 이 책으로부터 이득을 얻을 것이다. 우리는 다른 Contemporary Perspectives in Rehabilitation 연속편과 같이 학생들과 임상의에게 포괄적이고, 잘 문서화 되어 있는 임상적으로 타당한 발표, 동시대의, 그리고 개인적으로 도전적 철학에 맞고 사실적임을 지킬 수 있기를 바란다.

Robert A. Donatelli, PhD, PT, OCS

감사글

사랑과 감사를 Jonesboro, Georgia 물리치료협회 나의 동료 직원인 Zita, Tammie, John, Ronnie, Karen, Paula, Bobbie 그리고 Carolyn에게 드립니다. 그들의 지원과 전문적 사고가 나의 교육노력을 추구하도록 하였다. 특별한 감사를 나의 정신적 동료, Judy D에게 보냅니다. 두 번째 판의 제작을 통해 많은 도움을 준 Steve Wolf에게 그리고 Francois Vilain과 그의 F.A. Davis 동료들에게 감사드립니다.

공헌자

Wen Ling, PhD, PT
Assistant Professor
Department of Physical Therapy
New York University
New York, New York

Stanley Kalish, DPM
Associate Professor, Department of Surgery
New York College of Podiatric Medicine
Attending Podiatrist, HCA/Doctor's Hospital
Tucker, Georgia
Staff Podiatrist
Henry General Hospital
Atlanta, Georgia

Leslie N. Russek, PhD, PT
Research Physical Therapist
Physiotherapy Associates
Glen Burnie, Maryland

Nathan Schwartz, DPM
Assistant Clinical Professor
Emory University
Atlanta, Georgia
Private Practice
Windy Hill City
Marietta, Georgia

Karen S. Seale, MD
Assistant Professor and Head of Foot and Ankle Surgery Section
Department of Orthopedic Surgery
University of Arkansas
Little Rock, Arkansas

Paul V. Spiegl, MD
Private Practice
Orthopedic Surgery
Atlanta, Georgia

George Vito, DPM
HCA/Doctors Hospital
Tucker, Georgia

Michael J. Wooden, MS, PT, OCS
National Director of Clinical Research
Clinic Director
Physiotherapy Associates
Lilburn, Georgia
Instructor, Division of Physical Therapy
Department of Rehabilitation Medicine
Emory University School of Medicine
Atlanta, Georgia

Ian J. Alexander, MD
Department of Orthopedic Surgery
The Cleveland Clinic Foundation
Cleveland, Ohio

J. Gregory Bennett, MS, PT
Dominion Physical Therapy
NOVA Health System
Fairfax, Virginia

R. Luke Bordelon, MD
Clinical Assistant Professor
of Orthopedics
Louisiana State University
School of Medicine
New Orleans, Louisiana

Jennifer M. Bottomley, MS, PT
Outpatient Rehabilitation Coordinator
Hillhaven Corp.
Lexington, Massachusetts
Core Faculty
Harvard Medical School Division
on Aging
Cambridge, Massachusetts

K. R. Campbell, PhD
Department of Musculoskeletal
Research
The Cleveland Clinic Foundation
Cleveland, Ohio

Jeff Cooper, MS, ATC
Head Athletic Trainer
Philadelphia Phillies
Philadelphia, Pennsylvania
and
Consultant to Physiotherapy Associates
Atlanta, Georgia

Deborah Corradi-Scalise, MA, PT
Department of Physical Therapy
Hebrew Academy for Special Children
Woodmere, New York
Private Practice
Baldwin Harbor, New York

Karen E. Davis, MPT, ATC
Physiotherapy Associates
Atlanta, Georgia

Robert A. Donatelli, PhD, PT, OCS
Instructor, Division of Physical Therapy
Emory University School of Medicine
and
National Director of Sports
Rehabilitation
Physiotherapy Associates
Atlanta, Georgia

John C. Garbalosa, MMSC, PT
Center for Locomotion Studies
Pennsylvania State University
University Park, Pennsylvania

Bruce Greenfield, MSc, PT, OCS
Instructor, Division of Physical Therapy
Department of Rehabilitative Medicine
Emory University School of Medicine
Atlanta, Georgia

Marie Johanson, MS, PT, OCS
Clinic Director
Physiotherapy Associates
Atlanta, Georgia

역자의 머리글

우리의 인류를 알기 위해서는 각각의 요소를 이해하지 않고는 알 수 없듯이 우리의 신체 각 부분의 구성요소를 이해하지 않고는 우리의 몸을 알 수 없습니다. 모든 병은 우리 몸 어느 곳에든 원인이 있기 마련입니다. 그 원인이 어느 곳이며? 어떤 부분인지? 어떠한 작용을 하는지? 다른 신체 부분에 어떻게 영향을 미칠 수 있는지? 이해하기 전에는 그 병을 치료하는데 어려움이 따릅니다. 이것이 이 책의 주제입니다.

최근에는 근 골격계 질환의 운동치료 효과에 관한 많은 얘기가 있습니다. 그러나 정확한 진단과 평가가 없이는 바른 운동처방이 이루어 질 수가 없습니다. 통증이 같은 부위에서 발생한다고, 똑같은 운동치료를 해서는 안 되는 것과 같이 원인이 무엇인지에 따라 맞는 물리치료, 약물치료, 수술치료, 그리고 운동치료가 이루어져야 합니다. 두통, 어깨통, 오십견, 요통, 좌골신경통, 고관절질환, 그리고 무릎질환 등을 물리치료(운동치료, 열치료, 전기치료, 수기치료, 교정, 테이핑, 등), 약물치료, 그리고 수술치료 등으로 어떻게 치료해야 하는지 많은 책들과 자료들이 우리 주위에 있습니다. 그러나 중요한 것은 각 질환이 있는 부분이 그 질환의 원인이 될 수 있으나, 많은 경우 그 질환과는 다른 부분이 원인이 되는 경우가 많습니다.

위와 같은 많은 근골격계 질환과 그 질환에 의해 연관되어 발생되는 다른 연쇄적 신체 질환에 대해 원인 제공이 되는 부분이 우리 신체에서 가장 많은 압박과 충격을 받고 견디어 내는 '발' 입니다. 우리 모두가 발의 중요성에 대해 많이 듣고 알고 있습니다. 그러나 우리의 발에 대해 충분한 이해가 부족함을 느낍니다. 발이 정상의 각도보다 2-5도만 어느 방향으로 치우쳐져 돌아가 있어도 시간이 흐르면 많은 사람들은 무릎통증(질환), 고관절문제, 허리, 척추문제(디스크, 회전, 탈구, 측만증, 전후만증, 등), 경추의 문제들, 그리고 어깨의 질환들 등을 하나 아니면 두 가지 이상 갖게 됩니다.

역자는 '발과 발목의 생체역학' 이 의학도, 물리치료과 학생들, 물리치료사, 그리고 임상의 분들께 발과 발목의 생체역학적 작용에 대한 이해를 도울 수 있을 것이라 자신합니다. 이 책은 해부학, 병리역학, 검사, 치료, 그리고 자세한 사례연구를 통해 충실한 내용으로 각 장들이 이루어져 있습니다. 이 책으로 인해 발과 발목 뿐만 아니라, 많은 근골격계 질환들과 그와 관계되는 다른 여러 질환들의 이해와 치료에 큰 역할을 하길 바라며 지난 3년간 준비 작업하며 많은 것을 새롭게 연구 할 수 있는 기회가 주어진 것에 대해 하나님께 감사드립니다.

끝으로 편집을 도와준 사랑하는 아내 Halley Song에게 감사드리며 큰 도움을 준 제자이자 동료인 강남 성모 병원 김주진 선생님께 감사드립니다. 그리고 많은 어려움과 힘든 작업들을 해결해 주신 영문출판사 박병조 사장님과 직원분들께도 감사드립니다. 모든 독자들의 건강한 삶과 행복을 바랍니다.

송 병 호
단국대학교 특수교육대학원
물리-작업치료 전공주임 교수

목차

단원 Ⅰ : 정상적인 생체역학과 비정상적인 생체역학 (Biomechanics of the Foot and Ankle)

제7장_기능적인 교정술에 대한 생체역학적 평가

단원 Ⅱ : 생체역학적인 평가 (Biomechanical Evaluation)

단원 Ⅲ : 정상적인 운동으로 회복시키는 치료의 접근법 (Treatment Approaches to Restore Normal Movement)

단원 I

정상적인 생체역학과 비정상적인 생체역학
The Biomechanics of the Foot and Ankle

제 1 장

정상적인 해부학과 생체역학 (Normal Anatomy and Biomechanics)

근골격계(musculoskeletal system)의 정상적인 역학에 관한 연구는 골(bones), 근육(muscles), 건(tendons), 인대(ligaments)와 같은 해부학적 조직들에 미치는 역학의 영향과 생체역학을 분석하는 것이다. 근골격 구조(musculoskeletal structures)에 작용하는 생체역학에 대한 연구는 휴식을 취하고 있을 때(정적인 상태)의 신체에 대한 연구와 활동할 때의 신체(동적인 상태)에 대한 연구로 나뉘어진다.[1] 생체역학학(Kinetics)에서는 생체역학과 생체역학으로 인해 발생하는 근골격 구조의 운동간의 관련성에 중점을 두고 있다. 이 장에서는 건강한 사람의 발과 발목의 기능적 관절(functional joint)에 작용하는 운동과 생체역학에 관하여 중점적으로 설명하고자 한다. 출생 이전과 이후에 발의 발육은 보행조직의 형성에 매우 중요하므로, 발과 발목의 기능적 관절(functional joint)의 발육에 대해서도 간단하게 논하고자 한다. 인대, 건, 근육과 이들이 운동에 미치는 영향에 대한 고찰도 이 장에 설명되어 있다. 중요한 전문용어에 대한 해설은 이 장의 마지막 부분을 참조하기 바란다.

어떠한 발이 건강한 발인가? Cailliet는[2] 건강한 발이란 통증이 없고, 근육의 균형이 정상적이며, 발뒤꿈치(heel)가 중앙에 있어야 하고, 발가락(toe)이 곧고 가동성이 있어야 한다는 4가지 기준으로 규정한다. 서 있을 때와 보행 시 입각기(stance phase)에, 신체의 부하가 발에 고르게 분배되는 것도 건강한 발을 결정하는데 중요한 기준이 된다.

발은 외부저항을 받는 하지 운동사슬(lower kinetic chain)의 말단 관절이다. 발과 발목 내부의 적절한 관절운동으로 하지(lower limb)에 가해지는 체중의 부하가 경감된다. 하지(lower extremity)는 보행 시 입각기(stance phase)에서 압축력(compressive force), 장력(tensile force), 전단력(shearing force), 회전력(rotatory force)을 분산시키고 배분시킨다. 이들 힘이 부적절하게 분배되면 결합 조직(connective tissue)과 근육의 약화를 초래하게 되고, 차례로 과다한 스트레스가 발생되는 비정상적인 운동의 원인이 될 수 있다. 발과 발목의 정상적인 역학은 근육, 건, 인대와 골(bone)의 기능에 복합적으로 작용한다. 발, 발목, 하지 내에 있는 이들 조직의 잘 조정되고 통합된 작용은 하지에 가해지는 힘을 가장 효과적으로 분산시킨다.

이 장에서 다루고 있는 발은 후족(rearfoot), 중족(midfoot), 전족(forefoot)의 세 부분으로 나누워 진다. 후족(rearfoot)은 하지(lower limb)의 회전력을 다양하게 변화시킨다. 하지(lower extremity)의 횡회전(transverse rotations)은 시상면(sagittal), 수평면(horizontal), 전두평면운동(frontal plane movement)으로 바뀐다. 또한 후족(rearfoot)은 중족(midfoot)과 전족(forefoot)의 기능과 운동에 영향을 준다. 중족(midfoot)은 후족(rearfoot)에서 전족(forefoot)까지 운동을 전달시키고, 지속시켜 준다. 중족의 운동과 기능은 후족(rearfoot)의 역학에 좌우된다. 전족(forefoot)은 불규칙한 지면을 조절하는 등 다양한 지면에 적응할 수 있는 역할을 한다. 전족의 이러한 조절은 후족의 정상적인 역학에 의해 작용된다.

발의 골 구조는 그림 1-1과 1-2를 참조하시오.

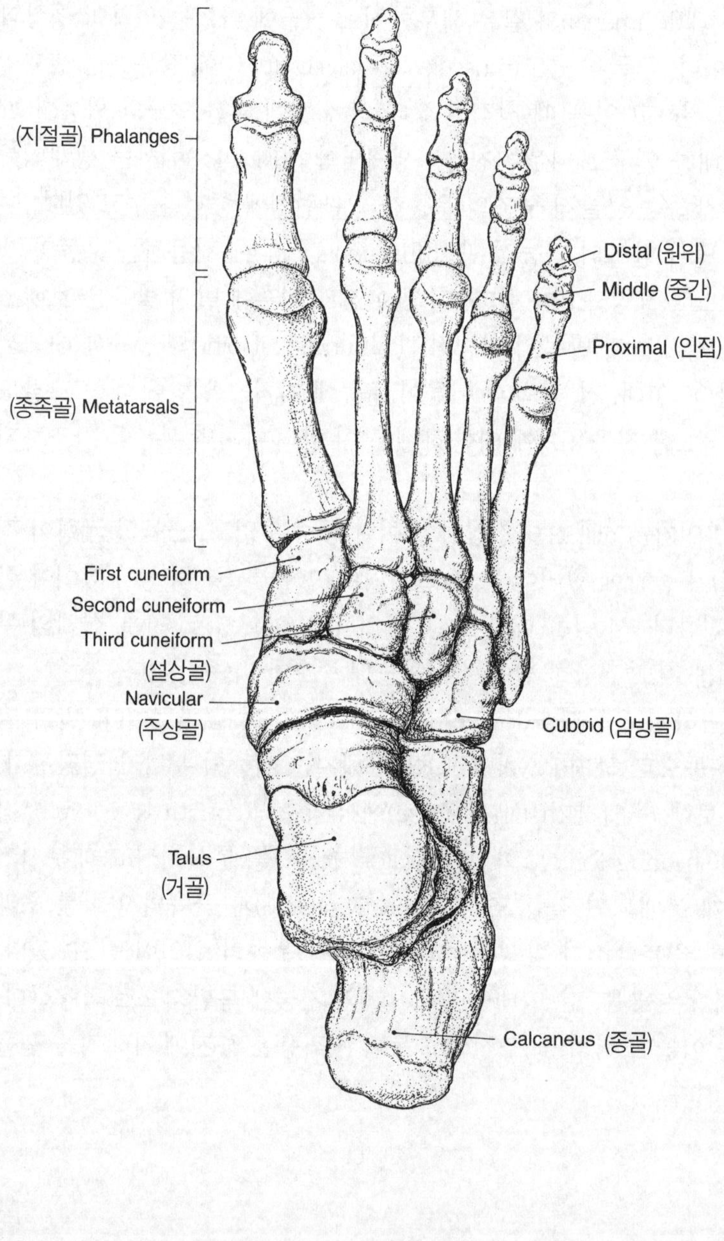

그림 1–1. 배측 족골

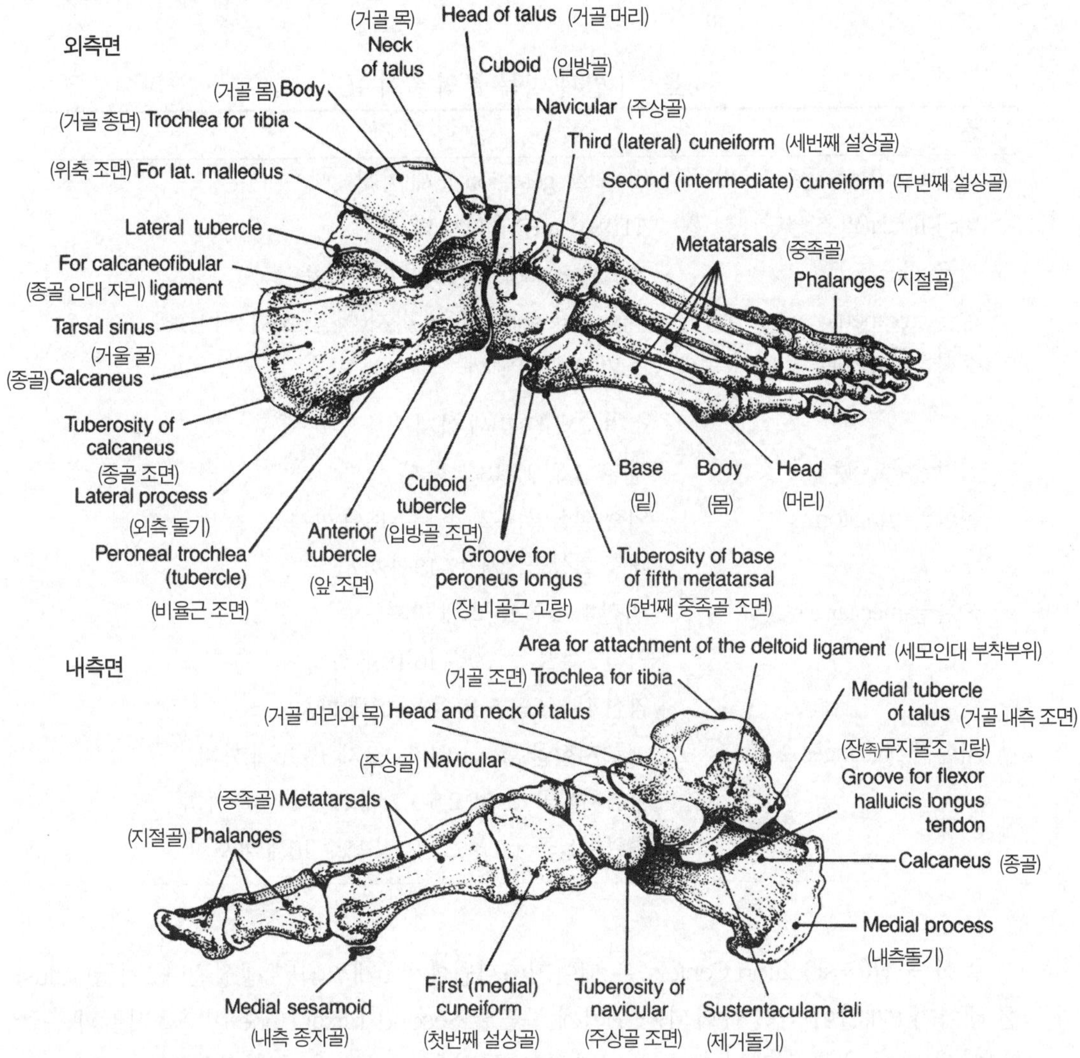

그림 1-2. 족골의 외측면(상부)과 내측면(하부)

보행에 필요한 발의 발육 (DEVELOPMENT OF THE HUMAN FOOT FOR LOCOMOTION)

초기 발육 (Early Development)

후족(Rearfoot)

후족(rearfoot)은 거골(Talus)과 종골(Calcaneus)로 구성되어 있다. 거골과 종골(Calcaneus)의 중요성은 태아의 초기발육과 기능이 강화된 진화에서도 명백히 알 수 있다. 종골(Calcaneus)은 골화(Ossification)가 시작되는 첫번째 족근골(Tarsal) 이다 (표 1-1).

표 1-1 발과 발목 골의 골화 표

골	골 화 기 간
경골-tibia(말초 골단)	6-10 mo gestation 18세 까지
비골-fibula(말초 골단)	11-18 mo 17세 까지 발육
거골-talus	8 mo gestation 17-18세 까지 발육
종골-calcaneus	5-6 mo gestation 16세 까지(여성) 20세 (남성)
주상골-navicular	소년, 3세 17세 까지
	소녀, 2세 17-18세 까지
입방골-cuboid	생후 21 일 17-18세 까지
설상골-cuneiforms	외측 설상골, 4-20 mo 17-18세 까지
	내측 설상골, 2세 17-18세 까지
중족골-metatarsals	임신 1-12주 16-18세 까지
	임신 2주 또는 3-9주 16-18세 까지
	임신 4주 또는 5-10주 16-18세 까지
지절골-phalanges	근위지절골-proximal, 1-2.2 세 13-16세 까지
	원위지절골-distal, 2.5-4.7 세 11.5-14.7세 까지
	중위지절골-intermed, 임신 15주 18세 까지

골화 중심(Ossification Centers)은 태아가 5개월에서 6개월되면 생성된다. 거골(Talus)은 태아가 8개월이 되면 골화되는 두번째 족근골(Second Tarsal Bone)이다.[3] 거골과 종골로 인해 발이 우선 신체의 체중을 지탱하고, 균형을 잡아주며, 추진력을 내는 기관으로 진화되었음을 알 수 있다.[4] 종골은 추진력을 가중시킬 수 있도록 크고, 체중을 지탱할 수 있도록 튼튼한 조면(Tuberosity)으로 진화되었다. 거골(Talus)은 체중의 균형을 고려하여 지면과 평행인 관절면(facets) 위쪽의 종골과 접합되어 있다.

사람의 거골관절(the articulation of the Talus)은 관절면(articular facets)이 비스듬히 기울어져 있는 부분이 다른 영장동물(primates)과는 다르다.[4]

성인의 종골이 총 발길이의 35%인데 비해 3개월된 태아의 종골은 25.3%이다.[5]

종골(Calcaneus)의 후방 분절(posterior segment)은 하퇴 삼두근(triceps surae)에 역학적으로 작용하여 전방 분절(anterior segment)보다 빨리 자란다. 거골 체부(talar body)는 거퇴관절(talocrural joint)의 발육을 촉진시켜 길이보다는 높이가 더 급속히 커진다.

발은 회외(supination)로 움직인다. 태아의 회외전(supination)은 후족(rearfoot)에서

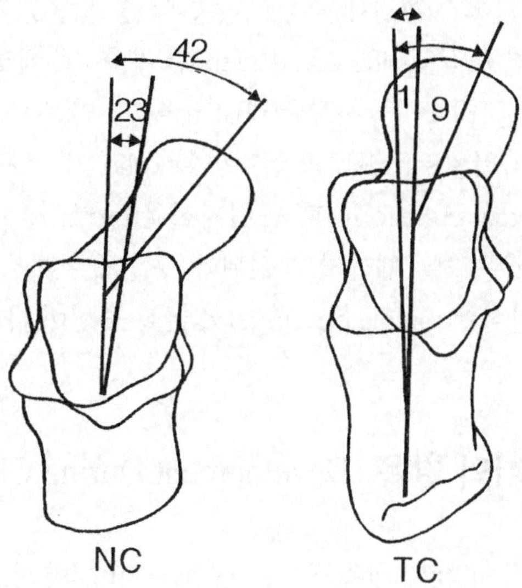

그림 1-3. 거골 활차(Talar Trochlear)와 종골의 각도(calcaneal angle). 유아의 종골 각도(NC)는 42° 이고 성인은 23° 이다. 유아의 활차-종골의 각도〈TC〉(Trochlear-calcaneal angle)는 9° 이고, 성인은 1° 이다.

교정된다. 거골 두부(talar head)와 경부(neck)가 내측으로 회전함에 따라 전족(forefoot)의 내반(varus)이 경감된다. 회전의 부족은 전족 내반(forefoot varus)의 주요원인이 된다.[6,7] 내반 종골(varus calcaneus-내전된 위치)은 태아의 회외전(supination)의 또 다른 특성이다. 성인의 경우 종골의 내반 각도(varus angle)가 3.6° 인데 비해, 생후 3개월이 지난 유아는 36.8° 각도로 내반된다. 결과적으로 전족이 내전(adduction)된 위치는 거골과 종골의 전위로 교정된다. 거골 경부와 종골이 이루는 각도(talar neck-calcaneal angle)는 출산시 42° 에서 성인이 되면 23° 로 감소한다. 거골 활차(talar trochlear)와 종골의 각도는 출생시 9° 에서 성인이 되면 1° 로 감소한다(그림 1-3 참조).

중족(MIDFOOT)

중족(midfoot)은 주상골(navicular bone)과 입방골(cuboid bone)로 이루어져 있다. 중족관절은 종골와 거골의 두개의 뼈가 이어져 형성된 중족(midfoot)에서 매우 중요한 역할을 하는 관절이다. 입방골의 골화(Ossification)는 생후 21일 이내에 생성된다.[3] 주상골은 두 살에서 다섯 살 사이에 골화되는 족근골(tarsal)의 끝에 있는 골이다.

전족(FOREFOOT)

전족(forefoot)은 설상골(cuneiforms), 중족골(metatarsals), 지절골(phalanges)로 구성되어 있다. 태아의 제 1 중족골(first metatarsals)은 제 2 중족골(second metatarsal)보다 빨리 자란다. 생후에는 제 1 중족골과 제 2 중족골의 자라는 비율이 같아진다. 제 1 중족골은 제 2 중족골 보다는 짧고 두껍다. 제 1 중족골과 제 2 중족골 사이의 각도는 생후 2개월에는 32°, 9개월에는 8.9°, 성인의 경우는 6.2°로 각도가 감소한다. 중족골(metatarsals)의 골화 중심(ossification centers)은 생후 8주에서 10주 내에 생성된다.[5]

무지(hallux)는 지절골(phalanges)의 앞쪽에 있다. 엄지발가락(great toe)의 하측과 상측 종자골(sesamoids)의 골화(ossification)는 12세에서 14세 사이에 형성된다. 내측 설상골(medial cuneiform)과 근위지절골(proximal phalanges)에 있는 골화 중심(ossification centers)은 2살 때까지 생성된다. 2살에서 3살 사이에 중위설상골(middle cuneiform)과 중위지절골(middle phalange)의 골화 중심이 나타난다.

유년기의 발육 (Development During Childhood)

유아의 발은 내측 궁(medial arch)이 지방패드(fat pad)로 덮여 있기 때문에 과다 회내전(pronation)한다. 유아의 발은 매우 유연하여, 거골하관절(subtalar joint)은 50°의 각도로 움직일 수 있다. 발목 관절 또는 거퇴 관절(talocrural joint)은 20°-50°의 범위로 배측굴곡(dorsiflexion)과 족저굴곡(plantarflexion)을 한다.[9]

발은 여성의 경우 5세에서 10세, 남성의 경우 5세에서 12세 사이에 매년 0.9cm가 자라, 10세에서 12세 사이에는 성인 발의 90%가 자란다. 그리하여 14세에서 16세에는 이미 성인의 발로 발육이 다 된 형태를 갖추게 된다.[8]

6세에서 8세까지는 성인의 발모양이 형성되어, 3세에서 5세 사이에는 발의 골이 약간 앞으로 향하여 성인의 보행 유형으로 걷게 된다.[3]

결론적으로, 발육초기 단계에서는 후족이 중족과 전족의 형태와 기능 형성에 지대한 영향을 준다. 거골 두부(talar head)의 외측회전이 잘 안되고, 거골-종골 각도(talar-calcaneal angles)가 적정한 각도로 경감되지 않고, 종골의 내반각도(varus angle)가 부족하면, 전족과 후족이 기형적인 형태로 발육될 수 있다. 유아기에 발의 발육에 장애가 있었다면, 성인이 되어서는 비정상적인 회내전과 회외전의 원인이 될 수도 있다. 기능의 변화로 발의 발육에 대한 진화가 초래된다. 발은 사람의 신체를 지탱하고, 균형을 잡아주며, 앞으로 걸어가는 추진력에 중요한 역할을 하는 조직이다.

성인 발의 기능적인 해부와 역학 (FUNCTIONAL ANATOMY AND MECHANICS OF THE ADULT FOOT)

발과 발목의 기능에 중요한 역할을 하는 관절에는 발목관절(거퇴골 - talocrural), 거골하관절(subtalar joint), 중족관절(midtarsal 횡족근골관절〈transverse tarsal〉), 족근중족관절(tarsometatarsal joint⟨TMT⟩), 중족지절관절(metatarsophalangeal joint)이 있다.

후족, 중족, 전족은 사람이 보행하는 동안 서로 복합적인 기능을 한다. 이들 기능 중에 어떤 한 기능에 변화가 생기면, 보행 시 입각기(stance phase)에서 발과 발목 모두의 기능에 지장을 주게 된다. 결합 조직(connective tissue)과 근육으로 구성된 후족, 중족, 전족은 서로의 기능에 도움을 주며, 상호 기능이 연관되어 있다. 관절 하나의 운동은 발과 발목의 다른 관절을 움직인다. 또한 연부조직(soft tissue)은 하지 전체의 발과 발목 운동에 도움을 주므로, 발과 발목의 역학이 변화하면 하지의 기능에 영향을 미친다.

제 1 절에서는 운동의 원리, 발과 발목 관절의 특이한 움직임과, 보행자세에서 연합된 이들 관절의 기능에 대해 설명되어 있다. 특히, 관절주위(periarticular)의 안정성과 근육 기능에 대하여 살펴보고자 한다.

운동의 원리 (Principles of Motion)

운동에는 변위(translation)와 회전(rotation)의 두가지가 있다.[11] 변위(translation)는 힘의 선이 대상(object)의 중심으로 지나갈 때 곧은 선으로 대상이 움직이는 운동이다. 회전(rotation)은 고정된 축을 중심으로 대상이 원을 그리며 도는 운동을 말한다. 이러한 회전운동은 대상의 중심으로 힘이 지나가지 않을 때 발생된다.

힘의 선과 대상(object)의 중심 또는 질량(mass)의 중심 간의 간격이 크며, 회전율이 크다. 회전운동은 회전축과 항상 직각을 이룬다. 예를 들어, 문이 회전하면서 열릴 때, 고정된 경첩의 축에 직각을 이루며 회전한다.[11] 이러한 운동은 신체의 평면운동으로도 설명된다. 우선 발과 발목의 평면 운동으로는 전두면(frontal plane), 시상면(sagittal plane), 횡단면(transverse plane) 운동이 있다. 전두면 운동은 내번(inversion)과 외번(eversion)이다. 시상면 운동은 배측굴곡(dorsiflexion)과 족저굴곡(plantar flexion)이다. 횡단면 운동은 내전(adduction)과 외전(abduction)이다.

발과 발목의 관절은 경첩의 역할을 하여 중심점이 된다.[10,13] 축에 수직으로 움직여야 한다. 그렇지 않으면, 국부적으로 탈구(dislocation)가 되거나 또는 맞닿을 수 있다.[14] 정확한 경첩 관절은 한번의 평면운동에서 1 방향의 움직임 자유도 여유가 있다.[14,15] 발가락(toe)의 지절간(interphalangeal - IP) 관절은 한번의 신체 수평운동에서 1 방향의 움직임 자유도 여유가 있다. 중족지절관절(MTP)에는 운동하는데 필요한 독립된 두 개의 축이 있다. 각각의 축에는 1 의 여유가 있어서 관절에는 2 방향의 움직임 자유도 여유가 생긴다. 중족관절(midtarsal joint), 거골하(subtalar)와, 거퇴관절(talocrural joint) 그리고 첫번째와 다섯번째 선(ray)으로 신체가 세가지 중요한 수평운동을 할 수 있다. Root, Orien, Weed가 설명한 대로,[14] 다섯번째 선(fifth ray)은 제 5 중족골(fifth metatarsal)이고, 첫번째

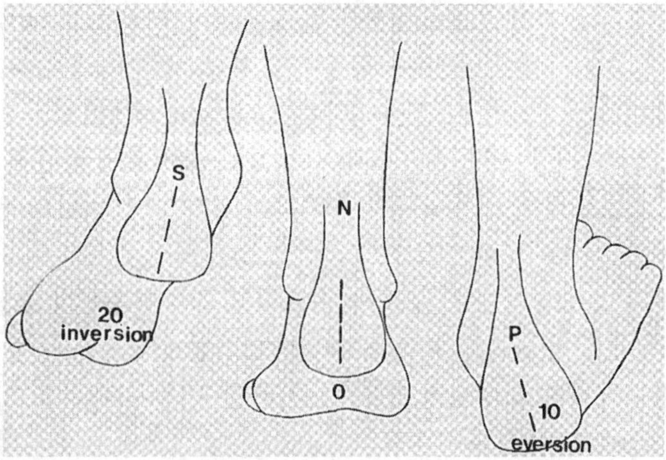

그림 1-4. 열린 운동 사슬 (open kinetic chain) 회내전(pronation)과 회외전(supination). P, Pronation (회내전); S, Supination(회외전); N, Neutral(중립 상태)

선(first ray)은 제 1 중족골(first metatarsal)과 제 1 설상골(first cuneiform)이다.

발과 발목의 세 평면운동(TRIPLANR MOVEMGNT OF THE FOOT AND ANKLE)

발목 관절(ankle joint), 거골하관절(subtalar joint), 중족관절(midtarsal joint)과 첫번째 선(first ray), 다섯번째 선(fifth ray)은 신체의 평면에 비스듬한 운동 축이 있다. 운동의 축은 신체의 세 평면의 각에 있다.[14] 운동의 평면이 모든 세개의 신체 평면이 이루는 각도에서 발생하는 동안 운동은 축과 수직을 이룬다. 만일 신체의 세 평면에서 운동이 동시에 일어난다면, 세 평면운동(triplanar)이라고 한다.[14] 발과 발목의 세 평면운동은 회외전(supination)과 회내전(pronation)이다.[14] 회내전에서 신체의 세 평면운동은 외전(abduction)〈횡단면(transverse plane)〉, 배측굴곡(dorsiflexion)〈시상면(sagittal plane)〉과, 외번(eversion)〈전두면(front plane)〉이 있다.[14,15] 반면에, 회외전(supination)은 외전(abduction), 족저굴곡(plantar flexion), 내번(inversion)이 결합된 운동이다 (그림 1-4).[14,15] 각각의 신체 평면에서 발생하는 운동량은 축의 위치에 따라 달라진다. 예를 들면, 축이 정면의 평면에 가까이 있으면, 배측굴곡과 족저굴곡에 더 많은 운동이 발생한다. 운동의 축이 시상면(sagittal plane)에 가까이 있으면, 배측굴곡(dorsiflexion)과 족저굴곡(plantar flexion) 보다는 내전(adduction)과 외전(abduction)으로 더많은 운동이 발생한다. 거골하관절(subtalar joint)에서 발생되는 운동은 단순히 세 평면운동이다. 거골하관절의 비스듬한 축은 운동의 평면(the planes of movement)과 등거리에 있다.[10,14]; 그래서 시상면(sagittal plane), 횡단면(transverse plane), 전두면(frontal plane)의 운동량은 거골하관절에서 발생되는 운동량과 같다.

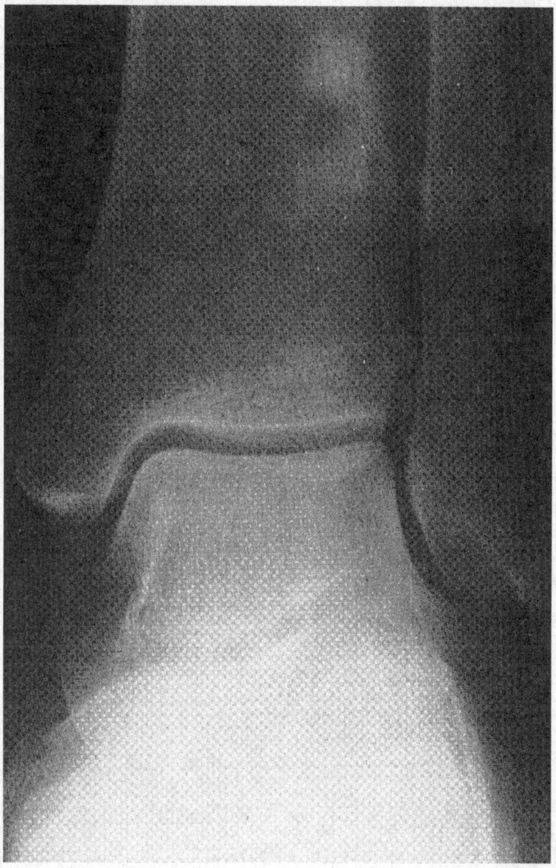

그림 1-5. 경비골(tibiofibula), 경거골tibiotalar), 비거골(fibulotalar)의 x-ray 촬영(수평 모습)

후족의 안정성과 역학 (Rearfoot Stability and Mechanics)

발목(거퇴)관절의 역학 (ANKLE (TALOCRURAL) JOINT MECHANICS)

경거골(tibiotalar), 비거골(fibulotalar), 경비관절(tibiofibular joint)은 발목 또는 거퇴골(talocrural), 관절(joint)로 이루어진 3개의 관절 마디이다(그림 1-5). 거골(talus)의 상부 표면은 쐐기모양으로 되어있어 활차(trochlea)라고 한다.[10,11] 거골의 후방은 전방보다 6mm 정도 넓다. 배측굴곡은 거퇴관절(talocrural joint)의 닫힌 운동사슬 자세(closed pack position)를 하고 있다.[10] 닫힌 운동사슬 자세(closed pack position)는 비골원위부(distal fibula), 경골(tibia)과 함께 거골(Talus)의 활차(trochlea)로 잘 구성되어 있다. 발목관절을 다른 말로 '거골하퇴관절(mortise joint)' 이라고도 한다. 거골하퇴관절은 경골의 말단 끝, 내측 복사뼈(malleolus), 그리고 비골(fibula) 복사뼈로 구성되어 있다.[19]

Hicks, Barnett, Napier[16]는 발목관절 운동에는 2개의 축이 있음을 입증하였다. 배측굴

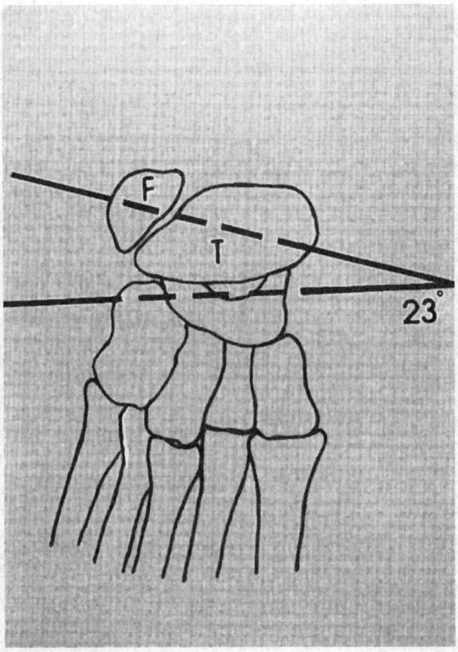

그림 1–6. 측각기를 이용하여 복사뼈(malleoli) 말단 끝으로 측정한 복사뼈 염전(Malleolar torsion)

곡 축(dorsiflexion axis)은 아래와 외측면(lateral)에 맞추어져 있으며, 족저굴곡의 축은 아래와 내측면에 있다. 전두면(frontal plane)에서 볼 때, 발목관절의 축은 아래쪽과 외측방향에서 내측과 외측복사뼈(malleoli)의 약간 말단에 있음을 알 수 있다. 횡단면에서 측정된 발목 축의 비스듬한 전후방(anteroposterior)의 경사면을 "경골 염전(tibial torsion)" 또는 "복사뼈 염전(Malleolar torsion)" [10]이라 한다. 건강한 성인 발의 외부 경골염전은 23° 이다 (그림 1-6).[10]

신체 평면을 향한 축의 경사로 인해 발목관절에서 회외전(supination)과 회내전(pronation)의 세 평면운동(triplanar)이 발생된다. 거골의 둥근 활차(trochlea)는 내측에 정점이 있는 원추모양이다.[20] 활차의 원추형태는 두 개의 호(arcs) 모양을 이룬다. 작은 전내측 호(arc)는 배측굴곡과 잘 부합하고, 좀 더 큰 후외측의 호(arc)는 족저굴곡에 잘 부합하고 있다.[5] 배측굴곡(dorsiflexion)을 하는 동안 운동의 호(arc)는 거골이 외전 또는 외부 회전할 수 있게 하는 역할을 하며, 족저굴곡 호(plantar flexion arc)는 내측회전 또는 내전을 말한다.

족저굴곡에서 배측굴곡까지 완전히 굽어지려면 비골(fibula)이 1.5mm 외측으로 전이되고 2.5° 외측 회전운동을 하는 것으로 측정되었다.[5] 족저굴곡과 배측굴곡하는 동안, 비골(Fibula)과 경골(Tibia)의 복사뼈(malleoli)는 모든 위치의 발목관절이 잘 움직일 수 있도록 거골(talus)을 감싸고 있다. Close와 Inman[17]은 발목이 배측굴곡하는 동안에 경골과 비골의 사이가 1mm라고 측정하였다. 정상적으로 걸을 때와 체중을 지탱하는 동안의 배측굴곡운동을 연구하였다. 발목관절은 일반적으로 배측굴곡은 20°, 족저굴곡은 50° 범위로 운동한다. 임상실험에서는 대부분 배측굴곡과 족저굴곡에 대한 발목관절운동을 다루었다. 그러나 발목관절은 세 평면관절(triplanar joint)로 규정짓는다.[14]

닫힌 운동사슬(closed kinetic chain)을 하는 발목운동은 비골과 경골의 복사뼈 끝에서부터 이어진 축의 경사도에 영향을 받는다. 초기에 지면에 닿을 때부터 신체를 지탱하는데 발생하는 하지의 내측회전은 발가락과 발목관절의 족저굴곡과 함께 발생된다.[10] 중간 입각기(midstance)에서, 거골위에 있는 경골은 발이 지면에 고정됨에 따라 전방으로 전이되기 시작된다.[10] 닫힌 운동사슬(closed kinetic chain) 시, 거골 위에 있는 경골이 전방으로 운동하는 것은 폐쇄된 운동사슬 배측굴곡(closed kinetic chain dorsiflexion)이라 할 수 있다. 발뒤꿈치 떼기 시(heel-off), 족저굴곡으로 인해 다리가 외측으로 회전한다.

발목관절의 비스듬한 축을 중심으로 경골(tibia)은 최고 11° 로 회전한다. 경골은 평균 19° 로 회전한다.[10] 거골하관절(subtalar joint)은 하지의 횡회전이 용이하도록 발목을 받쳐주어야 한다.

발목(거퇴)관절의 안정성 (ANKLE (TALOCRURAL) JOINT STABILITY)

Storment와 그의 동료학자들은[19] 신체를 지탱하는 발목의 안정성이 관절표면의 조화, 정위치에 있는 인대, 그리고 하중을 받을 때 발목의 위치를 포함한 몇가지 요인에 좌우된다고 규정하고 있다.

McCullough와 Burge[21]는 추가로 신체를 지탱하는 발목의 동적인 안정성에 영향을 미치는 근육 작용에 대해 언급하였다.

발목에 하중이 가해지거나 신체를 지탱하는 동안에, 100%의 내번(inversion)과 외번(eversion)하는 무릎관절의 안정성은 관절표면에 있다고 알려졌다. 그러나 하중이 가해지지 않거나 신체를 지탱하지 않을 때는 관절표면이 안정성에 중요한 영향을 끼치지는 않는다. 외측면의 세 개의 측부 인대(collateral ligament)는 하중이 가해지지 않을 때 내번에 87% 저항한다고 한다. 종비인대(calcaneofibular ligament)는 가장 중요한 안정장치다(그림. 1-7). 전거비인대(anterior talofibular ligament)는 발목이 신체를 지탱하지 않을때 내번(inversion)에 저항하는 두번째로 중요한 안정장치이다. 삼각인대(deltoid ligament)는 발목이 하중을 받지 않는 상태에서 외번하는 동안 발목의 안정성을 83% 유지시켜준다.[19]

다리를 받치고 있는 발의 내부와 외부 회전운동은 일반적으로 신체를 지탱하는 동안 더 안정성이 있다.[19] 안정된 내부회전운동의 1차로 중요한 안정장치로는 전거비인대와 삼각인대가 있다. 종비인대로 인해 안전하게 외부 회전운동이 된다. 후거비인대(posterior talofibular ligament)는 족저굴곡을 할때 중요한 역할을 한다.[19] 비정상적인 족근(talar) 회전은 원위경거비인대(distal tibiofibular ligament)와 전면 2/3의 삼각인대에 의해 제어된다.[21]

Harper는[22] 거골(talus)의 전이가 발목의 내측과 외측조직에 의해 제어를 받고 있음을 밝혀냈다. 또한 외반 압박에 따른 거골이 기울어지는 현상, 전방 전이(anterior excursions), 외측으로 기울어지는 현상의 이 3가지 움직임에 대하여 연구하였다. 발목관절을 외측에서 지탱해 주는 조직은 전방 족근 전이에 제어를 받았다. 임상실험에서 확실한 전방 끌림 징후-anterior drawer sign(경골과 연관된 거골의 전방위치)와 거골의 경사면은 갈라진 외측 측면부 인대(lateral collateral ligaments)를[23] 관찰할 수 있는 X선 촬영으로 입증할 수 있다(그림 1-8). 삼각인대는 외반 스트레스를 우선적으로 제어하며, 후족(rearfoot)의 외반(valgus)기형을 방지시키는 중요한 요인이다. 이 조직이 과다신장(overstretching)되면 편평족(flatfoot)이 될 수 있다. 비골의 외측 복사뼈는 외측 거골전이에 우선적으로 제어를 가하는 조직이다. 외측 복사뼈는 발목 골절(ankle fractures)의 치료 중에 안정되고 정복되어야 할 주요 조직이다.[23]

마지막으로 발목관절에 대하여 고찰하여야 할 점은 신체를 지탱할 수 있는 기능이다. Frankel은 각 발목에는 11-13㎠의 신체를 견디는 면이 있다고 주장하였다. (발이 신체의 1.4%를 차지할 경우, 각 발목이 체중의 49.3%를 지탱한다고 한다.)[11,24] 신체는 경거관절(tibiotalar)과 비거관절(fibulotalar joint)로 나누어 지탱된다.

Lambert는 체중 49.3% 의 6분의 1을 비골이 지탱함을 입증하였다. 표면이 넓어서 발목관절에 걸친 체중전달은 고관절(hip joint) 또는 슬관절(knee joint)에 걸친 체중 전달보다는 다소 비중이 적다. 거퇴관절(talocrural joint) 또한 신체를 지탱하는데 중요한 역할을

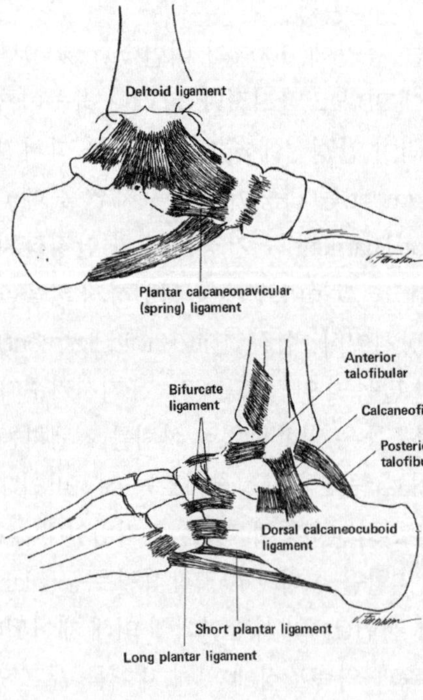

그림 1-7. 후방 발목/발 군의 내측(상부)과 외측(하부) 인대(ligaments). (승인 하에 Norkin and Levangie: Joint Structure and Function. FA Davis, Philadelphia, 1983, p.339, 에서 인용.)

하는 관절이다.[23]

거골하 관절의 역학 (SUBTALAR JOINT MECHANICS)

거골하관절은 거골과 종골로 이루어져 있다. 거골하관절(subtalar joint)은 하지의 중요한 관절 중 하나이며, 하지의 회전력을 변환시키는 역할을 하기도 한다. 거골하관절의 역학은 중족관절(midtarsal joint)과 전족(forefoot)의 움직임을 결정한다.

거골과 종골 간의 운동은 비스듬한 축 주위로 발생한다. 거골의 경부(neck of the talus)에서부터 종골의 후외측면까지 전방내측으로 거골하관절(subtalar joint)의 축이 걸쳐져 있다. 축의 평균 기울기는 수평면의 42°, 중앙선(midline)에서 23° 기울어져 있다 (그림 1-9).

축에 수직으로 운동한다. 거골하관절의 축이 신체의 세 평면에 기울어져 있어서, 세 평면(triplanar)- 외전(abduction), 외번(eversion), 회내전(pronation), 족저굴곡(plantar

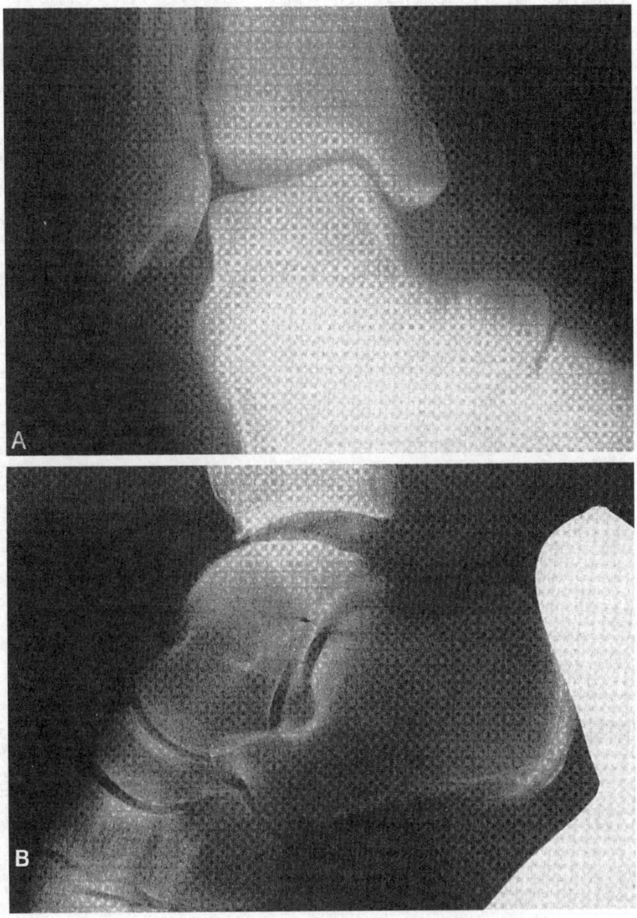

그림 1-8. (A) 23°의 거골 기울기 (1.8B)와 단열된 측부인대(collateral ligaments)를 표시한 뚜렷한 전방 전위 징후(anterior drawer sign).

flexion)으로 인한 배측 굴곡(dorsiflexion) ; 회외전(supination)으로 인한 내전(adduction), 내번(inversion) 으로 운동한다.

거골하관절의 회외전과 회내전은 종골의 내번과 외번의 정도에 따라 임상에서 측정된다. Root와 동료학자들은[14] 내번대 외번의 비율을 2:3에서 1:3, 내번은 20° 로 외번은 10° 로 굴곡한다고 밝혔다. 거골하관절의 중간 위치는 거골하관절의 중립위치이다. 입각기에서, 필요한 만큼 회외전과 회내전이 되려면, 거골하관절은 가능한 중립위치에 있어야 한다(그림 1-10).

예를 들어, 발뒤꿈치(heel)닿기 시 종골(carcaneal)이 10° 외번되었다면, 발뒤꿈치닿기 후 거골하관절의 과다 회내전을 초래할 수 있다. 거골하관절이 발뒤꿈치닿기 후 최대한으로 회내전 되면, 회전력변환(torque conversion)과 충격흡수작용이 현저히 감소할 것이다. 골(bone)과 연부조직(soft tissue)은 종골의 내번과 외번의 정도를 제한한다. 내번은 경부인대(cervical ligament), 종비인대(calcaneofibular ligament), 장비골근과 단비골근(peroneus longus and brevis), 거골 결절(talar tubercle)을 자극하는 제거돌기(sustentaculum tali)에 의해 제한된다.[5] 종골(calcaneus)의 외번은 경부인대, 종골의 족근 동(sinus tarsi) 표면을 자극하는 거골의 외측 융기(process), 삼각 인대의 거종골(talocalcaneal) 부위, 내측 거종골 인대(talocalcaneal ligament), 후경골근(posterior tibialis)의 건과 근육, 그리고 장지굴근(flexor digitorus longus)의 건과 근육에 의해 제한된다.

닫힌 운동사슬(closed kinetic chain)에서, 거골하관절은 아래 다리의 회전방향을 바꾸는 중요한 기능을 한다. 하부의 운동사슬(lower kinetic chain)의 횡단면회전은 거골하관절에서 약해진다. 또한, 하지의 횡단면운동은 거골하관절의 축에 좌우된다.[10] 예를 들면, 발이 고정되어 있는 상태에서 다리는 거골하관절에서 횡회전운동이 일어나면서 아래 다

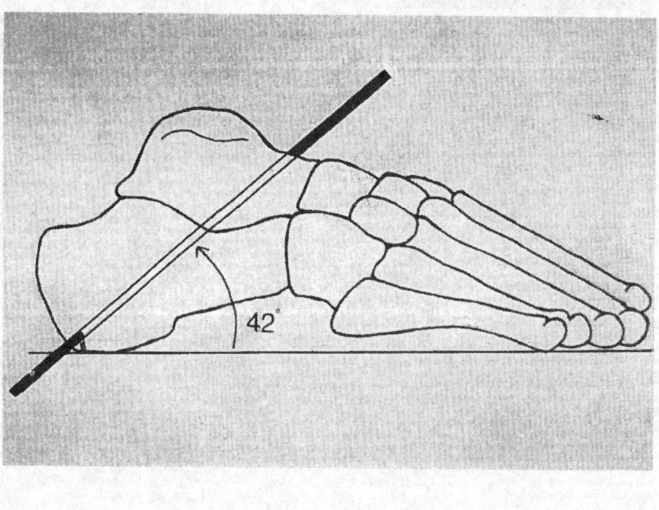

그림 1–9. 수평면에서 42° 를 이루는 거골하관절(subtalar joint)의 운동 축.

리는 내측과 외측으로 변위된다.[10] 그림 1-11에서는 하부 다리의 횡회전이 거골하관절에서 어떻게 변하는지 보여주고 있다.

거골하관절의 회내전은 경골의 내부회전을 발생시키고, 경골과 비골사이의 공간이 늘어남에 따라 뚜렷이 나타난다(그림 1-11B). 거골하관절의 회외전은 경골이 외부회전을 하면서 발생된다 (그림 1-11D 참조). 경골과 비골의 공간은 경감된다. 경골은 비골 위에 포개진다.

정상 보행 시, 하지의 횡회전은 발에 전달된다. Sarrafian은[5] 전경거인대(anterior tibiotalar lagament)가 거골에 경골의 내부회전을 전달시키고, 후거경인대(posterior talotibial ligament)는 거골에 경골의 외부회전을 전달시킨다고 하였다.[10]

경골의 회전은 보행 시 입각기에서 뚜렷이 나타난다. 경골은 평균 19° 의 회전을 한다고 한다. 발은 보행 시 toe-in에서 toe-out로 움직여 회전하지는 않는다. 그러므로, 기전(mechanism)은 발의 움직임 없이도 하지가 회전할 수 있는 기능을 부여하여야 한다. 입각기의 초기단계에서는, 경골이 내부회전을 하므로, 거골이 족저 굴곡(plantar flexion)하고 내전(adduction)한다. 거골은 경골의 횡단면운동을 거골의 시상면과 횡단면 운동으로 변화시킨다. 종골은 회전력이 완전히 변환되도록 외전(eversion)으로 동시에 굽어진다. 이러한 거골과 종골의 운동은 닫힌 운동사슬 회내전(closed kinetic chain pronaton)운동이다(그림 1-12). 입각기의 말기 단계에서는, 경골이 외부로 회전하여, 거골이 배측굴곡

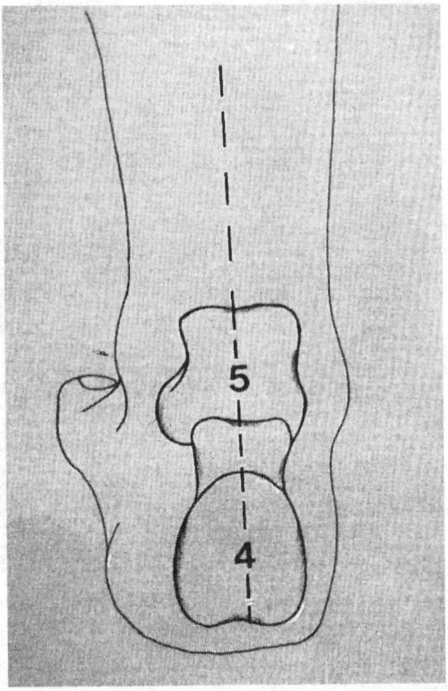

그림 1-10. 거골하관절(subtalar joint)의 중립위치.

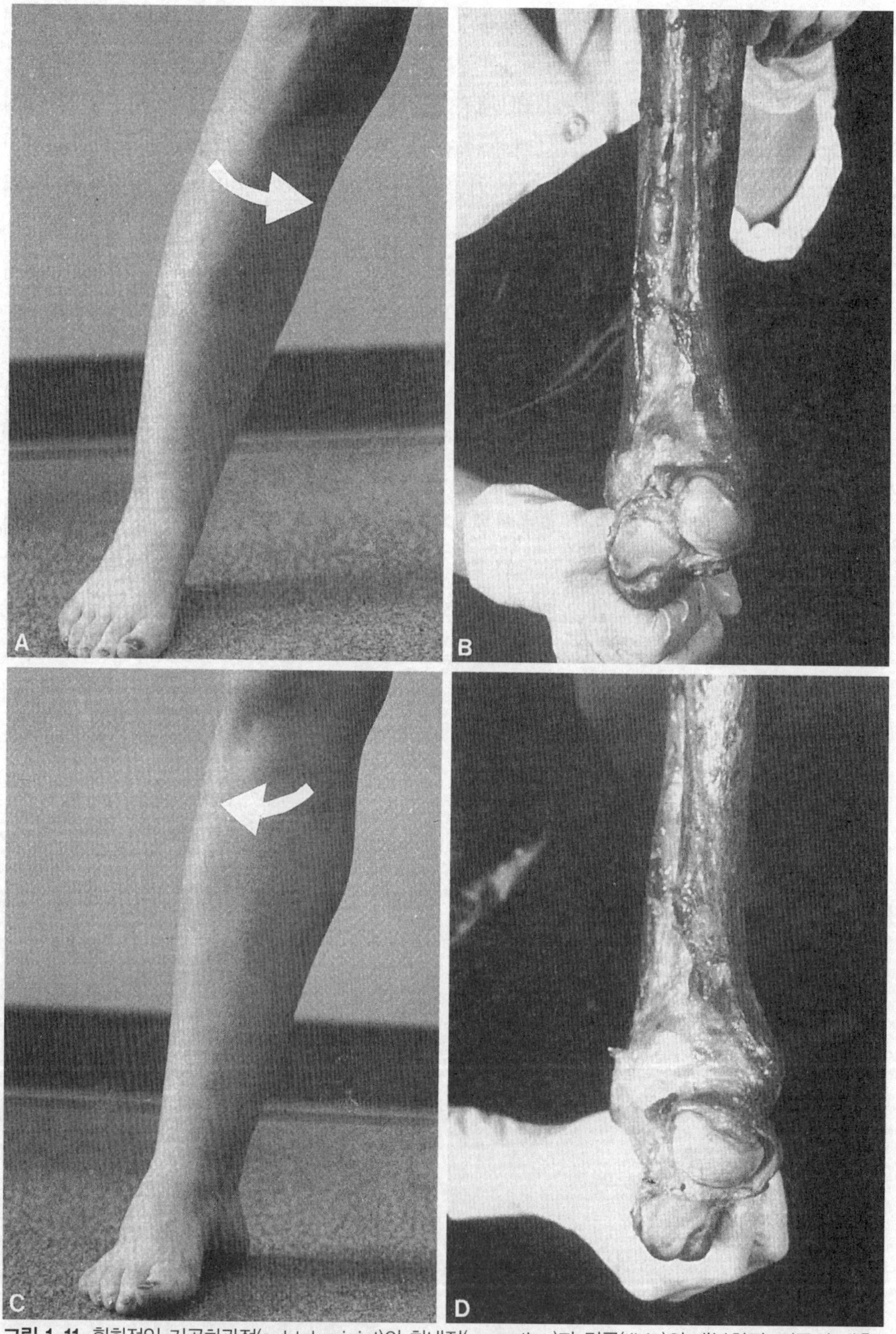

그림 1-11. 횡회전인 거골하관절(subtalar joint)의 회내전(pronation)과 경골(tibia)의 내부회전. 경골의 내측 전위(A, 정상적인 다리; B, 해부체). 횡회전인 거골하관절(subtalar joint)의 회외전(supination)과 경골(tibia)의 외부회전. 경골(tibia)의 외측 전위 (C, 정상적인 다리; D, 해부체).

하고 외전한다. 이와 동시에, 종골은 회전력이 완전히 변환되도록 내번한다. 이것이 닫힌 운동사슬 회외전운동(closed kinetic chain supination)이다 (그림 1-13).

Gnwhr의 복합된 닫힌 운동사슬운동(closed kinetic chain movement)은 회전력 변환과 충격완화에 매우 중요하다. 발목관절의 경사도와 거골하관절의 축으로 인해, 발의 횡단면회전을 용이하게 해준다. 거골 운동은 발목과 거골하관절에서 조정된다. 활차(trochlea)의 원추모양과 발목관절의 비스듬한 축은 발뒤꿈치(heel)닿기 후 거골의 족저굴곡과 내전을 발생시킨다. 발바닥 닿기 시, 거골하 관절 축 주위에서 운동이 발생한다. 거골하관절의 닫힌 운동사슬 회내전(closed kinetic chain pronation)운동으로 거골이 족저굴곡하고 내전한다. 또한, 종골은 완전한 세 평면운동(triplanar movement)이 이루어질 수 있도록 외번한다. 그리하여 발뒤꿈치(heel)닿기 후에, 비정상적인 근육 작용과 인대(ligaemnts)의 장력(tensile strength)으로 무릎이 굴곡하고, 경골은 내부회전을 하며, 발목은 족저굴곡 하고, 거골하관절은 회내전하게 된다.

발이 중간 입각기에 이르게 되면, 거골하관절에서 반대로 회전하는 현상이 발생한다. 중간 입각기의 초기 단계에서, 거골하관절은 회내전을 멈추고 반대로 회전한다. 거골의 전방으로 경골이 이동한다. 거골하관절의 중립위치는 입각기에 이르게 된다. 경골은 후기 입각기까지 거골 전방으로 계속 이동한다. 경골이 거골 전방으로 계속 이동함에 따라, 후기 입각기 중에 회외전이 시작된다. 경골이 외부로 회전운동하는 것과 마찬가지로 거골은 외전하고 배측굴곡한다.

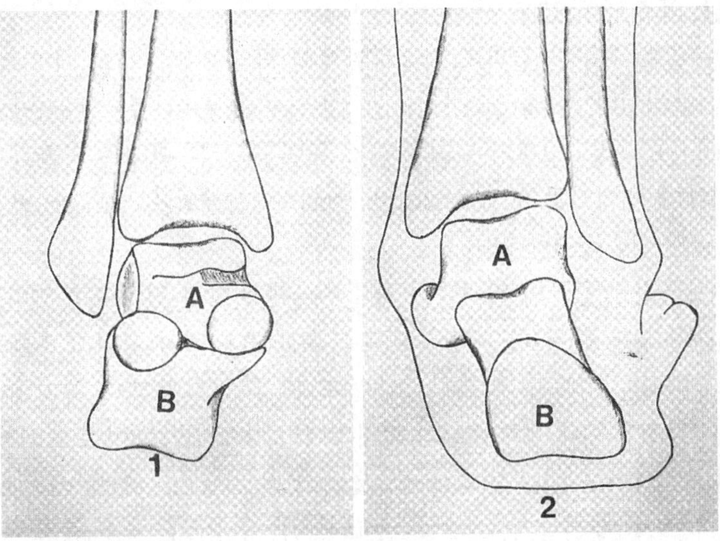

그림 1-12. 닫힌 운동사슬 회내전 운동(closed kinetic chain pronation)의 전방(1)과 후방(2) 모습. A, 거골(talus); B, 종골(calcaneus)

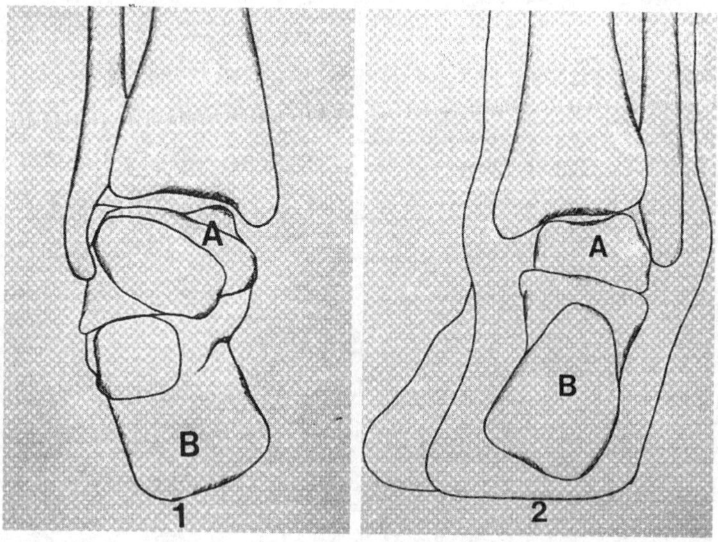

그림 1-13. 닫힌 운동사슬 회외전 운동(closed kinetic chain supination)의 전방(1)과 후방(2) 모습. A, 거골(talus); B, 종골(calcaneus)

거골하관절의 안정성 (SUBTALAR JOINT STABILITY)

거골하관절은 두 개의 관절로 구성되어 있다. 후방 관절에는 가운데가 볼록한 종골(convex calcaneus)과 오목한 거골(concave talus)이 있다. 전방 관절은 종골과 거골사이에 내측, 중앙, 외측 면이 있다.[5,26]

100개의 종골을 연구한 결과,[26] 거골하관절의 서로 다른 3개의 전방 종골(calcaneal) 면이 있음이 밝혀졌다. 난형(ovoid form), 내측 면의 폭이 좁은 콩모양의 구조(bean-shaped structure), 그리고 2개의 분리된 관절 표면. 종골은 전내측 거골하관절에 중요한 부분을 차지한다.[26] 제거돌기(sustentaculum tali)는 거골의 두부(head)와 경부(neck)를 지탱하는 종골의 전내측면에 있다.[10]

Beath와 Harris는[28] 종골의 전내측의 돌출부위에 변화가 있다고 하였다. 또한 전내측 종골의 지지대를 약함, 보통, 또는 강함으로 분류하였다. 얼마나 멀리 종골의 전내측면이 연장되는가에 따라 지탱하는 정도가 달라진다. 거골(talus)의 과다 족저굴곡, 내전, 거골하관절의 비정상적인 회내전은 종골의 전내측면의 지지가 약하여 두드러지게 나타난다. 거골은 신체를 지탱하는 힘과 빈약한 골(osseous)의 지탱으로 인해 내측과 전방으로 종골을 밀어낸다. 또한 제거돌기(sustentaculum tali)는 후경골근(tibialis), 장무지굴근(flexor hallucis longus), 장지굴근건(flexor digitorum longus tendons) 주위를 지나는 지레 받침(falcrum)을 형성한다. 이들 근육의 수축은 후족의 생체역학(hindfoot dynammic)에 안정

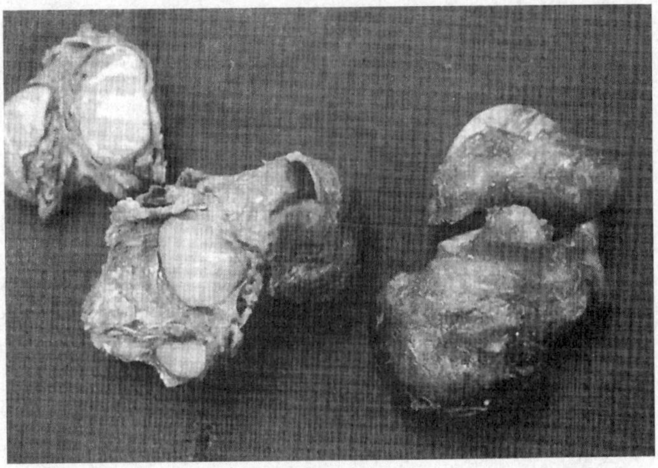

그림 1-14. 왼쪽, 거골하관절(subtalar joint)의 전·후방면을 나누는 골간인대(interosseous ligament) 또는 액와(axilla). 오른쪽, 거골(talus)과 종골(calcaneus)의 정상적인 해부학적인 관계, 거골(talus)이 종골(calcaneus) 위에 있다.

성을 부여해 준다.[26]

거골하관절의 인대는 관절의 안정성에 중요한 역할을 한다. 학문의 평론은 거골하관절 인대의 (subtalar joint ligaments) 학술용어와 설명에 혼란을 줄 수 있다. 인대는 표층과 심층구조로 나뉜다. 표층 인대는 측면과 후면의 후거종인대(talocalcaneal ligament)를 포함한다. 그 심층인대(deep ligamentous) 구조는 거골하관절을 분할하는 벽을 형성한다. 심층인대는 골간인대(interosseous ligament), 경부인대(cervical ligament), 축인대(axial ligament)를 포함한다.[26] Gray는[29] 골간인대(interosseous ligaments)에서 경부인대를 따로 분리하였다. Viladot, Lorenzo와[26] 동료학자들은 경부인대를 내번과 외번을 제어하는 골간(interosseous)구조의 한 부분이라고 설명하였다.

족근관(tarsal canal)에 있는 인대는 가장 중요한 인대조직이다. 족근관(tarsal canal)은 거골과 종골 사이 관절면을 중앙부와 후부로 나눈다. 때로, 관(canal)의 인대(ligament)는 축인대(axial ligament) 또는 족근(tarsus)의 십자인대(cruciate ligament)라 지칭된다.[26] 주로 collegen 섬유로 구성된 축인대(axial ligament)는 매우 두껍고 강하다. 축인대(axial ligament)는 전방과 후방의 거골하관절로 나누어지며 주로 외번을 제한하는 기능을 한다.[27] 그림 1-14 왼쪽에는 거골하관절 거골의 하위표면, 그리고 종골(calcaneus)의 상위표면을 분리하는 축인대(axial ligament)의 해부체(dissection)를 보여주고 있다. 그림 1-14의 오른쪽에는 거골(talus)과 종골(calcaneus)의 연결부위를 보여주고 있다. 축인대(axial ligament)가 과다 신장하면, 후천적인 발뒤꿈치 외반기형(acquired heel valgus deformity)이 나타날 수 있다. 이와는 반대로, 축인대(axial ligament)의 신장부족으로 수동적인 종골 외번 (calcaneal eversion)이 심하게 제한될 수 있다.

중족의 안정성과 역학 (Midfoot Stability and Mechanics)

중족근(midtarsal), 횡족근골(transverse tarsal), Chopart의 관절(Chopart's Joint)은 종입방관절(calcaneocuboid joint)과 거주관절(talonavicular)과 함께 동의어로 쓰인다. 거주관절(talonavicular articulation)은 대퇴골(femur)의 두부(head)와 관골구(acetabulum)의 관절과 유사하다. Sarrafian은[5] 거골두(talus head)의 관절, 주상골(navicular), 전내측 종골부위(calcaneal portion)를 "관골구 페디스(acetabulum pedis)"라고 묘사하였다. 관골구 페디스(acetabulum pedis)의 오목한 부분은 뼈(osseous)와 인대 조직으로 구성되어 있다. 관골구 페디스(acetabulum pedis)의 바닥부분은 주상골로 구성되었고, 거골두의 가운데가 볼록한 표면은 그 대퇴골두(femur head)와 모양이 유사하다.

종입방관절(calcaneocuboid joint)은 안상관절(saddle joint), 또는 터어키안관절(sellar joint)을 말한다. 안상관절에서, 가운데가 볼록한 관절과 오목한 관절 표면이 서로 직각을 이루고 있다.[29] 종입방관절(calcaneocuboid joint)의 볼록한 관절표면은 횡단면(수평면 안에 있는)으로 되어있고, 오목한 관절표면은 수직(수평면과 직각을 이루는)으로 되어 있다.[5] 가운데가 볼록하고 오목한 관절표면이 완벽하게 잘 구성되어 있다면, 회전만이 발생될 것이다.[5]

종골과 입방골(cuboid) 사이의 회전운동은 회전축이라 한다.[31] 중족관절(midtarsal joint)의 회전운동으로 전족(forefoot)이 후족(rearfoot)으로 염전한다. 주상골(navicular)과 입방골은 발의 전방부와 하나의 조직으로 움직인다. 주상골과 입방골 간에는 약간의 상대적인 운동이 발생한다.[5,31,32] 전족(forefoot) 또는 전방조직(anterior unit)은 중족관절(midtarsal joint)에 의해 종골(calcaneus)과 거골(talus)로 움직일 수 있다.

Manter[31]와 Elftman[32]은 중족관절(midtarsal joint)에서 일어나는 운동의 2개의 축에 대하여 설명하였다(그림 1-15). 첫번째 축은 종축(발을 통해 길게 연장된)으로 위쪽과 중앙으로 경사져 있다.[14,31,32] 중족관절의 내번과 외번은 신체를 지탱하는 발의 중앙에 있는 궁의 오르내리는 부분에서 관찰된다.[14,31,32]

Manter[31]는 입방골과 주상골의 운동을 종축 주위의 회전운동이 아닌 나선(나사)운동(screw-like action)이라고 표현하였다. 닫힌 운동사슬 내번운동(closed kinetic chain inversion)과 닫힌 운동사슬 외번운동(closed kinetic chain eversion)을 하는 동안에 입방골과 주상골이 나선(나사)운동(screw-like action)을 한다. 외번(eversion)으로 인해 주상골(navicular)이 중앙으로 회전되어, 멀리 이동한다. 주상골이 전방으로 운동하여 거골두이 자유롭게 전방으로 움직일 수 있다.[31] 거골은 족저근(plantar muscles)과 인대로 인해 전방으로 전위하는데 저항을 받는다. 거골과 주상골은 거골하관절의 회내전에 의해 앞으로 이동한다.[31]

거골과 주상골은 반대방향으로 회전운동한다. 예를 들면, 오른발을 뒤에서부터 관찰해 보면, 종골에서 주상골이 시계반대방향으로 회전하는 회내전이 발생하고 거골이 시계방향으로 회전함을 알 수 있다.[31]

또한 종입방골(calcaneocuboid)관절에서도 회전운동이 발생한다. 발뒤꿈치 떼기 단계에서, 종골과 입방골이 회전축을 중심으로 회전하는 운동은 입방골(cuboid)을 고정시켜준다. 안정된 입방골(cuboid)은 장비골근(peroneus longus muscle)을 지탱하는 지지대 역할을 한다. 장비골근(peroneus longus)은 발뒤꿈치 떼기 단계에서 입방 주위를 당기며, 첫번째 선(first ray)을 족저굴곡시킨다.

거골하관절의 회외전에 의해 종골과 입방골이 회전축을 중심으로 회전하는 운동을 한다.

중족관절(midtarsal joint)의 두번째 축은 비스듬히 기울어져 있거나 가로모양을 하고 있다. 여러 저자들은 중족관절의 횡축이 수평면에서 52°, 전두면에서 57° 기울어져 있다고 하였다.[14,31-35] 횡축에서 일어나는 운동은 배측굴곡, 외전, 족저굴곡, 내전의 연합운동이다. 횡축을 따라 움직임이 증가하면 비정상적인 회내전을 발생시킨다. 편평족(flatfoot)이 심한 경우에, 전족(forefoot)은 후족(rearfoot)으로 배측굴곡 되고 외전(abduction)된다. 배측굴곡의 구성요소는 발목관절의 첨족(ankle joint equinus)을 보상할 수 있다.[31] 후족(rearfoot)의 회내전하면서 거골과 주상골이 전내측으로 전위됨에 따라 외전이 증가하였

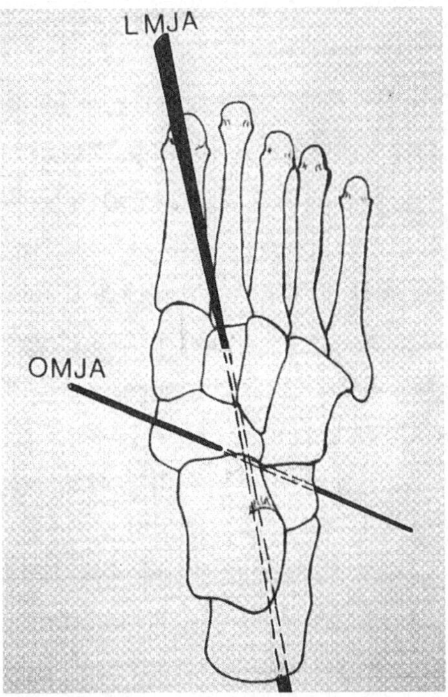

그림 1-15. 중족관절(subtalar joint) 종축: 중족관절(subtalar joint)의 종축(longitudinal midtarsal joint axis〈LMJA〉); 중족관절(subtalar joint)의 사선축(oblique midtarsal joint axis〈OMJA〉).

다. 거골하관절의 회내전의 모든 각도는 중족관절(midtarsal)의 안정성을 더욱 향상시켜 준다.[36]

후족과 중족의 닫힌 운동사슬기능 (Rearfoot and Midfoot Closed Kineitc Chain Funtion)

발목관절, 거골하관절, 중족관절(midtarsal joint)은 보행 시 서로 의존적인 역할을 한다. 발뒤꿈치(heel)닿기 후, 경골과 거골의 내부회전과 내전(adduction)으로 발목은 족저굴곡(plantar flexion) 한다. 거골하관절은 거골과 주상골이 앞으로 이동하면서 회내전한다. 종골이 외번(eversion)하면서 중족관절이 최대 범위로 운동한다. 주상골과 입방골의 관절표면은 서로 평행을 이루어 전족(forefoot)이 유연해 진다. 중간 입각기, 경골은 닫힌 운동사슬배측굴곡(closed kinetic chain dorsiflexion)으로 거골 위로 당겨진다. 경골의 외부회전과 거골(talus)의 외전(abduction)은 닫힌 운동사슬배측굴곡(closed kinetic chain dorsiflexion)운동과 더불어 발생한다. 발 뒤꿈치 떼기 시, 거골하관절이 회외전하여 입방골과 종골의 회전축 운동을 한다.

고정된 입방골은 장비골근(peroneus longus)의 지지대 역할을 하여, 보행 시 앞으로 전진할 때, 제 1 중족골(first metatarsal) 또는 첫번째 선(first ray)의 족저굴곡이 용이해진다.

세 평면운동 (TRIPLANAR MOVEMENTS)

후족(rearfoot)과 중족(midfoot)의 역학은 운동축의 경사각에 영향을 받는다. 발목관절, 거골하관절(subtalar joint), 중족관절(midtarsal joint) 축이 여러방향으로 변하므로, 하나의 기본평면에서의 큰 운동 범위와 다른 평면의 제한된 운동은 환자에 따라 가능할 수도 있다.[33,35]

하나의 기본평면에서 일어나는 우성운동(predominance)은 평면우성 (planar dominance)이라 지칭한다. 발목관절, 거골하관절(subtalar joint), 중족관절(midtarsal joint) 축의 다양한 변화는 세 평면운동(triplanar)으로 변화시키고, 평면우성(planar dominance)을 제한한다. 예를 들면, 거골하관절 축이 42° 가 아니라 수평면에서 68° 로 기울어졌다면, 거골하관절 운동은 전두면 평면에서 제한되고 횡단면으로 연장될 것이다. 이러한 변화는 전족(forefoot)의 내반(varus)처럼 발에 내재한 전두면 기형을 보완하기는 힘들다.

반면에, 더욱 평행한 거골하관절 축은 시상면(sagittal plane)으로 위치해 있어 내번(inversion)과 외번(eversion)을 더 용이하게 한다. 내번과 외번을 유연하게 하는 환자는 전두면 기형을 잘 보완하고 기능적인 보조기(orthoses)에 잘 적응할 수 있어야 한다. 내번과 외번의 움직이는 범위가 감소한 환자는 전두면 기형을 잘 보완할 수 없다.

발목관절의 경사도에 따라 거골하관절에 필요한 회전력 변화의 정도가 결정된다. 발목관절의 축이 수평이면, 세 평면관절(triplanar joint)의 기능을 하지 않을 것이다. 경골의 운동은 관절축을 결정할 수는 없고, subtalar 축에서 그 발목 접합의 축 주위에서 해결될 수 없다. 그리고 subtalar 축에서 시작되어야 한다.[37]

Inman[10]은 발뒤꿈치 들기(heel lift)가 발목관절 축의 기형을 분석하는데 임상적으로 용이하고 치료가 잘된다고 발표하였다. 발목관절 축이 기형적으로 기울어진 환자에게 발뒤꿈치 들기는 족저굴곡을 용이하게 해주고 발뒤꿈치닿기 후 발의 위치가 안짱다리(toe-in)의 위치로 잘 움직이게 해준다. 안짱다리(toe-in)의 위치는 지나친 회내전의 압력을 감소시켜 발의 회외전(supination)을 용이하게 한다. 발목관절, 거골하관절, 중족관절 최초의 평면우성은 중요한 평면을 보완시킨다.[35] 평면우성은 수술치료를 진단할 때나 발의 보조기 처방(orthoses prescription)을 결정하는데 매우 중요하다. 예를 들면, 과다 횡단면 운동을 보조기(orthotic)로 조절하기에는 어려움이 있다. 기능적인 발 보조기(orthoses)는 전족(forefoot)과 후족(rearfoot)의 전두 평면운동을 조절할 수 있다. 과다한 전두면 운동으로 발을 조절하는 것은 지나친 횡단면 운동으로 조절하는 것보다 쉽다.

내려앉은(off-the-shelf) 궁(arch)의 지지대는 과다하게 전두면 운동을 하는 환자의 증

표 1-2. 발과 발목의 수동운동 범위

횡단면운동

30° 의 전족 내전(forefoot adduction)

15° 의 전족 외전(forefoot abduction)

전두면운동

25° 의 전족 내번(forefoot inversion) - 내반(varus)

25° 의 전족 외번(forefoot eversion) - 외반(valgus)

10° 의 후족 외번(rearfoot eversion)

20° 의 후족 내번(rearfoot inversion)

시상평면운동

50° 의 족저굴곡(plantar flexion)

20° 의 배측굴곡(dorsiflexion)

상을 감소시키는 데에 어느 정도 도움이 될 지도 모른다.[35]

우리가 발의 기능을 자세히 이해하게 되면, 발의 생체역학에 대한 평가는 더욱더 중요한 의미를 가질 것이다. Bordelon은[38] 발과 발목의 중요한 신체평면운동을 정상범위로 설명하였다. 횡단면에서 발은 30° 의 내전(adduction), 15° 의 외전(abduction)으로 수동운동을 한다.

전두면에서 발은 각각 25° 의 내반(varus)과 외반(valgus) 또는 내번(inversion)과 외번(eversoin)으로 수동운동을 한다. 전두면에 있는 발뒤꿈치(heel)는 10° 의 외번, 20° 의 내번으로 수동운동한다. 끝으로, 발목관절은 50° 의 족저굴곡, 20° 의 배측굴곡으로 시상면운동(sagittal plane movement)을 한다. 평면 우성에 대한 평가는 이들 기본 평면범위로 시작할 수 있다(표 1-2).

전족(forefoot)의 안정성과 역학 (Forefoot Stability and Mechanics)

전족(forefoot)의 정상적인 운동과 안정성은 중족지절관절(metatarsophalangeal joint〈MTP〉)과 지절간관절 (interphalangeal joint〈IP〉)의 적절한 유동성과 안정된 중족골(metatarsal)에 좌우된다. 중족골두(metatarsal heads)는 발가락(toe)이 전족을 동적으로 고정시키는 동안 신체를 지탱하는 수직의 힘을 견딘다. 전족은 족근중족관절(tarsometatarsal joint 〈TMT〉)이나, 리프랑관절(Lisfranc' s joint - 족근중족관절)에서 말초로 뻗어있

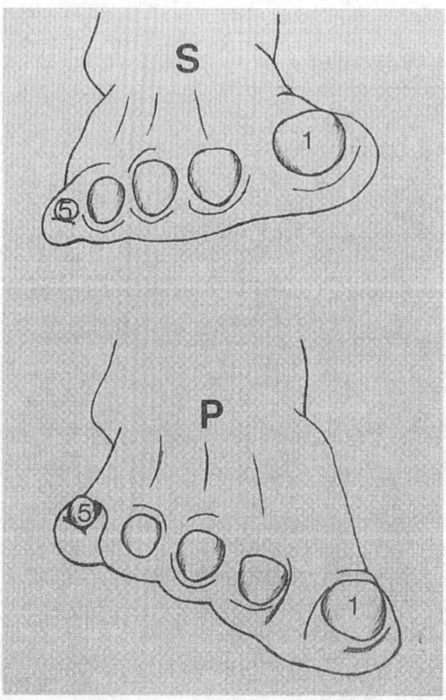

그림 1-16. 전족의 회외전 염전(forefoot supination twist〈S〉); 전족의 회내전 염전(forefoot pronstion twist〈P〉).

다. 족근중족관절(tarsometatarsal joint)은 중족골(metatarsal)이 굴곡(flexion)과 신전(extension)을 하고, 변연선(marginal ray)이 일정한 정도로 회외전(supination)과 회내전(pronation)이 될 수 있게 한다. Sarrafian은[5] 종축회전으로 첫번째 선(first ray)와 다섯번째 선(fifth ray)의 회외전(supination)과 회내전(pronation)을 설명하였다. Hicks[13]가 이미 밝혀냈듯이, 시상운동과 첫번째 선(first ray), 다섯번째 선(fifth ray)의 축회전운동과의 연합운동으로 전족이 회외전과 회내전을 한다. 회외전 염전(supination twist)은 첫번째 선(first ray)의 신전(배측굴곡된)과 다섯번째 선(fifth ray)의 굴곡(족저굴곡된)으로 발생한다(그림1-16 참조). 회내전 염전(pronation twist)은 첫번째 선(first ray)의 굴곡(족저굴곡)과 다섯번째 선의 신전(배측굴곡된)으로 생긴다 (그림 1-16 참조).[5,13]

서 있는 자세에서, 높은 내측 궁은 경골의 외부회전, 거골하관절과 중족관절의 회외전, 그리고 전족의 회내전 염전(pronation twist)에 의해 나타난다. 그런데 낮은 내측 궁은 경골의 내부회전, 거골하관절과 중족관절의 회내전, 그리고 전족의 회외전 염전(supination twist)에 의해 발생된다.[5,13] 전족의 회내전과 회외전 운동은 중족관절과 거골하관절의 조절된 운동에 좌우된다. 실제로 전족이 회전하는 운동은 제 1 중족골(first metatarsal)과 제 5 중족골(metatarsal)의 상호운동의 결과로 발생한다.

중족골 (METATARSALS)

Hicks[13,39]는 중족골(metatarsal)을 종축의 궁을 신체를 지탱하는 지지대(beam)라 하였다. 지지대(beam)는 "접속막(toe rod)" 이나 족저건막(plantar aponeurosis)과 함께 연결된다. 신체를 지탱하는 동안, 중족골(metatarsal)과 종골(calcaneus)은 제각기 압력을 받고 신장력(tension)은 접속막(tie rod)에서 시작된다. Perry[40]는 족저건막(plantar fascia) 또는 족거건막(plantar aponeurosis)과, 내재근조직(intrinsic musculature)이 궁의 한쪽 끝에서 다른쪽으로 힘을 전달한다고 하였다. 보행 시 앞으로 전진할 때, 중족지절관절(metatarsophalangeal joint)이 압력을 받아 배측굴곡(dorsiflexion)되므로, 즉석지혈대 작용(windlass effect)이 접속막(tie rod)을 조여준다(그림. 1-17).[39-41] 족저근막(plantar fascia)은 세로의 교원질 섬유(collagen fiber)로 구성된 넓고 촘촘한 막이다. 교원질 섬유(collagen fiber)는 장력(tensile forces)에 저항한다. 하중의 증가로 족저근막이 점차 강화되거나 기형이 되는 것을 막을 수 있다.[42] 그러므로 접속막(tie rod)의 한쪽 끝에서 다른 끝으로 신장력(tension)이 전해져, 끝부분이 가까이 당겨진다.

족저건막(plantar aponeurosis)은 중심부, 외측부, 내측부의 세부분으로 나뉘어진다.[5] 중심부는 후내측의 종골 조면(posteromedial calcaneal tuberosity)에서 시작된다. 외측부 또는 비골근(peroneal) 부분은 내측의 종골결절(medial calcaneal tubercle)의 외측 끝에서 시작되며, 소지 외전근(abductor digiti minimu muscle)의 조직과 연결된다.

마지막으로, 내측 또는 경골부분의 섬유조직은 말초와 내측에서 시작되며, 무지 외전근(abductor hallucis muscle)과 이어진다.[5] 위에서 언급한바와 같이, 족거건막(plantar aponeurosis)은 종골의 내측면에서 시작된다. 조직의 신장력(tension)은 종골(calcaneus)의 내번(inversion)과 거골하관절(subtalar joint)의 회외전(supination)을 촉진시킨다. 즉석지혈대 기전(windlass mechanism)은 보행 시 앞으로 전진할 때 밀어내기 단단한 지렛대(rigid lever)를 고정시키는 중요한 역할을 한다.

다수의 저자는 종족궁이 근육으로 지탱되지 않음을 입증하였다.[44-47] Lapidus[48]는 발이 탈장대(truss)의 기능을 한다고 처음으로 설명한 학자 중 한사람이다. 탈장대(truss)는 접속막(tie rod)으로 연결된 두 개의 지지대(beam)로 구성된 삼각구조이다. 신체를 지탱할 때, 발에 전달되는 수직의 힘은 탈장대기전(truss mechanism)에 의해 약해진다. 그래서 내재근(intrinsic muscle)과 외래근(extrinsic muscle)은 정적인 상태의 궁(arch)을 지탱하지는 않는다.[4] Mann[49]은 보행 시 입각기(stance)에서 횡족근관절(transverse tarsal joint)을 고정시키는데 내재근(intrinsic muscle), 단무지외전근(abductor hallucis brevis), 단무지굴근(flexor hallucis brevis), 단지굴근(flexor digitorum brevis), 소지 외전근(abductor digiti minimi muscle)의 기능에 대하여 발표하였다. 건강한 발인 경우에, 내재근(intrinsic muscle)의 기능은 입각기에서 35%지난 후 또는 중간 입각기에서 시작된다. 이와는 대조적으로, 편평족(flatfoot)인 경우 내재근(intrinsic muscle)의 기능은 입각기가 시작된 25% 지점에 시작된다. 움푹 들어가거나 평평한 궁(arch)은 운동으로인해 솟아오를 수 없다.[44]

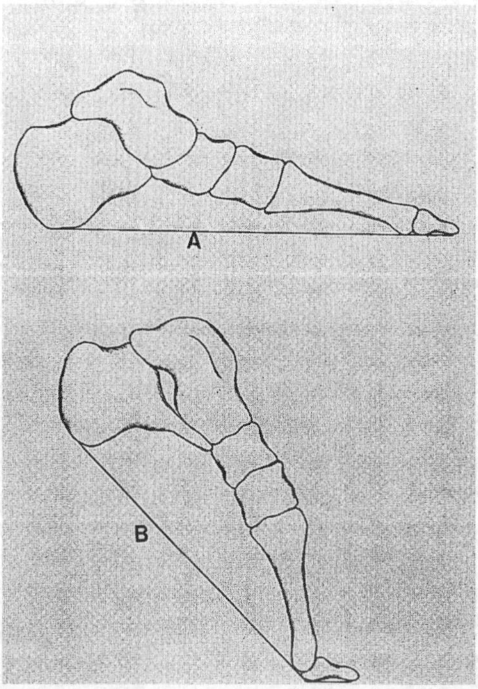

그림 1-17. 즉석지혈대 작용(windlass effect). (A) 족저건막(plantar aponeurosis)의 완만한 자세; (B) 보행 시 앞으로 전진할 때 팽팽해진 족거건막(plantar aponeurosis).

횡족궁은 설상골(cuneiform)과 입방골(cuboid)로 구성되어 있다(그림 1-18).[5] 전족(forefoot)은 중족골두(metatarsal heads)로 지탱된다. 중족골(metatarsals)은 인대와 근육으로 결합되어 있다. 다음의 6가지 요소가 전족이 선형으로 펴지는 것(splaying)을 제한한다. 리프랑인대(Lisfranc' s ligament), 횡중족인대(transverse metatarsal ligament), 골간근육(interosseous muscles), 장비골근(peroneus longus muscle), 후경골건(posterior tibial tendon)의 족저신전(plantar extension), 그리고 무지내전근(adductor hallucis muscle)(그림 1-19).[52]

Cavanagh[53]는 정상인들을 대상으로 한 연구에서 정적인 상태에 있을 때, 전족(forefoot)에 가해지는 신체를 최고의 압력이 발뒤꿈치(heel)의 아래쪽에 가해지는 최고의 압력보다 2.5 배 낮다고 발표하였다. 따라서, 신체를 지탱하는 하중의 약 60%는 후족(rearfoot), 8%는 중족(midfoot), 28%는 중족골두(metatarsals)에서 지탱한다. 서 있는 자세에서 최고 압력은 대략 걷는 동안에 30%, 달리는 동안에 16%가 발생된다.[53] 전족(forefoot)에 가해지는 압력은 제 2 중족골두(second metatarsal head)와 제 3 중족골두(third metatarsal head)에서 가장 많이 지탱한다.[54] 첫번째 선(first ray)이 서 있을 때 가장 큰 압력을 받지 않는다는 사실은 첫번째 선(first ray)이 앞으로 전진할 때 더 동적인 기능을 한다는 것을 암시하는 것이다. 일찍이 Stokes와 동료학자들[55]에 의한 연구에서는 보행 시 제 1 중족골(first metatarsal) 아래로 하중이 가장 많이 가해짐을 밝혀냈다.

Hutton과 Dhannedran은[56] 첫번째 선(first ray)이 가장 크고 가장 강하다고 하였다. 제 1 중족골(first metatarsal)은 제 2 중족골(second metatarsal) 보다 두 배로 넓고 4배 강하다.[56] 더욱이, 장비골근(peroneus longus muscle), 후경골근(posterior tibialis muscle)과 전경골근(anterior tibialis muscle)은 첫번째 선(first ray)에 부착되어 있고, 보행 시 추진하는 단계에서 동적으로 첫번째 선(first ray)을 안정시키는 기능을 한다. 제 1 중족골두(first

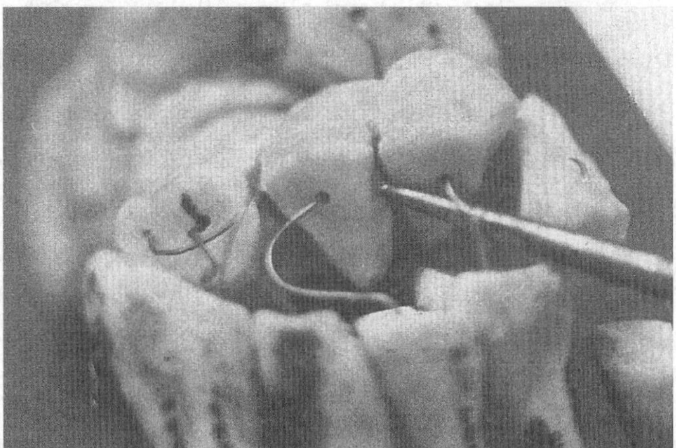

그림 1-18. 설상골(cuneiform)과 입방골(cuboid)로 구성된 횡족궁.

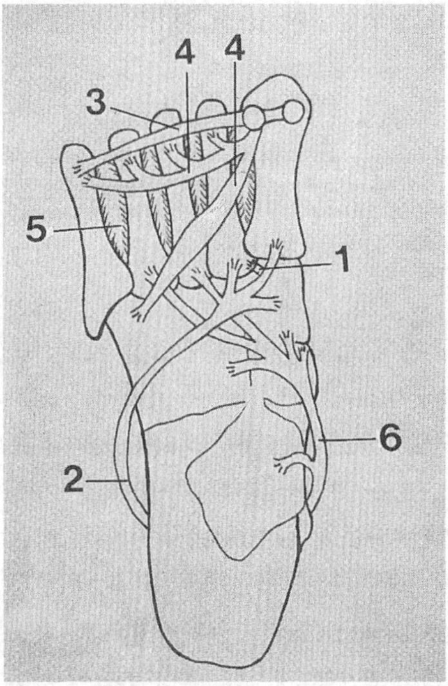

그림 1-19. 전족(forefoot)이 선형으로 펴지는 것(splaying)을 제한하는 조직; (1) 리프랑인대(Lisfranc's ligament); (2) 장비골근(peroneus longus muscle); (3) 횡중족인대(transverse metatarsal ligament); (4) 무지내전근(adductor hallucis muscle); (5) 골간근육(interosseous muscles).

metatarsal head)는 관절표면이 크며 장무지굴근(flexor hallucis longus)의 역학적인 기능을 촉진시키는 종자골(sesamoid bones)이 있어 관절의 힘을 최소화시킨다.[55] 다른 중족골(metatarsal) 보다 제 1 중족골(first metatarsal)의 수평으로 기울어진 각도가 더 커서 신체를 지탱하는 굴곡(bending)하고 전단(shearing)하는 힘을 감소시킨다.[55]

발가락 (TOES)

발가락의 기능은 전족 발앞꿈치의 생체역학에 중요한 역할을 한다. 걷는 동안에, 발가락은 세로 궁을 고정시키며 앞으로 전진하는 마지막 단계까지 지면에 닿아있다.[50] 발이 지면에 닿는 마지막 단계에서 체중의 약 40%는 발가락이 지탱한다.[55] 보행 시 입각기에서는 제 1 중족지절관절(metatarsophalangeal joint)을 통해 가장 큰 하중이 가해진다.[50] 발가락으로 가해지는 하중은 족지굴근건(toe flexor tendons)과 건초(tendon sheaths)의 신장(tension)으로 경감된다.[55] 서있는 동안에는 발가락에 가해지는 압력이 매우 적다.[51]

발가락 특히, 제 1 중족지절관절(first MTP joint)의 배측굴곡(dorsiflexion)은 지혈기전(windlass mechanism)에 영향을 미친다. 중족지절관절운동(metatarsophalangeal joint movement)은 2개의 주요 신체평면에서 발생한다. 중족지절관절(MTP joint)의 시상면운동(sigittal plane movement)은 굴곡(flexion)하고 신전(extension)하는 운동이며, 횡단면운동(transverse plane movement)은 외전(abduction)과 내전(adduction)이다. 60%에서 70°

의 배측굴곡(dorsiflexion)은 건막(aponeurosis)내의 신장력(tension)에 필요하다. 제 1 중족지절관절(first metatarsophalangeal joint)의 순간적인 회전의 중심은 중족골두(metatarsal) 내에 있다. 제 1 중족지절관절(first MTP joint)의 아탈구(subluxations)인 무지외반기형(hallux valgus deformity)과 무직강직기형(hallux rigidus deformity)은 제 1 중족지절관절(first metatarsophalangeal joint)의 순간적인 회전의 중심을 변경시킨다. 이들기형으로 회전중심이 종종 제 1 중족골두(first metatarsal head)의 외부로 처진다.[57] 종자골(sesamoid) 유동성은 제 1중족지절관절(first MTP joint)의 정상적인 역학에 중요한 역할을 한다. 중족지절관절(MTP joint)이 배측굴곡 하는 동안, 내측과 외측의 종자골(sesamoids)이 10-12mm 이동하는 것으로 측정되었다.[57] 무지외반기형(hallux valgus deformities)에서는 정상 관절보다는 종자골(sesamoid)이 약간 전위되었음을 보여주고 있다.[57] 무지외반증(hallux valgus)으로 종자골(sesamoid bones)과 장무지굴근(flexor hallucis longus muscle)이 외측으로 아탈구(subluxation)된다. 종자골(sesamoid bone)의 위치가 변경되어 장무지굴근(flexor hallucis longus)과 단무지굴근(flexor hallucis brevis)을 굴곡근에서 내전근으로 변형시켜 족저굴곡(plantar flexion)에 장애를 준다.[57]

종자골(sesamoid bones)은 여러 중요한 연부조직(soft tissue)이 부착되어 있는 지점이다. 단무지굴근(flexor hallucis brevis), 무지내전근(adductor hallucis)의 비스듬한 두부(head)와 횡부분, 장무지굴근의 섬유질 터널(flexor hallucis longus fibrous tunnel), 그리고

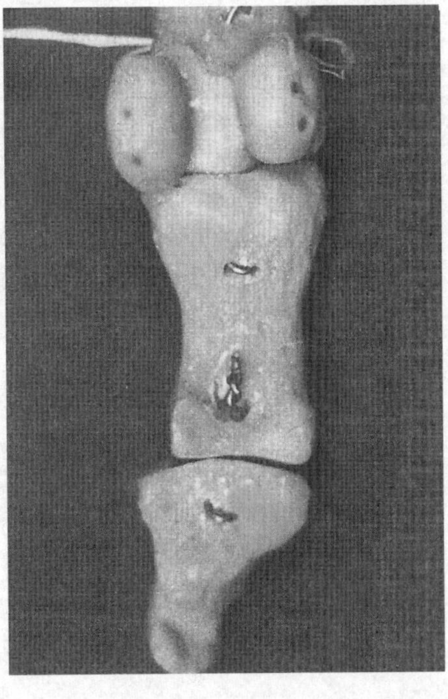

그림 1-20. 장무지굴근건(flexor hallucis longus tendon)의 굴근기전(flexor mechanism)을 수용하는 제 1 중족지절관절(first metatarsalphalangeal joint)의 종자골(sesamoids).

심층 횡중족인대(deep transverse metatarsal ligament)는 모두 내측과 외측 종자골(sesamoid bones)의 경계면에 삽입되어 있다.[5] 종자골(sesamoid bones)은 장무지굴근건(flexor hallucis longus tendon)의 정렬을 적절하게 유지시키고, 보행 시 전진하는 단계에서 수직 압력을 흡수시킨다. 그림 1-20에서는 종자골과 함께 잘 정렬되어 있는 제 1 중족지절관절(first MTP joint)을 보여주고 있다. 장무지굴근(flexor hallucis longus)은 종자골(sesamoids) 사이를 지난다.

나머지 4개의 발가락은 지신근건(extensor digitorum tendon), 지굴근건(flexor digitorum tendon), 배측골간근(dorsal interossei muscle)과 족저 골간근(plantar interossei muscle), 충양근(lumbrical muscle)의 부착부위다.[53] 골간근(interosseous muscle)과 충양근(lumbrical muscle)은 발가락 끝으로 서 있는 자세(tiptoe position)에서 바닥에 발가락을 동적으로 고정시켜주는 근육이다.[52] 갈퀴 발가락(claw toes)과 같은 발가락 기형에서는 충양근(lumbrical muscle)과 골간근(interosseous muscle)이 제 기능을 다하지 못한다.[52]

닫힌 운동사슬기능에 대한 요약 (Summary of Closed Kinetic Chain Function)

발의 세 평면관절(triplanar joint)은 거퇴골(talocrural), 거골하(subtalar), 중족근골(midtarsal), 첫번째 선(first ray), 그리고 다섯번째 선(fifth ray)을 포함한다. 회내전(pronation)과 회외전(supination)은 발의 세 평면(triplanar) 운동이다. 발뒤꿈치(heel) 닿기 후, 충격을 흡수시키고, 발을 지형에 잘 적응시키며, 회전을 전환시키기 위하여 회내전이 발생한다. 회외전은 보행 시 앞으로 전진하는 동안 발생한다.

거골하관절의 회외전으로 인해 발이 앞으로 추진하는데 고정된 지렛대 역할을 한다. 앞으로 추진하는 단계에서 고정된 발에는 근육활차(muscle pulleys)가 생긴다. 족근골(tarsal bones)에 의해 생긴 활차(pulleys)는 근육기능의 효과가 증대되어 근육의 당기는 방향을 바꾼다. 표 1-3에는 발과 발목의 닫힌 운동사슬운동(closed kinetic chain movements)이 요약되어 있다.

근 기능과 정상 역학 (Muscle Function and Normal Mechanics)

보행 시, 근육으로 인해 운동이 시작되고, 뼈조직이 고정되며, 운동의 속력이 늦춰지기도 한다.[12] 근전도검사(Electromyographic (EMG)) 연구에서는 일반적으로 보행 주기에서 근육이 어떠한 기능을 하는가를 분석한다. 보행 주기에서 일어나는 발의 기능과 근전도검사(EMG)에 대한 종합적인 지식은 임상의가 근육기능의 상태를 완벽하게 습득하는데 필수적이다. 이번 단락에서는 보행 주기의 서로 다른 단계에서 발과 발목의 주요 근육이 어떠한 기능을 하는 가에 대하여 설명하고 있다(표 1-4).

전경골근(anterior tibialis)은 유각기(swing phase)에서 매우 중요한 역할을 하는 근육이다. 발가락이 지면과 떨어진(toe-off) 직후, 초기 유각기(swing), 중간 유각기(midswing)에서 내측 경골근(interior tibialis)은 지면과 공간을 이루는 발의 배측굴곡(dorsiflexion)에 도움을 준다. 발뒤꿈치(heel)에 충격이 가해지기 전에, 전경골근(anterior tibialis)의 구심성 작용(concentric action) 또는 촉진으로 인해 발이 약간 회외전(supination)된다.[19]

발뒤꿈치 닿기 직후, 전경골근(anterior tibialis)과 장지신근(extensor digitorum longus), 장무지신근(extensor hallucis longus)은 발뒤꿈치 닿기에 대한 자극에 최대한으로 반응하는 모습을 보여준다.[4,12] 이들 근육을 저하시키는 기능은 뒤꿈치(heel)가 충격을 받을 때 일어나는 족저굴곡(plantar flexion)에 저항하며 지면에 닿아 있을 때 전족(forefoot)의 회내전(pronation)을 조절한다.[19] 뒤꿈치 닿기 직후에, 전경골근(anterios tibialis)은 경골(tibia)을 감속하여 후부의 전단력(posterior shear force)에 저항한다.

뒤꿈치(heel)닿기 직후에는 어떠한 회내전(pronation)도 일어나지 않는다. 이미 언급한 바와 같이, 회내전(pronation)은 수동적인 운동을 조절한다. 전족(forefoot)이 지면에 닿으므로, 후경골근(posterior tibialis), 가자미근(soleus muscle)과, 비복근(gastrocnemius muscle)은 하지(lower extremity)의 내부회전과 거골하관절(subtalar joint)의 회내전(pronation)을 감속시킨다.[19,58]

중간 입각기(midstance)에서, 가자미근(soleus muscle), 후경골근(posterior tibialis muscle), 장무지굴근(flexor hallucis longus muscle), 장지굴근(flexor digitorum longus muscle)은 경골(tibia)이 앞으로 나아가려는 운동을 감소시킨다.[19] 후경골근(posteriro tibialis), 가자미근(soleus), 비복근(gastrocnemius)의 운동은 보행 시 중간 입각기(midstance)와 추진단계에서 거골하관절(subtalar joint)의 회외전(supination)을 촉진시켜 중족관절(midtarsal joint)의 안정을 유지시킨다.[19] 하부 다리의 외부회전은 대퇴골(femur)을 외부로 회전시키는 비복근(gastrocnemius)의 작용과 반대쪽 다리를 통한 방향 전환으로 시작된다.[19,59]

발이 앞으로 전진할 준비가 되는 대로, 거골하관절(subtalar joint)의 회외전(supination)으로 외재근(extrinsic muscles)의 단단한 지렛대(rigid lever)와 활차(pulleys)가 생기기 시작한다. 예를 들면, 발뒤꿈치 떼기 시(heel-off), 장비골근(peroneus longus)은 첫번째 선(first ray)을 족저굴곡(plantar flexion)시킨다. 입방골 활차(cuboid pulley)에 의해 제1중족골(first metatarsal)의 족저굴곡(plantar flexion)이 용이하다. 입방골(cuboid)은 장비골근(peroneus longus)의 당겨지는 방향을 변환하여 첫번째 선(first ray)의 족저굴곡(plantar

표 1-3 발과 발목의 닫힌 운동사슬운동 역학(closed kinetic chain mechanics)

1. 뒤꿈치에 체중이 가해질 때

후족-rearfoot

거퇴골의 족저굴곡(talocrural plantar flexion)
거골하관절의 회내전(subtalar joint pronation)
경골의 내회전(tibial internal rotation)
종골의 외번(calcaneal eversion)

중족-midfoot

중족골의 회내전(midtarsal pronation)
고정되지 않은 입방골/주상골(unlocking of cuboid/navicular)
거골의 전방 이동〈시계방향으로 외전〉(forward displacement 〈clockwise rotation〉 of talus)
시계반대방향으로 회전하는 주상골(counterclockwise rotation of navicular)

전족-forefoot

회외전 염전(supination twist)-첫번째 선의 배측굴곡(dorsiflexion of the first ray)

2. 초기 중간 입각기(early midstance)/중간 입각기(midstance)/후기 중간 입각기(late midstance)

후족-rearfoot

초기-거퇴골(talocrural): 거골(talus) 위로 움직이는 경골(tibia)의 전방운동; 거골하 (subtalar) 회외전(supination)의 역전
중간 입각기-폐쇄된 운동사슬 배측굴곡 운동(closed kinetic chain dorsiflexion); 거골하 (subtalar): 중립위치(neutral position)
후기-거골(talus) 위로 움직이는 지속적인 경골(tibia)의 전방운동; 거골하(subtalar): 거골 (talus)의 회외전(supination), 외전(abduction), 배측굴곡(dorsiflexion)

중족-midfoot

중족골 회내전의 역전

전족-forefoot

중족골두에 전체 신체 하중이 실린다.

3. 앞으로의 전진과 추진

후족-rearfoot

거퇴골(talocrural): 경골의 외회전(tibial external rotation)
거골하(subtalar): 회외전(supination)

중족-midfoot

중족골의 회외전(midtarsal supination)-입방골(cuboid)/주상골(navicular)이 고정되어 있다.-거골이 시계반대방향으로 회전(talus counterclockwise rotation)-주상골이 시계방향으로 회전(navicular clockwise rotation)

전족-forefoot

회내전 염전(pronation twist)-첫번째 선의 족저굴곡(first ray plantar flexion)
종자골(sesamoids)에 신체의 하중이 실린다.
근육의 기능과 정상적인 역학

표 1-4. 보행 시 입각기(stance)에서 근육의 기능

근육	작용
발뒤꿈치 닿기	
전경골근(anterior tibialis)	원심성 작용-거골하관절(subtalar joint)의 회내전을 조절
장무지신근(extensor hallucis longus)	원심성 작용-거골(talus) 위에 있는 경골(tibia)의 후전단(posterior shear)과 족저굴곡(plantar flexion)을 감속시킨다.
후경골근 (posterior tibialis) 가자미근(soleus) 비복근(gastrocnemius)	원심성 작용-거골하관절(subtalar joint)의 회내전(pronation)과 경골(tibia)의 내회전(internal rotation)을 감속시킨다.
중간 입각기(midstance)	
후경골근(posterior tibialis) 가자미근(soleus) 장무지굴근(flexor hallucis longus) 장지굴근(flexor digitorum longus)	원심성 작용-경골(tibia)의 전방운동을 감속시킨다.
후경골근(posteior tibialis) 가자미근(soleus) 비복근(gastrocnemius)	구심성 작용-거골하관절(subtalar joint)과 중족관절(midtarsal joint)을 회외전(supination)시킨다.
앞으로의 전진과 추진	
장비골근(peroneus longus) 무지외 전근(abductor hallucis)	구심성 작용-첫번째 선(first ray)을 족저굴곡(plantar flexion)시킨다.
단비골근(peroneus brevis)	길항 작용-거골하관절(subtalar joint)과 중족관절(midtarsal joint)의 회외근(supinators)으로 안정시킨다.
장지굴근(flexor digitorum longus)	구심성 작용-지면에 닿는 발가락(toes)을 안정시킨다.
장무지신근(extensor hallucis longus)과 단무지신근(extensor hallucis brevis)	구심성 작용-제 1 중족지절관절을 안정시킨다.
무지외전근(abductor hallucis) 제5지 외전근(abductor digiti quinti) 단무지굴근(flexor hallucis brevis) 단지굴근(flexor digitorum brevis) 단지신근(extensor digitorum brevis) 골간근(interossei), 충양근(lumbricals)	구심성 작용-중족골(midtarsal)과 전족(forefoot)을 안정시키고, 전진할 때 발의 내측궁(medial arch)이 올라간다.

flexion)을 촉진시킨다. 무지외전근(abductor hallucis muscle) 또한 앞으로 추진하는 동안에 제1중족골(first metatarsal)을 족저굴곡(plantar flexion)시킨다.[19] 단비골근(peroneus brevis)은 초기 추진단계에서 거골하관절(subtalar joint)과 중족골관절(midtarsal joint)을 회외전(supination)시키는 근육에 길항근(antagonist) 역할을 한다.[19]

장지신근(extensor digitorum longus)은 앞으로 추진하는 동안 충양근(lumbricals)을 도와 지절간관절(IP joint)을 안정시킨다. 장지굴근(flexor digitorum longus)은 앞으로 전진하는 동안 지면에 닿은 발가락을 안정시켜 준다.[19] 장무지신근(extensor hallucis longus), 장무지굴근(flexor hallucis longus), 단무지굴근(flexor hallucis brevis)은 앞으로 전진하는 동안 제 1 중족골(first metatarsal)을 안정시켜준다.

내재근(intrinsic muscles)은 무지외전근(abductor hallucis), 소지 외전근(abductor digiti quinti), 단무지굴근(flexor hallucis brevis), 단지굴근(flexor digitorum brevis), 단지신근(extensor digitorum brevis), 골간근(interossei), 그리고 충양근(lumbricals)을 포함한다. 몇몇 저자들은 앞으로 전진하는 단계에서 발의 내재근(intrinsic muscles)이 전족(forefoot)과 중족관절(midtarsal joint)의 안정에 기능적인 역할을 한다고 하였다.[4,49]

요약 (SUMMARY)

발과 발목의 정상적인 생체역학은 정적이고 동적인 요소로 나누어 진다. 정적인 요소는 뼈(bones), 관절표면의 조화(joint surface congruity), 인대(ligaments), 근막(fascia)을 포함하고 있다. 동적인 요소는 족근골(tarsal bones)의 운동과 근육 기능을 포함한다.

발과 발목이 결합된 정적이고 동적인 구조는 발과 하지(lower limb) 내의 힘을 저하시키는데 영향을 준다. 족저건막(plantar aponeurosis)의 즉석 지혈대 효과(windlass effect), 족저인대(plantar ligaments)의 장력강도(tensile strenth), 중족골(metatarsals)의 지지대(beam) 효과, 족근골(tarsal bone)과 중족골(metatarsal bone)의 조화는 힘을 저하시키는 정적인 기전(static mechanisms)의 역할을 한다.

발과 발목의 세 평면운동(triplanar movement)과 근육기능의 상호관계는 힘을 저하시키는 동적인 구성요소이다. 회내전(pronation)은 뒤꿈치(heel)에 충격이 가해질 때 시작되고, 근육의 원심성작용(eccentric action)과 결합 조직(connective tissue)의 특징 제한으로 조절된다. 회내전(pronation)으로 인해, 발은 압축력(compressive forces)을 완화시키고, 평평하지 않은 지면에 적응하여 신체의 평형을 유지할 수 있다. 회외전(supination)으로 앞으로 전진하기 위한 단단한 지렛대(rigid lever)가 세워지고, 여러 외재발근육(extrinsic foot muscles)을 위한 활차조직(pulley systems)이 발생한다. 회내전(pronation)은 발뒤꿈치 닿기 직 후 발생하고, 최대한으로 회내전이 되면 발이 평평해진다. 초기 중간 입각기(midstance)에서 회외전(supination)이 다시 발생하여, 중각 입각기(midstance)에서 발이 중립위치를 통과하게 된다.

회외전(supination)은 후기 중간 입각기(midstance) 중에 시작되며, 발가락이 지면에서 떨어질 때까지(toe-off) 계속된다.

발과 발목의 기능적인 생체역학을 이해하여야 임상적용을 할 수 있다. 하지(lower limb)가 거골하관절(subtalar joint)에서 횡회전을 변환시키지 못하면, 무릎, 중족관절(midtarsal joint), 전족(forefoot)등의 다른 관절에 운동사슬적으로 좋지 않은 영향을 줄 수 있다. 하지(lower extremity)의 역기능을 치료하는 임상의는 발과 발목의 정상적인 생체역학을 필히 이해해야 한다. 또한 임상의는 발과 발목의 상호의존성과, 하지의 운동사슬(lower kinetic chain)의 기본적인 기능을 알아야 한다.

용어해설 (GLOSSARY)

내전/외전(**Adduction/Abduction**): 발과 발목의 횡단면운동

닫힌 운동사슬(Closed Kinetic Chain): 운동 시 처음으로 저항을 받는 말단관절에서 일어나는 일련의 관절운동.

닫힌 운동사슬배측굴곡운동(**Closed Kinetic Chain dorsiflextion**): 경골(tibia)이 거골(talus)위로 움직이는 전방운동

내번/외번(**Inversion/Eversion**): 정면을 향한 발과 발목이 전두면으로 움직이는 운동

운동사슬(Kinetic Chain): 연부조직과 근육으로 연결되어 하나의 관절운동이 다른 관절운동에 운동사슬적으로 작용하는 운동

거골하관절의 중립위치(Neutral position of the subtalar joint): 완전히 외번된 위치에서 내번위치로 움직이는 거골하관절의 총 외번/내번운동 범위의 1/3 위치. 거골하관절운동의 중간위치, 즉 회내전(pronation)과 회외전(supination)이 없는 상태.

개방된 운동사슬운동(**Open kinetic chain**): 말단관절이 체중을 지탱하지않는 상태에서 일어나는 일련의 관절운동

개방된 운동사슬회내전운동(**Open kinetic chain pronation**): 배측굴곡, 외전, 외번.

개방된 운동사슬회외전운동(**Open kinetic chain supination**): 족저굴근, 내전, 내번.

회내전/회외전(Pronation/Supination): 발과 발목의 세 평면운동.

거골하관절의 닫힌 운동사슬 회내전 운동(**Subtalar joint closed kinetic chain pronation**): 족근골 내전, 족저굴, 종골 외번.

거골하관절의 닫힌 운동사슬 회외전 운동(Subtalar joint closed kinetic chain supination): 족근골 외전, 배측굴곡, 종골 내번.

발과 발목의 세 평면관절(Triplanar joints of the foot and ankle): 거퇴골, 거골하, 중족근골, 첫번째 선, 다섯번째 선.

세 평면운동(Triplanar movements): 비스듬한 축의 주위에서 동시에 일어나는 3가지 신체 평면운동으로 축과 수직을 이룬다.

참고문헌 (REFERENCES)

1. Smidt, GL: Biomechanics and physical therapy, a perspective. Phys Ther 64:1807, 1984.
2. Cailliet, R: Foot and Ankle Pain. FA Davis, Philadelphia, 1968.
3. Tachdjian, MO: The Child's Foot. WB Saunders, Philadelphia, 1985.
4. Conroy, GC and Rose, MD: The evolution of the primate foot from the earliest primates to the Miocene hominids. Foot Ankle 3:342, 1983.
5. Sarrafian, SK: Anatomy of the Foot and Ankle. JB Lippincott, Philadelphia, 1983.
6. Brown, LP and Yavorsky, P: Locomotor biomechanics and pathomechanics: A review. J Orthop Sports Phys Ther 9:3, 1987.
7. Hlavac H: Compensated forefoot varus. J Am Podiatr Med Assoc 60:229, 1970.
8. Jaffe, WL and Laitman, JT: The evolution and anatomy of the human foot. In Jahss, MH (ed): Disorders of the Foot, Vol 1. WB Saunders, Philadelphia, 1982, p 1.
9. McCrea, JD: Pediatric Orthopaedics of the Lower Extremity. Futura, Mt. Kisco, NY, 1985.
10. Inman, VT: The Joints of the Ankle. Williams & Wilkins, Baltimore, 1976.
11. Kotwick, JE: Biomechanics of the foot and ankle. Clin Sports Med 1:19, 1982.
12. Inman, VT, Rolston, HJ, and Todd, F: Human Walking. Williams & Wilkins, Baltimore, 1981.
13. Hicks, JH: The mechanics of the foot. 1. The joints. J Anat 87:345, 1953.
14. Root, ML, Orien, WP, and Weed, JN: Clinical Biomechanics. Vol 11: Normal and Abnormal Function of the Foot. Clinical Biomechanics, Los Angeles, 1977.
15. Gross, CM: Gray's Anatomy. Lea & Febiger, Philadelphia, 1968.
16. Barnett, CH and Napier, JR: The axis of rotation at the ankle joint in man: Its influence upon the form of the talus and the mobility of the fibula. J Anat 86:1, 1952.
17. Close, JR and Inman, VT: The action of the ankle joint. Prosthetic Devices Research Project, Institute of Engineering Research, University of California, Berkeley. Series 11, Issue 22:5 The Project Berkeley, University of California, Berkeley, 1952.
18. Morris, JM: Biomechanics of the foot and ankle. Clin Orthop 22:10, 1977.
19. Stormont, DM, et al: Stability of the loaded ankle. Am J Sports Med 13:295, 1985.
20. Singh, AK, et al: Kinematics of the ankle: A hinge axis model. Foot Ankle 13:439, 1992.
21. McCullough, CL and Burge, PD: Rotatory stability of the load-bearing ankle. J Bone Joint Surg 62B:460, 1980.
22. Harper, MC: Deltoid ligament: An anatomical evaluation of function. Foot Ankle 8:19, 1987.
23. Stiehl, JB: Biomechanics of the ankle joint. In Stiehl, JB (ed): Inman's Joints of the Ankle, ed 2. Williams & Wilkins, Baltimore, 1991, p 39.
24. Frankel, VH and Nordin, M: Basic Biomechanics of the Skeletal System. Lea & Febiger, Philadelphia, 1980.
25. Lambert, KL: The weight-bearing function of the fibula. A strain gauge study. J Bone Joint Surg 53A:567, 1971.
26. Viladot, A, et al: The subtalar joint: Embryology and morphology. Foot Ankle 5:54, 1984.
27. Kapandji, IA: The Physiology of the Joints, Vol II, The Lower Limb. Churchill Livingstone, London, 1970.
28. Harris, R and Beath, T: Hypermobile flat-foot with short tendoachilles. J Bone Joint Surg 30A:116, 1948.
29. Warwick, R and Williams, P (eds): Gray's Anatomy, British ed 35. Philadelphia, WB Saunders, 1973.
30. Hellman, AE, et al: An anatomic study of subtalar instability. Foot Ankle 10:224, 1990.
31. Manter, JT: Movements of the subtalar joint and transverse tarsal joints. Anat Rec 80:397, 1941.
32. Elftman, H: The transverse tarsal joint and its control. Clin Orthop 16:41, 1960.
33. Phillips, RD, et al: Clinical measurement of the axis of the subtalar joint. J Am Podiatr Med Assoc 75:119, 1985.
34. Subotnick, SI: Biomechanics of the subtalar joint and midtarsal joints. J Am Podiatr Med Assoc 65:756, 1975.
35. Green, DR and Carol, A: Planal dominance. J Am Podiatr Assoc 74:98, 1984.
36. Phillips, RD and Phillips, RL: Quantitative analysis of the locking position of the midtarsal joint. J Am

37. Wright, DG, et al: Action of the subtalar and ankle-joint complex during the stance phase of walking. J Bone Joint Surg 46A:361, 1964.
38. Bordelon, LR: Surgical and Conservative Foot Care. Charles B. Slack, Thorofare, NJ, 1988.
39. Hicks, JH: The mechanics of the foot. II. The plantar aponeurosis. J Anat 88:25, 1954.
40. Perry, J: Anatomy and biomechanics of the hindfoot. Clin Orthop 177:9, 1983.
41. Mann, RA: Surgical implications of biomechanics of the foot and ankle. Clin Orthop 146:111, 1980.
42. Wright, DG and Rennels, DC: A study of the elastic properties of plantar fascia. J Bone Joint Surg 46A:482, 1964.
43. Sarrafian, SK: Functional characteristics of the foot and plantar aponeurosis under tibiotalar loading. Foot Ankle 8:4, 1987.
44. Jones, RL: The human foot. An experimental study of its mechanics, and the role of its muscles and ligaments in the support of the arch. Am J Anat 68:1, 1941.
45. Basmajian, JV and Stecko, G: The role of muscles in arch support of the foot. J Bone Joint Surg 45A:1184, 1963.
46. Smith, JW: Muscular control of the arches of the foot in standing: An electromyographic assessment. J Anat 88:152, 1954.
47. Hicks, JH: The mechanics of the foot. IV. The action of muscles on the foot in standing. Acta Anat 27:180, 1956.
48. Lapidus, PW: Kinesiology and mechanical anatomy of the tarsal joints. Clin Orthop 30:20, 1963.
49. Mann, RA and Inman, VT: Phasic activity of intrinsic muscles of the foot. J Bone Joint Surg 46A:469, 1964.
50. Mann, RA and Hagy, JL: The function of the toes in walking, jogging and running. Clin Orthop 142:24, 1979.
51. Huang, CK, et al: Biomechanical evaluation of the longitudinal arch stability. Foot Ankle 14:353, 1993.
52. Viladot, A: The metatarsals. In Jahss, MH (ed): Disorders of the Foot, Vol 1. Philadelphia, WB Saunders, 1982, p 659.
53. Cavanagh, PR: Pressure distribution under symptom-free feet during barefoot standing. Foot Ankle 7:262, 1987.
54. Gieve, DW and Rashi, T: Pressures under normal feet in standing and walking as measured by foil pedobarography. Ann Rheum Dis 43:816, 1984.
55. Stokes, IAF, et al: Forces acting on the metatarsals during normal walking. J Anat 129:579, 1979.
56. Hutton, WC and Dhaneddran M: The mechanics of normal and hallux valgus feet: A quantitative study. Clin Orthop 157:7, 1981.
57. Shereff, ML, et al: Kinematics of the first metatarsophalangeal joint. J Bone Joint Surg 68A:392, 1986.
58. Sutherland, DH, et al: The role of the ankle plantar flexors in normal walking. J Bone Joint Surg 62A:354, 1980.
59. Mann, RA: Biomechanics of running. In Mack, RP (ed): Symposium on the Foot and Leg in Running Sports. St. Louis, CV Mosby, 1982, p 1.

제 2 장

비정상적 생체역학 (ABNORMAL BIOMECHANICS)

이 장에서는 비정상적인 회내전(pronation)과 회외전(supination)의 원인, 분류, 역학에 대하여 논하고자 한다. 발과 발목 관절에서 일어나는 회내전과 회외전의 가동성이 평균수준보다 많고 적을 때, 각각 비정상적인 회내전과 회외전이라 한다.

예를 들면, 유연한 편평족(flat foot-abnormal pronation〈비정상적인 회내전〉)은 보행 주기에서 효율적으로 앞으로 전진할 수 없어 과가동성(hypermobility)을 지니고 있다. 후족(rearfoot)의 비정상적인 역학으로 보행 시 앞으로 잘 추진할 수 없다. 거골하관절(subtalar joint)의 역학부족으로 첫번째 선(first ray - 제1중족골〈first metatarsal〉/제 1 설상관절-first cuneiform articulation)에 과가동성(hypermobility)이 나타날 수도 있다. 과가동성(hypermobility)은 종종 "첫번째 선의 기능부전 증후군-first ray insufficiency syndrome"이라고도 한다. 첫번째 선(first ray)의 기능부전(insufficiency) 또는 과가동성(hypermobility)은 발이 앞으로 전진하는 동안 효과적으로 신체를 지탱하지 못하는 첫번째 선(first ray)의 배측굴곡(dorsiflexion)과 관련이 있다. 기전의 부족으로, 발은 앞으로 전진할 때 유용한 지레대(lever)를 구성할 수 없다. 더욱이, 비정상적인 기전은 신체를 지탱하는 지나친 힘을 저하시킬 수 있는 발의 기능을 감소시킨다. 근육의 기능과 골격이 변하여 연부조직(soft tissue)이 파열될 수도 있으며 이러한 변화로 심각한 기형이 생길 수 있다. 발은 충격 흡수기능 또는 지면에 가동성을 적응시키는 기능을 할 수 없게 된다. 이와 같이, 과가동성(hypermobility)을 지닌 발은 연부조직구조(soft tissue structures) 내의 병리적인 변화로 인해 가동성이 저하될 수 있다.

비정상적인 회내전 (ABNORMAL PRONATION)

비정상적인 회내전은 많은 용어로 설명할 수 있다. 문헌에 나와 있는 비정상적인 회내전에 대한 몇가지 용어로는 편평족(flatfoot, pes planus, pes valgoplanus), 종골외반종

(calcaneovalgus foot, valgus foot, calcaneovalgus)이 있다.[1-6] 본문에서, "비정상적인 회내전"이란 용어는 위에서 언급한 편평족 기형을 의미하며, 용어는 바뀔 수 있다.

문헌에서는 비정상적인 회내전의 원인을 3가지 기본 범주로 구분한다: 선천적, 후천적, 그리고 신경근 질환으로 인한 회내전의 3가지 기본 범주로 나누어지지만, 이장에서는 다루지 않는다. 선천성이란 용어는 "태어날 때 유전된" 또는 "출생시 나타났다"는 의미이다.[7] 선천적 편평족(flatfoot)은 자궁에 있는 태아의 위치가 나쁘거나 유전적인 요소로 인해 발생할 수도 있다. 선천적 기형들은 강직형 또는 유연형으로 나누어지기도 한다.[5,6] 가장 흔한 강직형 편평족 기형은 볼록의 반족이다.[5,6]

이러한 볼록 외반족(convex pes valgus)에서는 주상골(navicular)이 완전히 탈구되어 거골 경부(talus neck)의 배측면(dorsal surface)과 이어져 있는 모습을 뚜렷이 볼 수 있다.[9-12] 종골외반족(talipes calcaneovalgus)에는 거주상관절(talonavicular articulation) 부분이 늘어져 있고, 관절의 접합부분이 탈구없이 손상되어 있다. 생후 3년동안 주상골

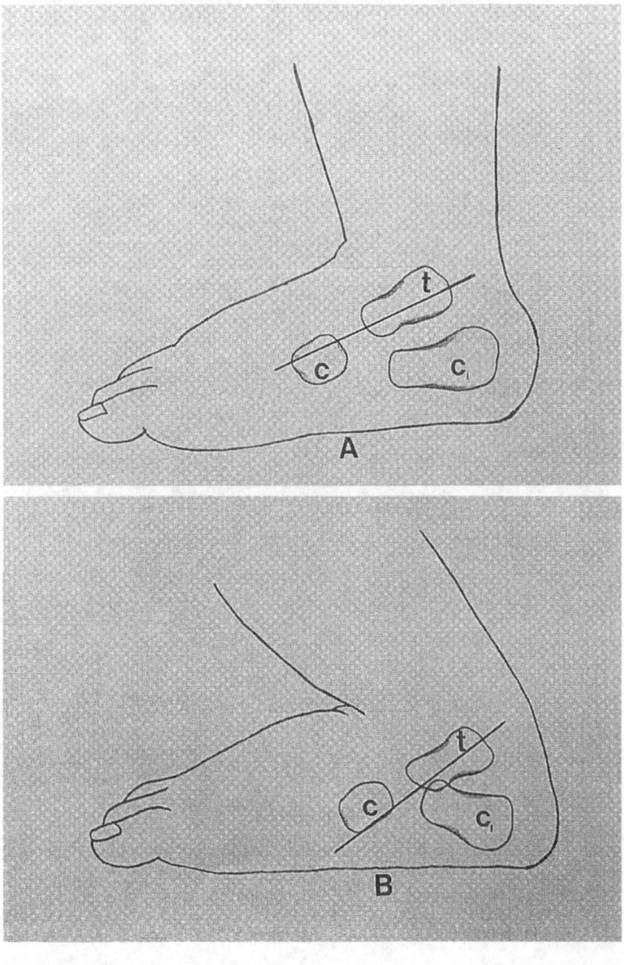

그림 2-1. (A) 정상적인 신체 부하. 거골(talus)과 입방골(cuboid)로 양분선이 지난다. (B) 비정상적인 회내전(abnormal pronation 종골외반족). 입방골(cuboid) 아래로 양분선이 지나 일반적으로 선천성 편평족(congenital flatfoot)에서 나타나는 족저굴곡된 거골(talus)을 볼 수 있다. (c, 입방골(cuboid); t, 거골(talus); c, 종골(calcaneus).

(navicular bone)은 X-ray촬영으로 뚜렷이 나타나지는 않는다.[5,10] 그러므로 임상의는 족후부(hindfoot)의 외반족(valgus)과 첨족(equinus-족저굴곡)같은 다른 특징으로 진단할 수 있어야 한다. 발이 배측굴곡하는 힘으로 인해 중족관절(mid-tarsal joint)이 굽어져서, 발의 족저면을 따라 볼록한 모양이 나타난다. 발목관절에서 발생하는 제한된 배측굴곡에 대한 보상작용으로 전족(forefoot)이 외전(abduction)되고, 중족관절(midtarsal joint)이 위로 기울어져 족저면(plantar aspect)에 "흔들의자바닥(rocker-bottom)" 모양이 발생한다(그림 2-2).[9,12]

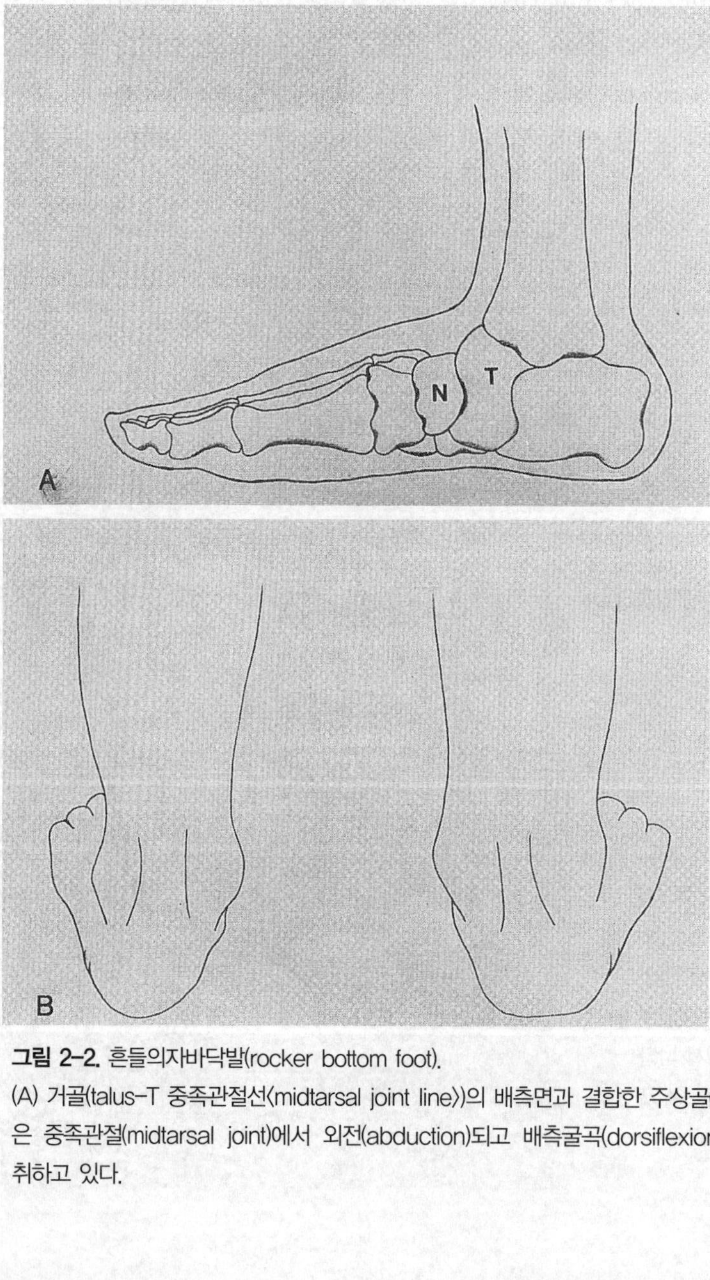

그림 2-2. 흔들의자바닥발(rocker bottom foot).

(A) 거골(talus-T 중족관절선〈midtarsal joint line〉)의 배측면과 결합한 주상골(navicular-N). (B) 전족(forefoot)은 중족관절(midtarsal joint)에서 외전(abduction)되고 배측굴곡(dorsiflexion)된다; 거골(talus)은 수직자세를 취하고 있다.

족근골 유합 (Tarsal Coalitions)

족근골 유합(tarsal coalitions)은 거골(talus), 종골(calcaneus), 입방골(cuboid), 주상골(navicular), 설상골(cuneiforms)의 완전하게 또는 불완전하게 결합된 것일 수도 있다.[5,13-18] 관절유합(joint fusion)은 섬유조직(fibrous), 연골조직(cartilaginous) 또는 뼈(osseous)로 구성될 수 있다: 그리고 태아가 자라는 동안 생길 수 있다.[13] Stormont와 Hamlet[14]은 거종골(talocalcaneal) 다음에 위치한 종주상골(calcaneonavicular)이 위치해 있는 가장 일반적인 족근골 유합(tarsal coalition)을 발견했다. 족근골 유합(tarsal coalition)의 병리학적 요인으로는 유전적인 요소가 강하다.[14-16,19-21]

거골하관절(subtalar joint) 운동은 점차로 결합(coalination)의 골화(ossification)로 제어를 받는다. 유합(fusion)은 거골하관절(subtalar joint)의 전방부, 중앙부, 후방부에 나타날 수 있다. 거골하관절 운동의 한계는 임상의가 결정하기에 어려울 지도 모른다. 종골의 제한된 유동성은 중족관절(midtarsal joint)에서 일어나는 운동으로 인해 그리고 발목 관절 또는 거골하퇴관절(mortise joint)이 기울어져서 나타나지 않을 수 있다.[18] 연구자는 종골을 단단히 쥐고 거골하관절의 운동범위를 결정하는 외번과 내번으로 움직여 봐야한다. 그림 2-3에는 성인 거골하관절의 운동범위를 보여주고 있다. 거종골(talocalcaneal), 종주상골(calcaneonavicular), 또는 거주상골(talonavicular)이 결합할 때 종골은 외반 위치(valgus position)로 힘이 가해진다.[13] 이 자세로 인해 중족골(midtarsal) 부위에 이상이 발생하고, 발의 오목한 부분이 평평해진다.

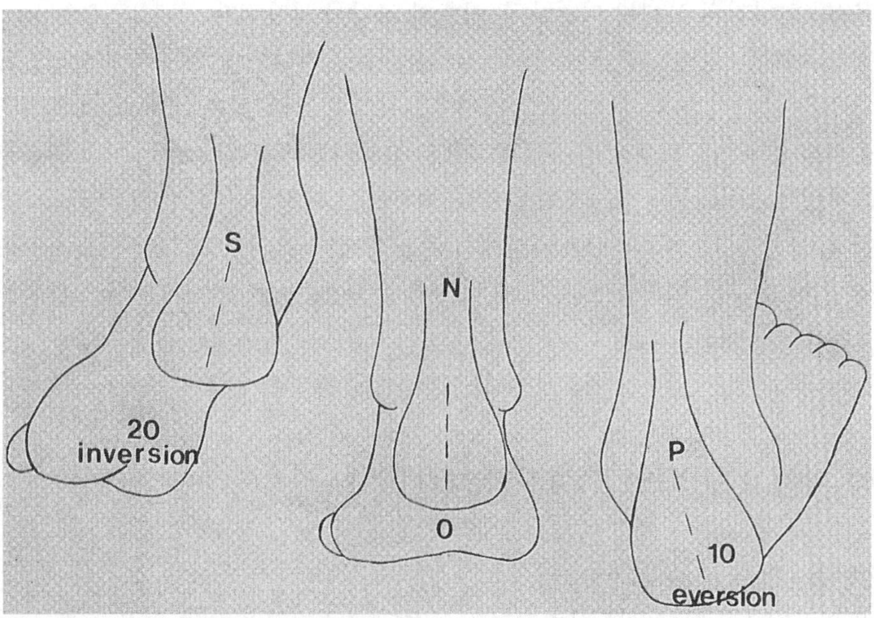

그림 2-3. 거골하관절(subtalar joint)의 운동범위는 종골 내번(calcaneal inversion)과 종골 외번(calcaneal eversion) 20/10으로 측정된다. 0은 거골하관절(subtalar joint)의 수직자세 또는 중립자세다.

강직성 중족골기형 (Rigid Metatarsal Deformities)

중족골기형(metatarsal deformities)에 대한 전문용어는 일정치 않다. 대부분의 문헌에는 뜻이 비슷한 중족내반(metatarsus varus)과 중족내전(metatarsus adductus)이라는 용어로 쓰이고 있다. 그러나 이 장에서는 전족기형(forefoot deformities)을 강직성 기형과 유연성 기형의 범주로 나누었다. Kite는[22] 강직성 중족골기형(rigid metatarsal deformity)인 중족내반(metatarsus varus)은 족근중족관절(tarsometatarsal joints)의 안쪽 아탈구(subluxation)라고 하였다.[22] 족후부(hindfoot)는 거골두(talus head) 외측의 주상골(navicular)과 함께 약간 외반(valgus)되거나 중립자세에 있게 된다.[5,22] 용어 "중족골내전내반(metatarsus adductovarus)"은 내전과 내번을 일컫는 말로 다음 절에서 다루어 질 것이다.

선천적인 강직성 중족골 기형(rigid metatarsal deformities)은 출생 시 편평족 기형(flatfoot deformity)으로 나타나지는 않는다. 사실, 문헌에서는 "만곡족 중의 세번째(third of clubfoot)"로 중족내반(metatarsus varus)을 설명하였다.[22-24] Kite는[22] 선천성 중족내반의 300가지 사례를 연구하였다. 이들 사례에서 94%는 출생 시 기형이 나타났다. 중족내반 기형이 확인된 평균연령은 생후 2.8개월이다.[22] Kite에 의하면,[22] 대부분의 선천성 기형은 출생 시 완전한 진전을 보이기 때문에, 중족내반(metatarsus varus)은 회백수염(poliomyelitis)과 관련된 기형과 비슷하여 생후 시간이 지남에 따라 심해지는 선천성 근육불균형이다. 강직성 중족골기형(rigid metatarsus deformities)의 원인에는 유전적 요인과 환경적 요인이 있다.[5] 중족골내전내반기형(metatarsus adductovarus deformities)을 수반하는 비정상적인 회내전은 신체를 지탱한 후 기형의 교정이 시작된다.

강직성 중족골기형(rigid metatarsal deformity)으로 진단되는 몇가지 임상적인 증상이 있다. 전족은 중간선 자세 후에 외전 될 수 없다(그림 2-4). 심한 경우, 전족은 안짱다리(toe-in) 위치에서 수동적으로 감소될 수 없다. 임상의는 후족에 저항하여 전족을 조심스럽게 외전시켜야 한다. 만일 전족이 다리에 저항하여 외전된다면, 발은 다리의 외부회전으로 인해 외전 될 수 있다. 발목관절에서는 정상적인 범위로 배측굴곡(dorsiflexion)한다. 발에 대한 연구는 입방골(cuboid)과 제 5 중족골(fifth metatarsal) 부위인 돌출한 발의 외측을 관찰하는 것이다.[6,22]

유연성 기형 (FLEXIBLE DEFORMITIES)

종골외반족 (Talipes Calcaneovalgus)

가장 일반적으로 나타나는 선천적인 유연성 편평족기형(flexible flat foot deformity)은 1,000명의 출생아 중 약 1명에게 발생하는 종골외반족(talipes calcaneovalgus)이다.[5,6,25,26]

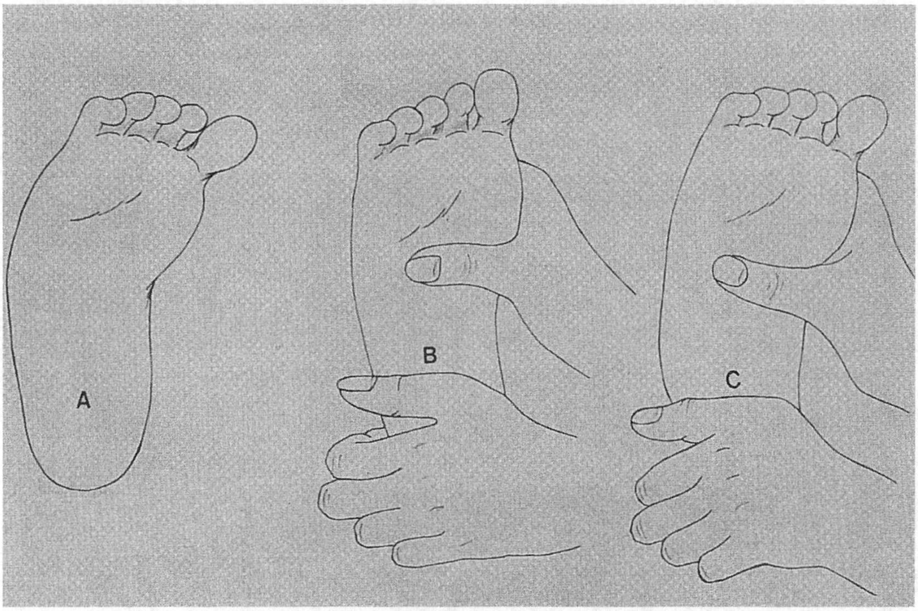

그림 2-4. 전족(forefoot)의 운동범위. (A) 전족(forefoot)의 중족내전(metatarsus adductus)자세. (B) 중족내전 기형(metatarsus adductus deformity)이 중앙선으로 수동감소. (C) 중족내반(metatarsus varus). 강직성 전족기형(rigid forefoot deformity)에서는 전족(forefoot)이 중앙선으로 외전(abduction)될 수 없다.

신생아와 후천적으로 편평족(flatfoot)인 어린이에게 발생한 종골외반(calcaneovalgus)에는 밀접한 상호관련성이 있다.[5,15,27]

Tachdjian[5]은 종골외반족(talipes calcaneovalgus)의 원인이 자궁내 태아의 비정상적인 위치에 있다고 한다. 자궁 내에서 성장하는 태아의 위치는 신경근육기능의 형성에 매우 중요하다. 손발은 자유로이 움직이게 하는 다른 근육으로 인해 다양하게 움직일 수 있다. 12주에서 26주 된 태아의 발은 배측굴곡과 외번을 할 수 있다. 이러한 자세로 태아가 계속 발육한다면, 발은 출생 시 한쪽 또는 양쪽으로 과다 회내전(pronation)될 수 있다.[5]

종골외반족(talipes calcaneovalgus)에는 배측굴곡과 외번 중 하나가 증상으로 나타난다. 발의 배측 표면은 하지(lower limb)의 전두 외측 표면에 접해 있다(그림 2-5). 종골(calcaneus)은 외반자세(valgus position)에 있고, 거골(talus)은 족저굴곡(plantar flexion)된다.[25,26,28,29] 족저굴곡 된 거골은 X-ray 로 관찰할 수 있으며, 볼록 외반족기형(convex pes valgus deformity)과 구별된다. 이미 언급한 대로, 후자(볼록 외반족기형)는 중추신경계의 기형과 관련이 있다. 볼록 외반족(convex pes valgus)에는 탈구된 주상골(navicular bone)이 있는 것이 구별되는 특성이다.

종골외반족(talipes calcaneovalgus)에서 임상적으로 관찰할 점은 발목관절의 족저굴곡에 한계가 있다는 것이다. 족저굴곡은 90° 또는 그 이하로 제한된다. 발이 90° 이상으로 족저굴곡하려하면, 연부조직의 저항을 받게 된다. 4개월에서 6개월된 신생아의 발바

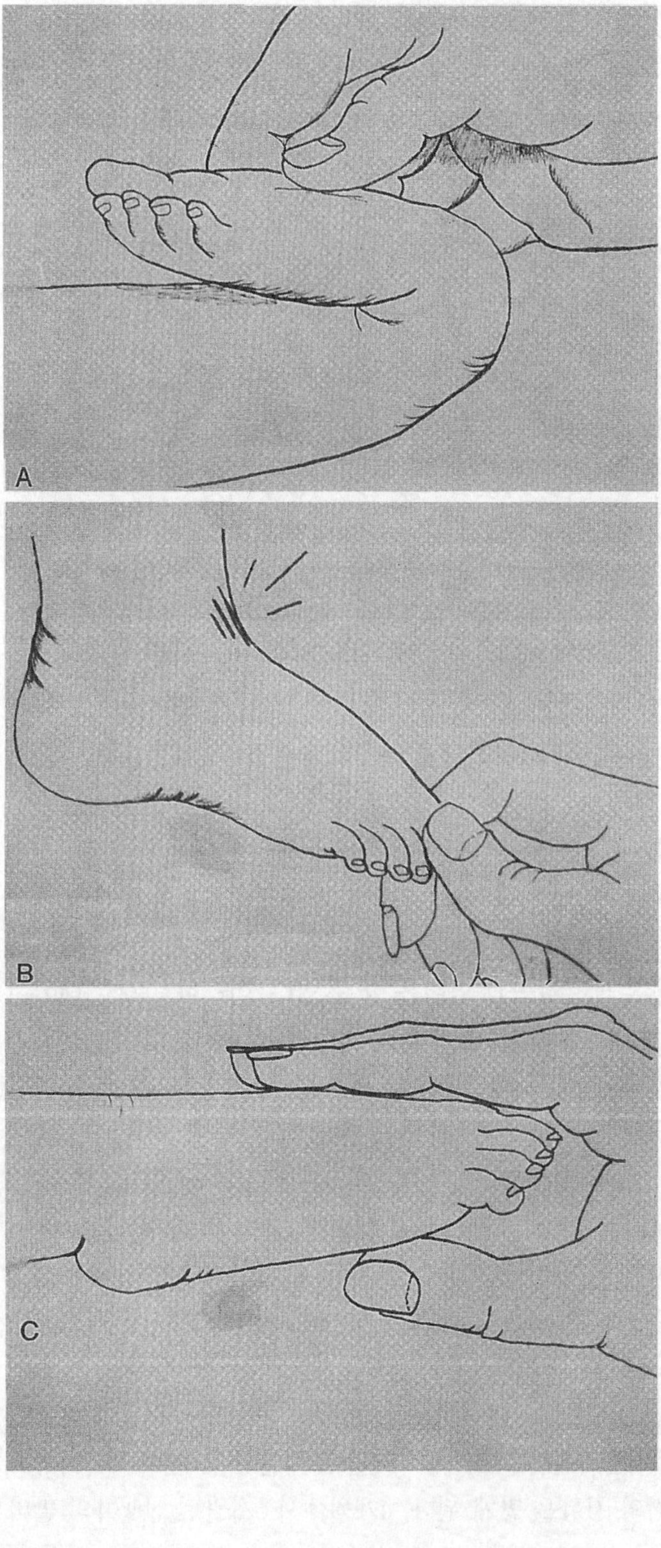

그림 2-5. (A) 발의 수동적인 배측 굴곡(dorsiflexion). 하부 다리의 전방부와 전족(forefoot)의 접촉. 종골 외반족(talipes calcaneovalgus)에서 나타나는 대표적인 증상. (B) 제한된 족저굴곡(plantar flexion). (C) 정상적인 족저굴곡(plantar flexion).

닥에 충격을 가하면 배측굴곡과 외번 운동이 발생할 것이다.[6]

Ferciot은[26] 앙지외번족(talipes calcaneovalgus)은 전체하지가 외부로 회전하며 태아 때부터 선천적인 기형으로 발이 발육된다고 설명하였다. 그는 아킬레스건(Achilles tendon)의 적은 신장(positional stretching)과 불완전한 회전과 더불어 지아(limb bud)의 발육이 늦어진다고 확신하였다. 이처럼, 발은 출생 전 배측굴곡과 외번의 위치가 결정된다.

유연성 중족 기형 (Flexible Metatarsal Deformities)

이 장에서는 유연성 중족 기형(metatarsal deformities)에 자궁 내 태아에서 변위되어 출생 시 나타난 기형도 포함한다. McCrea는[6] 가장 효과적인 기형에 대한 분류체계를 보유하고 있다. 그의 분류체계에는 신체평면내의 기형이 설명되어 있다. 중족 기형에는 4가지가 있다: 중족내전(metatarsus adductus), 중족내반(metatarsus varus)[6], 내반족성중족내전(metatarsus adductovarus), 전족내전(forefoot adductus). 중족내전은 족근중족관절(tarsometatarsal joint)의 5개 모든 중족골의 내전을 포함한 횡단면 기형을 말한다(그림 2-6). 중족내반(metatarsus varus)은 내전이 나타나지 않고, 약간 휜 중족골과 족근중족관절(tarsometatarsal joint)의 아탈구(subluxation)된 전두평면 기형(frontal plane deformity)을 말한다(그림 2-7). 내반족성중족내전은 족근중족관절에서 발생하는 내전과 내번을 포함한 전두면 기형(frontal plane deformity)과 횡단면 기형(transeverse plane deformity)이 결합된 기형이다(그림 2-8). 중족골내전내반(metatarsus adductovarus)이 가장 일반적으로

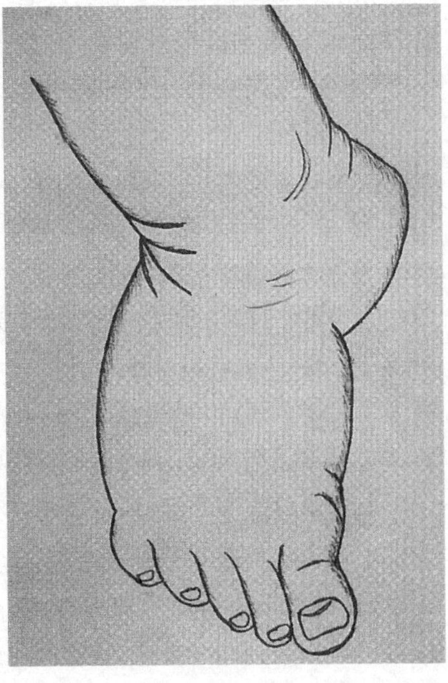

그림 2-6. 중족내전(metatarsus adductus). 족근중족관절(tarsometatarsal joint)에서 아탈구(subluxation)된 횡단면 기형(transverse plane deformity).

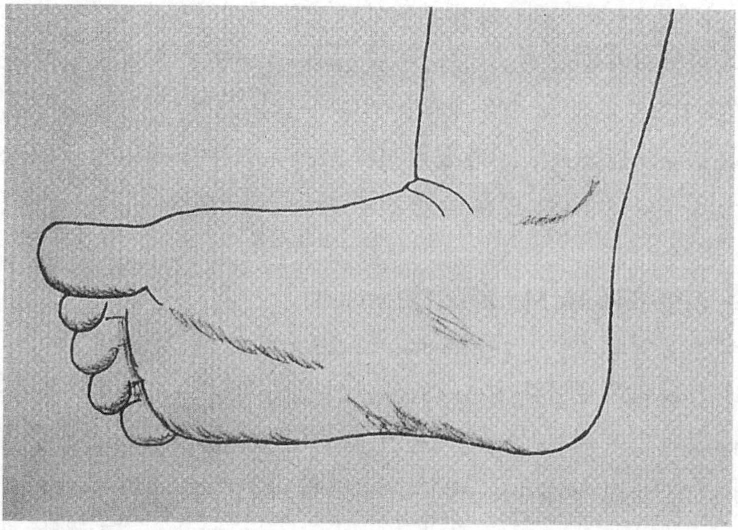

그림 2-7. 중족내반(metatarsus varus). 족근중족관절(tarsometatarsal joint)에서 아탈구(subluxation)된 전두면 기형(frontal plane deformity).

발생하는 기형이다. 전족내전은 중족관절에서 발생하는 단일의 또는 결합된 기형이다(그림 2-9).

중족골내전 기형은 임상연구에서 가운데가 볼록한 외측면 가장자리와 오목한 내측 가장자리에서 나타난다(그림 2-10). 전족의 수동운동은 기형을 경감시켜 전족(forefoot)이 중앙선(midline)으로 돌아간다. 발목관절의 배축굴곡이나 족저굴근에는 별 다른 어려움이 없으며, 종골은 수직 또는 약간 내반된 위치에 있다.[6]

출생 시, 중족내전기형은 편평족(flatfoot)특성과 같이 나타나지는 않는다. McCrea[6]는 유아가 걸음마를 시작할 때 중족내전기형이 나타난다면, 비정상적으로 중족골이 안짱다리(in-toeing)가 될 수도 있다고 하였다. 안짱다리는 어린시절의 보행장애가 그 원인이 될 수 있다. 종종, 안짱다리자세 때문에, 어린이가 자유로이 걸어다닐 수 없고 보행이 자연스럽지가 못하다. 신체에 있는 중력의 중심은 발의 외측으로 이동된다. 일반적으로 신체의 압력을 받는 선은 발의 중심부분을 통한다.[6] 중족내전기형이 교정되지 않으면, 발의 역학은 체중지지면과 함께 변형될 것이다. 비정상적인 회내전은 전족 기형에 대한 보상작용을 한다. 전족의 외전, 거골의 내전과 족저굴곡, 그리고 종골의 외번으로 인해 후족과 중족이 허탈(collapse)상태가 된다.[34,35] 발역학에서 변화(alteration)란 부자연스러운 보행자세를 교정하여 더 안정된 보행자세로 바로잡기 위해 신체의 무게중심을 외측에서 내측으로 이동시키는 것이다. 그러므로 중족내전기형을 실제로 선천적인 편평족(congenital flatfoot)이라 말할 수 없다. 비정상적인 회내전은 신체를 지탱한 후에 나타나는 기형에 대한 보상작용을 한다.

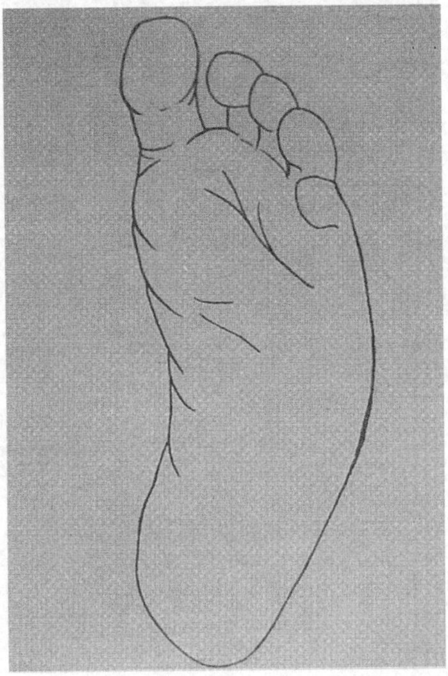

그림 2-8. 중족골내전내반(metatarsus adductovarus). 족근중족관절(tarsometatarsal joint)에서 아탈구(subluxation)된 횡단면기형(transverse plane deformity)과 전두면기형(frontal plane deformity)이 결합된 기형.

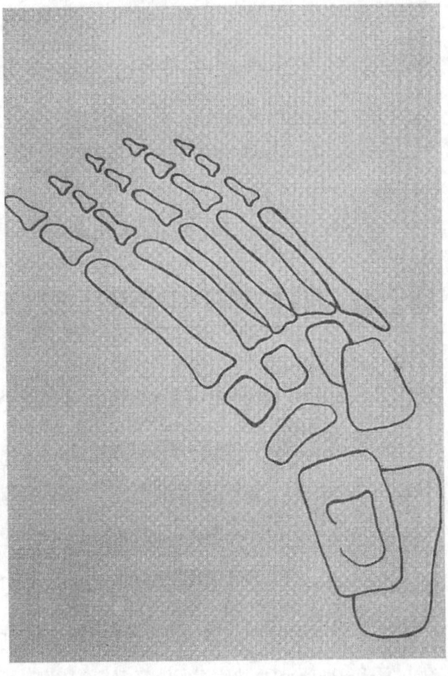

그림 2-9. 전족내전(forefoot adductus). 중족관절(midtarsal joint)에서 아탈구(subluxation).

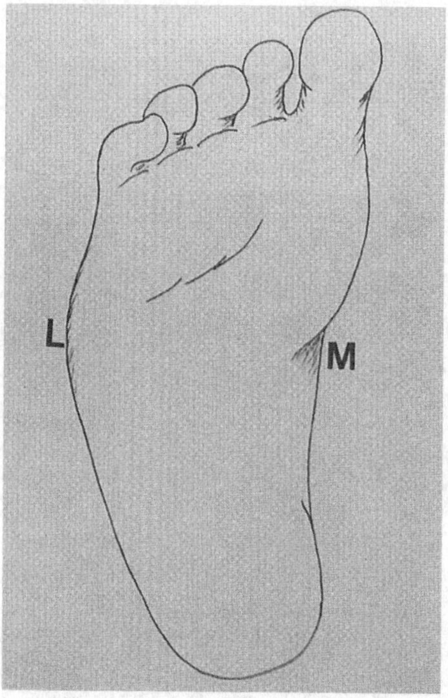

그림 2-10. 발의 오목한 내측면(medial border 〈M〉)과 볼록한 외측면(lateral border 〈L〉)은 유아기의 발에서(C형) 중족내전기형(metatarsus adductus deformity)으로 나타난다.

후천성 기형 (Acquired Deformities)

외상(trauma), 인대이완(ligament laxity), 또는 거골하관절(subtalar joint)의 이상으로 생후 후천적인 편평족기형(acquired flatfoot deformity)이 나타날 수 있다. 후천성 편평족(acquired flatfoot)은 발의 내인성 기형요인과 또는 외인성 기형요인에 대한 보상작용을 한다.[27,34-36]

내인성 기형 (INTRINSIC DEFORMITIES)

외상에 의한 편평족 (Traumatic Flatfoot)

후경골건(tibialis posterior tendon)에 가해진 외상은 종종 후천적인 성인의 편평족(flatfoot)의 한 요인으로 간주된다.[37,38] 후경골근(tibialis posterior)은 발의 강한 회외근(supinator)으로 발목의 내전, 내번, 족저굴곡을 발생시키는 역할을 한다.[34] 후경골근(tibialis posterior)의 근육-건 조직은 외반기형-외번(valgus deformities-eversion)이 되지 않도록 뒷발(rearfoot)을 고정시킨다. 건(tendon)이 파열되면 정렬상태를 유지시켜주는 족후부(hindfoot)의 고정된 조직(인대와 골)에 과다한 압박이 가해진다. 종골이 외반으로 움직이면 거종관절(talocalcaneal articulation)이 허탈(collapse)된다. 종골이 거골의 아래에서 아탈구(subluxing)된다고 할 수 있다. 종골이 외측으로 움직이듯이 거골은 내측으로 움직인다. 후경골(tibialis posterior)이 파열되었음을 알 수 있는 임상적으로 중요한 특성은 "너무나도 많은 발가락에서 증상이 나타난다"는 것이다.

즉, 환자가 서 있을 때, 발 뒷부분에서부터 네 번째 또는 다섯 번째의 발가락까지 그 증상이 나타나 있음을 관찰할 수 있다(그림 2-11). 더욱이, 환자가 발가락으로 신체를 지탱할 수 없는 증상은 후경골(tibialis posterior)이 약하다는 증거다.

인대이완 (Ligament Laxity)

인대이완(ligament laxity)은 편평족기형(flatfoot deformity)을 악화시키는 중대한 역할을 한다. 인대를 고정시켜야 내측 궁(medial arch)이 유지된다.[43-45] 만일 길고 짧은 족저인대(plantar ligaments), 스프링인대(spring ligaments)와, 족저근막(plantar fasciae) 내에 충분한 신장력(tensile strength)이 있다면, 관절이 잘 접합되고 정렬될 것이다. 어린이의 발에는 어떠한 일정한 정도의 인대이완(ligament laxity)이 나타난다. 어린이는 대부분의 성인보다 발목의 움직이는 범위가 넓어 유연하게 움직인다. 어린이가 성장하여 초기 청년기에 접어들면, 관절이 움직이는 범위가 약 반으로 줄어든다.[6] 유아가 걷기 시작하면, 불안정한 발의 내측과 외측을 관찰할 수 있다.[6] 이처럼 어린 나이에 편평족(flatfoot)이 나타나는 것은 인대이완에 그 원인이 있다고 볼 수 있다.[6] 어린 아이가 성장하면서 인대의 신장력(tensile strength)이 증가하지 않는다면, 회내전이 지속될 것이다. 어린이가 성장하여 체중이 늘어남에 따라, 인대조직과 근조직에 압박이 가중될 것이다. 체중을 지탱하려는 힘을 증대시킴에 따라, 약한 인대조직과 근육조직에 경미한 외상이 생겨, 연부조직이 파

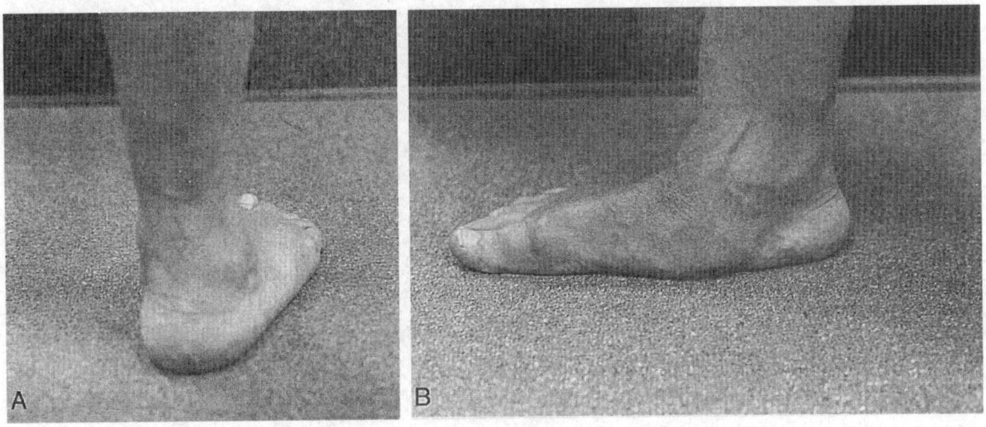

그림 2-11. 후경골건(tibialis posterior tendon)의 파열로 오른쪽 발의 많은 발가락에서 증상이 나타난다. 5개의 발가락은 발의 후면에서부터 증상이 나타난다.

괴되고, 관절허탈(joint collapse)이 발생될 수 있다. 유년기에 회내전 상태가 길어지면, 성인이 되어 구조적으로 고칠 수 없는 편평족이 될 수 있다.[46]

거골하관절의 골기형 (Bony Abnormality of Subtalar Joint)

Harris와 Beath[47]는 거골(talus)과 종골(calcaneus) 사이에 있는 관절의 알맞은 접합이 뼈의 구성에 매우 중요하다고 하였다.[47] 거골과 종골의 관절면 사이가 비정상적이라면 편평족(flatfoot)으로 진전되는 중요 요인이 될 수 있을 것이다. 인대, 근육, 뼈가 잘 지탱되어야 거골하관절이 안정되고 적절하게 접합할 수 있다. 거골하관절의 표면에는 3개의 평면이 있다: 전내측부(anteromedial), 전외측부(anterolateral), 후부(posterior). 전내측부(anteromedial)는 세개의 평면 중에서도 거골(talus)의 두부(head)와 경부(neck)를 받쳐주는 중요한 부분이다. 거골하관절(subtalar joint)의 전내측관절평면(anterior medial facet)은 제거돌기(sustentaculum tali)라 일컫는 종골의 전내측면(anteromedial aspect)을 따라 나있는 골의 돌기와 종골의 앞부분으로 구성되어 있다. 보행 시 입각기(stance)에서, 발뒤꿈치(heel) 닿기에서 발바닥(footflat) 닿기까지 충격이 가해지면, 수직의 신체 하중은

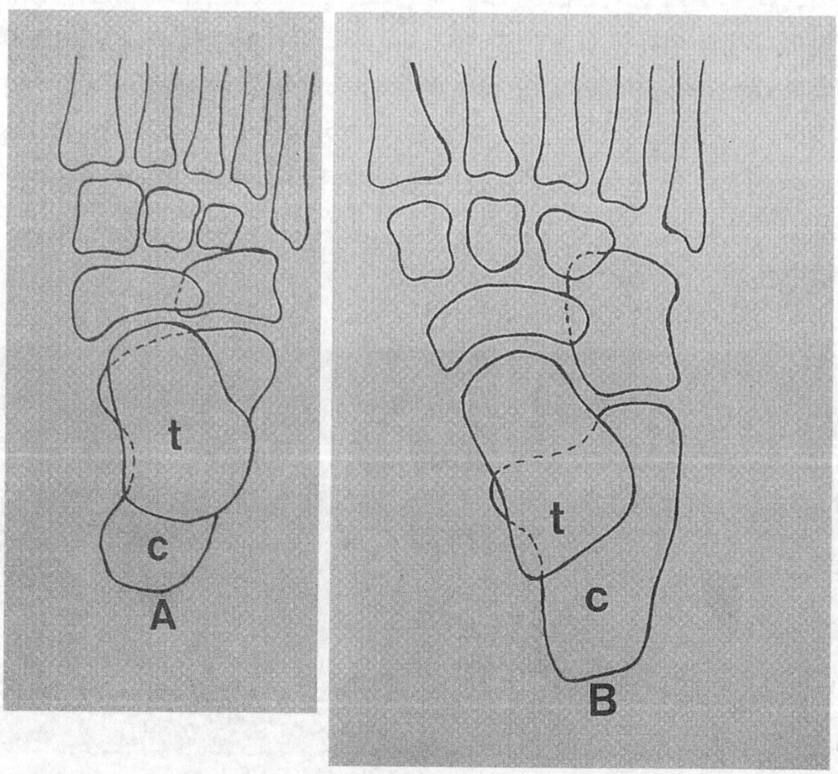

그림 2-12. 거골(talus)의 전종골 지지대(anterior calcaneal support). (A) 강한 지지대. (B) 신체를 지지할 때 발이 비정상적인 회내전을 하여 약한지지대를 형성 (t, 거골〈talus〉; c, 종골〈calcaneus〉)

경골(tibia)이 내부로 회전함에 따라 발의 내측부분으로 전해진다.[34] 거골하관절(subtalar joint)에서 발생하는 회내전으로는 종골이 외번으로 움직이는 것과 같은 거골의 내전과 족저굴곡이 있다. 전내측관절면(anterior medial facet)과 후관절면은 일반적인 회내전(pronation)에 중요한 관절이다. 전내측관절면이 거골의 두부와 경부를 잘 지탱하지 않으면, 뒤꿈치에 충격이 가해지는 힘으로 거골의 족저굴곡과 내전을 촉진시켜 비정상적인 회내전의 한 요소가 될 수 있다(그림 2-12).

거골의 두부가 종골의 정면으로 강하게 부드럽게 또는 약하게 지탱된다.[47] 완전하게 관절이 잘 접합되어 종골의 윗부분에 단단하게 자리잡고 있는 거골 두부(talar head)에 강한 지탱이 필요하다. 골이 거골두를 강하게 지탱하므로 거종골(talocalcaneal)의 위치의 변동없이도 체중을 충분히 지탱할 수 있다. 거골의 두부 종골의 정면에 의해 지탱될 때 부드러운 뼈의 지지가 나타난다. 약한 뼈의 지탱은 거골의 두부가 전내측의 종골(anterior medial calcaneal)과 접촉하지 않고, 제거돌기(sustentaculum tali)만으로 거골의 두부를 지탱할 때 나타난다. 뼈의 지탱이 약할 때,, 거골의 두부와 경부는 종골의 전내측의 끝부분을 지나 돌출된다. 외번으로 기울어진 종골로 인해 지탱하는 힘이 부족하여 회내전을 하는 동안에 거골의 과다한 내측과 족저운동(plantar movement)을 발생시킨다. 거골과 종골의 지나친 운동이 비정상적인 회내전(abnormal pronation)과 후천성 편평족 기형(acquired flatfoot deformity)을 촉진시키는 주요 요인이 된다.

내인성 기형(intrinsic deformities)으로 인한 회내전의 보상(pronation compensatory)

보상된 네가지의 선천성 비정상적인 회내전운동으로는 전족내반(forfoot varus), 전족의 회외전(forefoot supination), 거골하 내반(subtalar varus)과 발목관절의 첨족(equinus)이 있다.[27,34] 기형에 대한 보상작용은 거골하관절(subtalar joint)에서 나타난다. 거골하관절이 회내전에 의해 기형을 보상할 때, 보상성 회내전(compensatory pronation)은 보행에 필요한 적절한 회내전에 추가로 생긴다. 발이 지면에 닿을 때마다 보상성 회내전을 한다. 더욱이, 보상성 회내전은 부적절한 시기에 나타날 수도 있다. 예를 들어, 회내전이 보행 시, 회외전 하는 동안 발생할 수도 있다. Root, Orien, Weed는[34] 보행 시 발이 앞으로 전진할 때 회내전을 한다면 발에 상당한 무리를 줄 수 있다고 하였다.

입각기(stance)가 약 25% 지난 후에 발이 최대한으로 회내전하게 된다.[48] 보상성 회내전(compensatory pronation)은 입각기가 50%가 지나도록 계속된다. 발은 전혀 회외전하지 않는다.

다시 말해, 과다한, 지속적인, 그리고 부적절한 시기에 보상성 회내전이 입각기에서 발생한다면 연부조직의 파괴와 발의 이상을 초래할 수 있다. 거골하관절이 세 평면(triplanar)이므로 3가지의 신체평면으로 운동할 수 있다: 전두면(frontal), 시상면(sagittal), 횡면(transverse)[34]. 거골하관절이 3가지 평면으로 움직일 수 있어서 신체평면에 나타난

기형이 보상될 수 있다.[34,35,49]

보상된 전족내반(Compensated Forefoot Varus). 전족내반(forefoot varus)은 비정상적인 보상성 회내전을 초래하는 가장 일반적인 선천적 기형이다.[34,50-53] Root와 동료학자들은[34] 전족내반을 거골하관절이 중립자세에 있으면서 후족 위로 앞발이 내번하는 것으로 정의하였다(그림 2-13).[34] 전족내반은 신체를 지탱할 때 종골의 외번에 의해 보상되는 전두면 기형(frontal plane deformity)이다(그림 2-14). 외번(eversion)하는 종골(calcaneus)의 보상운동에는 거골 내전(talar adduction)과 족저굴곡이 수반된다.[25]

전족내반기형(forefoot varus deformity)의 보상은 거골하관절에서 발생한다. 이 보상운동은 서있는 위치에서 종골외번(calcaneal eversion)의 정도로 측정될 수 있다. 예를 들어, 8° 로 전족내반(forefoot varus)이 발생되었다면 종골도 8° 로 외번 되어야 한다. 거골하관절이 움직이는 외번범위는 보상운동의 정도에 의해 결정된다. 즉, 종골의 외번범위가 10° 로 측정되었다면, 거골하관절은 10° 까지 전족기형(forefoot defirmity)을 보상할 수 있어야 한다. 전족내반(forefoot varus)이 10° 이상이라면, 추가의 보상이 다른 곳에서 이루어져야 한다. 전족내반 기형은 거골하관절(subtalar joint)에서 전부 또는 부분적으로 보상되거나 보상되지 않을 수도 있다.

전족내반기형만으로는 발이 손상되지는 않는다; 그러나 보상방법은 발의 정상적인 역학에 해롭다. 거골하관절은 전족의 기형을 보상하기 위해 회내전 되어야 한다. 게다가 정상적인 회내전은 회전변환, 전면 전단(anterial shear), 압박작용(compression)과 같은

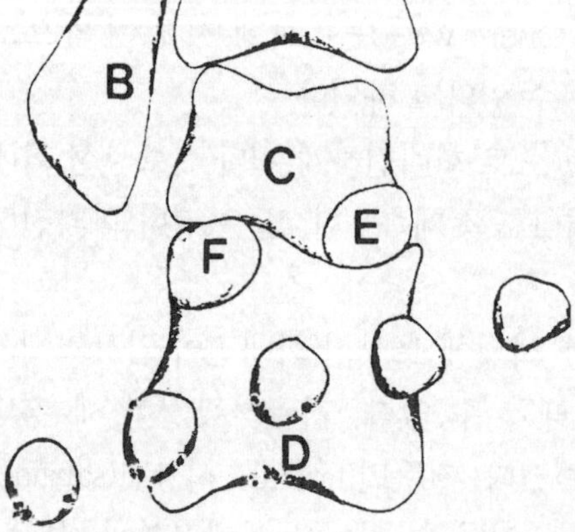

그림 2-13. 전족내반(forefoot varus). 중립위치에 있는 거골하관절(subtalar joint)과 함께 후족(rearfoot)의 윗부분으로 전족(forefoot)이 내번(inversion)됨. A) 경골(tibia) B) 비골(fibula) C) 거골(talus) D) 종골(calcaneus) E) 거주관절(talonavicular articulation) F) 종-입방 관절(calcaneal-cuboid articulation).

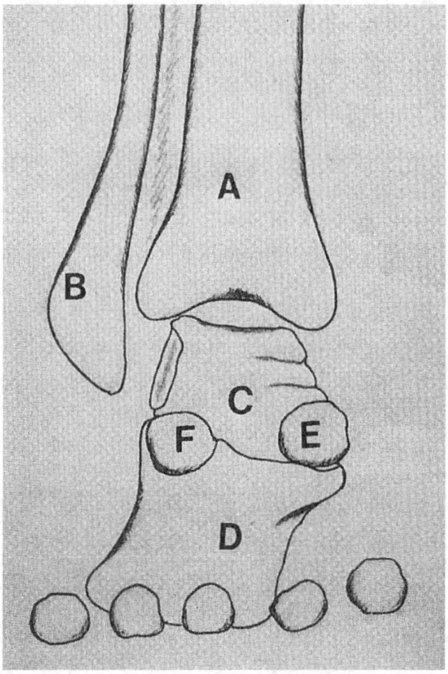

그림 2-14. 신체를 지탱하는 상태에서 보상된 전족내반(compensated forefoot varus). A) 경골(tibia) B) 비골(fibula) C) 거골(talus) D) 종골(calcaneus) E) 거주관절(talonavicular articulation) F) 종골-입방골관절(calcaneal cuboid articulation).

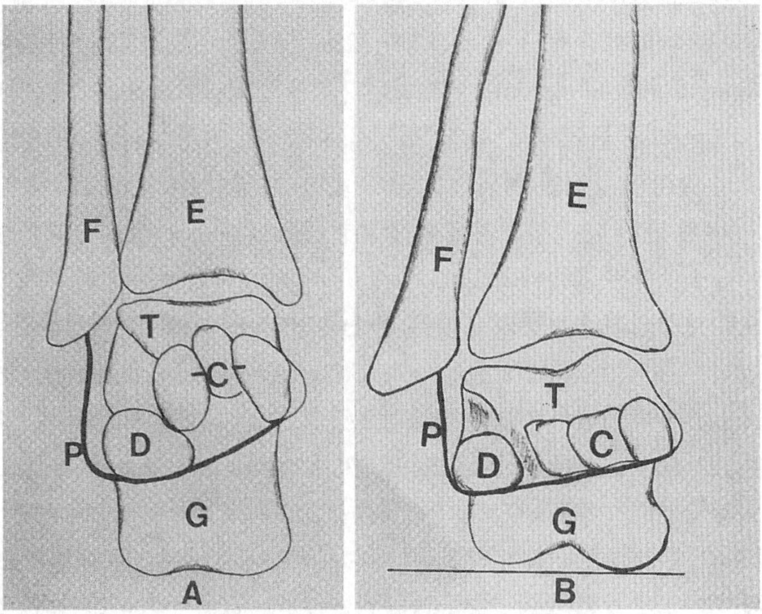

그림 2-15. 입방골 활차(cuboid pulley). (A) 입방골(cuboid)의 정상적인 활차(pulley). (B) 비정상적인 회내전 입방골 활차(abnormal pronation cuboid pulley)는 효율성이 적다. E, 경골(tibia); F, 비골(fibula); P, 장비골건(peroneus longus tendon); D, 입방골(cuboid); C, 설상골(cuneiforms); G, 종골(calcaneus); T, 거골(talus).

신체를 지탱하는 힘을 감소시키는 하부 운동사슬(lower kinetic chain)을 도와주어야 한다. 정상회내전과 보상성회내전의 조합이 지나쳐 발과 발목에 해로운 영향을 끼칠 수 있다. 대다수의 임상의는 전족내반(forefoot varus)에 대한 보상은 발과, 다리의 하부 1/3 지점(lower third of the leg), 무릎의 기능장애와 역학적인 통증(mechanical pain)을 촉진시키는 임상적으로 중요한 요인임을 관찰해 왔다.[52,54-56]

McCrea는[6] 편평족기형(flatfoot deformity)이 우선적인 원인 또는 결과가 아니라 연장된 비정상적인 회내전으로 전족이 내반된다고 설명하였다. 회내전이 허탈되어도 발이 계속 움직이므로, 전족은 종골이 외번 됨과 동시에 내반될 것이다. 발의 배측내면(dorsal medial aspect)을 둘러싼 근육기능이 단축됨에 따라 전족이 내반자세(varus position)를 지속하게 된다.[6]

DiGiovanni와 Smith는[57] 전족내반(varus forefoot)을 첫번째 선(first ray)의 시상면기형(sigittal plane deformity)이라 명시하였다. 비정상적인 회내전으로 인해 첫번째 선이 배측으로 과잉운동(dorsal hypermobility)되며 이를 "첫번째 선의 기능부전증(first ray insufficiency)" 이라 한다.[16] 첫번째 선을 고정시키는 장비골근(peroneus longus)이 제 기능을 하지 못하여 배측으로 굽어진 첫번째 선이 배측굴곡된 과잉운동(dorsiflexed hypermobile first ray)을 하게 되는 것이다. 입방골 활차(cuboid pulley)로 인해 발이 앞으로 전진할 때, 조직이 고정되어 첫번째 선이 외전되고, 장비골근(peroneus longus)이 족저굴된다.[34] 거골하관절의 회외전 시, 중족관절(midtarsal joint)이 고정되어 장비골근활차체계(peroneus longus pulley system)가 촉진된다.[34,57-59] 입방골(cuboid)은 장비골근기능(peroneus longus)을 둘러싼 단단한 조직을 이룬다. 비정상적인 회내전(abnormal pronation)으로 발이 정상적인 회외전을 하지 못한다. 입방골(cuboid)의 위치가 잘못 잡혀 있으면, 첫번째 선이 잘 고정되지 않아 장비골근(peroneus longus muscle)에 효과적인 활차(pulley)가 발생하지 않는다(그림 2-15).[34]

부분적으로 보상되거나 보상되지 않은 전족내반(forefoot varus). 거골하관절의 회내전이 잘되지 않아, 전족내반기형(forefoot varus deformity)을 보완(offsetting)하는 것은 관절말단(joints distal)에서 거골하관절로 부분적으로 또는 완벽하게 보상될 수 있다. 보상은 중족의 관절(joints of the midtarsal) 내 또는 첫번째 선(first ray), 또는 두 조직 모두에서 작용될 수도 있다.

보행 시 입각기에서, 보상되지 않았거나 부분적으로 보상된 전족내반(forefoot varus)은 중앙선에서부터 촉진된 발의 외전(abduction of the foot)으로 나타난다. 전족의 외전은 중족관절(midtarsal joint)의 횡축 주위에서 외번과 같이 발생한다. 외전과 외번은 중족관절(midtarsal joint)에서 발생하는 회내전 운동이다. 중족관절(midtarsal joint)의 회내전이 거골하의 보상회내전에 추가되기도 하고 또는 다른 운동이 이를 대신한다.

Jahss는[16] 거주상골(talonavicular)과 주상골(navicular)의 설상골(cuneiform)이 처져있

는 것을 내측궁(medial arch)의 허탈이라 하였다. 거골하관절에서 보상회내전(compensatory pronation)이 충분히 발생하지 않고 제한될 때, 이들 관절이 과다하게 움질일 수도 있다. 중족(midfoot)과 전족(forefoot)의 지나친 가동성은 거주상골(talonavicular)과 주상골(navicular)의 설상 관절(cuneiform articulations)에 아탈구(subluxation)될 수 있다. 또한 이들 아탈구(subluxations)로 연부조직이 손상되고, 내측궁(medial arch)에 통증이 생길 것이다.

전족의 회외전(Forefoot Supinatus). 전족의 회외전(forefoot supinatus)을 전족내반(forefoot varus)과 구별하기는 쉽지 않다. 전족의 회외전은 중족관절(midtarsal joint)의 종축 주위에서 발생하는 연부조직기형(soft tissue deformity)이다.[24] 전족(forefoot)이 전방경골근(anterior tibialis muscle)의 연축(contracture) 또는 경련(spasm)으로 인해 회내전된다. 반면에, 유아기에 완전히 손상된 거골(talus)의 두부(head)와 경부(neck)가 쇠약하여 전족내반(forefoot varus)이 발생되었다.[34]

전족의 회외전과 전족내반(forefoot varus)은 보행 시 입각기에 거골하관절(subtalar joint)에서 보상된다. 첫번째 선이 신체를 지탱하는 힘을 늘리도록 완벽하게 보상이 된다면, 모든 두개의 기형(deformities)-거골하관절의 회외전(subtalar joint pronates)-과 똑같이 보상작용(compensation)한다. 전족내반과 전족의 회외전에 대한 다른 보상방법은 첫번째 선의 족저굴근이다.[34] 신체를 지탱하지 않을 때, 첫번째 선이 과다하게 움직이고 족저굴곡된다. 보행주기에서 첫번째 선이 족저굴곡하는 것은 보상이 되지 않는 전족내반을 교정하려는 것이다. 이 보상으로 보행 시 앞으로 추진하는 동안 전족과 후족이 불안정하게 된다.

내반후족(Rearfoot Varus). 보상회내전의 원인인 다른 내인성 전두면기형(intrinsic frontal plane deformity)은 외반전족(forefoot valgus)(아래의 비정상적인 회외전을 참고)을 보상하는 종골의 내반자세(calcaneal varus position)와 구별된 내반후족(rearfoot varus)을 말한다. 후족내반기형(rearfoot varus deformity)은 내반된 중립의 뒤꿈치(varus neutral heel)를 말한다. 거골하관절(subtalar joint)이 내반 중립자세(varus neutral position)에서부터 움직인다면 뒤꿈치(heel)는 내반된 자세로 지면에 닿을 것이다. 발이 땅을 디딜 때, 뒤꿈치(heel)가 땅에 부딪치므로 후족이 고정된다. 종골(calcaneus)은 내반자세(varus position)에서 수직자세(vertical position)로 움직인다. 내반자세(varus position)에서 수직자세로 뒤꿈치가 운동하는 것은 거골하관절의 외번 또는 회내전과 관련이 있다. 이러한 자세가 정상적인 회내전과 더불어 발에 무리를 준다면 보상 회내전이 발생하여야 한다. 외상(trauma)으로부터 발목을 보호하려면, 뒤꿈치에 충격이 가해질 때 거골하관절이 회내전해야 한다. 거골하관절이 충격을 흡수하고 고르지 않은 지면에 발이 잘 조절될 수 있게 하는 기능을 할 수 있도록 종골의 외번(calcaneal eversion)은 신체의 하중을 내측으로 분배시킨다. 회내전을 할 수 없으면 걷거나 뛸 때, 발의 외형이 최소한으로 변형되어 자세가 불안정하여 환자의 발목이 쉽게 염좌(sprain)될 수 있다.

대다수의 환자는 종골의 외번이 제한되어 있다. 발목이 자꾸 염좌(sprain)되는 환자는 지나치게 수직자세로 종골의 외번(calcaneal eversion)이 제한될 수 있다(그림 2-16). 제한된 종골외번은 또 다른 후족내반기형(rearfoot varus deformity)이다. 제한된 외번으로 뒤꿈치(heel)에서 발바닥(footflat)으로 충격이 가해질 때 발목이 안정되게 고정되지 않는다.

발목관절첨족(Ankle Joint Equinus). 발목관절첨족은 내인성 횡단면기형(intrinsic sagittal plane deformity)으로써 이로 인해 보상 회내전이 일어난다.[34,47,53,60-63] Root와 동료학자들은[34] 발목관절첨족(ankle joint equinus)을 거골하관절이 중립자세에 있는 발목의 불충분한 배측굴곡으로 정의하였다. 가장 일반적인 발목관절첨족(ankle joint equinus)의 원인은 비복근(gastrocnemius)과 가자미근군(soleus muscle groups)의 제한적인 굴곡에 있다.[60,61] Harris와 Beath는[47] 선천적인 비복근과 가자미근의 단축(shortening)에 대하여 발표하였다. Sgarlato는[64] 최초로 발목관절의 배측굴곡(dorsiflexion)을 제한하는 인자로 비복근 또는 가자미근을 구별하였다.[64] 그는 무릎의 굴곡과 수동적인 발목의 배측굴곡으로 단축된 가자미근이 단축된 비복근과는 구별됨을 입증하였다. 단축된 가자미근(soleus)은 무릎이 굴곡하면서 발목관절의 배측굴곡을 10° 저지시킨다.

비복근첨족(gastrocnemius equinus)은 무릎이 신장되면서 배측굴곡을 제한한다. 비복근과 가자미근군의 배측굴곡이 모두 제한되어 무릎의 신장과 굴곡이 제어된다.[64] 거골하관절은 위의 검사에서 중립자세를 유지하고 있다.

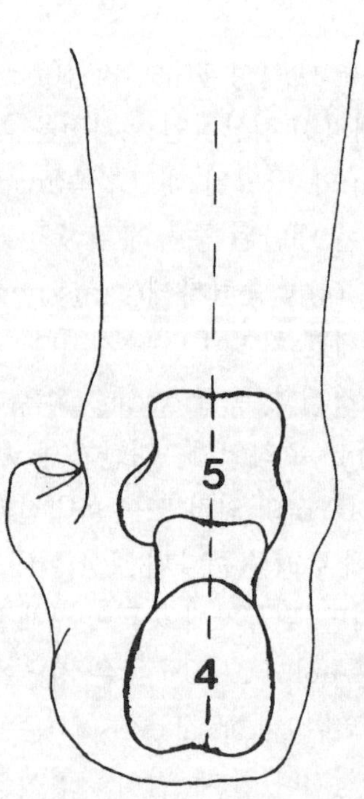

그림 2-16. 거골하관절이 중립 또는 수직자세로 있을 때, 수직선은 거골(5)과 종골(4)을 양분하여 가로지른다.

Anopol은[62] 발을 두 개의 지레대 기능을 하는 기전(two-lever arm mechanism)이라 하였다. 지렛대의 짧은 팔(lever arm)은 종지점(insertion)이 종골 윗부분에서 발목관절의 중앙부까지 이어진 아킬레스건(Achilles tendon)의 길이를 말한다. 긴 팔(lever arm)은 아킬레스건(Achilles tendon)의 종지점에서 중족지절관절(metatarsophalangeal (MTP) joint)까지 이어진다. 아킬레스건의 짧은 팔(arm)은 긴 팔(arm)보다 두 배의 힘을 견딜 수 있다. 예를 들어, 체중이 100kg되는 사람이 걸음을 내디딜 때마다, 100kg의 하중은 발의 구(ball)에 가해지고, 200kg의 하중은 비복근(calf muscles)에 가해진다.[62] 만일 장단지근(calf muscles-비복근과 가자미근이 너무 팽팽하면, 비복근의 당기는 힘이 커져서 발목관절의 배측굴곡(dorsiflexion)이 제한된다. 근육의 당기는 힘이 증강되어 종골(calcaneus)이 건(tendon)의 외측면으로 약간 외번한다. 그러므로 팽팽한 아킬레스건(Achilles tendon)은 거골하관절의 무리한 회내전을 유발시킬 수 있다.

더욱이, 보행 시 입각기(stance)에서 발목관절의 배측굴곡이 제한되어 발바닥 닿기(footflat)에서부터 중간 입각기(midstance)로 거골의 전방으로 경골이 움직일 수 없다. 이러한 제한은 거골하관절의 회내전으로 보상될 수 있다.

편평족(flatfoot)에서는 흔히 중족관절(midtarsal joint)의 정렬선이 변경된다(그림 2-17). 외측으로 체중을 지탱하는 건강한 발을 엑스선(x-ray) 촬영해보면, 씨마 라인(Cyma line)이라 일컫는 S형의 선이 나타난다. 해부하적 구조상의 선은 거골(talus), 주상골(navicular), 입방골(cuboid), 종골(calcaneus-중족관절선(midtarsal joint line)). 거골하관절(subtalar joint)이 무리하게 회내전하여 Cyma line에서 앞으로 구부러진다. 거골하관절이 회내전하는 동안에 거골이 전방으로 이동함에 따라 경골(tibia)이 경미하게 전방으로 움직이는 것을 보상할 수 있다.

외인성기형 (EXTRINSIC DEFORMITIES)

보상 회내전(compensatory pronation)을 야기시키는 하지의 두가지 외인성 기형(extrinsic deformities)으로는 다리길이의 부조화(leg length discrepancies)와 회전기형(rotational deformities)이 있다.

회전기형 (Rotational Deformaties)

하지의 회전기형은 대퇴기형(thigh deformities)과 하퇴기형(lower leg deformities)으로 구분된다. 대퇴(thigh)의 회전기형은 대퇴골의 전경(femoral anteversion), 후경(retroversion), 전념(antetorsion)과, 후방염전(retrotorsion)을 포함한다. 하퇴기형(lower leg deformities)에는 경골(tibial)의 내부와 외부 염전(torsion)을 포함한다.

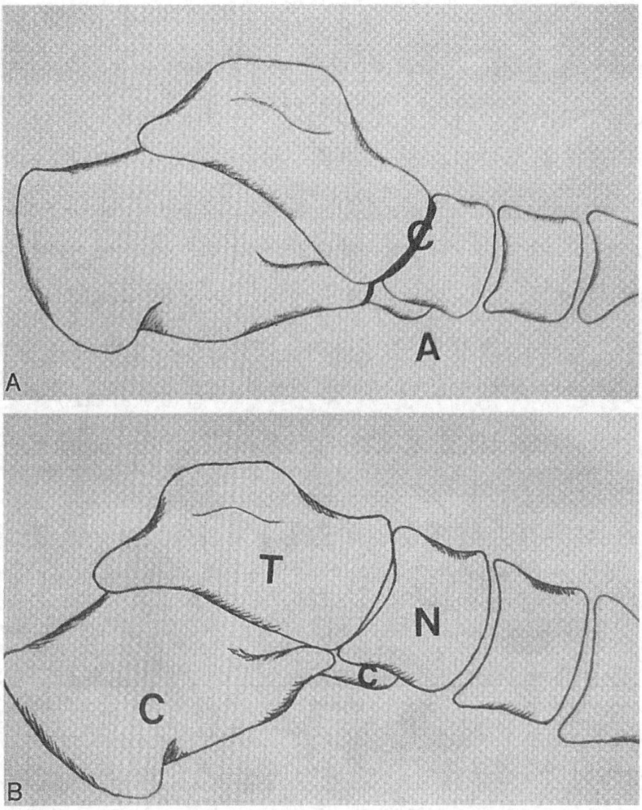

그림 2-17. (A) 신체를 지탱할 때 거골하관절(subtalar joint)의 비정상적인 회내전(abnormal pronation). 거골(talus)이 종골(calcaneus) 전방으로 이동하여 Cyma(C) line에서 전방파열이 발생한다. (B) 신체를 지탱할 때 정상적인 거골하관절(normal subtalar joint). Cyma line(또는 중족관절선 〈midtarsal joint line)은 S형이다.

지아(limb buds)는 자궁(pelvis)과 연계된 외측으로 회전되고, 외전되며, 굴곡된 위치에서 생긴다. 초기 성장기에는, 우선 엄지발가락(great toe)이 발의 내측에 오도록 다리가 내측으로 회전하며 무릎과 다리는 전방위치로 회전한다.[65,66] 정상적인 회전작용은 유전적 또는 환경적인 요인에 의해 변할 수도 있다.[66]

원인(Cause). 대퇴(thigh) 또는 대퇴골(femur)의 회전기형에 대한 전문용어로 문헌상에 혼돈을 야기시킬 수 있다. "대퇴골의 경사(femoral version)" 와 "염전(torsion)" 은 회전기형에 관해 논의할 때, 종종 동의어로 사용된다. 또한 "편각(angle of declination)" 이라고도 불리는 대퇴골의 전향(femoral version)은 (이 장에서는)대퇴골(femur bone)의 염전(twist)으로 정의된다. 대퇴골의 경사(femoral version)는 대퇴골의 두부(femoral head)와 경부(neck) 그리고 관골구(acetabulum)간의 변환된 관계라 정의된다.[6] 둔부(hip) 주위의 연부조직 구축(soft tissue contracture)으로 대퇴골의 경사가 발생된다. 연부조직 구축은 자궁내(intrauterine)에서 태아의 하지(lower extremity)가 생성될 때 촉진될 수 있다.[6,66] 자궁내(uterus)에서 태아가 비정상적인 위치에 있다면, 대퇴골과 경골의 염전기형(torsional deformities)이 발생한다.[66] 앉아 있거나 잠자는 자세로 인해 대퇴골과 경골의 전향기형(version deformities) 또는 대퇴골의 염전(femoral torsion)이 지속되거나 교정이 지연될

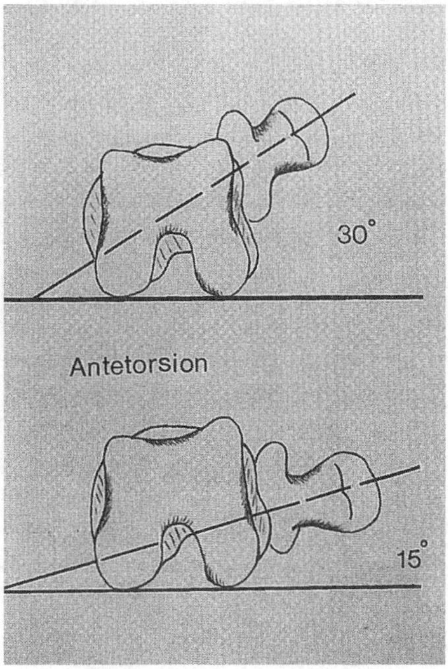

그림 2-18. 30° 의 전경(antetorsion)은 비정상이고(위쪽 그림); 15° 의 전경(antetorsion)은 정상이다(아래 그림).

수도 있다.[66,67] 대퇴골과 경골의 회전폭은 유전적 요인에 따라 다르다. 부모의 회전운동으로 그 아이들의 회전운동 폭을 추측해 볼 수 있다.[66] 경골의 과다 외부 염전(torsion)은 의사의 치료에 그 원인이 있을 수 있다.[66] 긴다리에 적용하는 만곡족 기형(clubfoot deformities)에 대한 치료 또는 데니스 브라운 부목(Denis Blown splints)이 오히려 경골의 외회전 기형(lateral ratational deformity)을 초래할 수 있다.

간단히 말하자면, 대퇴골의 염전(femoral torsion)과 전향(version), 경골의 염전(tibial torsion)은 연부조직의 기형(soft tissue deformities), 자궁내 태아의 비정상적인 위치, 앉는 자세, 잠자는 자세, 그리고 유전적, 의사의 잘못된 치료로 발생될 수 있다.

대퇴의 회전기형(Rotational Deformities of the Thigh). 대퇴골의 전념각도(femoral antetorsion angle)를 보면, 대퇴골의 근위 두부와 경부의 전방회전(anterior rotation)과 대퇴골 말단의 과상돌기(condyles)와의 관련성을 알 수 있다(그림 2-18).[66,68] 대퇴골이 테이블과 접해있는 과상돌기의 후면과 함께 테이블의 꼭대기에 위치해 있다면, 대퇴골의 두부와 경부는 테이블 앞쪽으로 올라갈 것이다. 그러므로 대퇴골의 두부와 경부에 있는 축은 대퇴골의 횡과상돌기축(transcondylar axis)과 각을 이룰 것이다. 편각(angle of declination) 또는 전경(anteversion)은 출생 시 30° - 40° 이고, 성인은 8° -15° 를 유지한다.[6]

대퇴골의 전경(femoral anteversion) 또는 내측대퇴골의 염전(medial femoral torsion)은 안짱다리 보행(in-toeing gait)을 발생시킨다.[6,66,68] 대퇴골의 전경(femoral anteversion) 또는 내측대퇴골의 염전(medial femoral torsion) 기형이 심하게 나타난 환자는 60° -90° 로

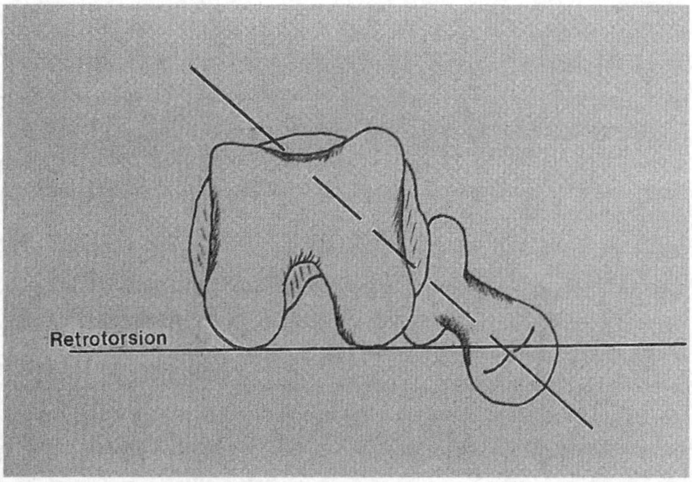

그림 2-19. 후경(retrotorsion)은 드물고, 이로 인해 팔자다리(out-toeing)가 발생할 수 있다.

둔부(hip)가 내부회전을 하고, 25° 이하로 외부회전을 한다.[68] 발의 진행각(progression angle)은 발의 축과 진행선(the line of progression)간의 각도라 할 수 있다. 안짱다리(in-toeing)는 음성치(negative value)이고, 팔자 다리(out-toeing)는 양성치(positive value)이다. 일반적으로 발의 진행 각도는 +8°과 +12° 사이 이어야 하고 또는 팔자다리자세(out-toe foot position)에 있어야 한다.[68] 과다한 대퇴골후경기형(femoral retroversion deformity) 또는 외측대퇴골의 염전기형(lateral femoral torsion deformity)은 그리 흔하게 나타나는 기형은 아니다(그림 2-19).[68] 이들 기형으로 팔자다리(out-toeing)로 되거나, 발의 진행각도가 +15° 또는 그이상이 되기도 한다.

임상에서 둔부(hip)의 전경기형(anteversion deformity)과 내측대퇴골의 염전기형(medial femoral torsion deformity)이 구별되어야 4가지 자세로 움직이는 둔부(hip)의 범위 측정이 용이하다. 환자를 반듯이 눕힌 상태에서 다음과 같이 검사한다; 둔부(hip)와 무릎(knee)을 신장시킨다; 무릎을 굴곡시키고 둔부를 신장시킨다; 둔부(hip)를 90° 로 굴곡시키고 무릎을 신장시킨다; 둔부와 무릎을 굴곡시킨다. 검사결과 4가지의 자세로 모두 잘 움직이면, 골염전(osseous torsion)될 가능성이 있다.[69] 그러나 만일 하나의 자세에서 다음자세로 회전하는 값이 일치하지 않는다면, 연부조직구축(soft tissue contractures)이 아닌지 점검해 봐야 한다. X선 투시검사(fluoroscopy), 축면분포사진(axial scan), 컴퓨터 단층 촬영(computed tomography-CT)과 같은 뢴트겐조영술(roentgenographic procedures)도 대퇴골의 염전기형(femoral torsion deformities) 정도를 측정하는데 이용된다.[68]

네살 또는 다섯 살이 지나서도 대퇴골의 전경기형(femoral anteversion deformity)이나 내측대퇴골염전기형(medial femoral torsion deformity)이 지속되면, 전체 하지에 보상작용이 일어날 수 있다.[68] 대퇴골의 전경기형이나 내측대퇴골염전기형인 경우, 어린이의 보행자세가 자연스럽지 못하다. 경골 외부의 염전(torsion)을 과잉으로 보상하면(22° 이상으로), 지나친 안짱다리(in-toe)로 보행하는 어린이의 이따금씩 비틀거리는 걸음걸이와 어색한 걸음걸이를 어느 정도 수정할 수 있다. 말단 외부의 거골염전(tibial torsion)은 발의 내측면에 압박을 가중시킨다.[65] 거골하관절에 가중되는 내측의 하중은 종골의 외반(calcaneal valgus), 족저굴곡(plantar flexion), 거골의 내전(비정상적인 보상회내전(abnormal compensatory pronation))을 촉진시킨다.[70] 비정상적인 발의 회내전으로 슬개골이 정렬부정(patellar malalignment)되고 무릎에 통증이 온다. 둔부(hip and buttock)의 통증은 바른자세로 걸으려는 외회전(external rotator)의 긴장으로 생긴다.

어린이에게 발생하는 대퇴골회전기형(femoral rotational deformities)의 5% - 15%는 골격의 성장으로 자연히 교정되지는 않는다.[6,68] 여덟살에 대퇴골염전(femoral torsion)이 계속 심하게 나타나는 어린이는 보존적인 치료로 염전이 자연스럽게 교정되기는 어렵다.[68]

하퇴(lower leg)의 회전기형(rotational deformities). 경골염전(tibial torsion)은 하퇴에 발생하는 횡단면기형(transverse plane abnormality)으로 종축을 따라 경골이 회전하거나 휘어져서 발에서 대퇴(thigh)에 이르는 축과 연관되어 발생된다.[66] "복사뼈의 염전(malleolar torsion)"은 Dr. Merton Root에 의해 선정된 경골염전(tibial torsion)을 뜻하는 용어다.[34] 복사뼈의 염전(malleolar torsion)은 외측복사뼈(lateral malleolus)와 연관된 내측복사뼈(medial malleolus)가 뒷쪽 또는 앞쪽으로 전위하여 발생된다. 성인의 경우, 정

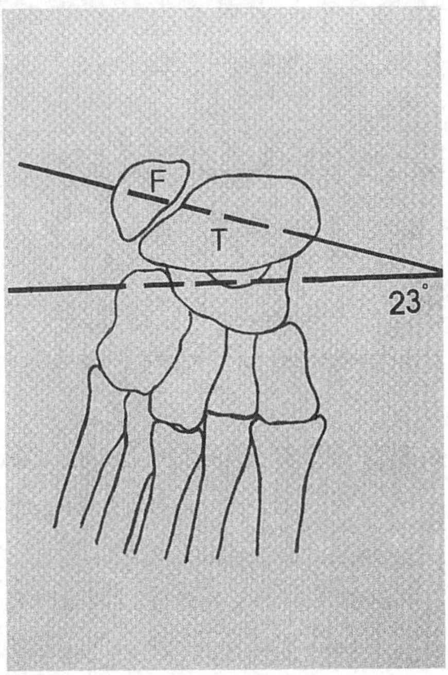

그림 2-20. 정상 범위 내에서 23° 의 경골(tibia)의 외측 염전(torsion) 〈또는 외부 복사뼈 염전〉.

상적인 외부염전각(torsion angle)은 약 20° 다(그림 2-20).[71]

경골외내측(internal tibial-복사뼈(malleolar)) 염전(torsion)은 복사뼈염전(malleolar torsion)의 각도가 0° 이하일때 발생한다. 경골의 내측염전기형(internal torsion deformity)은 선천성 중족골내전(metatarsus adductus), 만곡족(clubfoot), 내반슬(genu varum-bow legs)과 깊은 관련이 있다.[67] Hutter와 Scott는[71] 어린 아이가 세 살이 되어서도 계속 내측염전기형(internal tibial torsion deformities)이 나타난다면, 보존적으로 치료해야 한다고 주장하였다. 경골염전(tibial torsion)은 성장기에 침대용 부목(night splint)을 이용하여 기형의 반대방향으로 회전압박을 가해 교정될 수 있다(그림 2-21). 8세이후에는 염전기형(torsion deformities)이 자연적으로 교정되기 어렵다.[66] 중족골내전(metatarsus adductus) 역시 내측염전(internal tibial torsion), 안짱다리(in-toeing)와 관련이 있다.[66]

이미 언급한 바와 같이, 비정상적인 경골이 외측 염전(external tibial torsion)은 대개

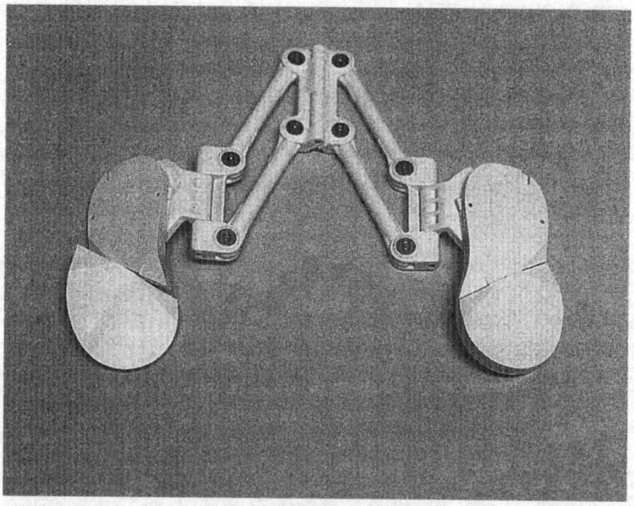

그림 2-21. Langer Biomechanics Group CRS (Counter-rotation system-반대회전계)에 의한 회전을 저지시키는 보조기 〈langer Biomechanics Group, Deer Park, New York〉.

안짱다리(in-toeing)에 대한 보상의 결과로 나타난다. 20° 이상 경골이 외측 염전(external tibial torsion)될 때, 거골하 관절에서 일어나는 회내전은 임상적으로 분명히 나타난다.[34]

다리길이의 부조화 (Leg Length Discrepancies)

족부학(podiatric)과 접골(osteopathic)에 대한 저서에서 저자들은 다리길이의 부조화(leg length discrepancies(LLD))를 구조적 다리길이와 기능적인 다리길이의 차이점으로 분류하였다.[72-74] 구조적인 다리길이의 부조화로는 자연 발생적으로 다른 경골 또는 대퇴골의 길이 또는 모두 다른 2개의 골길이를 말한다. 기능적인 다리길이의 부조화

(Functional LLDs)는 관절구축(joint contracture) 또는 근육불균형(muscle imbalances)으로 인해 짧아지거나 길어진 사지(limb)를 말한다.[73]

구조적인 다리길이의 부조화(Structural LLDs)는 길이, 천골(sacral) 또는 이름 모를 기형 또는 편측내반고(unilateral coxa vara)와 더불어 골단에 가해진 자극(epiphyseal irritation), 골절(fracture), 자궁내 하지의 불규칙한 발육에 의해 발생될 수 있다.[75] 기능적인 다리길이의 부조화(Functional LLDs)는 팽팽한 편측성의 요근(unilateral psoas muscle), 불규칙한 요부근경련(unequal lumbar muscle spasms), 둔부근막의 긴축(hip fascia tightness), 단축 또는 이완된 인대(shortening or ligamentous laxity), 회내전된 발에 의해 발생된다.[75] Botte[72]는 근육불균형(muscle inbalances)이 어떻게 기능적인 다리길이의 부조화에 영향을 주는 가에 대하여 설명하였다. 근방호(guarding) 또는 경련(spasm)으로 인한 동측둔부의 굴근긴축(ipsilateral hip flexor tightness)으로 동측사지의 단축(ipsilateral limb shortening)이 발생된다. 기능적인 다리길이의 부조화(Functional LLDs)인 경우에, 팽팽한 근육의 자세를 바꿔 다리길이의 부조화를 교정할 수 있다. 원인에 관계없이 다리

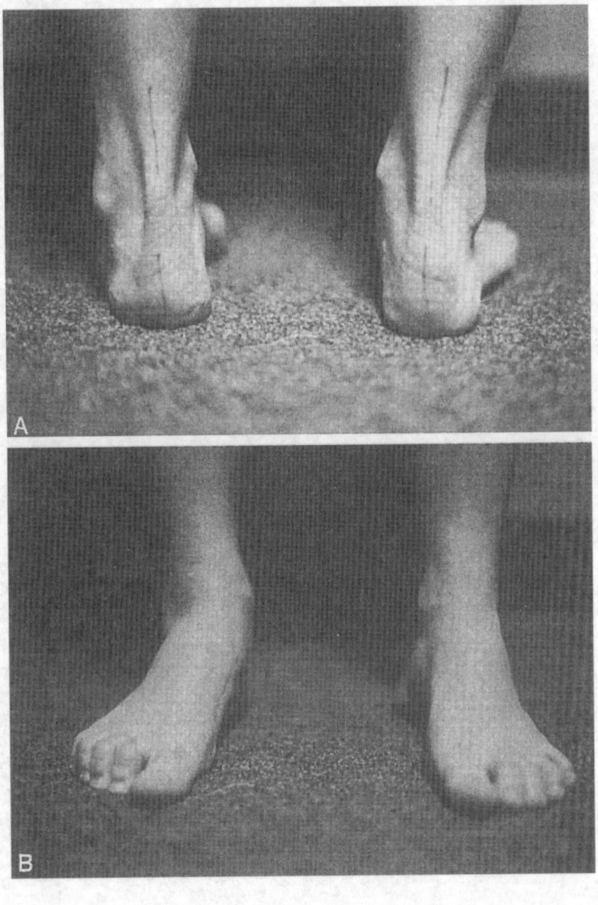

그림 2-22. 다리길이 부조화(LLDs)의 증상이 나타난 발의 후면(A)과 전면(B) 모습. 오른쪽 거골하관절(subtalar joint)이 회내전(pronation)하여 긴 다리의 길이를 줄인다. 왼쪽 거골하관절(subtalar joint)이 회외전하여(supination) 짧은 다리의 길이를 늘린다.

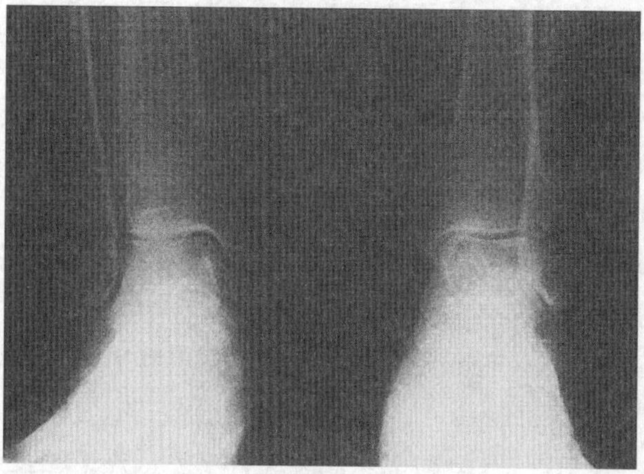

그림 2-23. 그림 2-22의 환자를 전방에서 x-ray촬영한 모습. 경골(tibia)과 비골(fibula)의 관련성에 주목하시오. 오른쪽 발목에서, 경골(tibia)은 내부로 회전하며 거골(talus)은 내전(adduction)한다. 왼쪽 발목에서, 경골은 외부로 회전한다.
인대결합 공(syndesmosis space)이 열려있고, 오른쪽 공간이 보이며, 왼쪽공간이 감소되어 있다.

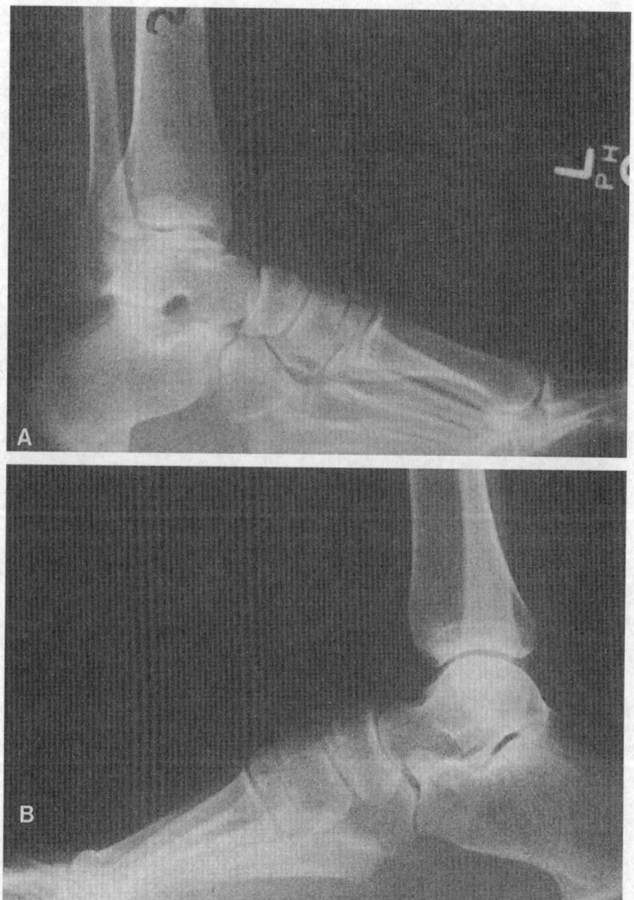

그림 2-24. (A) 다리길이 부조화(LLDs)에서 짧은 다리가 신체를 지탱할 때 x-ray촬영한 모습. 회외전된 발에서 종골(calcaneus)의 경사각이 커졌음을 주목하시오. (B) 신체를 지탱할 때 긴 다리를 x-ray 촬영한 모습. 회내전된 발에서 종골(calcaneus)의 경사각이 작아졌음을 주목하시오.

길이의 부조화 증상이 나타난다면 임상의는 불균형과 연관이 있음을 쉽게 추측할 수 있다. 신체는 머리와 발사이의 몇몇 지점에서 불균형의 하지운동사슬(unbalanced lower kinetic chain)에 대한 보상운동을 할 것이다.

발과 발목이 밀접하게 관련되어, 다리길이의 부조화에 대한 가장 중요한 생체역학적인 보상운동이 거골하관절(subtalar joint)에서 발생한다.[72-74] 짧은 지절 쪽(short-limb side)에서는 거골하관절이 다리의 길이를 늘리려고 회외전하는 동안, 긴 사지의 측면(long-limb side)에서는 다리의 수직높이를 줄이려고 거골하 관절이 회내전 한다(그림 2-22 와 2-23). 종골의 경사각도는 발이 회외전할 때 커지고, 회내전할 때는 작아진다(그림 2-24). 족저굴곡, 내전, 그리고 그 다음으로 발생한 종족골 외번은 거골하와 거퇴골부위(talocrural areas)의 수직높이가 줄어들어 긴 다리가 능동적으로 짧아진다(그림 2-25). 반대측의 하지(contralateral lower extremity) 위에 있는 거골하관절은 "짧은 지절(shorter limb)을 늘리고, 골반(pelvis)의 균형을 잡기 위해 종골의 경사(calcaneal inclination)를 늘려"반대방향으로 회외전한다.[74]

운동사슬에서 발생한 이러한 변화가 앉은 자세에서는 어떠한 장애를 주지는 않겠지

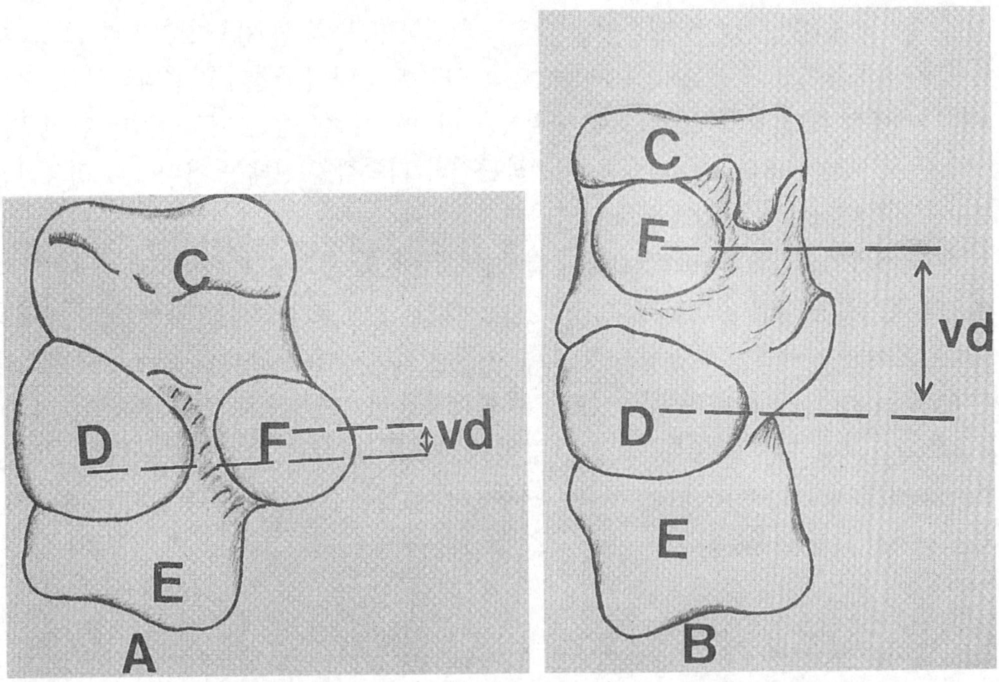

그림 2-25. (A) 거골하관절(subtalar joint)의 회내전(pronation) 〈전면〉. 감소된 간격(vertical distance–vd)은 후족(rearfoot)의 높이를 경감시킨다. (B) 거골하관절(subtalar joint)의 회외전(supination) 〈후면〉. 늘어난 간격(vertical distance–vd)으로 후족(rearfoot)의 높이가 늘어났다, 작아졌음을 주목하시오.

만, 운동을 하거나 뛸 때에는 비정상적인 걸음걸이의 반복으로 통증이 유발될 수도 있다. Blustian은[74] 긴 다리가 보행자세를 연장시킴을 밝혀냈다. 율동적인 박자가 증가됨에 따라, 더 긴 다리가 장기간 압박을 받아 두 배의 지탱하는 힘은 줄어든다.[74] 통증과 기능부전에 대한 증상이 회내전 된 거골하관절과 더 긴 다리 옆쪽에 생길 것이다.

다리길이의 부조화에 대한 보상작용은 일정한 패턴을 따르지 않으며, 임상의는 발생할 수 있는 다양한 패턴을 알아야 한다.[76] 다리가 하나 짧은 것에 적응하는 과정에는 어떠한 보상패턴이 있을 수 있다; 골반경사(pelvic tilt), 천골경사(sacral tilt), 골반측면의 이동(pelvic side shift), 골반회전(pelvic rotation), 그리고 허리 요부 측만(lumbar scoliosis).[75]

요약 (SUMMARY)

선천성 또는 후천성 회내전(pronation) 기형(표 2-1)은 종골(calcaneus), 거골(talus), 입방골(cuboid), 주상골(navicular)의 배열에 변화를 준다. 정렬의 변화로 관절이 제대로 접합되지 않고, 발목관절, 거골하관절(subtalar joint), 중족관절(midtarsal joint)의 관절운동(anthrokinematics)에 변화를 준다. 과다한 관절운동은 발과 발목, 그리고 전체 하지운동사슬(lower kinetic chain)에서 과다한 힘이 발생된다. 발이 회내전할 때, 경골, 거골, 종골이 동시에 움직인다. 거골과 경골이 내측으로 회전하며, 종골은 외번 방향인 외측으로 회전한다. 비정상적인 회내전으로, 종골은 거골 아래에서 아탈구한다고 설명되었다. 전체 보행자세에서 과다하게 지속적으로 움직이는 이러한 관절운동은 비정상적인 관절운동이다. 일반적인 회내전 보상작용은 거골하관절의 지속적인 상태는 아니다.[34] 정상적인 보상은 지형변화에 따른 반응으로 나타난다.

후족(rearfoot)과 중족(midfoot)에서 발생하는 운동의 변화로 편평족(flatfoot)에 알맞게 자동적으로 움직임이 변한다. 이러한 운동변화는 신체를 지탱하는 자세 또는 신체를 지탱하지 않는 자세에서 관찰될 수 있으며, 종골의 외번자세(everted position), 주상골 융기(navicular tuberosity)의 내측 돌출, 후족(rearfoot) 위쪽으로 전족 외전(forefoot abduction), 그리고 내측궁(medial arch) 높이의 감소를 포함하고 있다.[34,77] 과다한 회내전으로, 연부조직(soft tissue structures)은 연속성이 차단(breakdown)되고 변이(pathology)되는 장기간 외상을 입는다.

표 2-1. 비정상적인 회내전 (abnormal pronation)

Ⅰ. 선천성 비정상적인 회내전(congenital abnormal pronation)

A. 강직성 기형(rigid deformities)

1. 수직거골(vertical talus)-철형 외반족(convex pes valgus)
2. 족근골 유합(tarsal coalitions)
3. 강직성 중족기형(rigid metatarsal deformity)

B. 유연성 기형(flexible deformities)

1. 종골외반족(talipes calcaneo valgus)
2. 유연성 중족기형(flexible metatarsal deformities)

Ⅱ. 후천성 비정상적인 회내전(acquired abnormal pronation)

A. 내인성 기형(intrinsic deformities)

1. 외상성(traumatic)
2. 인대이완(ligament laxity)
3. 거골하관절(subtalar joint)의 골기형
4. 내인성 기형에 대한 보상성 회내전(compensatory pronation)
   a. 보상된 전족내반(forefoot varus)
   b. 부분적으로 보상되거나 보상되지 않은 전족내반(forefoot varus)
   c. 전족외회전(forefoot supinatus)
   d. 후족내반(rearfoot varus)
   e. 발목관절 첨족(ankle joint equinus)

B. 외인성 기형(extrinsic deformities)

1. 하지(lower extremity)의 회전 기형
2. 다리길이의 부조화(leg length discrepancy)

비정상적인 회외전 (ABNORMAL SUPINATION)

비정상적인 회외전은 보행 시 입각기에서 발이 효과적으로 회내전하지 않는 것을 말하며, 일반적으로 심하게 궁 모양으로 굴곡된 발(high-arched foot) 또는 요족(pes cavus)이라고도 한다. 근육불균형과 연부조직의 구축(soft tissue contractures)으로 발과 발목의 관절이 유연하게 움직이지 못한다. 이러한 비정상적인 회외전은 효과적으로 충격을 흡수하거나 고르지 않은 지면에 적응하는 기능을 제대로 수행하지 못하는 경직된 조직(rigid structure)과 관련이 있다. 비정상적인 회외근(supinator)은 잘 굴곡하고, 회내전하는 발에서 발생하는 조직(tissue)내의 점차적인 연속성 차단(breakdown)이 나타나지는 않는다(발이 과잉운동하게 되는). 반대로 잘 굴곡이 안되는 발은 조직에 염증이 생기고, 관절에 손상을 입을 수 있다.

심하게 궁 모양으로 굴곡된 발(high-arched foot)에 대한 전문용어는 문헌상에 뚜렷이 설명되어 있지 않다. 같은 부류의 요족기형(pes cavus deformity)으로는 후족위로 전족이 굴곡하는 족저굴곡이 있다.[5,6,16] 요족기형(pes cavus deformity)은 후족과 전족의 다른 기형들과 연관이 있다. 예를 들어, 종골(calcaneus)은 "요내반족(pes cavovarus)" 이라고도 하는 내반기형 자세와 "첨요족(pes equinocavus)" 이라 불리는 족저굴곡(plantar flexion) 또는 첨족(equinus) 자세에 있을 수 있다. 결과적으로 종골(calcaneus)은 "종요골(calcaneocavus)" 이라 불리는 배측굴곡(dorsiflexed)된 위치에 있다. 모든 요족기형(pes cavus deformities)은 전족(forefoot)이 완전히 또는 부분적으로 족저굴곡하는 것을 말한다. 요내반족(pes cavovarus)은 내측기둥(medial column) 또는 첫번째 선(first ray)의 족저굴곡(plantar flexion)이다. 기립자세에서 후족은 전족을 보상하기 위해 내반으로 움직인다.

그러므로 요족(pes cavus)은 시상면(sagittal)과/또는 전두면(frontal plane)으로 전족과 후족이 기형이 되는 것을 뜻한다. 요족(per cavus)을 뜻하는 몇가지 용어로는 이탈족(bolt foot), 만곡족(clubfoot), 족저만곡족(talipes plantaris), 함요족(hollow foot), 연구축족(contracted foot), 그리고 기형이 아닌 만곡족(clubfoot)이 있다.[16]

요족(pes cavus)의 분류

요족(pes cavus)에 대한 초기의 연구에서는 심하게 궁 모양으로 굴곡된 발(high-arched foot)을 "함요왜곡족(hollow claw foot)" 이라 지칭하였다.[78,79] Steindler는[79] 요족(pes cavus foot)에 대한 3가지 중요한 특성을 임상적으로 설명하였다: 종축이 높아진 궁(arch), 전족(forefoot)의 족저굴곡으로 낮아진 전방의 궁, 어느정도 배측으로 수축된 발가락 또는 갈퀴 발가락(clawtoe-지절간 관절의 굴곡(interphalangeal joints)과 중족지절골(metatarsophalangeal)의 과신장(hyperextension)). 또한 그는 내측궁(medial arch)의 높이를 늘리고 발가락 기형의 상호의존관계에 대해서도 설명하였다.

Samilson and Dillin는[80] 세로 궁(arch)의 정점을 기준으로 요족(pes cavus foot)을 분류하였다. 전방 또는 전족(forefoot)의 요족(cavus) 정점은 중족설상관절(metatarsocuneiform joints)에 있다. 중족(midfoot)의 요족(midfoot cavus) 정점은 중족설상관절(metatarsocuneiform joints)과 종골(calcaneus)의 전방조면(anterior tuberosity) 사이에 있다. 후족의 요족(hindfoot cavus)은 종골이 30° 또는 그 이상 수직으로 높아지는 특징이 있다.[80] 수직 높이는 방사선상으로 보면, 발이 신체를 지탱할 때 종골정점(calcaneal pitch-또는 종골

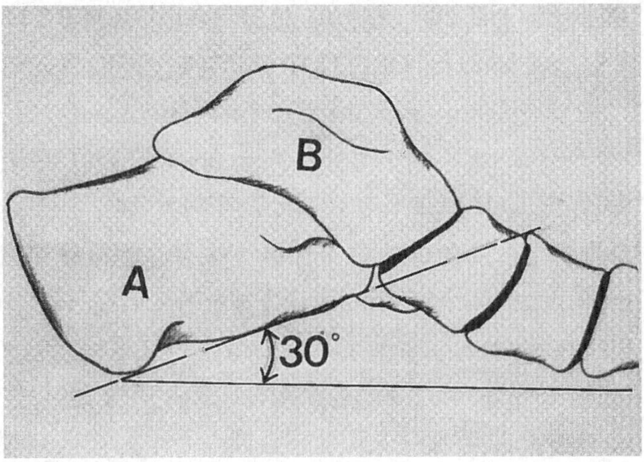

그림 2-26. 30° 의 종골 (calcaneus) 경사각. A, 거골 (talus); B, 종골(calcaneus).

의 경사각도)으로 측정된다. 후방에서 전방조면(anterior tuberosity)까지의 종골 족저면을 따라 나있는 선과 수평선에 의해 각도가 생긴다(그림 2-26).[5,6,80]

McGlamry 와 Kitting은[81] 후족의 상부에 있는 전족(forefoot)의 족저굴곡(plantar flexion) 또는 족근중족관절(tarsometatarsal joint)과 중족관절(midtarsal joint)에 있는 요족(cavus)의 정점에 대하여 설명하였다; 그러나 이들 기형은 각각 중족첨족(metatarsal equinus)과 전족첨족(forefoot equinus)이라 하였다.

McCrea는[6] 요족기형(cavus deformities)을 몇가지로 범주로 구분하였다. 전방요족(anterior cavus)은 족중족관절(tarsometatarsal joint)과 중족관절(midtarsal joint)에서 발생하는 후족 상부에 있는 전족의 족저굴곡으로 나타난다. 두번째로 중요한 범주는 거골하관절에서 변형하는 후방요족(posterior cavus)이다. 후방요족(posterior cavus)으로 종골의 경사각도가 커진다. 세번째로 가장 일반적이고 포괄적인 유형이라 할 수 있는 후방과 전방의 요족(cavus)이 복합된 것이다.[6]

가장 단순한 요족(pes cavus)인, 전족의 족저굴곡기형에서는 내측과 외측기둥이 같다. 그러므로 체중은 첫번째(first ray)와 다섯번째 선(fifth ray)으로 균등하게 분배된다. 뒤꿈치(heel)는 후족에 체중이 고루 분배되도록 중립자세를 취하고 있다. 요족(pes cavus foot)은 첨족(equinus), 내반과 같은 다른 기형과 종종 연관되어 발생한다.

복합적인 요족기형 (Combined Pes Cavus Deformities)

Tachdjian은[5] 요내반족(pes cavovarus), 종골요족(pes calcaneocavus), 첨요족(pes equinocavus)의 세가지 복합적인 기형에 대하여 설명하였다. 복합적인 기형은 전족과 후족이 요족(pes cavus foot)으로 기형되는 것을 말한다.

요내반족(전족외반, 첫번째 선의 강직성 족저굴곡)
(ES CAVOVARUS(FOREFOOT VALGUS, RIGID PLANTAR FLEXED FIRST RAY)

요내반족(pes cavovarus)은 내측기둥(column) 또는 첫번째 선(first ray-제 1 중족골 〈first metatarsal〉, 제 1 설상골〈first cuneiform〉)이 족저굴곡되는 것이다. 첫번째 선은 첨족(equinus) 또는 고정된 족저굴곡에 위치한다. 신체를 지탱하지 않은 엎드린 자세의 환자를 대상으로 첫번째 선에 대한 수동적인 검사를 한 결과 배측굴곡으로 제 1 중족설상관절(metatarsocuneiform joint)이 제한적으로 운동을 한다는 것이 밝혀졌다.[5,82] 횡중족골인대(transverse metatarsal ligament)가 제 1 중족골(first metatarsal bone)과 제 2 중족골(second metatarsal bone)을 연결하므로 두번째 선이 족저굴곡 한다.[15,83] 족저굴곡한 두번째 선은 보다 적은 각도로 제한된 배측굴곡을 한다. 다섯번째 선을 잘 관찰해보면 정상적으로 유동하여 중립위치에 있음을 알 수 있다.[5] 첫번째 선의 족저굴곡에서 다섯번째 선의 중립위치까지 중족골(metatarsals)의 위치가 단계적으로 움직이는 것(stairstepped)은 Root와 동료학자들[34]이 밝혀낸 전족외반(forefoot valgus)과 임상적으로 서로 같은 설명이다. 전족외반(forefoot valgus)은 거골하관절이 중립위치에 있고 후족의 위쪽으로 전족이 외번하는 것을 뜻한다(그림 2-27). 이미 앞에서 설명하였듯이, DiGiovanni와 Smith는[57] 전족내반(forefoot varus) 또는 전족외반(forefoot valgus)과 같은 전두면(frontal plane)으로의 전족기형(forefoot deformities)은 인정하지 않고, 오히려 그들은 이러한 임상적인 연구

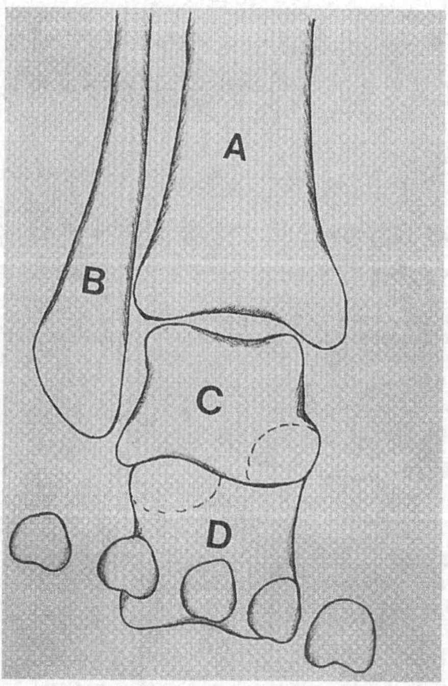

그림 2-27. 보상되지 않은 전족외반(forefoot valgus). 거골하관절(subtalar joint)이 중립자세에 있는 상태에서 전족(forefoot)이 후족(rearfoot)위로 외번(eversion)한다. A, 경골(tibia); B, 비골(fibula); C, 거골(talus); D, 종골(calcaneus).

결과를 각각 배측굴곡 또는 족저굴곡 하는 첫번째 선의 시상면 기형(sagittal plane deformity)이라고 주장한다.

이러한 경우, 전족외반(forefoot valgus) 또는 고정된 족저(fixed plantar)의 첫번째 선은 보행 시 입각기에서 보상되어야 한다. 건강한 발은 뒤꿈치가 땅에 닿은 직후 전족이 땅에 닿는다. 거골하관절이 빠르게 회외전 함에 따라, 신체의 하중이 외측으로 그리고 제 5 중족골두(fifth metatarsal head)의 위로 즉시 이동한다(그림 2-28).[5,34] 이러한 보상 회외전으로, 보행 시 입각기에서 발이 회내전 되지는 않는다. 제대로 회내전이 되지 않으면, 발목이 불안정하여 발이 충격흡수와 지형 변화에 따른 적응의 역할을 순조롭게 수행할 수 없다. 후족이 내번 또는 회외전하므로써, 입방골 활차는(cuboid pulley) 장비골근(peroneus longus muscle)의 강한 지렛대(lever)가 된다(그림 2-15). 근육은 첫번째 선(first ray)에서 족저굴곡하는 강한 힘을 발생시키는데 역학적으로 이용된다.[34] 기형은 점점 악화될 수 있고 연부조직의 변형으로 점점 경직된다. 그러므로 어떤 경우에는 후족내반(rearfoot varus)은 전족외반(forefoot valgus)을 촉진시키기도 한다.

요척내반족기형(cavovarus deformity)의 다른 유형으로는 굴곡이 되는 전족외반(forefoot valgus)이 있다. 이러한 상태에서는 발이 불안정하여 전족에 뚜렷한 증상이 나타난다.[84] 후족 보상작용(rearfoot compensation)은 필요하지 않다. 굴곡이 되는 전족외반(forefoot valgus)으로 전족이 고정되지 않아서, 앞으로 전진할 때 매우 불안정하다.[85] 전

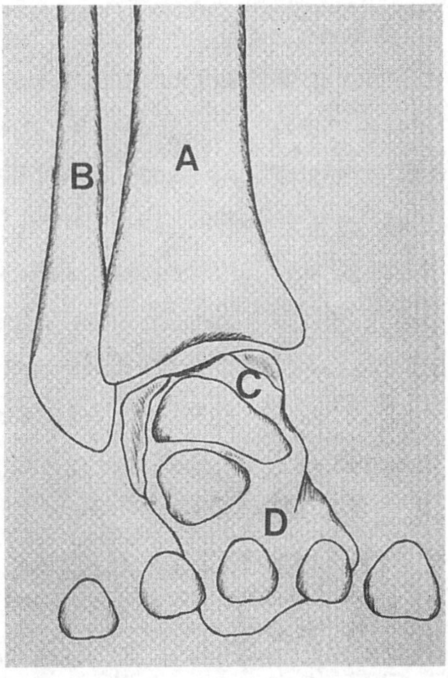

그림 2-28. 보상된 전족외반(forefoot valgus). 후족(rearfoot)의 내번(inversion). A, 경골(tibia); B, 비골(fibula), C, 거골(talus); D, 종골(calcaneus).

족의 외반위치(valgus position-족저의 굴곡된 첫번째 선)는 신체를 지탱하는 위치에 있지 않음을 알 수 있다.

종요족 (CALCANEOCAVUS)

종요족기형(calcaneocavus deformity)에서는 전족이 첨족(equinus-족저굴곡(plantar flexion))으로 굴곡하면서 후족이 배측굴곡(종골의-calcaneus)한다.[5] 신체를 지탱할 때, 거골하관절이 내인성 기형(intrinsic deformity)을 보상할 필요는 없다. 후족은 주로 중립위치에 있거나 지면과 수직을 이룬다. 종요족 기형(calcaneocavus deformity)은 거의 신경장애(neurologic disorder)와 신경장애에 잇따른 결함 또는 비복근군(gastrocnemius group)과 가자미근군(soleus muscle group)의 마비로 인해 발생된다.[86]

첨요족 (PES EQUINOCAVUS)

Tachdjian에 의해 밝혀진 요족 기형(pes cavus deformity)의 세번째 유형인 첨요족(pes equinocavus)은 전족(forefoot), 족후족(hindfoot), 발목관절(ankle joint)이 첨족(equinus) 위치에 있는 것을 말한다. Tachdjian은[5] 첨요족(pes equinocavus)이 내반첨반족(talipes equinovarus) 또는 만곡족(clubfoot)에 파생적으로 일어나는 기형이라 하였다.

요족기형의 병인 (Etiology of Pes Cavus Deformities)

요족(pes cavus)의 원인으로는 신경, 연부조직의 구축(contracture), 특발성(idiopathic)의 3가지로 구분된다.[87-96] 1963년 Brewerton, Sandfier, Sweetnam은[87] 요족(pes cavus)의 원인을 가장 임상적이고 과학적으로 입증하였으며, 5년 이상 요족(pes cavus) 증상이 나타난 77명의 환자 중 66%가 중추신경계(central nervous system)에 장애가 있음을 증명하였다. 신경장애에는 프리드라이히운동실조(Friedrich' s ataxia), 비골근위축(peroneal muscular atrophy), 소아마비(poliomyelitis), 이분척추(spina bifida), 뇌성마비(cerebral palsy), 척수종양(spinal cord tumors), 골수이형성(myelodysplasia), 강직성 대마비(spastic paraplegia), 강직성 하지마비(spastic monoplegia) 등이 있다.[87]

물리치료가 필요한 요족(pes cavus)의 원인으로는 근육의 불균형(muscle imbalances), 발과 발목의 내인성(intrinsic)과 또는 외인성 근육군(extrinsic muscle group)의 결함이 있다. 요족(pes cavus)을 발생시키는 역학과 관련된 몇몇 근육군(muscle groups)은 다음과 같다.

1. 발과 발목(전경골근〈anterior tibialis muscle〉과 지신근〈extensor digitorum muscle〉)의 배측굴근이 쇠약하여 족저근막(plantar fascia)을 구축시키고, 비복근과 가자미근을 단

축시키는 전족이 하수(dropping)된다.[87,90,92]

2. 발의 회외근의 저항작용이 없어 발이 족저굴곡, 내전, 내번된 위치로 전위되어 족저근막(plantar fasciae)이 신속하게 구축(contracture)될 수 있다.[6,34,90,97]

3. 장비골근(peroneus longus muscle)의 과다작용으로, 첫번째 선(first ray)이 족저굴곡하고 전족이 회내전한다. 첫번째 선의 고정된 족저굴곡(fixed plantar flexion)은 거골하관절의 회외전 또는 종골의 내번으로 보상되어야 한다.

4. 무지외전근(abductor hallucis), 단지굴근(flexor digitorum brevis), 단무지굴근(flexor hallucis brevis), 족저 방형근(quadratus plantae)의 과다작용은 요족(pes cavus)의 기형요인으로 알려져 왔다. Garceau 와 Brahms는[91] 이들 근육군을 요족(pes cavus)의 47가지 사례로 신경지배를 제한하였다(denervate). 이들의 목표는 요족(pes cavus)의 진전을 방지하는 것이었다. 그 결과 발의 균형, 기능, 안정성이 향상되어 요족기형(pes cavus deformity)이 경감되었다.

5. 비복근-가자미근군(gastrocnemius-soleus muscle group)이 쇠약하여 종골이 배측굴곡되어 종요족기형(calcaneocavus)이 발생한다.[86,87,90] Brockway는[95] 종요족기형(calcaneocavus deformities)으로 쇠약되지 않고도 아킬레스건(Achilles tendon)이 신장된다(elongation)고 하였다.

피부, 거골하의 인대(subtarsal ligaments), 족저근막의 구축은 요족에 주로 나타난다.[90,93] 족저근막은 세로궁(longitudinal arch)을 튼튼하게 지지하고, 과다 종골외번-외반(calcaneal eversion-valgus)을 방지한다.[44,90] 족저근막(plantar fascia-종골의 내번(inversion of calcaneus))의 기형을 유발시키는 힘은 아킬레스건의 저항을 받는다. 거골하관절(subtalar joint)의 회외전으로 종골이 내번할 때, 아킬레스건이 거골하관절의 능동적인 회외근 역할을 하여 기형이 지속된다.[90]

선천성 내반(만곡족) (Congenital Talipes Equinovarus(Clubfoot))

선천성 내반(talipes equinovarus)은 일반적으로 강직성 기형(rigid deformity)이다.[5] 몇 가지 비슷한 특성이 있긴 하지만, 만곡족(clubfoot)기형은 전형적인 요족(pes cavus foot)과 모양이 비슷하지는 않다. 임상적으로 주목해야 할 만곡족(clubfoot)의 특성 3가지로는 족후족-뒤꿈치(hindfoot-heel)의 내번-내반(inversion-varus), 전족의 내전, 그리고 발목과 거골하관절의 첨족(equinus)이 있다.[6] 내반된 뒤꿈치 위치와 첨족(equinus-족저굴된(plantar flexed)) 발목 또한 요족(pes cavus foot)의 유형이다. 앞에서 언급한대로, Tachdjian은 첨내반족(talipes equinovarus)으로 첨요족(pes equinocavus)이 나타난다고

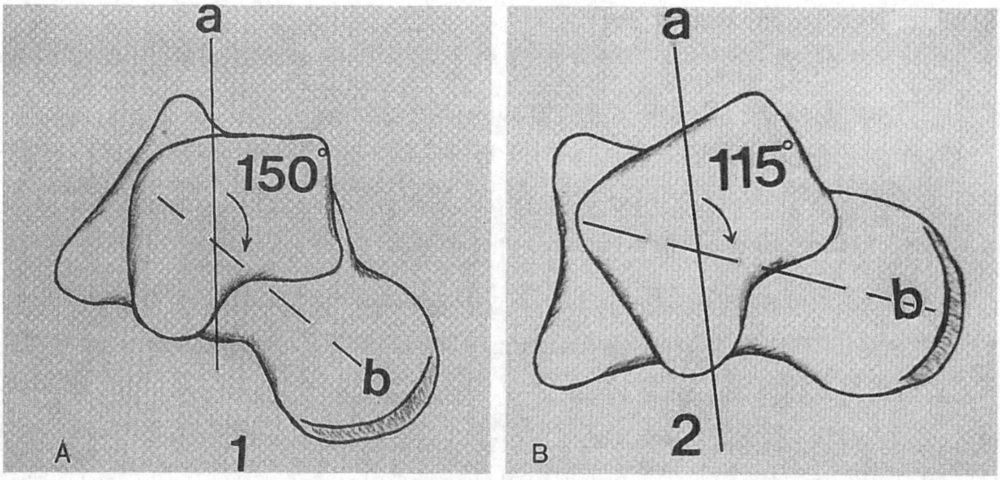

그림 2-29. (1) 150° ~160° 의 각도로 거골(talus)의 정상적인 편각(declination angle)을 이루는 거골 체(talus body)의 긴축. (2) 115° 에서 135° 의 각도로 거골(talus)의 비정상적인 편각(declination angle)을 이루는 거골(talus) 두부(head)와 경부(neck)의 긴축.

하였다.

만곡족(clubfoot)의 정확한 원인은 아직 밝혀지지 않았다. 유전적 요인은 여러 연구에서 다루어졌다.[5,99-102] Palmar는[100] 가능한 4가지 유전적 요인을 연구하였다 : 반성(sex-linked), 열성상염색체성(autosomal-recessive), 다발성유전(multiple gene interitance), 우성상염색체성(autosomal-dominance). Palmar는[100] 가족 중에 첨내반족(talipes equinovarus)기형이 있었다면, 자손에게 발생할 확률은 10%라고 하였다.

유전적인 요인과 더불어 환경적인 요인으로도 발생할 수 있다.[5,103] 역학적인 이론 또는 환경적인 요인은 태아의 발이 자궁내에서 비정상적인 위치에 있고 외부로부터 가해진 힘의 영향을 받아 내반첨족(equinovarus)이 된다고 하였던 Hippocrates에 의해 처음 제기 되었다. 비정상적인 위치로 빠르게 발육하면, 인대와 근육의 적응기간이 단축되고, 관절을 전위시키는 외형의 변형으로 족근골(tarsal bone), 특히 거골(talus)이 반응하게 된다.[5] 최근에는 주로 알려진 만곡족(clubfoot)에 대한 설명으로는 태아가 자궁내에서 발길질하여 자궁벽의 압력을 받아 내반된다는 것이다.[103]

첨내반족(talipes equinovarus)의 세번째 요인은 신경근육의 기능장애다. 비골신경의 기능장애(peroneal nerve lesions), 비골의 형성장애(peroneal dysplasia), 관절만곡증(arthrogryposis), 또는 척수막류(myelomeningocele)이다.[5,103,104]

골기형 (BONY DEFORMITIES)

거골(talus)은 첨내반족(talipes equinovarus)에 영향을 주는 중요한 뼈이다. 거골의 전방 끝은 내측에 있고, 족저(plantar)가 이탈된다.[5,103-108] 거골(talus)의 두부(head)와 경부(neck)에 있는 긴 축은 신체의 긴축과 각을 이루며, 이 각을 거골의 편각(declination angle)이라고 한다.[5] 성인의 경우는 보통 150°-160° 의 각도가 나타난다. 첨내반족(talipes equinovarus)에서는 135°-115° 로 각도가 감소하여 거골의 두부와 경부가 내측과 족저로 이탈된다. 그림 2-29에는 일반 성인의 편각(declination angle)과 만곡족 기형(clubfoot deformity)의 비정상적인 각도를 보여주고 있다. 주상골(navicular)이 내측과 족저로 전위되어 거골의 두부와 경부의 내측과 접합된다. 심한 경우, 주상골(navicular bone)은 경골의 내측의 복사뼈(malleolus)와 접합된다.[5]

종골의 외형은 정상이다. 거골과의 접합을 유지시키기 위해서는 거골 아래에서 긴축을 중심으로 안쪽과 아래쪽으로 회전해야 한다.[5] 종입방골관절(calcaneocuboid articulation)은 내반기형(varus deformity)이 심해져 전방, 내측과, 족저로 이탈되었다.

연부조직(soft tissue)은 골의 전위로 인해 변한다. 인대(ligaments), 피막(capsules), 근육, 건, 건초(tendon sheaths), 혈관(vessels), 피부는 발의 내측과 후방으로 단축된다.[5]

요약 (SUMMARY)

요족(pes cavus)은 강직성 기형(rigid deformity)이며, 첨족, 내반, 내전, 종골과 같은 여러가지 기형이 복합될 수도 있다(표 2-2). 요족(pes cavus)은 신경계 질환, 근육 불균형 또는 연부조직의 구축으로 발생할 수 있다.

요족에서의 생체역학은 편평족(pes planus)으로 발이 역회전하는 것이다. 비정상적

표 2-2. 비정상적인 회외전(abnormal supination)

Ⅰ. **요족(pes cavus)**
- A. 전요족(anterior cavus)
- B. 후요족(posterior cavus)
- C. 전체요족(global)

Ⅱ. **요족과 결합된 기형(combined pes cavus deformities)**
- A. 요내반족(pes cavovarus)-전족외반(forefoot valgus)-강직성 족저굴곡된 첫번째 선(first ray)
- B. 종골요족(calcaneocavus)
- C. 첨요족(pes equinocavus)

Ⅲ. **선천성 첨내반족(congenital talipes equinovarus)-만곡족(clubfoot)**

으로 회외전하는 발은 효과적으로 충격을 흡수하는 역할을 하지는 않는다. 후족은 요내반족 또는 전족외반기형(forefoot valgus deformities)에서 언급한 바 대로, 거골하관절의 보상회외전(compensatory supination)으로 후족이 불안정할 것이다. 내반첨족(talipes equinovarus)에서 설명한 바와 같이, 내반된 뒤꿈치(varus heel)가 먼저 기형될 수 있다. 초기의 종골 내반기형(calcaneal varus deformity)에서는 발목이 불안정해지고 첫번째 선(first ray) 또는 전족외반(forefoot valgus)이 촉진된다.

결론 (CONCLUSION)

발은 하지의 운동사슬(lower kinetic chain)을 연결하는 중요한 기관이다. 비정상적인 회내전(abnormal pronation)-편평족(flatfoot))과 비정상적인 회외전(abnormal supination-궁이 높은 발(high-arched foot), 요족(pes cavus))은 발과 발목의 관절운동에 변화를 줄 수도 있다.

선천성 비정상적인 회내전에는 출생 시에 나타난 거골, 종골, 주상골, 입방골 관절 간에 심하게 변형된 기형이 포함된다. 볼록 외반족(convex pes valgus), 족근골 유합(tarsal coalitions), 종골외반족(talipes calcaneovalgus)은 가장 일반적인 기형이다. 그러나 비정상적인 회내전은 발과 발목에서 발생하는 내인성과 그리고 또는 외인성 기형의 보상으로 발생하는 후천적인 기형이다. 발의 기형은 신체의 평형과 밀접한 관련이 있다. 비정상적인 회내전을 보상하는 가장 일반적인 전두면기형(frontal plane deformities)으로는 전족내반(forefoot varus), 후족내반(rearfoot varus), 중족내반(metatarsus varus)이 있다.

비정상적 회내전을 발생시키는 가장 일반적인 시상면기형(sagittal plane deformity)에는 발목첨족(equinus)이 있다. 결과적으로 보상회내전(compensatory pronation)이 되는 횡단면기형(transverse plane deformities)은 하지와 중족내전(metatarsus adductus)과 같은 회전하는 기형을 포함한다.

비정상적인 회외전은 발이 충격을 흡수하는 역할을 제대로 이행되지 않는 강직성 기형(rigid deformity)이다. 요족과, 후족의 상부로 전족이 족저굴곡 하는 것은 내반, 내전과 같은 다른 기형과 복합적으로 발생될 수 있다. 요내반족(pes cavovarus), 첫번째 선(first ray)의 저유동성(hypomobile) 족저굴곡, 전족외반(forefoot valgus)은 첫번째 선의 저유동성과 족저굴곡〈시상평면기형 (sagittal plane deformity)〉 그리고 보상성 후족내반(compensatory rearfoot varus)〈전두면기형(frontal plane deformity)〉을 지칭하는 말이다. 과도하게 유동하는 족저굴곡된 첫번째 선을 전족외반(forefoot valgus)이라고도 하지만 전족내반(forefoot varus)을 보상하려고도 한다. 종요족(calcaneocavus)과 첨요족(pes equinocavus)은 복합된 요족기형이다. 종요골(calcaneocavus)은 배굴된 종골(dorsiflexed calcaneus)과 요족이 복합된 것이다. 첨요족(pes equinocavus)은 족저굴곡된 종골과 발목 관절을 말한다. 두가지 기형은 전족의 족저굴곡과 결합된 기형이다. 물리치료에 도움이 되는 요족의 원인은 근육불균형과 연부조직의 구축이다.

근육의 과다한 운동은 출생 시 발생하거나, 어린이가 성장하면서 악화될 수도 있는 신경장애로 인해 주로 발생한다. 비정상적인 회내전 기형 또는 회외전 기형으로 발생한 기형적인 발과 발목의 역학은 하지가 운동사슬(lower kinetic chain)하는 동안 계속 신체를 지탱하는 힘을 증가시킬 수도 있다. 가중되는 압박을 줄이지 못하면, 연부조직이 파괴되고 손상될 수 있다.

용어해설 (GLOSSARY)

• **발의 위치**

외전(abductus) : 횡단면(transverse plane)으로 외전된 위치 또는 굴곡된 기형

내전(adductus) : 횡단면(transverse plane)으로 내전된 위치 또는 굴곡된 기형

종골(calcaneus) : 시상면(sagittal plane)으로 배굴된 위치 또는 굴곡된 기형

첨족(equinus) : 시상면(sagittal plane)으로 족저굴된 위치 또는 굴곡된 기형

외반(valgus) : 전두면(frontal plane)으로 외번된 위치 또는 굴곡된 기형

내반(varus) : 전두면(frontal plane)으로 내번된 위치 또는 굴곡된 기형

• **발의 기형**

발목관절의 첨족(ankle joint equinus) : 거골하관절(subtalar joint)이 중립위치에 있어 발목관절의 배측굴곡이 제한되는 것.

종요골(calcaneocavus) : 종골(os calcis)의 배굴된 위치.

볼록 외반족(convex pes valgus) : 선천적인 수직의 거골, 또는 흔들의자바닥발(rocker bottom foot)

전족외반(forefoot valgus) : 거골하관절(subtalar joint)이 중립위치에 있으면서 후족(rearfoot)위로 전족(forefoot)이 외반하는 것.

무지외전외반증(Hallux Abductovalgus) : 제1중족지절관절(metatarsophalangeal joint)이 횡단면(transverse plane)으로 아탈구(subluxation) 되는 것.

무지제한(Hallux limitus) : 시상면(sagittal plane)으로 제1중족지절관절(metatarsophalangeal joint)이 아탈구(subluxation) 되는 것

강직무지(Hallux rigidus) : 제1중족지절관절(metatarsophalangeal joint)이 강직되는 무지제한(hallux limitus)의 마지막 단계

중족골내전내반(metatarsus adductovarus) : 전족(forefoot)의 내전(adduction)과 내번(inversion)

중족내전(metatarsus adductus) : 전족(forefoot)의 내전(adduction)

중족내반(metatarsus varus) : 전족(forefoot)의 내번(inversion)

요내반족(pes cavovarus) : 첫번째 선(first ray) 또는 내측기둥(medial column)의 족저굴곡(plantar flexion)

요족(pes cavus) : 후족(rearfoot)위로 전족(forefoot)이 족저굴곡(plantar flexion)

첨요족(pes equinocavus) : 전족(forefoot), 후족(rearfoot), 발목관절(ankle joint)의 족저굴곡(plantar flexion)

재봉사건막류(Tailors bunion) : 발가락이 내반 (varus)되면서 제 5 중족지절관절(fifth MTP joint)이 횡단면(transverse plane)으로 아탈구(subluxation)되는 것.

종골외반족(talipes calcaneovalgus) : 족후부(hindfoot)가 선천적으로 편평족(flatfoot), 배측굴곡(dorsiflexion), 외번(eversion)된 것.

첨족내반(talipes equinovarus) : 만곡족(clubfoot) 족후부(hindfoot)의 내번(inversion)과 족저굴곡(plantar flexion), 그리고 전족(forefoot)의 내전(adduction)

족근골 유합(tarsal coalition) : 두개 또는 그 이상의 족근골(tarsal) 사이가 선천적으로 결합된 것.

참고문헌 (REFERE NCES)

1. Rose, GK: Correction of the pronated foot. J Bone Joint Surg 44B:642, 1982.
2. Lelievre, J: Current concepts and correction in the valgus foot. Clin Orthop 70:43, 1970.
3. Evans, D, et al: Calcaneo-valgus deformity. J Bone Joint Surg 57B:270, 1975.
4. Purnell, ML, et al: Congenital dislocation of the peroneal tendous in calcaneovalgus foot. J Bone Joint Surg 65B:316, 1983.
5. Tachdjian, MO: The Child's Foot. WB Saunders, Philadelphia, 1985.
6. McCrea, JD: Pediatric Orthopaedics of the Lower Extremity. Futura Publishing, New York, 1985.
7. Thomas, CL (ed): Taber's Cyclopedic Medical Dictionary, ed 16. FA Davis, Philadelphia, 1989.
8. Drennan, JC, et al: The pathological anatomy of convex pes valgus. J Bone Joint Surg 53B:445, 1971.
9. Herdon, CH and Heyman, CH: Problems in the recognition and treatment of congenital convex pes valgus. J Bone Joint Surg 45A:413, 1963.
10. Coleman, SS, et al: Pathomechanics and treatment of congenital vertical talus. Clin Orthop 70:62, 1970.
11. Broughton, NS, Graham, G, and Memelaus, MB: The high incidence of foot deformity in patients with high-level spina bifida. J Bone Joint Surg 76B:548, 1994.
12. DeRosa, PG: Congenital vertical talus: The Riley experience. Foot Ankle 5:118, 1984.
13. Jayakumar, S and Cowell, HR: Rigid flatfoot. Clin Orthop 122:77, 1977.
14. Stormont, DM and Peterson, HA: The relative incidence of tarsal coalition. Clin Orthop 181:24, 1983.
15. Cowell, HR and Elener, V: Rigid painful flatfoot secondary to tarsal coalition. Clin Orthop 177:54, 1983.
16. Jahss, MH: Disorders of the Foot, Vol 1. WB Saunders, Philadelphia, 1982.
17. Turek, SL: Orthopaedics: Principles and Their Application. JB Lippincott, Philadelphia, 1977.

18. Herzenberg, JE, et al: Computerized tomography of talocalcaneal tarsal coalition: A clinical and anatomic study. Foot Ankle 6:273, 1986.
19. Spero, CR, Simon, GS, and Tornetta, P: Clubfeet and tarsal coalition. J Pediatr Orthop 14:372, 1994.
20. Boyd, HB: Congenital talonavicular synostosis. J Bone Joint Surg 26A:682, 1944.
21. Challis, J: Hereditary transmission of talonavicular coalition in association with anomaly of the little finger. J Bone Joint Surg 56A:1273, 1974.
22. Kite, JH: Congenital metatarsus varus. J Bone Joint Surg 332A:500, 1950.
23. Kite, JH: Congenital metatarsus varus. J Bone Joint Surg 49A:388, 1967.
24. Heyman, CH, et al: Mobilization of the tarsometatarsal and intermetatarsal joints for the correction of resistance adduction of the forepart of the foot in congenital clubfoot or congenital metatarsus varus. J Bone Joint Surg 40A:299, 1958.
25. Giannestras, NJ: Recognition and treatment of flatfeet in infancy. Clin Orthop 70:10, 1970.
26. Ferciot, CF: Calcaneovalgus foot in the newborn and its relation to developmental flatfoot. Clin Orthop 1:22, 1953.
27. Kolker, LD: A biomechanical analysis of flatfoot surgery. J Am Podiatr Med Assoc 63:217, 1973.
28. Bleck, EE and Berzins, UJ: Conservative management of pes valgus with plantar flexed talus flexible. Clin Orthop 122:85, 1977.
29. Barry, RJ and Scranton, PC: Flat feet in children. Clin Orthop 181:68, 1983.
30. Rosegger, H and Steinwendner, G: Transverse fetal position syndrome—a combination of congenital skeletal deformities in the newborn infant. Pediatr Pathol 27:125, 1992.
31. McCarthy, DJ: The developmental anatomy of pes valgo planus. Clin Podiatr Med Surg 6:491, 1989.
32. Davids, JR, Hagerman, RJ, and Eilert, RE: Orthopaedic aspects of fragile-X syndrome. J Bone Joint Surg 72A:889, 1990.
33. Rao, UB and Joseph, B: The influence of footwear on the prevalence of flatfeet. A survey of 2300 children. J Bone Joint Surg 75B:525, 1992.
34. Root, ML, Orien, WP, and Weed, JN: Clinical Biomechanics, Vol 2, Normal and Abnormal Function of the Foot. Clinical Biomechanics, Los Angeles, 1977.
35. Mereday, C, Dolan, C, and Lusskin, R: Evaluation of the University of California Biomechanics Laboratory shoe insert in "flexible" pes planus. Clin Orthop 82:45, 1972.
36. Gould, N: Evaluation of hyperpronation and pes planus in adults. Clin Orthop 181:37, 1983.
37. Johnson, KA: Tibial posterior tendon rupture. Clin Orthop 177:140, 1983.
38. Funk, DA, Cass, JC, and Johnson, JA: Acquired adult flatfoot secondary to posterior tibial-tendon pathology. J Bone Joint Surg 68A:95, 1986.
39. Coakley, FV, Samanta, DB, and Finlay, DB: Ultrasonography of the tibialis posterior tendon in rheumatoid arthritis. Br J Rheumatol 33:273, 1994.
40. Karasick, D and Schweitzer, ME: Tear of the posterior tibial tendon causing asymmetric flatfoot: Radiologic findings. AJR Am J Roentgenol 163:1237, 1993.
41. Woods, L and Leach, RE: Posterior tibial tendon rupture in athletic people. Am J Sports Med 19:495, 1991.
42. Mueller, TJ: Acquired flatfoot secondary to tibialis posterior dysfunction: Biomechanical aspects. J Foot Surg 30:2, 1991.
43. Basmajian, JV and Stecko, O: The role of muscles in arch support of the foot: An electromyographic study. J Bone Joint Surg 45A:1184, 1963.
44. Hicks, JH: The mechanics of the foot. II. The plantar aponeurosis. J Anat 88:25, 1954.
45. Hicks, JH: The mechanics of the foot. IV. The action of muscles on the foot in standing. Acta Anat 27:180, 1955.
46. Jones, BS: Flatfoot: A preliminary report of an operation for severe cases. J Bone Joint Surg 57B:279, 1975.
47. Harris, RL and Beath, T: Hypermobile flatfoot with short tendo Achilles. J Bone Joint Surg 30A:116, 1948.
48. Inman, VT, Rolston, HJ, and Todd, F: Human Walking. Williams & Wilkins, Baltimore, 1981.
49. Green, RD: Planal dominance. J Am Podiatr Med Assoc 74:98, 1984.
50. Bordelon, RL: Hypermobile flatfoot in children: Comprehension, evaluation, and treatment. Clin Orthop 181:7, 1983.
51. Duckworth, T: The hindfoot and its relation to rotational deformities of the forefoot. Clin Orthop 177:39, 1983.
52. Taunton, JE, et al: A triplanar electrogoniometer investigation of running mechanics in runners with compensatory overpronation. Can J Appl Sports Sci 10:104, 1985.
53. Perkins, G: Pes planus or instability of the longitudinal arch. Proc Roy Soc Med 41:31, 1847.
54. Hughes, LY: Biomechanical analysis of the foot and ankle for predisposition to developing stress fractures. J Orthop Sports Phys Ther 7:96, 1985.
55. Vetter, LW, et al: Aerobic dance injuries. Phys Sports Med 13:114, 1985.
56. Michael, R and Holder, L: The soleus syndrome: A cause of medial tibial stress (shin splints). Am J Sports Med 13:87, 1985.
57. DiGiovanni, JE and Smith, SD: Normal biomechanics of the adult rearfoot. J Am Podiatr Med Assoc 66:812, 1976.
58. Phillips, RD and Phillips, RL: Quantitative analysis of the locking position of the midtarsal joint. J Am Podiatr Med Assoc 73:518, 1983.
59. Subotnick, S: Biomechanics of the subtalar and midtarsal joints. J Am Podiatr Med Assoc 49:756, 1975.
60. Subotnick, SI: Equinus deformity as it affects the forefoot. J Am Podiatr Med Assoc 61:423, 1971.
61. Melilla, TV: Gastrocnemius equinus: Its diagnosis and treatment. Arch Podiatr Med Foot Surg 2:159, 1975.

62. Anopol, G: Mechanics in weak and flat feet. Am J Surg 7:256, 1929.
63. Bordelon, LR: Hypermobile flatfoot in children. Clin Orthop 181:7, 1981.
64. Sgarlato, TE: Compendium of Podiatric Biomechanics. California College of Podiatric Medicine, San Francisco, 1971.
65. Sarrafian, SK: Anatomy of the Foot and Ankle: Descriptive, Topographic, Functional. JB Lippincott, Philadelphia, 1983.
66. Staehli, LT: Rotational problems of the lower extremities. Orthop Clin North Am 18:503, 1987.
67. Knight, RA: Developmental deformities of the lower extremities. J Bone Joint Surg 36A:521, 1954.
68. Bleck, EE: Developmental orthopaedics III: Toddlers. Dev Med Child Neurol 24:533, 1982.
69. Mittleman, G: Transverse plane abnormalities of the lower extremities: Intoe and outtoe gait. J Am Podiatr Med Assoc 61:1, 1971.
70. James, SL: Chondromalacia of the patella in the adolescent. In Kennedy (ed): The Injured Adolescent Knee. Williams & Wilkins, Baltimore, 1979.
71. Hutter, CG and Scott, W: Tibial torsion. J Bone Joint Surg 31A:511, 1949.
72. Botte, RR: An interpretation of the pronation syndrome and foot types of patients with low back pain. J Am Podiatr Med Assoc 72:595, 1982.
73. Okun, SJ, Morgan, JW, and Burns, MJ: Limb length discrepancy: A new method of measurement and its clinical significance. J Am Podiatr Med Assoc 72:595, 1982.
74. Blustein, SM and D'Amico, JC: Leg length discrepancy: Identification, clinical signs, and management. J Am Podiatr Assoc 75:200, 1985.
75. Beal, MC: The short leg problem. J Am Osteopath Assoc 76:745, 1977.
76. Subotnick, S: Case history of unilateral short leg with athletic overuse injury. J Am Podiatr Med Assoc 70:255, 1980.
77. Anderson, AFA and Fowler, SB: Anterior calcaneal osteotomy for symptomatic juvenile pes planus. Foot Ankle 4:274, 1984.
78. Jones, RA: Discussion of the treatment of pes cavus, section orthopaedics. Proc Roy Soc Med 20:1126, 1927.
79. Steindler, A: The treatment of pes cavus (hollow claw foot). Arch Surg 11:325, 1921.
80. Samilson, RL and Dillin, W: Cavus, cavovarus, calcaneocavus: An update. Clin Orthop 177:133, 1983.
81. McGlamry, DE and Kitting, RW: Equinus foot, an analysis of the etiology, pathology, and treatment techniques. J Am Podiatr Med Assoc 63:165, 1973.
82. Root, ML, Orien, WP, and Weed, JH: Biomechanical Examination of the Foot, Vol 1. Clinical Biomechanics, Los Angeles, 1971.
83. Bossely, CL and Cairney, PC: The intermetatarsophalangeal bursa: Its significance in Morton's metatarsalgia. J Bone Joint Surg 62A:184, 1980.
84. Schoenhaus, HD and Jay, RM: Cavus deformities: Conservative management. J Am Podiatr Med Assoc 70:235, 1980.
85. Green, DR, Sgarlato, TE, and Wittenburg, M: Clinical biomechanical evaluation of the foot. J Am Podiatr Med Assoc 65:732, 1975.
86. Bradley, GW and Coleman, SS: Treatment of the calcaneocavus foot deformity. J Bone Joint Surg 63A:1159, 1981.
87. Brewerton, DA, Sandifer, PH, and Sweetnam, DR: "Idiopathic" pes cavus. Br Med J 2:659, 1963.
88. Todd, AH: Treatment of pes cavus. Proc Roy Soc Med 28:117, 1934.
89. Cole, WH: The treatment of claw-foot. J Bone Joint Surg 22:895, 1940.
90. Dwyer, FC: The present status of the problem of pes cavus. Clin Orthop 106:254, 1975.
91. Garceau, GJ and Brahms, MA: A preliminary study of selective plantarmuscle denervation for pes cavus. J Bone Joint Surg 38A:553, 1956.
92. Hughes, KW: Talipes cavus. Br Med J 2:902, 1940.
93. Rugh, TJ: The plantar fascia: Study of its anatomy and of its pathology in talipes cavus: New operation for its correction. Am J Surg 2:307, 1927.
94. Barenfield, PA, Wedely, MS, and Shea, JM: The congenital cavus foot. Clin Orthop 79:119, 1971.
95. Brockway, A: Surgical correction of talipes cavus deformities. J Bone Joint Surg 22:81, 1940.
96. Jahss, MH: Evaluation of the cavus foot for orthopedic treatment. Clin Orthop 181:52, 1983.
97. Tyan, MC, et al: Investigation of muscle imbalance in the leg in symptomatic forefoot pes cavus: A multidisciplinary study. Foot Ankle 13:489, 1992.
98. Price, AC, et al: Computed tomographic analysis of pes cavus. J Pediatr Orthop 13:646, 1993.
99. Preston, ET and Fell, WT: Congenital idiopathic clubfoot. Clin Orthop 122:102, 1977.
100. Palmar, RM: The genetics of talipes equinovarus. J Bone Joint Surg 46A:542, 1964.
101. Finley, WH, et al: Birth defects surveillance: Jefferson County, Alabama, and Uppsala County, Sweden. South Med J 87:440, 1994.
102. Rebbeck, TR, et al: A single-gene explanation for the probability of having idiopathic talipes equinovarus. Am J Hum Genet 53:1051, 1993.
103. Irani, RN and Sherman, MS: The pathological anatomy of clubfoot. J Bone Joint Surg 45A:45, 1963.
104. Kaplan, EB: Comparative anatomy of the talus in relation to idiopathic clubfoot. Clin Orthop 85:32, 1972.
105. Ponseti, IV and Smoley, EN: Congenital club foot: The results of treatment. J Bone Joint Surg 45A:261, 1963.
106. Ghali, NN, et al: The results of plantar reduction in the management of congenital talipes equinovarus. J Bone Joint Surg 65A:1, 1983.
107. Lovell, WW and Hancock, CI: Treatment of congenital talipes equinovarus. Clin Orthop 70:79, 1970.
108. Kite, JH: Conservative treatment of the resistant recurrent clubfoot. Clin Orthop 70:93, 1970.

109. Fukuhara, K, Schollmeier, G, and Uhthoff, HK: The pathogenesis of club foot. A histomorphometric and immunohistochemical study of fetuses. J Bone Joint Surg 76B:450, 1994.
110. Kranicz, J, Trombitas, K, and Szabo, G: Results of ultrastructural analysis of the calf muscles in clubfoot. Orthopedics 14:73, 1991.
111. Sirca, A, Erzen, I, and Pecak, F: Histochemistry of abductor hallucis muscle in children witn idiopathic clubfoot and in controls. J Pediatr Orthop 10:477, 1990.
112. Maffulli, N, et al: Histochemistry of the triceps surae muscle in idiopathic congenital clubfoot. Foot Ankle 13:80, 1992.
113. Gosztonyi, G, et al: Morphometric study of muscle in congenital idiopathic clubfoot. Pathol Res Pract 185:790, 1989.
114. Bensanel, H, et al: Results of physical therapy for idiopathic clubfoot: A long-term follow-up study. J Pediatr Orthop 10:189, 1990.
115. Yamamoto, H and Furuya, K: Treatment of congenital club foot with a modified Denis Browne splint. J Bone Joint Surg 72B:460, 1990.

제 3 장

보행의 정상 발달 (NORMAL DEVELOPMENT OF GAIT)

독립 보행은 사람이 하는 운동 중 가장 키가 큰 자세다. 우리는 임상의로 보행의 특성과 가능성을 지속적으로 평가한다. 병적인 보행의 유형을 치료하고 평가하기 위해 우선 일반적인 보행과 그 요소를 잘 알아야 한다.

사람이 태어나서 독자적으로 걷기(또는 일반적인 보행)를 시작할 수 있는 것이 아니라, 출생 시부터 점점 발육하여 비로소 완전한 보행을 할 수 있게 되는 것이다. 일곱살 때까지는 성인의 보행 형태로 걷지 못하므로[1-3] 일곱살 이전에 임상적으로 성인의 일반적인 보행요소를 가늠할 수는 없다. 그러므로 이 장에서는 서로 다른 나이의 건강한 어린이의 보행 특성을 비슷한 또래 어린이들의 병리적인 보행유형을 효과적으로 치료하는 근거로 설명하고 있다(그림 3-1 에서 3-3).

대체로 9개월 반과 13개월 된 어린이는 스스로 서 있을 수 있고,[4] 스스로 보행을 할 수 있다. 보행의 형태는 아직 미숙하다(아장아장 걷는다.). 아장아장 걸을 때는 지지하는 기저부(base)가 넓고, 보행하면서 움직이는 범위가 넓어 둔부(hip)와 무릎(knee)이 과잉 굴곡하며, 발목관절은 회내전(pronation) 하고, 발가락은 굽어지고, 팔꿈치가 굴곡하면서 상지(upper extremity)가 외전(abduction)된다.[2,5] 아장아장 걷는 유아는 신체의 하중이 앞으로 이동하지 않고 좌우로 이동한다. 몇 개월 내에 이미 성숙한 걸음걸이로 변하기 시작하면, 지지하는 기저부가 좁아지고, 걸음걸이에 균형이 잘 잡혀 있으며, 팔이 교차하면서 주기적인 보행패턴(heel-toe)유형으로 앞으로 전진하게 된다. 결국에는 걸음걸이가 원숙하게 될 것이다. 신생아 때부터 나타나는 많은 복잡한 근골격계(musculoskeletal system)와 신경생리계(neurophysiologic system)가 변화하여 어린이가 원숙한 걸음걸이로 스스로 보행하게 된다.

두 살까지 완전히 성숙되는 중추신경계와 처음 3년간 빠른 비율로 성장하는 신체와 뇌가 중추신경계의 성숙에 영향을 미치는 내적인 요인이다. 신생아는 13~15개월 내에 스스로 독립하여 보행한다.[4] 근육조절은 하방으로(cephalocaudad-머리에서 다리 쪽으로), 근위말초부위(proximodistal direction)로 전달된다. 성숙한 보행에 영향을 미치는 다른 요

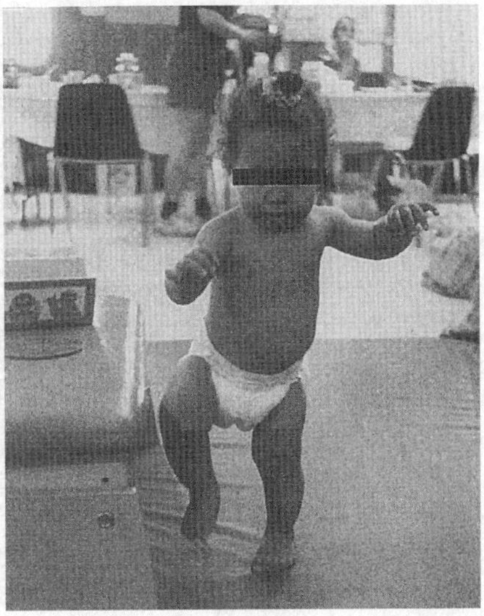

그림 3-1. 11개월된 아기의 전형적인 아장아장 걷는 모습. 이 아기는 사진을 찍은 시기보다 2주 먼저 걷기 시작하였다.

인으로는 감각(sensation), 지각(perception), 의욕유발(motivation), 고유수용기(proprioception) 등이 있다. 신경근계(neuromuscular system)와 근골격계(musculoskeletal system)가 발육함에 따라, 환경적인 필요에 의해 운동(motor)이 변한다. 환경에 의한 변화는 인간의 신체계의 적응(적응으로 성숙되는)이 필요하다. 성인이 주기적인 보행패턴(heel-toe)유형으로 미숙하게 걷는 데는 어린시절의 다음과 같은 3가지 발달과정에 그 원인이 있다 : 중추신경계의 성숙에 반응하는 변화 ; 운동 습득 : 그리고 근골격조직(musculoskeletal apparatus)의 조절과 신체 성장.

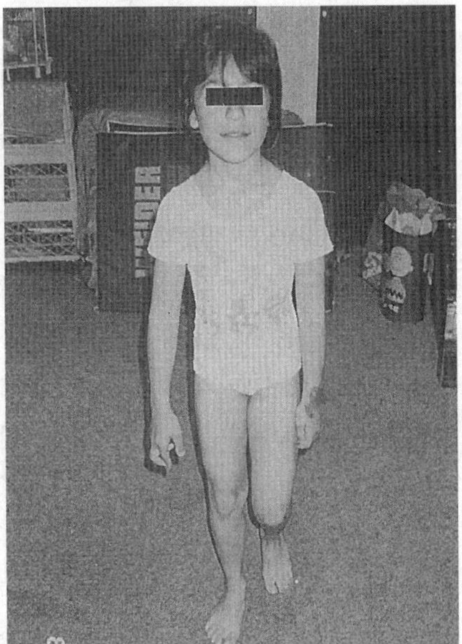

그림 3-2. 8살 된 어린이의 성숙한 걸음걸이

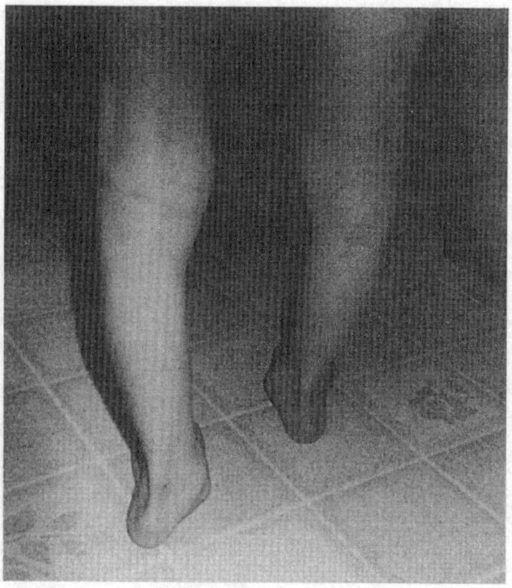

그림 3-3. 뇌성마비로 인한 4살된 어린이의 비정상적인 걸음걸이 유형

보행 발달 요소 (COMPONENTS OF GAIT DEVELOPMENT)

신경생리학적 요소 (Neurophysiologic Component)

생후 첫 15개월 동안은 스스로 걸을 수 있도록 신경계(nervous system)와 근골격계(musculoskeletal system)에 많은 변화가 생긴다. 이들 기관계는 동시에 발육하며, 7세까지 원숙한 보행을 위해 발육해야 한다.[1-3]

Bobath가 주장한대로[6], 중추신경계의 성숙은 원래 피질구조(cortical structures)에 의해 반사하는 통합된 반사작용이다. 출생 시, 신생아는 감각 자극에 대한 반응이 반사운동으로 잘 나타난다. 서 있는 자세와 보행자세에 직접적으로 관련된 반사작용은 신생아 때부터 하지(lower extremity), 신체 지탱에 대한 명확한 반응, 걸음걸이에 대한 자동적인 반응으로 나타난다. 그러므로 운동은 지각운동(sensorimotor)의 경험이라고 한다. 이들 3가지 반사작용은 서 있고 보행하는 운동(motor)의 형태로 나타나지만, 중추신경계(central nervous system)의 계층조절에 의해 수정된다. 초기의 반사작용에 대한 수정은 정위반응(righting)과 평형반응(equilibrium)에 반사작용의 발달로 생성된다. Bobath는 이들 반사작용이 모든 기능적인 운동의 기본이 된다고 하였다.

의지에 의한 운동은 무의식적인 운동과 음조의 변화를 기초로 지지되어 부분적으로는 자발적으로 움직인다. 통상적인 형태의 반사작용은 생후 3년간 어린이들이 습득하게 되는 모든 인간의 기본적인 운동형태의 기본이 된다. 무의식적인 자세변경은 정상 자세

반사기전(normal postural reflex mechanism(NPRM))을 통해 나타난다. 정상적인 자세반사작용기전(NPRM)은 정위반응(righting reaction)과 평형반응(equilibrium)에 대한 두 가지 유형의 무의식적인 반사작용으로 구성되어 있다. 이들 두 가지 유형은 한정된 일련의 작용으로 발생하지만 정위반응은 사람이 태어나면서부터 앞을 향하려는 행동을 말한다. 이보다 더 복잡한 평형반응은 생후 6개월경 정위반응과 함께 평형반응과 어린이의 의지에 의한 행동은 부분적으로 억제되고, 3~5세에는 사라지게 되는 정위반응의 유형을 변화시킨다.

정위반응은 인간이 수직으로 설 수 있게 하는 작용이며, 눈은 수평을 향하면서 머리와 몸은 지면과 일직선상에 놓이게 한다. 이 작용은 중력의 영향을 받지 않고 똑바로 선 자세로 신체를 움직이고 고정시키는 것이 주요 기능이다. 또한 정위반응은 아기가 움직여 언젠가는 곧게 설 수 있게 한다.[8] 장님인 어린이는 시각적인 정위반응(optical righting reaction)이 없어서 스스로 서고 걷는 시기가 늦어진다. Adelson 과 Fraiberg[9]가 발표한 바와 같이, 장님인 어린이에 의한 전체 운동(motor)의 형성시기가 늦어진다. 장님은 신체의 움직임을 익히는 것 보다는 똑바른 자세를 취하는데 보다 적은 영향을 받는다고 한다. 혼자 설 수 있는 나이는 평균적으로 건강한 어린이의 경우 생후 9.5개월인데 비해 장님인 어린이는 생후 11개월이다.[4] 스스로 보행할 수 있는 나이는 건강한 어린이의 경우, 생후 13개월이고 장님인 어린이는 생후 19.25개월이다.[4]

아울러 정위반응(righting reaction)은 기저부로 신체중심의 균형을 유지시키는 기능을 한다. 어린이의 경우, 스스로 서고 걷는 초기 단계에서는 신체를 지탱하는 기저부가 매우 넓어 생체역학적으로 근육(muscular)과 신경근(neuromuscular)의 제어가 잘 안되는 곳을 안정시켜준다. 신체가 효과적이지 못한 근육작용을 보상하므로, 신체의 에너지 소비가 증가한다. 어린이의 평형계(equilibrium system)가 성숙됨에 따라, 신체를 지탱하는 기저부가 좁아지고 수직으로 균형 있게 서 있을 수 있다. 기능적인 보행으로 신체가 수직으로 균형 있게 서 있을 수 있음을 알 수 있고, 정위반응과 평형반사작용을 이용하여 중심으로 일련의 수직이동(rise and drop) 반응을 함을 알 수 있다.[10] 앞으로 보행하는 동안 신체가 중심을 잡도록 정위반응과 평형반사작용을 정확히 이용함으로써 최소한의 에너지를 소비시켜 능률적이고 성숙한 유형으로 보행하게 된다.

뇌성마비(cerebral palsy)인 어린이는 정위반응과 평형반사작용(equilibrium reaction)의 장애로 인해 성숙한 보행을 할 수 없다. 중추신경계(central nervous system)의 장애 없이, 발과 발목의 복잡성(complex)은 발목의 배측굴곡(dorsiflexion)과 발가락의 신전(extention)과 더불어 중심이 후방으로 이동되어 발생한 것이다. 중심이 배측으로 이동되는 것은 발목의 내번(inversion)으로 나타난다. 일반적으로 뇌성마비 된 어린이의 발은 지속적으로 굴곡되어 지탱하고 있으나 신체의 균형이 잘 잡혀있지는 않다.[11] Gunsolus와 동료 학자들은[11] 환자 30명, 장상인 20명, 어린이 50명에 대한 발의 동적인 반응을 평가하였다. 이들 학자들은 정상인 20명을 조사하면서, 걷기 시작하는 몇몇 사람들은 중심이 후면으로 이동할 때 발가락을 당기곤 하지만, 과반수 이상은 내측궁이 반응(medial arch reaction) 한다는 것을 알아냈다. 앞으로 전진하면서 걷는 사람들은 성숙한 동적인 발의 반응이 나타난다. 중심이 후방으로 이동하는 동안 대상자 중 아무도 배측굴곡하지 않으므로 뇌성마비 된 어린이는 정상적으로 처음 걸음을 시작하는 사람들과 비슷하였다. 그러나 기능장애가 있는 대상자 중 아무도 외측 이동에 대한 반응으로 내측궁 반응(medial arch reaction)이 나타나지 않았다. 이러한 발견으로 성숙한 보행과 서 있는 자세로 발육하기 위해 효과적인 평형반응의 필요성이 입증되었다.

운동 습득 요소 (Motor Learning Component)

정위반응으로 사람이 수직으로 설 수 있고, 평형반응으로 균형을 유지하고, 두 발로 설 수 있게 조절된다. 운동프로그램(motor program)에서 중추신경체계의 생성으로 보행이 시작된다고 할 수 있다. 운동프로그램(motor program)은 운동의 기억된 설정(stored sets)을 원하는 움직임으로 통합된 선천적인 운동과 후천적으로 습득한 운동을 명령한다. 운동조절에 대한 많은 이론에는 운동의 초기에 대하여 설명되어 있다.[12] 운동조절에 대한 폐쇄계제이론(closed-loop theory)과 개방계제이론(open-loop theory)이 있다.

운동조절(motor control)에 대한 폐쇄계제이론(closed-loop theory)은 말초 피드백(feedback)을 통하여 운동을 습득하고 실행하는 체계의 능력에 근거를 둔다. 감각운동의 피드백(feedback loop)은 운동프로그램(motor program)에 수정 또는 적응하여야 한다. Stelmach는[13] 이 이론이 Mott와 Sherrington의 연구로 지속되었다고 하였다. 연구자들은 운동할 때 감각의 역할에 대한 연구를 시도하여 원숭이 사지로의 구심성경로(afferent pathways)에 관한 연구는 완전히 배제 시켰다. 구심성경로(afferent pathways)가 손상되면, 사지(limbs)는 반드시 마비된다. 꽉 쥘 수 있는 기능이 손상되어 운동을 위한 완벽한 신경계(sensory system)의 중요성이 강조된다.

개방계제이론(open-loop theory)에서는 말초의 피드백(peripheral feedback)을 계속 관찰하는 중앙제어기전(central control mechanism)을 강조하였고 운동의 공간적, 시간적인 구성요소를 결정하였다. 실행하고자 하는대로 움직일 때 아마도 신소뇌(neocerebellum) 내의 내부 모델이 구성되며, 피드백 작용은 실행하는 운동에 가해지는 힘을 억제한다; 그러나 새로운 자극(stimuli)이 가해질 때(예를 들면, 지형이 고르지 않은 지면을 보행하는 것과 같이 새로운 자극에 운동이 실행되는 것), 피드백(feedback)과 사전제어(feedforward) 작용 모두는 운동을 하는데 매우 중요한 요소다.[13] 초기의 운동조절의 변화는 말초기관의 피드백(peripheral feedback)에 대한 반응으로 발생한다 ; 그러나 한번 말초기전(peripheral mechanisms)이 조절되고 기억되면, 체계(system)는 운동 계획으로 주위의 영향을 포함함으로써 운동에 앞서 조정할 수도 있다. 중추신경계(central nervous system)는 운동작용으로 장애(errors)가 나타나기 전에 수정할 수 있다. 이로 인해 성숙한 보행자세가 나타난다.[14]

중추신경계가 걸을 수 있는 기능의 파괴로 손상된 후, 신체의 물리치료는 기능적인 보행을 할 수 있도록 치료하는데 그 목적이 있다. 건강치료 기관의 보행훈련을 포함한 다양한 물리치료와 운동은 운동조절을 회복하게 하는데 이용된다. 이러한 실내 치료로 완전한 보행기능을 회복할 수는 없다. 걷는 연습은 도시의 거리, 슈퍼마켓, 또는 기차역과 같이 사람이 많이 모이는 실제 환경에서 연습하여야 한다. 실생활에서는 다양한 환경에 접하게 되므로, 다른 장소에서도 잘 걸을 수 있도록 적절한 운동프로그램을 개발하여야 성공적인 치료가 이루어 질 것이다. 기능을 습득하려는 특정한 필요나 욕구에 의해서 운동학습이 효과를 볼 수 있다. 말초조직의 피드백(peripheral feedback)은 필수적이며, 지속적인 문제점 해결과 조정으로 다른 환경에서 각각의 역할에 잘 적응해가야 한다. 반복습득에 의해서만 다양한 환경에 대처할 수 있다. 다양한 실생활 환경(거리, 에스컬레이터, 기차역)을 반복하여 습득하여야만 스스로 기능을 회복하고 여러 상황에 적응하는 운동프로그램으로 환자가 치료되기를 바란다. 과거와 현재에 익힌 감각과 특별한 때에 실행하는 지각을 기본으로 의지에 의해 행동을 한다는 설명으로 운동기능의 습득에 대한 신경행동이 서적에 분석되어 있다. 서로 다른 환경을 필요로 하는 개개인의 운동 동기가 있지만, 근골격계(musculoskeletal system)의 반응을 실행하고 유도하는 인식능력의 결합으로 운동하게 된다. 이 이론에서는 부분적으로 왜 특별한 신체적인 결함 없이 정신적으로 발달이 늦은 성인과 어린이의 행동이 서투르거나 어색하고 정상인의 보행유형에 미치지 못하는가에 대하여 설명하였다. 보행과 같은 운동을 하려 하지만, 근골격계를 조절하는 뇌의 인식부분은 가장 효율적인 운동유형을 인식하지 못할 수도 있다. 우리는 효율적인 운동프로그램을 활용하지 않기 때문에 걸을 때 최적의 균형을 맞추지 못함을 알 수 있을 것이다.

생체역학적인 요소 (Biomechanical Component)

처음으로 스스로 서고 걷는 것을 습득할 때는 기관 내에서 안정성을 부여해주는 자세와 비효율적이고 과장된 자세로 특징이 나타난다. 운동을 조절하는 신경구조(neural structures)는 근골격계(근육의 유연성(flexibility of muscles))와 운동을 조절하는 신체적 법칙(중력, 마찰)에 의한 제어에 적응되어야 한다.[17] 그러므로 생체역학적으로 유아의 하지(골반의 전반경사(anterior pelvic tilt), 둔부의 굴곡(hip flexion), 외전(abduction), 외부

회전(external rotation)와 유아의 신체구조(짧은 다리(short legs), 높은 중력중심(high center of gravity))를 생체역학적으로 조절하기 때문에 보행 초기에는 스타카토(staccato) 방식으로 빠르고 간격이 있는 걸음걸이로 걷는다. 운동프로그램은 아장아장 걷는 신체구조로 제한되어 걷는다(그림 3-4). 걷기 위해서, 운동프로그램은 어린이의 신체구조에 맞추어야 한다.

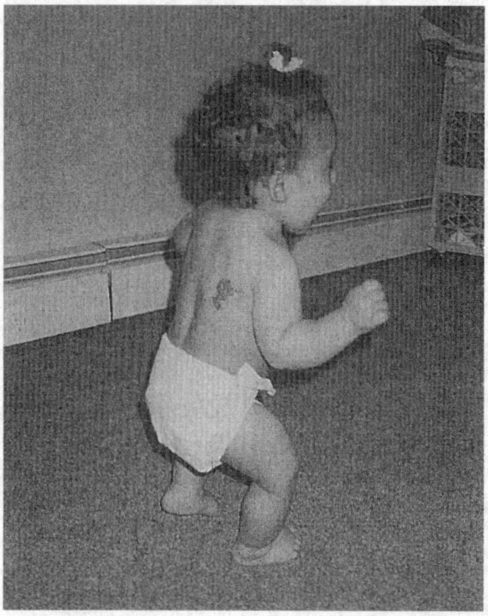

그림 3-4. 아장아장 걷는 어린이가 시상 정렬하는 특징. 팔의 위치, 골반의 전방(pelvic)경사, 신체를 지탱하는 넓은 기저부, 발가락이 바닥에 닿을 때 발목의 족저굴곡(plantar flexion)에 주목하시오.

어린이의 신체구조가 성숙함에 따라, 신체의 중심이 내려가면서 근육과 관절 내에서 역학적(mechanical)이고 운동학적인(kinesiologic) 변화가 생긴다(그림 3-5). 그래서 신체적으로 더욱 성숙한 어린이는 운동의 기능적인 목적은 변하지 않으나, 신체구조를 이용하여 정확한 운동을 하려고 그 목적이 변한다. 유아는 스스로 서고 보행하려고 발육하므로, 근골격계는 외부의 압력, 특히 중력에 저항할 수 있도록 매우 강한 제어력을 지니고 있어야 한다.

근골격계의 성숙은 기본적인 성인의 보행 유형으로 발육시키는 중요한 조직계다. 골반의 전방경사와 고관절굴곡(hip-flexion−아장아장 걷는 모습으로 나타나는)으로 인해 연부조직이 제한되는 것은 성숙으로 근육기능과 근위(proximal)와 원위관절(distal joint)이 적절하게 정렬되고 근육이 제 기능을 할 수 있게 된다.

생리학적으로, 신생아는 흉추(thoracic spine) 아래의 기저부(base)에 위치한 높은 중심으로 모든 관절이 잘 굴곡하는 것을 볼 수 있다.[18] 신생아의 경우, 하지의 굴곡(flexion), 외전(abduction), 외부회전(external rotation)에 의해 지탱되는 조직의 넓은 기저부(base)는 움직임을 시작할 수 있게 신체를 안정시켜준다. 운동과 제어는 모두 두미방향(cephal-

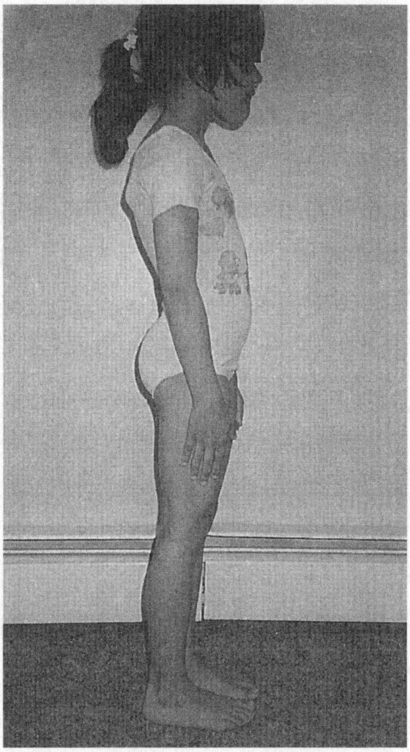

그림 3-5. 8세 어린이의 대표적인 서있는 정렬모습, 시상면.

ocaudal direction)으로 발생한다. 두뇌제어가 먼저 시작되고, 그 다음으로 신체, 둔부, 마지막으로 다리와 발의 순으로 제어가 발생된다. 하지(lower extremities)의 안정된 형태(고관절의 굴곡, 외전, 외부회전으로)는 모든 성장유형의 초기에 나타난다. 신생아의 경우, 굴근의 긴장(flexor tonus)의 생리적인 증가와 자궁내의 위치로 인해 우선 이러한 자세가 나타난다. 신생아에게 나타나는 하지의 특성은 둔부의 외부회전과 내부회전의 비율이 2:1로 움직이며, 약 150° 로 외반고(coxa valga) 하고, 대퇴부 관절구(femoral condylar)의 축이 30°~40° 로 외부를 향하고 있다는 것이다. 유아기에 근골격조직(musculoskeletal appratus)을 제어하기 시작한다면, 신체를 지탱하는 기저부는 계속 좁아져 동적인 근육제어를 할 수 있다.

스스로 서고 걷는 초기 단계에서, 어린이는 여러 관절에서 발생하는 서로 다른 근육운동을 제한적으로 결합할 수 있다. 기본적으로 운동은 광범위한 걸음걸이와 결합된 관절의 움직임이 다양한 범위로 자유로이 움직일 수 없듯이 모든 범위로 움직이거나, 어떤 범위로도 움직이지 않는다. 매끄럽게 상호 근육이 운동하기 보다는 안정성을 위해 관절 주위에서 협력수축(cocontraction)이 일어남을 알 수 있다.[20] 신체의 자세를 안정시키기 위하여 체중을 지탱하는 기저부가 넓은 것은 유아가 처음 걸을 때 잘 나타난다. 특징적으로, 비효율적인 골반의 제어와 조정으로 광범위하게 걷는 걸음걸이가 나타나므로 중심이 기저부에 있게 하고, 서 있을 때 중심이 높은 것을 보완하기 위하여, 아장아장 걷는 유아는 신체를 지탱하는 기저부가 넓다. 기저부가 넓어서 유아는 똑바로 서고 움직이기 쉽다. 어린이가 성장하여 신체구조가 변함에 따라, 전방의 골반의 전반경사(anterior pelvic tilt)와 그로 인한 둔부의 굴곡(hip flexion)이 저하된다. 체간은 곧아지고 하지(lower extremities)는 길어진다. 그러므로 중심이 낮아졌음을 알 수 있다(그림 3-6과 3-7). 광범위한 하지의 추진력 있는 움직임은 매끄럽고, 중력에 저항하여 신체가 움직이도록 원심성되는 근수축(eccentic muscle contractions)에 의해 균형을 잡게 된다. 특히, 발목의 배측굴근으로 중간 입각기(midstance) 이전에 발이 지면으로 내려가도록 원심성된 근육이 제어되어 1살 된 어린이의 족하수(foot drop)가 사라진다. 신체를 지탱하는 발의 상부 전방으로 경골(tibia)이 이동하는 것을 저지(감속)시키는 장단지근군(gastrocsoleus muscle group)과 함께 발 위로 둔부가 움직임에 따라 신체가 중간 입각기(midstance)에 있는 동안 등급별로 무릎이 제어된다.

걸음의 발달에서 근골격계의 발달의 중요성에 대하여서 1980년과 1988년 Sutherland에 의해 발표되었다. Sutherland는 아동이 성장하면서 걸음의 급한 걸음 운율은 줄어들고 걸음 속도와 보폭의 길이는 늘어난다는 것을 알았다. 이러한 모양의 성장 과정발달에서 중요한 사실은 다리의 길이의 성장과 늘어난 하지의 안정감, 바로 한 다리로서 서기 시간의 연장에 있다. 1988년 Sutherland의 연구에서는 어린 유아시기에 근육들의 활동에 대하여 서술되어 있다. 정상 걸음에서, 발목 족저굴곡은 뒤축딛기에 달려있다. 이 족저굴곡은 발다닥 전체로 걸음을 내딛는 1살 시기에는 나타나지가 않는다. 1.5세에, 일정한 족저

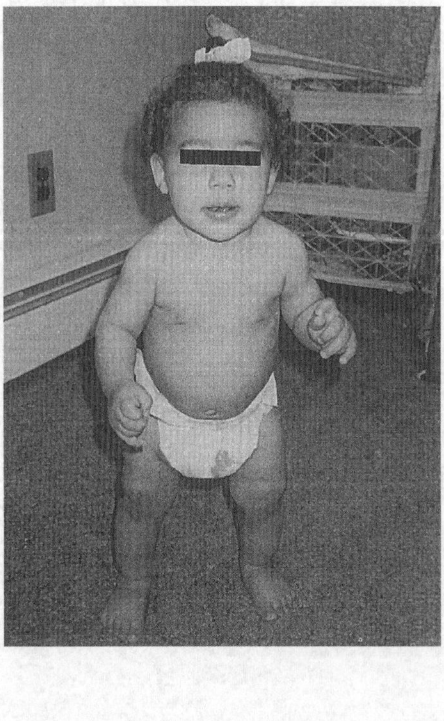

그림 3-6. 아장아장 걷는 어린이의 대표적인 서있는 자세, 정면.

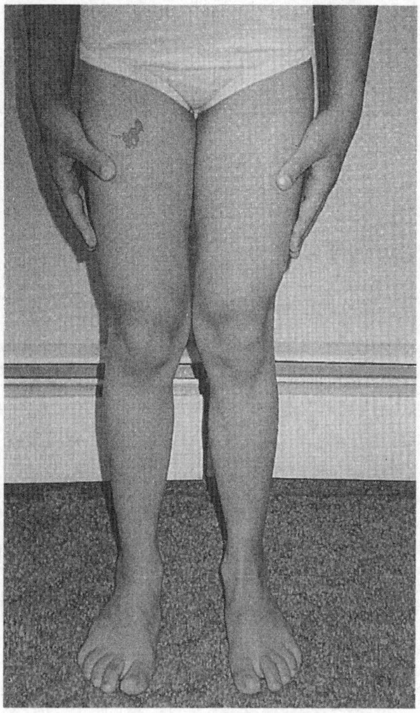

그림 3-7. 8세 어린이의 대표적인 서있는 정렬모습, 정면.

굴곡 조절이 일어나지 않는다. 발목관절의 움직임은 1세 때에는 23도, 4세 때는 31도 정도의 움직임을 보인다.

50%로 이하의 1세 유아가 뒤꿈치 딛기를 보인다. 1.5세에, 드디어 거의 모든 아동이 뒤꿈치 딛기를 보이기 시작한다. 발달된 걸음에서, 전방견골 근은 유각기에 발을 들어주기 위해 동심성 수축을 하고 뒤꿈치 닫기에서는 발바닥을 천천히 바닥에 닫게 하기 위해 원심성 수축을 한다. 1세에서 1.5세의 아동들에게 근전도 검사 결과 입각기에서 전방견골 근이 오래 작용하는 것을 알았고, 유각기에서는 늦게 활동이 시작되는 것을 알았다. 2세부터 7세까지의 아동에게서는 전방견골 근이 완전한 발달 모양의 움직임을 보였다.

비복근과 가자미근 기능은 입각기 중 경골의 앞으로의 진행의 속도를 늦추기 위해 그리고 배측굴곡을 멈추게 하고, 다른 쪽 발의 딛기를 하지전에 벌목 관절의 움직임 속도를 증가시키기 위해 정상적 걸음에서는 원심성 수축을 하게 된다. 아동에게 비복근과 가자미근의 유각기에서 활동이 볼 수 있을 정도로 밖으로 나타난다(어른들에게서는 나타나지 않는다). 이 활동은 Sutherland에 의해 유각기 중간 시작 부분에서 그리고 반대편 발의 입각기 마지막 시기에 움직임 모양을 '완전히 싸였다' 라고 표현하기도 했다. 2세에서는, 25%의 대상 아동들이 비복근과 가자미근의 유각기 시기의 활동을 계속 보였다. 한쪽 입각기 시기에 일반 어른들의 비복근과 가자미근의 근 수축 모양은 1.5세의 아동들의 3분의 1 그리고 2세에서 7세까지의 아동들 중 4분의 3에게서 보였다. Sutherland는[22] 어린이가 성장하면서 걷는 속도가 빨라지고 걸음의 간격이 길어지면서 걷을 때 나타나는 율동이 감소함을 관찰하였다. 성숙한 걸음걸이로 성장하려면 사지의 길이가 길고, 안정성이 증가되어야 한다.

근육의 힘과 강한 근육제어가 증가되어 유아가 여러 자세로 움직일 수 있다. 어린이가 앉거나 서려고 하기 전에, 몸을 지탱하는 자세(엎드린 자세와 반듯이 누운 자세와 같은)에서 근육이 완전히 신장하고, 집중적인 수축을 하며, 원심성된 수축을 함을 알 수 있다.

"보행(Wakling)은 신체가 앞으로 기울어지고 중심이 앞으로 이동하면서 시작된다." 균형을 되찾기 위해, 한 다리는 이동한 중심의 앞으로 나아가야 한다. 사람은 걷는 동안 똑바른 수평선상에 중심이 놓여지게 하여 쉬운 운동을 저해하는 힘을 최소화 시키려 한다.[23] Inman은[24] 걷는 동안 중심의 수직이동을 최소화하려는 성인의 보행에 대한 6가지 판별식에 대하여 논하였다. 골반(pelvic)이 앞과 뒤로 회전하여 뒤꿈치에 충격이 가해지는 동안 중심의 하락을 최소화시킨다. 골반경사(pelvic tilt)는 중간 입각기(midstance)에서 골반(pelvis)이 약 5° 정도 하락하여 중심이 지나치게 상승하는 것을 외측으로 억제한다. 무릎이 굴곡하면서 동시에 발과 발목이 움직이는 것은 보행 시 입각기에서 다리가 길어지고 짧아지면서 중심이 너무 높아지고 낮아지는 것을 막아준다. 골반의 외측운동은 연관된 대퇴골(femur)을 내전(adduction)시키고 중심의 과도한 상승을 제어한다. 어린이는 중심을 효율적으로 조절하는 기능을 하는 근육을 통해 차츰 습득한다. 서 있고 보행할 때 생체역학적인 정렬은 나이가 들면서 변화한다.

연령별 보행의 특성(GAIT CHARACTERISTICS BY AGE)

Sutherland는[21] 어린이의 보행특성에 대하여 연구하였다.

스스로 걸을 수 있는 1살된 어린이는 근골격의 정렬(musculoskeletal alignment)과 기능이 미숙하여 중심을 용이하게 이동시키지 못한다. 특히 골반(pelvis)은 요추 전만(lumbar lordosis)의 증가와 더불어 앞으로 기울어진다; 신체를 지지하는 기저부(base)가 넓다; 그리고 상지와 하지는 굴곡(flexion)하고, 외전(abduction)하며, 외부로 회전한다. 1살된 어린이는 보행 시 입각기(stance)에서 무릎과 발목의 굴곡, 편평족(footflat)과 증세가 심하지 않은 족하수(mild foot-drop)가 증가하고 한 다리의 입각기가 경감되며, 움직이는 다리는 둔부(hip)의 회전을 촉진시킨다. 입각기에서는 무릎이 굴곡되고, 발에 충격이 가해질 때, 발목이 족저굴곡(plantar flexion)한다. 유각기에는, 둔부(hip)가 굴곡, 외전, 외부회전을 한다. 둔부(hip)의 외부회전은 보행 시에 나타난다. 일반적으로 보조는 빠르고(분 당 180걸음), 걸음의 간격이 짧으며(20 cm), 걷는 속도는 늦어진다(초당 60 cm). 보행 시 한 발이 지면에 닿는 기간은 보행 주기의 32%이다.[22]

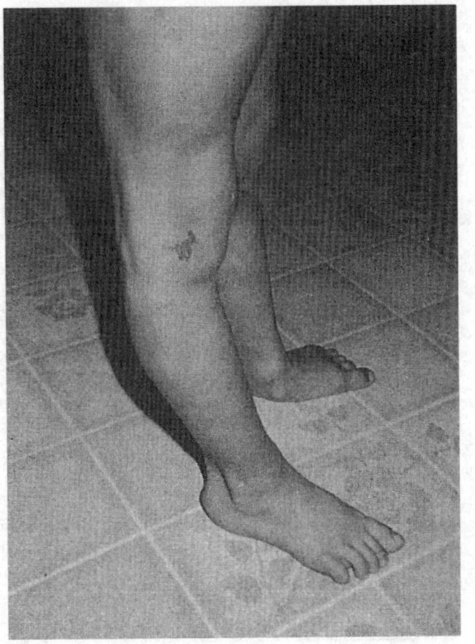

그림 3-8. 4세 어린이의 병인성 보행, 시상면. 무릎의 과다 신전(hyperextension), 발목의 회내전(pronation), 족저굴곡(plantar flexion), 외번(eversion)을 주목하시오.

두 살된 어린이에게서는 둔부의 외전, 외부회전, 골반의 경사(pelvic tilt)가 감소되는 것이 특징이다. 발뒤꿈치 닿기 후 무릎이 굴곡하고, 발가락이 지면과 떨어지기(toe-off) 전에 신전된다. 뒤꿈치가 바닥에 처음 닿을 때 충격을 받으며, 움직이는 동안 발목은 배측굴곡 된다. 발뒤꿈치와 발가락이 번갈아가며 지면에 닿는(heel-toe) 걸음걸이유형으로 보행할 뿐 아니라, 팔이 서로 교차하며 움직인다. 두 살 때에는 어린이의 보조(cadence)가 감소하고, 걸음 간격의 길이가 길어지고 걷는 속도는 빨라진다.[22]

세 살 까지, 어린이는 걸음 간격의 길이가 짧아지고 비정상적으로 보향리듬(cadence)이 빨라지는 것을 제외하고는 관절이 회전하는 어른이 걷는 유형으로 나타난다. 세 살된 아이와 비교하여, 일곱 살된 어린이는 보폭이 줄고, 걷는 속도가 빨라지고, 보행 시 한발이 바닥에 닿는 비율은 38%(어른의 39%에 가까운)이다.

재검토해 보자면, 처음 걸음을 시작하는 어린이는 중심이 높아서 신체를 지지하는 기저부(base)가 넓어져 걸음걸이가 미숙하다는 것이 특징이다. 어린이는 성장하면서, 보폭이 감소됨에 따라 걸음의 속도가 빨라지고 걸음간격의 길이가 길어진다. Sutherland는[21] 걸음간격의 길이는 다리길이와 관련되어 직선으로 길어진다고 주장하였다. 어린이의 다리길이가 길어지면 키가 커진다. 키가 커짐에 따라 중심이 낮아져 결국 어린이처럼 신체를 지탱하는 기저부가 넓지 않아도 된다. 근육기능을 잘 조절하여 운동하면 보행이 성숙해진다.

신체구조가 부분적으로 기능을 다하지 못할 때 뇌성마비의 경우처럼, 정상적인 보행을 할 수가 없다. 경련성 슬건근(spastic hamstring muscles)(그 다음으로 능동적인 무릎의 신장이 제한되는)을 보유한 뇌성마비어린이는 걸음걸이의 간격이 짧다. 아킬레스건(Achilles tendon)이 긴축되고 단축되어 종골의 외번(calcaneal eversion) 또는 발가락-발뒤꿈치(toe-heel) 걸음걸이와 함께 발가락 걷기(toe-walking)와 발바닥 닫기(foot-flat) 걸음걸이가 나타난다(그림 3-8). 1983년, Strotzky는[25] 고속영상촬영법(high speed cinematography)을 이용하여 정상인 39명의 걸음걸이와 뇌성마비어린이(cerebral palsied children) 6명의 걸음걸이에 대한 연구 보고서를 작성하였다. 그녀는 뇌성마비어린이가 정상어린이보다 느리게 보행하는 것을 발견하였으며, 걸음이 늦어지는 것은 보폭이 줄어들어서가 아니라 큰 걸음의 길이가 제한되었기 때문이라는 결론을 내렸다. 뇌성마비를 앓고 있는 어린이는 정위(righting)와 평형(equilibrium)회전이 부족하고 신체정렬에 결함이 있어서 보행을 위한 적절한 운동프로그램을 시행할 수 없다.

연구 (RESEARCH)

어린이가 정상인의 걸음걸이로 성숙해지는 나이가 언제인지에 대하여 문헌상에 많이 논쟁되어 있다(표 3-1). 우선 다양한 방법으로 보행에 대한 분석을 하여 보행주기의 서로 다른 특성을 연구원들에 의해 조사되었기 때문에 문헌상에 많은 논쟁거리로 남아 있다. Sutherland 와 동료학자들은[21] 세 살에서 일곱 살 사이에 발생하는 작은 변화만으로 세 살에 성숙한 보행을 하게 된다고 하였다. 성숙한 걸음을 판별하는 데에는 다섯가지 중요한 식별법인 단 하지 입각기(single-limb stance), 걸음의 속도, 보조(cadence), 걸음걸이 간격의 길이, 골반(pelvic)과 발목에서 퍼지는 비율이 있다고 하였다. 이들 특성은 고속영상(high speed movies), 디지탈변환장치(Graf-Pen sonic digitizer), 컴퓨터(computer), 작도장치(plotter), 근전도(electromyograms)를 이용하여 보행주기로 분석되었다. Burnett 와 Johnson은[26] 영상, 사진 분석을 통한 관찰에서 스스로 보행하기 시작한 후 22주가 지나면 일정한 성숙한 보행(발뒤꿈치에 충격이 가해지고 동시에 팔이 움직이는 것으로 설명되는)을 한다고 하였다. 중간 입각기(midstance) 에서 둔부(hip)의 굴곡과 성숙한 발과 무릎의 운동은 스스로 걷는 보행이 시작된 후 40주에서 55주내에 나타난다.

Okamoto 와 Kumamoto[1] 는 근전도계(electromyography), 발 스위치, 조사기록을 이용하여 보행과정의 습득과 보행을 습득하는 나이에 관하여 연구하였다. 이들은 만으로 두 살 까지, 팔을 교차하여 움직이고 발이 앞으로 전진하며, 신체의 좌우 흔들림이 감소함(성인에게서 나타나는)을 알 수 있었다. 이 후부터, 유아의 걸음걸이의 특성이 사라지고 성인의 보행자세를 습득하게 된다. 성인의 걷는 모습은 일곱 살까지 거의 완성된다. Corradi-Scalise와 Ling은[27] 발바닥이 지면에 닿을 때 반응하는 힘과 근전도 원격 측정법(EMI telemetry)에 의해 근육을 단계적으로 분석하여 여덟 살에서 열 살까지의 보행특성을 설명하였다. 또한 그들은 어린이 나이 여덟 살에서 열 살이 되면 성인과 비슷한 보행을 한다고 결론지었다. 더욱이, Norlin, Odennik, Sandlund는 foot switches를 이용하여 어린이 230명을 대상으로 보행유형을 연구하였다.

연구내용의 매개변수(parameters)로는 대상자의 다리길이 뿐 아니라, 속도, 큰 걸음걸이의 길이, 보조, 큰 걸음걸이에 걸리는 시간이 있다. 이들 학자들은 보행의 특성은 나이가 들어가면서 여덟 살에서 열 살까지 성인의 걸음걸이로 변화하고, 그 후 약간의 변화만 일어나며, 다리길이가 보행에 가장 많은 영향을 미치는 요인이 된다고 결론을 내렸다. 이러한 차이점은 어린아이들의 보행을 비교하고 평가하는데 어려움을 초래한다. 병적으로 비정상적인 보행과 정상적인 보행을 정확하게 비교하기 위하여, 어린아이들의 보행의 성장에 관하여 더 연구해 볼 필요가 있다.

처음 걸음을 시작할 때부터 세 살 사이에 걸음걸이의 유형에 많은 변화가 생긴다고 문헌 상에 설명되어 있다. 그 후, 미세한 움직임과 다리 길이에 따라 어느 정도 차이가 있는 한 걸음 간격의 길이, 보조, 보행속도의 특성에 약간의 변화만이 나타난다. 문헌 상에 기술된 내용을 보면, 일곱 살 때까지 성인과 비슷하게 성숙한 보행유형이 나타난다는 의견이 일치함을 알 수 있다. 병적으로 비정상적인 보행과 정상적인 보행을 비교하려면, 어린시절에 보행의 성숙에 관한 명확한 설명이 필요하다. 여덟 살에서 열 살까지의 어린이가 성숙한 보행을 하게 된다면, 이들 학자들의 보행에 관한 연구에서는 정상적인 보행을 하는 성인에 관한 연구와 비교될 수 있다. 8세 이하 어린이의 보행유형이 나이가 들면서 변한다면, 어린이의 나이 1세에서 7세는 그들 나이또래의 어린이들과 비교해 보아야 한다. 병적으로 비정상적인 보행을 하거나, 성장이 지연되거나 또는 이 두 가지 요소를 모두 가지고 있는 어린이는 정상적으로 건강한 어린이와 비교해 보아야 한다는 것은 이 연구에서 꼭 짚고 넘어가야 할 중요한 개념이다.

표 3-1. 성숙한 보행의 연령별 습득

저자	발간년도	연구된 보행의 기준척도	보행성숙 연령
Okamoto와 Kumamoto	1972	국부적인 근육작용	7세
Berger와 동료학자	1984	국부적인 근육작용	6-7세
		무릎과 발목관절의 각도	
Sutherland와 동료학자	1980	보행속도	3세
		보행의 율동적 박자	
		걸음 길이	
		다리 하나의 입각기	
		골반과 발목의 펴지는 비율	

Burnett & Johnson	1971	뒤꿈치에 충격이 가해질 때 발과 무릎기전의 성숙	독립보행을 한지 중간 입각기에서의 굴곡 40-50주 후
Norlin과 동료학자	1981	보행속도 걸음 길이 보행의 율동적 박자	8-10세
Corradi-Scalise & Ling	1987	국부적인 근육작용	최소한 8-10세까지

정상적인 유형 대 전형적인 유형 (NORMAL VERSUS TYPICAL)

보행분석에 관한 문헌을 통해, 정상 관절각도와 생체역학적인 정렬(biomechanical alignments)에 관하여 서술되어 있다. 그러나 사실상 정상적인 정렬은 사람들에게 나타나는 전형적인 정렬이 아닐 수도 있다는 점을 꼭 알고 있어야 한다. 성인 걸음걸이의 정렬의 특성을 인정하기는 하지만, 인간은 선천적으로 다양한 특성을 보유하고 있기 때문에, 전형적인 정렬의 특성은 가장 적절한 정렬 또는 정상적인 유형과 더불어 문서상에 서술되어야 한다. 목적지에 도달하려는 걸음의 특성은 광범위하게 변화할 수 있다. 정상적, 최적, 전형적이라는 용어는 병리학을 정확하게 입증하고 수정하기 위하여 뚜렷한 정의를 내려 지속적으로 이용되어야 한다(그림 3-9에서 3-11까지).

우리는 8세에서 10세의 건강한 어린이 20명을 조사하여 성인과 비슷한 보행유형이 나타나는 지에 대하여 결론을 내렸다. 하지에 관한 연구는 개개의 어린이를 대상으로 시행되었다. 어린이 20명 중, 25%만 비정상적인 근골격이 나타나지 않았고, 50%는 체중을 지탱할 때, 거골하관절의 회내전(subtalar joint pronation)이, 40%는 외반슬(genu valgum-한쪽 또는 양쪽으로 만곡된)이, 10%는 전반슬(genu recurvatum)이 발생하였다. 이 나이 또래 어린이의 근골격계(musculoskeletal system)에 적용됨에 따라 정상이라는 용어에 많은 논쟁을 불러일으켰다. 이들 어린이 중 75%는 정상적인 생체역학적 정렬이 나타나진 않았지만, 모두 정상적인 어린이로 간주된다. 정상적인 보행유형을 기준으로, 75%의 어린이는 성숙한 보행유형으로 발육되지 않았다. 모든 이들 20명의 어린이가 기능적으로 잘 보행하고, 정상적인 보행유형에 대한 관찰력이 미숙하긴 하지만, 임상적으로 이들 전형적인 보행의 특성을 설명하고 병적인 비정상적인 보행을 하는 사람을 규정짓는데 유용하다.

일반적으로 문헌에서, 보행에 관한 연구는 정렬(alignment)과 근 활동상(phasic muscle activities)의 두가지 중요한 보행의 특성에 중점을 두었다. 우리의 연구에서는 이들 기준척도(parameters)를 이용하고 운동습득의 이론을 통해 어린이의 성숙한 보행을

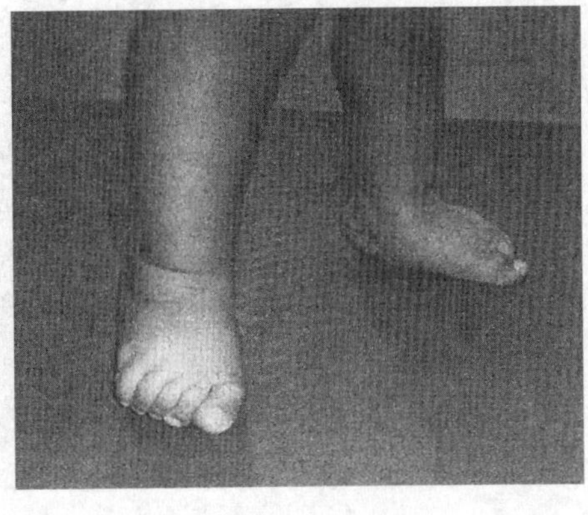

그림 3-9. 미숙한 반응으로 나타나는 신체를 지탱한 자세에서 관찰한 11개월된 어린이의 거골하관절(subtalar joint)의 회내전(pronation).

설명하려 하였다.

운동조절은 중추신경계의 성숙과 근골격의 발달에 좌우된다. 인간의 보행유형의 성숙 표현에 가장 적합한 매개변수(parameter)는 근육기능이다. 성숙한 보행은 보행주기, 즉, 입각기, 유각기, 동시 입각기(double stance) 단계와 일치하는 단계적인 근육기능의 특성으로 설명될 수 있다. 우리는 8세에서 10세까지의 소년 11명과 소녀 9명, 총 20명의 건강한 어린이를 대상으로 연구하였다. 이들 어린이의 부모는 출생과정, 성장과정, 그리고 내과와 외과기록을 근거로 발육에 관한 설문지를 작성해 주었다. Motor Proficiency(운동신경 숙련도 : American Guidance Service, Circle Pines, MN 55014)에서 시행한 Bruininks-Oseretsky Test의 짧은 양식은 각 어린이의 정상적인 성장에 많은 도움이 되었다. 기술적인 연구에서는 발바닥이 지면에 닿을 때 반응하는 힘과 발목관절에 관한 단계적 근육기능(phasic muscle activity)을 분석하였다. 여덟 채널의 근전도계 원격 측정법 단위 (An eight channel eletromyography telemetry unit - EMG)는 발목관절 주위의 근 활동상(phasic muscle activity)을 측정하는데 사용되었다. 사용된 근육군은 발목의 배측굴근(ankle dorsiflexors) 전경 골근(tibialis anterior)을 포함하여, 장지신근(extensor

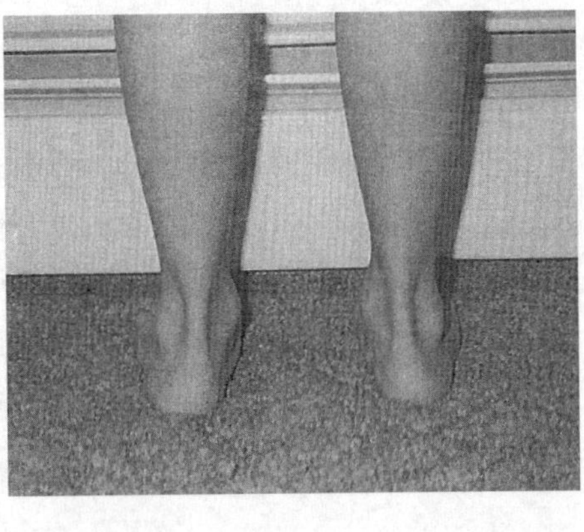

그림 3-10. 8세 어린이에게 전형적으로 나타나는 신체를 지탱한 자세에서 발목관절의 회내전(pronation). 정상적인 어린이의 생체역학적인 정렬은 일정하지 않다.

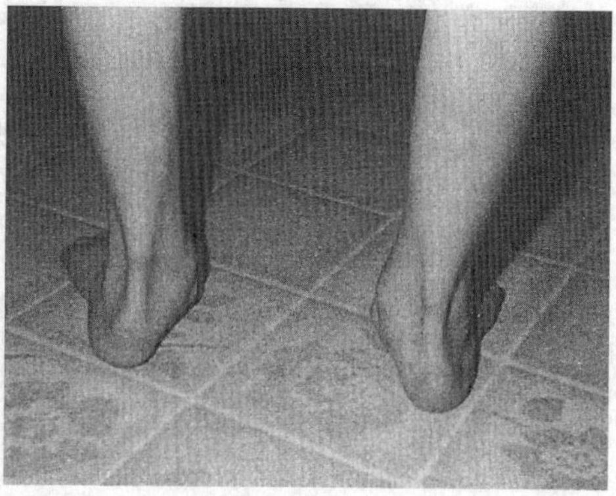

그림 3-11. 뇌성마비의 4세 어린이에게 나타나는 신체를 지탱하지 않은 자세에서 발목관절의 과다 회내전(pronation).

digitorum longus), 제삼비골근(peroneus tertius), 장무지신근(extensor hallucis longus), 그리고 족저굴근(ankle plantar flexor)이 있다. 비복근(gastrocnemius), 가자미근(soleus), 장무지굴근(lexor hallucis longus), 장비골근(peroneus longus), 후경골근(tibialis posterior), 장지굴근(flexor digitorum longus), 그리고 단비골근(peroneus brevis muscles)을 포함하여 전기동태계(electrodynography system The Langer Biomechanics Group, 21 East Industry Ct, Deer Park, NY 11729)는 보행 시 동시 입각기(double stance), 입각기, 그리고 유각기에 대한 자료를 수집하기 위해 근전도와 상호작용한다.

연구 결과, 발목관절 주위 근육근의 능숙한 조정은 8세에서 10세의 어린이는 어른과 비슷하게 성숙한 보행을 한다는 것을 밝혀냈다. 발목관절의 근육군의 공동작용은 보행 시 움직이는 단계(유각기)와 보행을 안정시키는 단계(입각기와 동시 입각기〈double stance〉)에 꼭 필요하다. 보행 시 입각기에서는, 왼쪽의 하지가 발목의 배측굴근과 비교하여 발목의 족저굴근(ankle plantar flexors)을 촉진시킨다. 반대쪽 근육이 자극을 받는 동안 근육의 한 셋트가 억제되어 효율적인 운동을 할 수 있다.[31] 입각기 중에는 오른쪽의 하지에서 발목의 족저굴근과 배측굴근의 촉진의 변화가 없음이 입증되었으며 협력수축(cocontraction)이 발생하였다. 협력수축(Co-contraction)은 숙련된 근육운동보다 단순한 유형이다. 그러므로 왼쪽의 하지(left lower extremity)는 보행 시 입각기에서 오른쪽 하지보다 더 유연하다.

보행 시 유각기에서는 그 반대로 움직인다. 오른쪽 하지에는 상호억제현상이 나타나고, 왼쪽 하지(left)에는 주동근(agonist)과 길항근(antagonist)의 협력수축이 나타난다. 그러므로 오른쪽 하지(lower extremity)가 보행 시 입각기에서 왼쪽하지(left)보다 더 유연하다. 위의 연구결과에 대한 분석이 매우 흥미롭다. 운동신경 숙련도의 Bruininks-Oseretsky 검사의 짧은 양식에 대한 심사평가로 공을 던지고 차는 실험으로 입증되었듯이 오른쪽이 우성인 사람(오른손 잡이와 오른발잡이)이 대상자의 90%인 것으로 나타났다. 이로 인해 대상자는 왼쪽하지에 비해 오른쪽 하지가 유연하고 협력수축

(cocontraction)이 강하게 나타난다는 결론이 얻어졌다. 이 말을 오해하기 쉽다. 대상자의 95%는 보행의 유각기 자세와 비슷한 공을 발로 차는 자세에서, 오른쪽 하지는 공을 차고 왼쪽 하지는 신체를 지탱하기 위해 고정되어 있다. 이러한 오른쪽과 왼쪽하지에 대한 연구결과는 보행 시 하지의 기능과 일치한다. 왼쪽 다리는 입각기에서 그 기능을 다하고 오른쪽 다리는 보행 시 유각기에서 더 그 기능(공을 찰 때와 마찬가지로)을 발휘한다. 대상자가 오른발 잡이라고 불리긴 하지만, 발의 우성은 유동성과 고정성의 특수한 기능을 잘 수행하기 위해 조절되는 하지로 우선 분류될 수 있다.

협력 입각기(double stance)에서는, 두 발의 주동근군(agonist), 길항근(antagonist) 사이에 변화는 없다. 협력수축(co-contraction)은 양쪽으로 나타난다. 발목관절 주위 근육기능의 균형은 보행 시 협력 입각기(double stance)에서 기저부(base)를 안정시킨다.

연구 결과 8세에서 10세의 어린이는 성인과 비슷한 성숙한 보행을 한다는 것이 입증되었다. 발목관절 주위 근육군의 기능적인 조절이 보행 시 입각기와 유각기를 모두 효율적으로 작용시키기 위해 필요함을 알게 되었다. 하지의 우성이 오른쪽이냐 왼쪽이냐는 이 나이에 결정된다.

우리의 연구결과 8세에서 10세의 어린이는 성인과 비슷한 성숙한 보행을 한다는 것이 입증되었다. 이러한 자료를 분석하는데 있어, 저자들은 보행에 대한 운동프로그램의 특성이 모든 20명의 대상자에게 영향을 미치지 않는다는 결론을 내렸다. 특히 유동성과 고정성의 효과적인 작용에 대한 오른쪽과 왼쪽 하지기능의 다른 점을 분명히 밝혔다. 다리 움직임의 특성을 미리 프로그램하면, 각각의 다리가 특수한 기능을 미리 프로그램한 대로 효과적으로 운동할 수 있다.

요약 (SUMMARY)

어린이의 보행발육에 영향을 미치는 많은 요인이 있다. 신경근계(neuromuscular system)의 성숙으로 보행에 필요한 균형과 자세가 잘 잡힌다. 습득하고 장애를 해결하는 기능의 발달로 걸음걸이를 시작하는데 자극을 준다. 골, 근육 같은 신체조직이 성숙함에 따라 중력을 포함한 외부환경에 신체가 적절하게 상호작용 할 수 있게 된다. 처음 걸음을 시작하는 어린이의 보행유형은 넓은 기저부, 골반전방의 경사(anterior pelvic tilt), 둔부굴곡(hip flexion), 외부회전, 외전(abduction), 넓은 보행운동, 발목관절의 회내전(pronation), 발가락 위축(toe curling), 팔꿈치 굴곡(elbow flexion)하면서 상지가 외전되는 것(upper extremity abduction)이 그 특징이다. 중추신경계(central)와 근골격이 성장하면서, 사람의 선천적인 운동프로그램으로 효율적으로 기능적인 보행이 촉진된다. 생체역학적인 정렬, 자세조정 또는 운동조절에 결함이 있다면, 운동프로그램이 효율적인 보행에 맞는다고 할 수는 없으며, 보행의 유형이 전형적이라고 할 수는 없다.

일반적으로 전형적인 성인의 보행은 7세까지 발육된다. 그러나 사람들 중 어느 정도의 비율은 생체역학적으로 정렬된 성숙한 보행유형으로 발육되지는 않는다. 그러므로 사람들이 기능적인 보행을 하더라도, 가장 바람직한 또는 정상적인 표준 보행유형으로 성장하지는 않는다.

참고문헌 (REFERENCES)

1. Okamoto, T and Kumamoto, M: Electromyographic study of the learning process of walking in infants. Electromyogr Clin Neurophysiol 12:149, 1972.
2. Sutherland, DH: Gait Disorders in Childhood and Adolescence. Williams & Wilkins, Baltimore, 1984, p 10.
3. Berger, W, Altenmueller, E, and Dietz, V: Normal and impaired development of children's gait. Hum Neurobiol 3:163, 1984.
4. Furno, H, et al: Help Checklist. VORT Corporation, Palo Alto, CA, 1984.
5. McGraw, MB: Neuromuscular development of the human infant as exemplified in the achievement of erect locomotion. J Pediatr 17:747, 1940.
6. Bobath, B: Abnormal Postural Reflex Activity Caused by Brain Lesions, ed 3. Aspen, Rockville, MD, 1985, p 1.
7. Leonard, CT, Hirschfel, H, and Forssberg, H: The development of independent walking in children with cerebral palsy. Dev Med Child Neurol 33:567, 1991.
8. Alon, Z: Unpublished material, 1986.
9. Adelson, E and Fraiberg, S: Gross motor development in infants blind from birth. Child Dev 45:114, 1974.
10. Plack, M: Personal communication, 1984.
11. Gunsolus, P, Welsh, C, and Houser, C: Equilibrium reactions in the feet of children with spastic cerebral palsy and normal children. Dev Med Child Neurol 17:580, 1975.
12. Stelmach, GE (ed): Motor Control Issues and Trends. Academic Press, New York, 1976, p 202.
13. Stelmach, GE (ed): Motor Control Issues and Trends. Academic Press, New York, 1976, p 2.
14. Carr, JH, et al: Movement Science Foundations for Physical Therapy in Rehabilitation. Aspen, Rockville, MD, 1987, p 131.
15. Haas, G, et al: Development of feedback and feedforward control of upright stance. Dev Med Child Neurol 31:481, 1989.
16. Brooks, VB: Brain functions in motor skill learning. Conference on the Neurobehavioral Analysis of Motor Skill Learning. Teacher's College Columbia University, New York, 1987.
17. Carr, JH, et al: Movement Science Foundations for Physical Therapy in Rehabilitation. Aspen, Rockville, MD, 1987, p 25.
18. Palmer, CE: Studies of the center of gravity in the human body. Child Dev 15:99, 1944.
19. Resseque, B: Conference Lecture Material, The Dynamic Components of Foot Function. Langer Biomechanics Group, Deer Park, NY, 1984.
20. Carr, JH, et al: Movement Science Foundations for Physical Therapy in Rehabilitation. Aspen, Rockville, MD, 1987, p 93.
21. Sutherland, DH, et al: The development of mature gait. J Bone Joint Surg 62A:336, 1980.
22. Sutherland, DH, et al: The Development of Mature Walking. Clinics in Developmental Medicine. MacKeith Press, London, 1988.
23. Cailliet, R: Foot and Ankle Pain. FA Davis, Philadelphia, 1968, p 45.
24. Inman, VT, Ralston, HJ, and Todd, F: Human walking. In Lieberman, JC (ed): Human Walking. Williams & Wilkins, Baltimore, 1981, p 1.
25. Strotzky, K: Gait analysis in cerebral palsied and nonhandicapped children. Arch Phys Med Rehabil 64:291, 1983.
26. Burnett, CN and Johnson, EW: Development of gait in childhood: Part II. Dev Med Child Neurol 13:207, 1971.
27. Corradi-Scalise, D and Ling, W: Gait patterns of normal school-aged children. Master's Thesis, New York University, 1987.
28. Norlin, R, Odenrick, P, and Sandlund, B: Development of gait in the normal child. J Pediatr Orthop 1:261, 1981.
29. Takegami, Y: Wave pattern of ground reaction force of growing children. J Pediatr Orthop 12:522, 1992.
30. Katoh, P, Mochizuki, T, and Moriyama, A: Changes of sagittal-plane ankle motion and ground reaction force (fore-aft shear) in normal children aged four to ten years. Dev Med Child Neurol 35:417, 1993.
31. Payton, OD, Hirt, S, and Newton, RA: Scientific Basis for Neurophysiologic Approaches to Therapeutic Exercise: An Anthology. FA Davis, Philadelphia, 1978, p 105.
32. Wheelwright, EF, et al: Temporal and spatial parameters of gait in children. I: Normal control data. Dev Med Child Neurol 35:102, 1993.

제 4 장

닫힘 운동 사슬과 보행 (Closed Kinetic Chain and Gait)

이동(locomotion)은 어떠한 위치에서 다른 위치로 움직이는 능력을 말하는 것이고, 보행(gait)은 발을 움직여 일어나는 특별한 활동이다. 인간은 걷기, 달리기, 뛰기(hop)를 포함하는 두발 보행(bipedal)을 한다. 걷기(walking)는 양발이 바닥에 닿는 동작을 나타내는 동시입각기(double limb support phase)로 의해 특징지어진다. 달리기는 동시입각기를 갖고 있지 않으나, 공수기(airborne phase)를 갖게 된다. 달리기에서의 조깅은 발뒤꿈치가 닿기보다는 앞발이 닿는 초기접촉(initial contact)에 의해 다르게 구별되어진다. 이들 각각은 하향에너지(downward energy)가 앞으로 진행하는 방향을 조절하도록 하여 앞으로 쏠리는 자신을 감지하게 함으로써 평형 조절을 하게 한다. 그러므로 걷기와 달리기는 역동적인 균형상태다.

걷기, 조깅 그리고 달리기는 모두 다른 방향에서 하지의 움직임과 관련되는 탈위상(out-of-phase) 보행이다. 두발모아 깡충뛰기(Hopping)는 균형 잡힌(대칭적인) 다리 움직임으로 이루어진 (in-phase gait)보행이다. 왜냐하면 4지 동물은 6가지 보행 형태를 나타내는 움직임의 패턴이 가능하기 때문이다. 걷기, 빠른걸음(trot), 걸음걸이(pace), 보통 구보(canter), 빠른 속도 달리기(transverse gallop), 회전(rotary gallop). 날기(Flying)와 수영은 지상이 아닌 곳에서의 이동이며, 이들 각각은 다양한 형태를 가지고 있다.

닫힘 운동 사슬(Closed kinetic chain) 움직임은 신체 말단 부분에서의 체중 부하로 일어나는 동작이다. 지상에서의 이동(terrestrial locomotion)은 근본적으로 공중에서 나는 것이나 물 속에서 수영하는 것과는 다르다. 왜냐하면 이것은 열림과 닫힘운동 사슬 시기(closed kinetic chain phase) 사이의 교대작용이 요구되기 때문이다. 인간에게는 요추, 골반, 고관절, 슬관절, 족관절 거골하, 중거골하, 중족지절 관절로 구성된 하지 운동 사슬을 갖고 있다. 닫힘 운동 사슬에 의해 제한되는 움직임은 보행 형태의 큰 역할을 한다. 이 제한은 신체의 생체역학적 중력의 중요함을 반영하는 것이다. 두발 보행(bipedal gait)은 영장류들이 상지로 도구를 자유롭게 사용하여 지적 발달을 시킬 수 있는 아주 중요한 역할을 해왔다. 인간의 근골격계는 두발 보행을 할 수 있게 발전되어졌다. 천골은 두 다리를 통하여 체중 전달을 할 수 있도록 버티는 것과 인체의 내부장기를 보호하는 역할을 하기 위해 있다. 두발보행은 인간에게만 있는 것은 아니며 인간에게만 필요한 것도 아니다. 두발 보행으로 가장 빠른 것은 타조이다. 타조의 달리는 속도는 23m/s(52mph)이며, 빠르기가 유명한 치타, 29m/s(65mph)와 거의 비슷하다.[1] 제자리뛰기는 큰 아킬레스 건과 꼬리에 탄력을 모아 뛰어오를 때마다 사용하는 캥거루가 아마도 가장 에너지를 효율적으로 사용하는 동물일 것이다.[2]

본 장에서는 운동사슬의 상호작용을 강조한 인간의 독립보행의 특징을 다시 살펴보고자 한다. 본 장은 보행을 위한 전문용어 설명과 개념과 관련된 정의를 시작으로 한다. 이동에 대한 신경학적 지식의 한계는 이후 논의되어진다. 보행과 에너지 전달에 대해서도 분석하였다. 그 다음 보행 운동학(gait kinematics), 근육 활동, 동역학(kinetics)의 이해를 살펴보고 있으며, 개념을 이해하기 위하여 사례연구와 임상 관련 논의를 하였다. 부록은 자료 분석과 보행 분석 방법을 설명하고 있다. 본 장에서의 논의는 하지 운동사슬을 포함하나, 1장과 2장에서 다루었던 거골하와 발에 대한 역학적 논의와 중복되지는 않는다.

동물의 이동 목표는 신체를 움직이는데 필요한 에너지를 효율적으로 사용하는 방법, 신체 구조와 조직에서의 역학적 무게 전달을 유지하여 안전을 위한 적절한 조절을 하는 것이다. 보행의 자연적 변화는 한 걸음에서 점차 속도를 증가시키는 것으로, 이를테면 걷기에서 달리기로 연결되는 것과 같이 가장 적은 에너지를 소비하여 속도를 발생시키는 것이다.[3] 보행에서 각각의 걸음은 인체의 변화에 대한 역학적인 것이며; 자연스럽게 변화에 대한 가장 효율적인 움직임의 형태이다. 본 장에서는 보행의 과학적인 면을 강조하고 있으며, Holzreiter와 Kohle[4]의 의견을 충분히 고려하였다. 보행은 단지 물리적인 문제가 아니라, 개인적 표현 형태일 뿐이다.[4]

보행의 특성 (CHARACTERISTICS OF GAIT)

그림 4-1은 초기의 두 가지 보행 주기 즉, 입각기(stance phase)와 유각기(swing phase)를 보여주고 있으며, 보행 주기 동안 나타나는 다양한 형태를 보여주고 있다. Rancho Los Amigo에 의해 제시된 용어와 정상 보행을 설명한 용어로 되어있다. 보행 주기는 초기접촉에서 시작된다. 발뒤꿈치 닿기는 뒤꿈치 즉 흔히 뒤축딛기(heel strike, heel contact)로 불리어졌다; 병적 보행에서는 초기 접촉시기에서 뒤꿈치가 바닥에 닿는 동작이 나타나지 않는다. 초기 접촉 다음 동작은 입각기로 들어가는 단계로 발바닥이 바닥에 완전히 닿아(foot flat contact) 체중을 지지할 수 있게 된다. 동시입각기(Double limb support)는 한 발이 초기접촉이 시작되면서 반대쪽 발에서는 발끝 밀기(toe-off)가 끝나는 상태를 말한다. 몸체가 중심 축(pivot)이 되고, 한쪽 발에 체중을 싣게 되어 중력의 중심이 발로 쏠리게 되

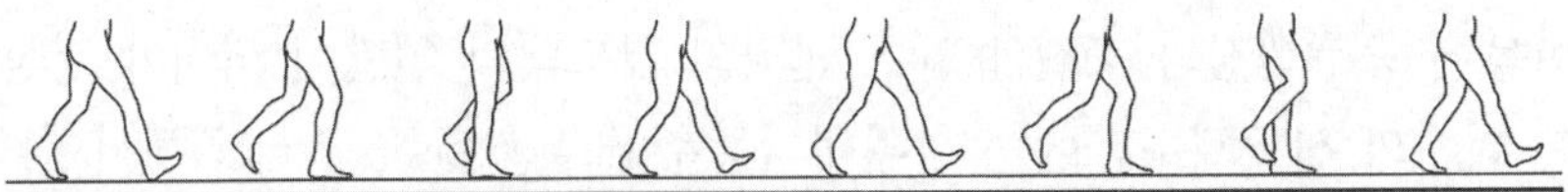

	Stance					Swing		
Traditional	heel strike	foot flat	midstance	heel off	toe off	acceleration	midswing	deceleration
Ranchos los Amigos	initial contact	loading response	midstance	terminal stance	preswing	initial swing	midswing	terminal swing
Donatelli	heel contact	weight acceptance	midstance	push off/ propulsion	toe off	—	—	—

그림 4-1. 보행주기 명칭 목록: 전통적, Rancho Los Amigos, 앞장에서 사용한 명칭

는 중간입각기(mid-stance)가 된다. 중간입각기는 반대쪽 발의 발 끝 밀기(push-off) 다음에 일어난다. 몸체가 앞으로 움직이려는 시도가 계속 되려면, 발뒤꿈치를 들어올리고(heel-off) 몸체는 다리를 들어 올리기 위해 준비를 해야 한다. 반대쪽 발의 초기 접촉은 뒤축들어올리기(heel-off) 이후 곧 나타난다. 발가락이 바닥에서 들어올리려고 느슨해지는 순간을 발끝밀기(toe-off, 또는 preswing)라 한다. 유각기(swing phase)는 3가지로 구성된다: 초기유각기(initial swing), 또는 가속기(acceleration phase); 중간유각기(midswing; terminal swing) 또는 감속기(deceleration phase). 입각기(stance)는 한 걸음(stride)의 60%를 , 유각기(swing)는 40%를 만든다. 성인의 한 걸음 보행주기에서 동시입각기는 체중수용기(Weight acceptance)나 이동기(transfer phase)를 각각 10%씩 만들어 낸다.

보행 주기는 에너지의 이동 형태로 설명할 수 있다. 초기접촉은 슬관절과 족관절의 복잡한 에너지 흡수시기이다. 이 흡수시기는 부드럽고도 강력한 초기접촉을 일으키는 움직임으로, 앞으로의 전진을 촉진하려고 에너지를 저장하는 활동이다. 뒤축들어올리기(heel-off)에서 발끝 밀기(toe-off)로 가는 뒤축들어올리기(Push-off)는 추진기이다. 이 추진력은 족관절의 저굴근(plantar flexor)에서 일어나며 한 걸음에서 80%에서 85%의 에너지를 필요로 한다.

신경학적 조절 (NEUROLOGIC CONTROL)

인간에게 있어 보행은 생후 1년 이내에 습득하게 되며, 이동은 신경계에서도 중추신경계의 프로그램에 의해 조절이 가능해진다.[6] 동물에서 이동을 위한 중추신경계 프로그램은 습득이나 훈련에 의해 익숙해진다고 알고 있고, 인간에게 있어 보행은 높은 수준의 신경조절로 이루어진다고 알려져 있다.[7] 결과적으로 다음은 동물에 관한 연구가 포함되는 논의가 될 것이다.

이동은 중추신경의 조절과 말초 신경의 피드백의 연합이 되어야 정상적으로 이루어진다. 척수의 신경세포간에는 상위대뇌중추(higher brain center)에서 입력이 안된 신경진동자(*neural oscillator*)나, 패턴발생기(*pattern generator*)를 통하여 하지의 상반 움직임이 일어날 수 있다. 이 결과, 대부분 일어나는 움직임의 형태가 척수 수준에서 일어나게 된다. 모든 척추의 척수패턴발생기(spinal pattern generator)는 사지를 통하여 복잡한 활동이 가능하게 된다. 척수를 절단한 동물을 트레드 밀(Treadmill)에서 움직이게 하고, 한 가지 보행형태에서 다른 보행형태(빠른 걸음에서 달리기로)로 변화를 주며 속도를 증가시켰을 때, 평형 감각과 힘, 지구력이 부족하게 나타났다.[8] 이미 알려진 신경학적 조절에 관한 정보로, 인간에서는 척수 수준에서 발생하는 중추패턴발생기(central pattern generator)가 매우 중요하다는 것을 알 수 있다.[6,9]

모든 동물에서 연구되었듯이 보행은 뇌간(brain stem)에서 시작한다. 기저핵(basal ganglia) 담창구(globus pallidus)와 시상밑(subthalamic)과 흑색질(substantia nigra)의 그물부분(pars reticulata of the)이 중간뇌(cuneiform nucleus)의 꼬리 끝(caudal pole)으로 배출된다.[7] 인간 보행의 상위 조절능력에 대해서는 조금 알려져 있지만, 고양이의 뇌 피질을 제거해 보면 이동 뿐만 아니라, 다른 많은 목표 행동을 지배하고 있음을 알 수 있다. 고양이의 소뇌를 절단해 보면, 자유로운 걷기는 할 수 있으나 벽과 같은 장애물에 반응하는 능력이 제한됨을 알 수 있다. 척수를 절단한 고양이도 보조가 된다면 이동도 가능하고, 장애물에 대한 반응을 적절히 나타낼 수 있다. 정상적인 움직임에 대한 구심신경(afferent) 정보는 배측, 등측 척수소뇌(spinocerebellar tract)를 따라 소뇌로 전달된다. 소뇌는 보행에 필요하지 않을 수도 있으나, 움직임에 관한 구심성 입력(afferent input)으로 인한 움직임을 위한 원심성 중추 패턴 발생기(efferent central pattern generator)에 비교되어 협응을 증가시키게 되고 중추신경 프로그램을 정비하여 조절된 움직임을 유도한다. 정상보행에서는 상위신경계를 사용하지만, 동물에서 척수패턴발생기(spinal pattern generator)가 감각적 입력이 없이도 체간근과 사지를 조절하여 움직일 수 있다고 연구되었다. 인간에서 척수반사도 다른 동물에서와 같이 유사한, 마치 회로접속 방법과 같다. 인간에서 피질입력(cortical input)상태는 환경에 대한 적응과 그에 따른 유연한 반응을 나타낸다.[9]

고유수용적이고 감각적인 정보는 중추패턴발생기(central pattern generator)에 영향을 받아서 장애물을 피하거나 협응을 증가시키는 움직임을 조절하게 된다. 단일 접합성 반사(monosynaptic stretch reflex)는 다른 동물에서와 같이 인간이 보행하는 동안 억제되고, 하지 체중부하와 비 체중부하를 포함하는 보다 복잡한 척수반사에 의한 단순신장반사(simple stretch reflex)가 된다.[9,10] 인간에서 다발 접합성 반사(polysynaptic reflexes)는 극상체계(supraspinal system)에 의존하게 된다. 경직성 마비에서는 나타나지 않는 반사처럼 관절내의 위치 정보는 보행주기의 시기에 의해 제공되어진다.[9] 척수동물은 움직임에 방해를 받는다 해도 보행을 위한 움직임을 유지하려고 근육을 사용할 것이다. 피부 감각 수용은 중추신경계로 조절된다.[8] 고양이의 발톱 앞에 있는 패드를 유각기 동안 건드릴 수 있다면, 고양이는 장애물을 넘을 수 있는 굴곡근 연합를 보여주게 될 것이다. 앞서 언급했듯이 구심신경이 소뇌로 전달되듯 척수 내 신경사이(interneurons)에도 전달될 것이다.

척수가 절단된 동물의 감각입력과 이동 능력의 중요점은 아마도 운동 패턴 반사일 것이다. 이러한 개념은 사실이 아니다. 정상 이동은 근방추, 건, 관절들로부터 구심성입력(afferent input)을 사용하게 되는데, 구심성입력(afferent input) 제거했더라도 모든 근육들은 이동을 위한 복잡시간패턴(complex timing pattern)을 유지하게 된다.

협응은 소뇌 피드백의 결여로 인한 절충으로 보아야 할 것이다. 척수절단 동물은 구심로차단(deafferentation)되고, 운동 패턴은 본질적으로 정상이나 안정성이 부족하게 된다; 동요(perturbation)가 쉽게 근 활동 패턴을 방해하게 된다.

보행의 측면적과 입체적 묘사 (TEMPORAL AND SPATIAL DESCRIPTORS OF GAIT)

보행 시간, 거리, 속도를 측정하는 것이 보행을 이해하기 쉬운 방법이다.[11] 그림 4-2는 걸음(stride)을 공간에서 측정한 것이다. 한 발짝을 떼는 것은 발뒤꿈치 닿기로 시작하여 반대쪽 발뒤꿈치 닿기까지인데, 이를 체중 수용 시기(foot accepting weight)라고 한다. 오른발이 한 발짝(right step) 떼는 것은 왼발 뒤꿈치 닿기에서 오른발 뒤꿈치 닿기까지 거리를 말한다. 한 걸음의 넓이는 발뒤꿈치 닿기로부터 같은 쪽 발뒤꿈치 닿기 즉, 오른발에서 오른발까지 말한다. 이렇게 한 걸음은 왼쪽 한 발짝과 오른쪽 한 발짝으로 구성된다. 앞으로 나아가는 속도가 유지된다면, 보폭은 우측에서 우측이든, 좌측에서 좌측이든 동일할 것이다. 걸음간격(stride width)은 진행 방향의 일직선에 따른 수직 거리이다. 이는 또한 기저면(base of support)이다. 진행 방향과 발의 축 방향과 이루는 각도를 족외각(out-toe angle)이라 한다.

그림 4-3은 다양한 측면의 시간적 변수(parameter)를 보여준다. 한 걸음과 한 발짝 시간이 입체변수(parameter)와 일치한다. 입각기와 유각기 시간 또한 유사하다. 동시입각기는 입각기의 중복이고, 양쪽이 같을 필요는 없다. Winter는 바른 동시입각기는 좌측 발 닿기, 우측 발끝 밀기 상태가 되고; 이는 좌측 체중수용기를 말하는 것이라고 한다. 보행속도(cadence)는 1분 동안의 걸음 수이다. 속도(Velocity)는 최소단위시간(unit time)의 이동 거리이다. 속도는 한 걸음을 옮기는 동안의 운동과 위치 에너지의 교환처럼 왕복운동이다 ; 걸음의 평균치이거나 진행방향에 대한 속도이다.

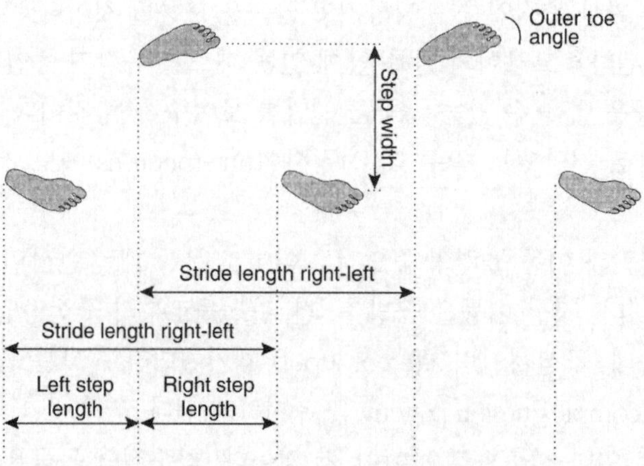

그림 4-2. 보행의 입체(spatial)변수. 걸음거리(stride length)는 뒤축딛기에서 동측 뒤축딛기까지의 거리이다. 보행거리(step length)는 반대쪽 뒤축딛기에서 동측 뒤축딛기까지 거리이다. 한 발짝 넓이는 뒤축딛기 사이의 움직임의 수직 거리이다. 발의 외측(out-toe)각도는 발의 세로축과 진행 선 사이의 각이다.

보행의 구성요소 (DETERMINANTS OF GAIT)

Saunders와 그의 동료들은[13] 보행의 구성요소들에 대해 논의하며 결정요소(determinants)를 정의하였다. Inman과 그의 동료들도[14] 6가지 결정요소를 규정지었으며, 이는 보행에 필요한 복잡한 움직임을 밝히는 틀을 마련하였다. 우선 중력과 기전으로 정의하였는데; 이는 체간이 체중 이동을 위해 시계추처럼 움직이는 것에 따라 붙여진 보행의 역진자 형태(inverted pendulum model of gait)라 불린다. 또한 유각기에 있는 다리가 공간에서 자유롭게 움직인다고 해서 보행의 탄도 형태(ballistic model of gait)라 불리기도 한다. 그림4-4는 첫 번째 결정요소: 고관절 굴곡근과 신전근의 형태를 보여준다. 움직임은, 발은 고정된 채 마치 경첩처럼 굳은 골반의 움직임이다. 이런 컴퍼스(compass)움직임은 골반이 동시입각기에서는 갑자기 방향을 바꾸어 내려가고 , 중간입각기에서는 높이 올라가는, 마치 말을 타는 것 같은 움직임을 만든다. 이런 갑작스런 방향 변화는 비효율적이고, 에너지 낭비이며, 근골격계 구조를 힘들게 하는 것이다. 어쨌든 컴퍼스 보행(Compass gait)은 몸체를 앞으로 진행하게 된다. 골반회전(Pelvic rotation)은 두 번째 결정요소로 수직축(vertical axis)(종단면)에서 일어난다. 그림 4-5에서 골반회전이 어떻게 다리의 길이를 증가시키고, 중력의 중심이 오르고 내리는 지를 보여준다. 또한 내재된 에너지 변화를 감소시키는 수직 궁(vertical arcs)의 높이 감소도 한 걸음을 더 효과적으로 만드는 것이다. 왜냐하면 움직임은 닫힘사슬이기 때문에 골반 회전은 고관절의 회전을 필요로 한다. 정상속도에서의 골반회전의 합계는 ±4°정도이다.[15]

세 번째 결정요소는 골반경사(pelvic obliquity)로 하지가 유각하는 쪽으로 내려가는 것이다. 그림 4-6에서 보여주듯이 골반경사는 무게중심이 부드럽게 수직에서 벗어나 자

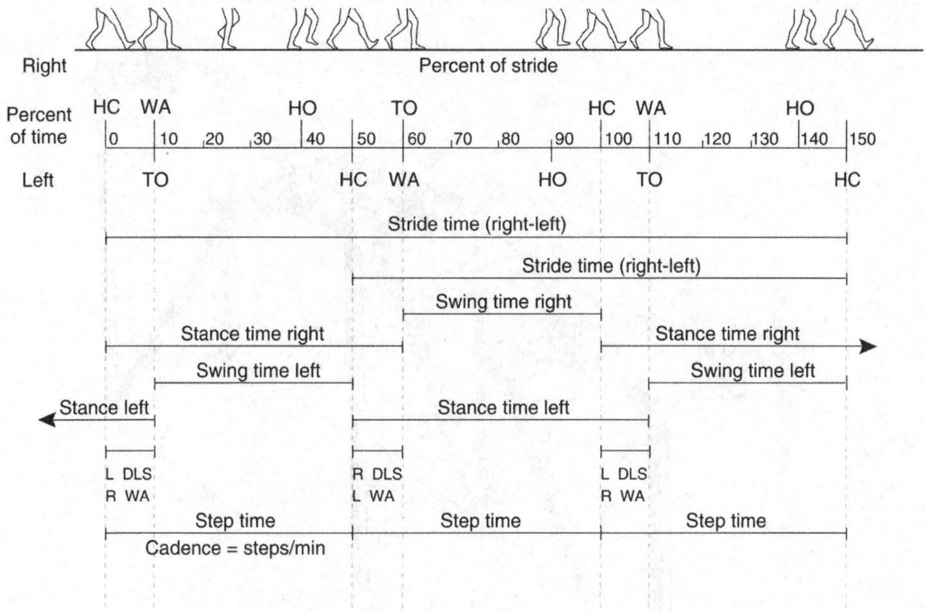

그림 4-3. 완전한 좌 · 우측 한 걸음의 측면변수이다. 한 걸음 시간은 뒤축딛기부터 동측 뒤축딛기까지 측정시간이다; 일정한 속도, 우측 한 걸음과 좌측 한 걸음의 동일한 시간. 입각기는 초기접촉부터 동측 발끝밀기(toe-off)까지 측정시간; 유각기는 발끝밀기부터 동측 초기접촉까지 시간이다. 입각기와 유각기는 우측과 좌측이 다를 수 있다. 동시입각기나 체중수용시기는 양쪽 발이 지지면에 닿는 시간이다: 초기접촉이 일어나고 반대쪽은 뒤축들어올리기(push-off)가 된다. Winter는 바른 동시입각기는 좌측 초기접촉과 우측 뒤축 들어올리기 상태; 이것은 또한 좌측 체중수용기이다. 보행 주기는 그림 4-1에서 제시되었듯이 용어로 정리된다(DLS=double limb support; WA=체중수용기).

연스러운 걸음을 만든다. 유각기는 하지의 슬관절이 유각을 위한 굴곡을 하게 된다. 체중부하를 하는 고관절 외전근은 골반을 안정시키게 된다; 고관절의 경사지는 힘을 조절하지 못하면 이는 오리걸음(Trendelenburg gait)을 초래하게 된다. 정상적인 골반의 경사각은 ±4°정도가 된다.[15]

네 번째 결정요소는 입각기에서의 슬관절 굴곡(stance leg knee flexion)으로 이는 발뒤꿈치 닿기가 시작되면서 에너지를 흡수하여 중간 입각기(midstance)의 무게중심에서 수직 상승을 감소시키게 된다(그림 4-7). 무게중심의 수직진동(vertical oscillation) 감소는 근골격 구조의 운동사슬의 부담을 감소하게 된다. 달리기 할 때, 초기접촉에서 슬관절 굴곡의 힘은 크게 작용하며, 체중의 압력을 받아들일 수 있게 된다.[16]

입각기에서 족관절의 배굴과 저굴(The foot with ankle dorsiflexion and plantar flexion during stance) 다섯 번째 결정요소이며 그림 4-8에 설명되어있다. 그림의 시작 부분은 무게중심의 수직 이동이 줄어든다. 궁형진로(each arc) 변화는 초기접촉과 뒤축들어올리기(push-off)가 일어나는 것이다. 이는 하지의 기저면에서 일어나는 초기접촉

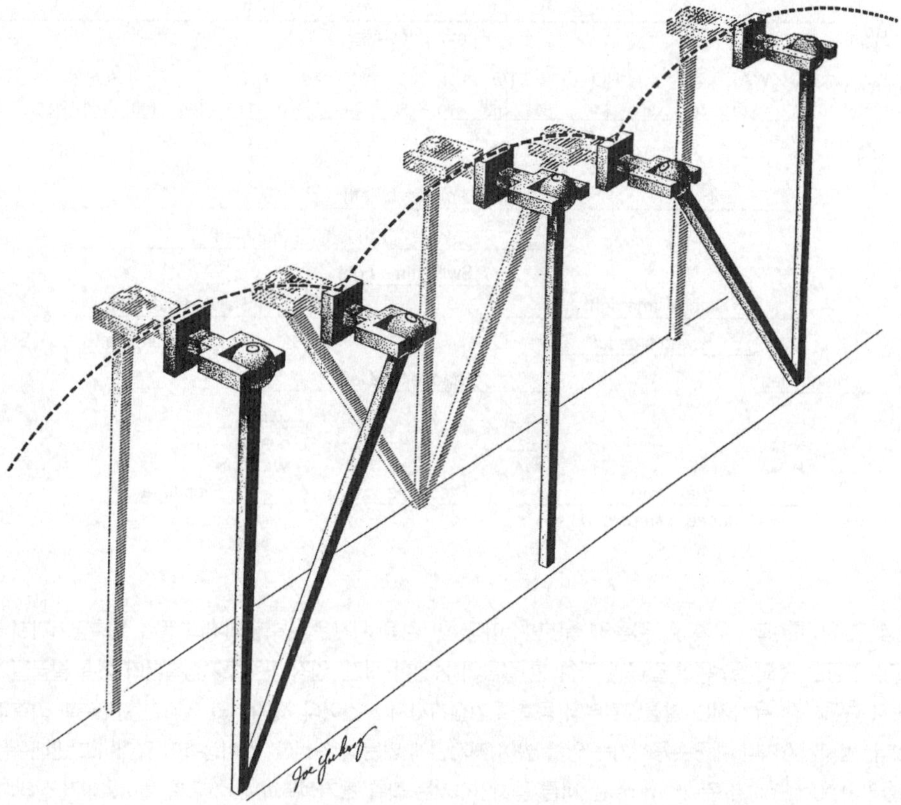

그림 4-4. Compass 보행: 첫 번째 결정 요소는 고관절의 경첩 활동으로 굴곡/신전이다. 골반은 진행 방향에 수직을 유지하고 위로 아래로 활처럼 곡선을 그리며 움직인다. dashed line. (Inman, Ralston과 Todd(1981), 발췌됨. Saunders 등에서 조금 다르게 발표됨(1953)).

에서 방향 변화가 일어나는 것을 감소시킨다. 뒤축들어올리기 동안 족관절이 저굴되며, 하지의 뒤축들어올리기를 효과적으로 일으키기 위한 돌연한 방향 전환을 감소시킨다. 이리하여 수직궁(vertical arcs)을 만들게 된다. 족관절의 저굴은 유각기를 위한 힘을 나누어주게 된다.

마지막으로 기저면에서의 무게중심 외측이동(lateral displacement of the center of gravity over the base of support)이다(그림 4-9). 스케이트나 스키를 타는 사람들은 하지의 이와 같은 외측 움직임이 많이 요구될 것이다. 고관절 외전근이 저항을 받게 되어 골반의 회전을 감소시키고, 이는 곧 체중을 이동시켜 안정된 보행을 만들게 된다.

골반의 움직임을 위한 3가지 구성요소를 말할 수 있는데, 골반의 역동적이고 효율적인 움직임이 중요하다.[15] 체간 회전은 골반회전이 거의 끝나는 시기에 발생한다. 하지의

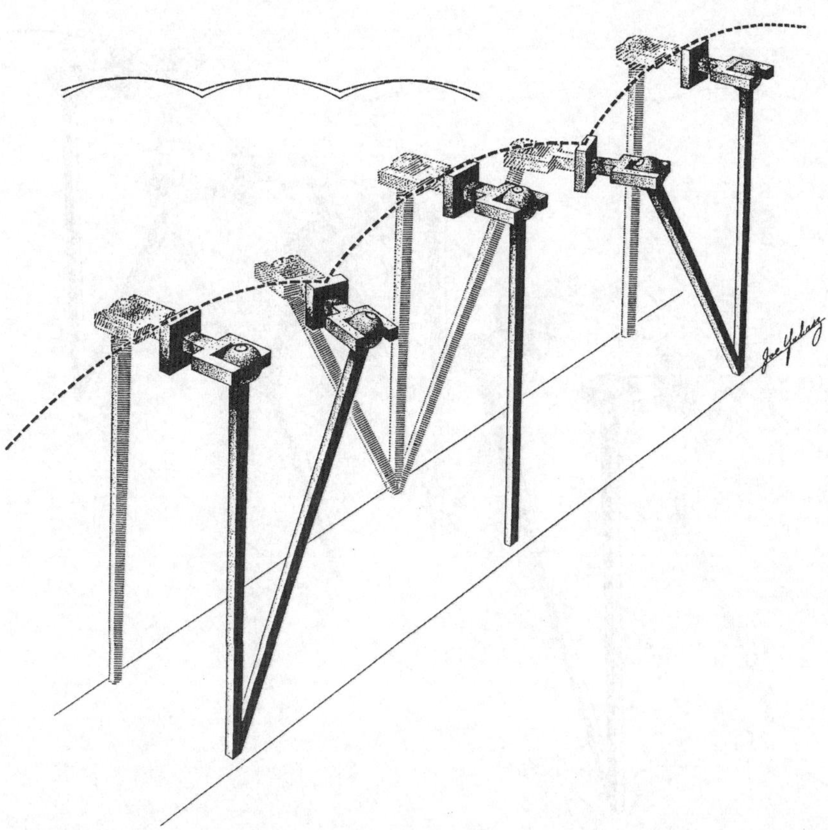

그림 4-5. 보행의 두 번째 결정요소는 수평면에서 골반 회전이다. 골반 회전 활동은 다리의 적절한 한 발짝 길이이다. 다리가 수직으로 바닥에 닿은 상태를 유지하면서 골반 회전은 동시입각기 동안 무게중심이 수직으로 내려가면 감소된다. 첫 번째 요소(solid line)가 무게중심을 따라 움직이고, 두 번째 요소(dashed line)는 부드럽게 지나가게 된다. (Inman, Ralston과 Todd〔1981〕,발췌됨. Saunders 등에서 조금 다르게 발표됨〔1953〕).

유각기가 끝나고 팔의 움직임이 시작된다: 한쪽 팔이 앞으로 움직이게 될 때 반대쪽 다리의 걸음이 앞으로 나오게 된다. 골반의 전방, 후방 회전은 요추의 신전과 굴곡을 일으킨다. 뒤축들어올리기 상태가 되면, 척추의 안정성을 위해 척추의 뒷면이 서로 조여들게 되어 요추 전만을 만들게 되는 것이다. 이런 척추의 신전상태는 뒤축들어올리기에서 발과 발목의 회외운동에 의한 고정 지렛대 형태가 발생되면서 일어난다. 체간의 외측 안정성은 또한 균형을 유지하기 위해 매우 중요하다. 보행 구성요소는 매우 복잡한 원리를 갖고 있다. 운동사슬을 포함하는 각 관절의 움직임은 보행주기 동안 부드러운 신체의 이동을 만들어준다. 걷기를 하는 동안 아주 적은 체간의 수직적 변위(vertical displacement)는 보행의 효율성을 증가시키고 근골격계의 부담을 줄여주게 된다.

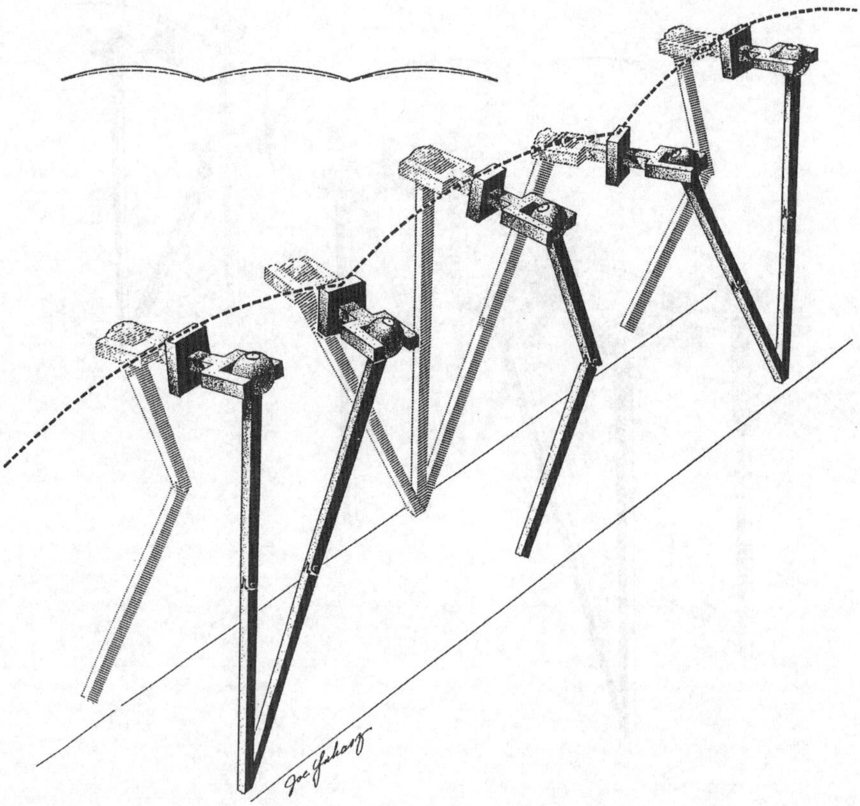

그림 4-6. 보행의 세 번째 결정요소는 골반 경사각과 유각기에서의 슬관절 굴곡이다. 골반은 유각기에서 발끝밀기 바로 전에 경사가 내려가며, 점차 동시입각기가 되면서 자연스럽게 돌아온다. 그러므로 무게중심은 유각기에서 내려가게 되고, 중간입각기에서 감소되어 수직으로 올라가게 된다. 유각기에서 슬관절은 지지면으로부터 들어 올려져 굴곡 된다. 좌측이 우선 두 요소(solid line)와 세 번째(dashed line)요소가 포함되어 무게중심이 높게 올라가는 것을 보인다. (Inman, Ralston과 Todd〔1981〕,발췌됨. Saunders 등에서 조금 다르게 발표됨〔1953〕).

에너지 유지와 이동 (ENERGY CONSERVATION AND TRANSFER)

보행에 필요한 신진대사는 기계적 에너지 변화와 최상의 중력 사용을 통하여 최소화된다. McMahon은[19] 보행의 경첩진자모델(hinged pendulum model)을 사용하여 결정요소를 설명하였듯이, 인간의 정상보행 속도의 특성에 대해 기술하였다. 뒤축들어올리기(push-off)에서 움직임이 일어날 때, 유각기 다리는 추처럼 중력에 대한 반응과 근육의 움직임이 요구된다.

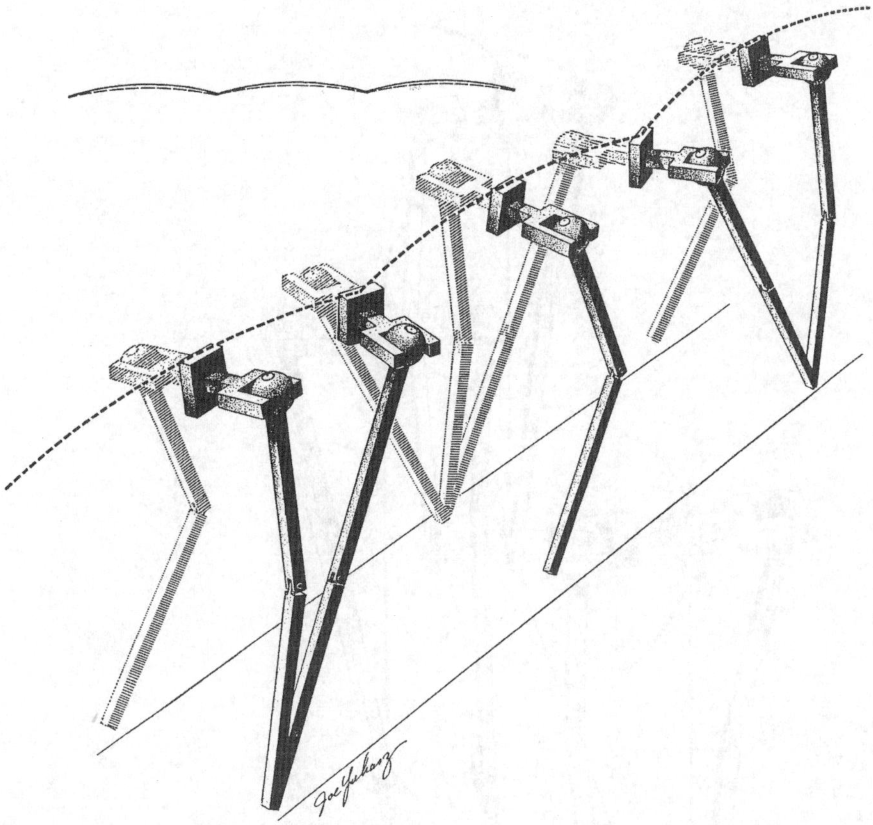

그림 4-7. 보행의 네 번째 결정요소는 입각기에서의 작은 슬관절 굴곡이다. 슬관절 굴곡은 초기접촉에서 조기의 압력을 흡수하게 되며, 중간입각기에서 감소되어 무게중심을 올라가게 한다. 좌측은 세 요소(solid line)와 네 번째 요소(dashed line)와 비교되어 무게중심이 올라가는 것을 보인다. (Inman, Ralston과 Todd〔1981〕,발췌됨. Saunders 등에서 조금 다르게 발표됨〔1953〕).

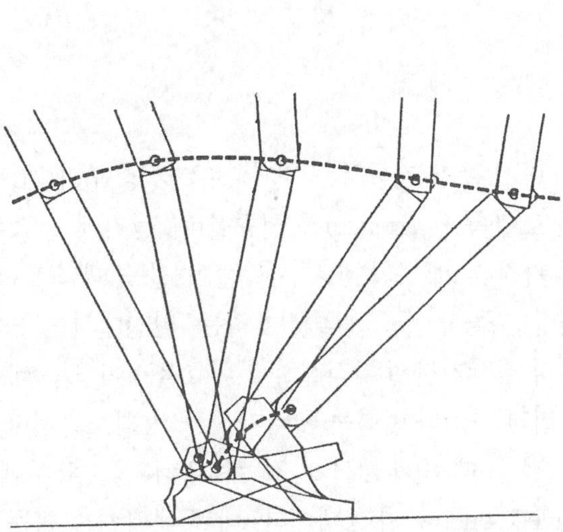

그림 4-8. 보행의 다섯 번째 결정요소는 족관절의 배굴과 저굴이다. 발목은 초기접촉에서 흔들리며 부드럽게 움직임의 변화를 보여준다. 수직을 유지하려는 운동사슬은 발목이 삐걱거리거나 흔들림을 적게 만든다. 뒤축들어올리기 동안 족관절의 저굴은 슬관절을 궤도에 따라 서서히 움직이게 한다. 이런 활동은 뒤축딛기와 발끝밀기에서 다리의 길이를 길게 만든다. (Inman, Ralston과 Todd〔1981〕,발췌됨. Saunders 등에서 조금 다르게 발표됨〔1953〕).

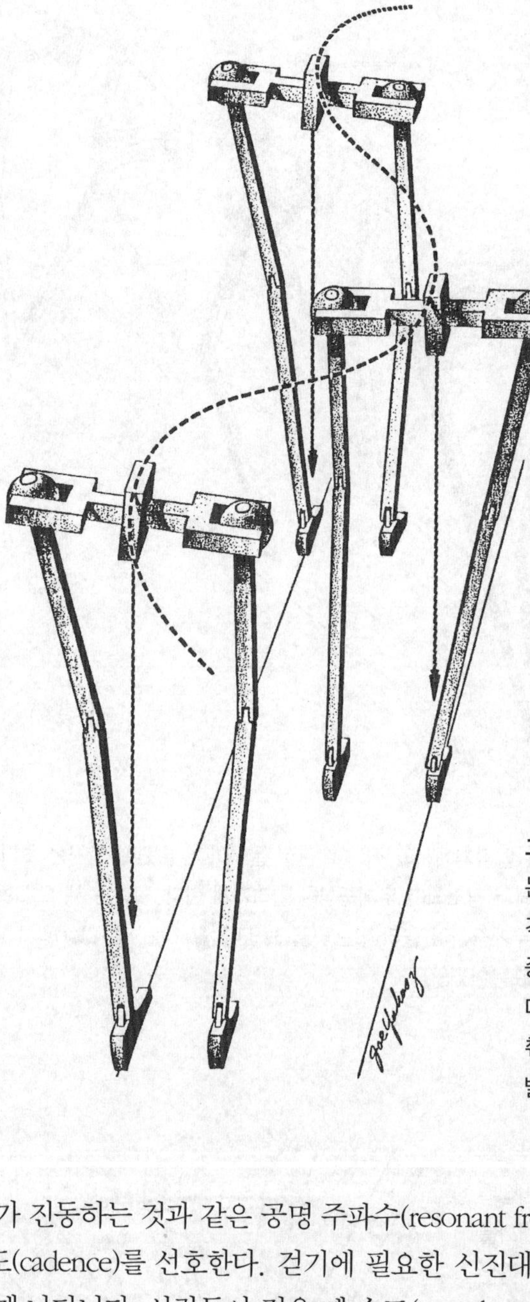

그림 4-9. 보행의 여섯 번째 결정요소는 골반의 수평 움직임이다. 지지면(입각기 다리)의 체중 이동에서 안정성을 증가시키고, 지지면의 폭을 좁게 만든다. (Inman, Ralston과 Todd(1981),발췌됨. Saunders 등에서 조금 다르게 발표됨(1953)).

마치 추가 진동하는 것과 같은 공명 주파수(resonant frequency)를 갖는데, 인간은 이런 보행속도(cadence)를 선호한다. 걷기에 필요한 신진대사는 이와 같은 공명주파수에서 가장 낮게 나타난다. 사람들이 걸을 때 속도(speeds and cadences)가 빠르거나, 느리거나 그들이 어느 것을 선호하든, 신진대사는 높아질 것이다. 빠른 속도로 걷게 되면 에너지-저장기전은 부적절하고 비효율적이 되는데, 달리게 되면 더 효과적이 된다. 걷기와 달리기 사이의 변화는 에너지 요구가 최소화된다.[21,22]

걸을 때 인체에서 가장 큰 에너지는 위치에너지(potential energy)와 운동에너지(kinetic energy)의 형태이다. 이런 에너지 형태는 하나로 합쳐지는데, 이것들은 머리, 팔,

몸체에서 우세해진다. 운동과 위치에너지가 교환을 해도 신체 전체 에너지는 변하지 않는다. 몸체는 중간입각기(최대수직높이, maximum vertical height)에서 위치에너지로부터 동시입각기(최대 전방 속도, maximum forward velocity)에서 운동에너지로 이동한다. 이 같은 에너지 교환 촉진은 뇌졸중 환자의 보행 재교육에 사용될 수 있다.[23]

에너지 전달은 신체 부분간에 그리고 신체 내부에서 일어난다. Caldwell과 Forrester[24]는 에너지 전달에 관한 4가지 기전을 기술한다: (1) 진자(pendulum), (2) 관절 힘 이동(joint force transfer), (3) 급한 움직임(whip), (4) 건(tendon). 뒤축들어올리기 때 에너지는 근위부에서 원위부로 이동하고, 유각기 말기에 원위부에서 근위부로 이동한다. 진자(pendulum) 기전은 유각기와 반대로 입각기 모두에서 작용한다. 보행 결정요소들과 많은 보행의 탄도(ballistic)모델은 진자의 특성을 기초로 한다. 급한 움직임(Whip)은 초기 유각기가 일어나는 동안 하지의 속도를 가속화하게 되고, 다음 후기 유각기 때 몸체가 전방으로 나아가는 것을 촉진하는 다리를 감속시킨다.[25] 관절 힘 이동(Joint force transfer)은 신체의 한 부분으로부터 여러 부분으로 에너지를 이동하려는 관절면의 역동성을 사용하는 것이다. 이것은 움직임의 방향 변화를 일으키기 때문에 매우 중요하다. 근육의 수축과 중력은 관절 축의 회전을 억제하고 골의 방향대로 직선이 되게 한다: 관절 근위부는 열림사슬 또는 관절 원위부는 닫힘사슬(closed chain)이 된다. 결국 회전 동작은 신체의 직선 이동을 목표로 한다.[26] 회전력(Torque)은 시상면(sagittal plane)에서 뿐만 아니라 횡단면(transverse plane)의 전환에서도 일어난다. 모든 근육과 건은 탄성(elastic energy)에너지를 저장한다. 단관절(one-joint) 근육도 한 부분에서 다른 부분으로 에너지를 전달하며, 이중관절(two-joint) 근육도 한 관절에서 다른 관절로 에너지를 전달한다. 근육의 탄력성(elasticity)은 비병리적인 근육의 단단함이 산소 필요량을 감소시키고 걷기와 조깅에서 효율성을 증가시키는 것으로 비추어 중요성을 지지하고 있다.[27]

에너지 저장과 전달 기전이 다르듯이 걷기 보다 달리기의 역동성은 다르다. 달리기는 걷기에 비해, 공수기(airborne phase)에서 정상에서와 같이 위치(potential)와 운동(kinetic) 에너지가 발생한다. 결과적으로, 운동과 위치에너지 사이의 교환은 없다. 그러므로 달리기에서는 많은 양의 탄성(elastic)에너지가 저장된다: 인간의 아킬레스건은 35% 이상의 운동에너지를 저장하고 있으며, 위치에너지는 버리며, 걸을 때 다시 얻게된다. 그리고 족척 궁(arch of foot) 인대가 나머지 17%를 저장한다.[28]

운동학 (KINEMATICS)

정상 관절 운동 범위를 손상 받은 관절의 측정과 치료에는 물리치료가 필요하다. 동작에서의 이동(locomotion)은 신체 전체와 부분과 또 다른 부분과의 관계가 중요한 구성

요소이다. 관절의 움직임은 근육의 활동뿐 아니라 중력과 지지면에 대해 반응하는 힘을 포함하는 관절 활동에 필요한 모든 힘이 합해진 결과이다. 보행 시 움직임의 기능적 범위는 전체의 가동범위보다 덜 사용하게 된다. 이는 개인적으로 완전한 가동범위의 강도, 시간이나 협응 활동을 갖고 있지 않을 수 있기 때문이다.

정상 관절 가동범위를 논의하기 이전에 한 가지 중요한 것을 언급해야 하는데, 이는 다른 실험들에서 양값(quantitative values)에서 변수가 존재한다는 것이다(부록참조). Kadaba와 그의 협력자들은[29] 문헌에서 족관절 배굴과 저굴(dorsiflexion/plantar flexion)이 19°에서 28°의 변이를 찾았고, 슬관절 굴곡/ 신전이 57°에서 68°이며, 고관절 굴곡/신전이 30°에서 52°인 것을 보고하였다.

다음은 보행 주기의 운동학적인 관계를 한 걸음의 백분율로 살펴보았다. 뒤축딛기를 한 걸음 주기의 시작으로 규정한다. 체중수용기는 0%에서 15%까지 나타나고,[12] 중간입각기에서 대략 30%로, 뒤축들어올리기에서는 35%, toe-off에서는 60%로 나타난다. 유각기는 60%에서 100%, 중간 유각기에서는 대략 85%를 보인다.

그림 4-10D는 Kadaba와 그의 협력자들이[29] 보고한 족관절에 대한 운동학적 자료이다. 뒤축딛기와 체중수용기 사이에서 족관절은 신장적(eccentrically)으로 0°에서 5°저굴한다. 이러한 감속은 뒤축딛기에서 압력이 줄어들며 슬관절 굴곡을 도와준다. 체중수용기에서 뒤축들어올리기로의 과정에서 경골이 발의 고정을 앞쪽으로 이끌어 주면서 배굴은 10°가 일어난다. 뒤축들어올리기부터 발끝밀기로의 과정에서는 족관절 저굴이 단축적(concentrically)으로 15°일어난다. 발끝밀기로부터 중간입각기로는 족관절 배굴이 발이 지지면에 정확히 뜰 수 있게 2°에서 3°로 일어난다. 마지막으로 중간입각기에서 뒤축딛기까지는 발이 중립이 되어 지지면에 닿을 수 있게 족관절 저굴이 일어나고, 뒤축딛기에서는 슬관절 신장적으로(eccentrically) 5°에서 15°, 20°까지 굴곡 하게 된다(그림 4-10C).

이렇게 되어 보행의 다섯 번째 결정요소인 체중을 자연스럽게 흡수하게 된다. 체중수용기로부터 중간입각기 과정에는 슬관절의 충분한 신전이 일어나며, 반대쪽 다리의 유각기인 지지면에서의 발을 정확히 들 수 있게 된다. 중간입각기로부터 초기유각기까지는 슬관절이 빠르게 60°정도로 굴곡이 일어나고, 관성의(inertial)순간은 감소되며 지지면으로부터의 정확한 유각기가 일어난다. 유각기가 일어나는 동안 슬관절은 0°로 신전이 일어나지 않다가 뒤축딛기가 일어나기 전에 발이 지지면에 자연스럽게 닿게 하기 위해 갑자기 5°정도의 굴곡이 일어난다. 횡단면과 정중면에서의 슬관절 움직임 측정은 일치되지 않는데 이는 이런 소제의 변화에 대한 관찰이 기술적으로 어렵기 때문이다(부록참조). 대부분의 연구는 대퇴골과 경골안의 피질내 고정핀을 사용하였다.[30] 이 연구에서 Lafortune과 그의 협력자들은[30] 보행 주기 동안 회전신전(screw-home) 기전이 발생하는 것에 대한 고정적 시각에 도전한 것이다. 이들이 찾은 것은 경골이 뒤축딛기에서 5°정도 외측회전이 있다는 것과 발끝밀기에서 6°조금 넘게 내측 회전이 일어난 다음 유각기에

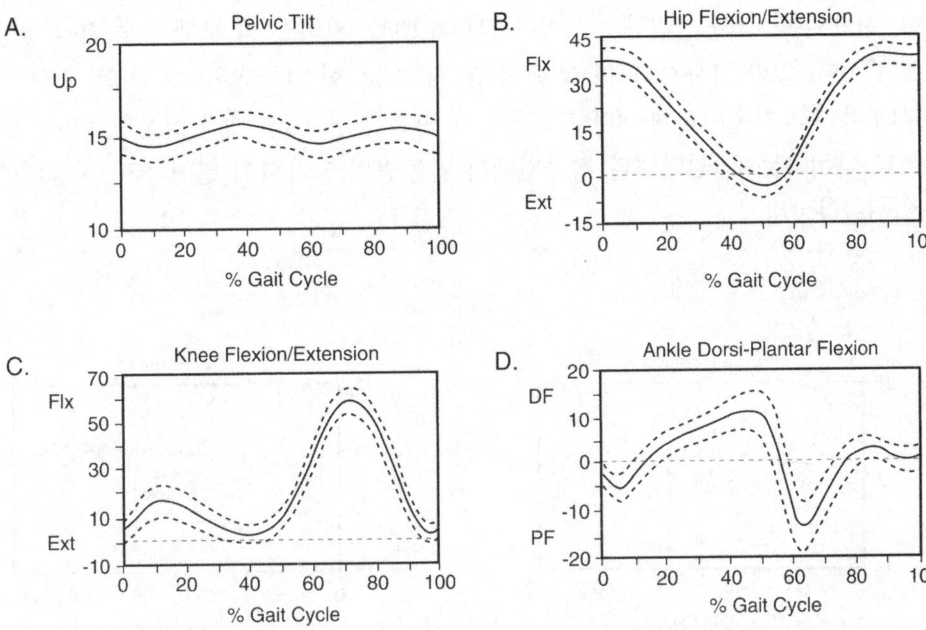

그림 4-10. 시상면에서 운동학 자료. (A) 골반 전방/후방 경사는 3° 정도의 작은 운동범위를 보인다. (B) 고관절 굴곡은 초기접촉에서 35°에서 40°까지 최대한 굴곡을 유지하고, 입각기 말기로 가면서 5°정도로 늘어나며, 유각기 동안 다시 굴곡된다. (C) 슬관절은 초기 입각기에서 20°정도 원심성으로 굴곡되고, 중간입각기 이전까지 늘어나며, 유각기 동안 60°정도로 굴곡된다. (D) 족관절은 체중수용기 동안 10°정도 저굴 되고, 다리를 지나 10°까지 15°까지 배굴 된다. 그 다음 뒤축들어올리기 동안 15°저굴 되고, 유각기 동안 중립으로 돌아온다. 평균(solid line)과 표준편차(dotted line)는 40. 뒤축딛기(HC)는 한 걸음을 시작하는 것이다. 체중수용기는 한 걸음에서 0%에서 15%까지로 일어난다. 중간입각기는 30%정도, 뒤축들어올리기는 35%, 발끝밀기는 60%로 일어난다. 유각기는 60%에서 100%까지, 중간유각기는 85%정도 일어난다.(From Kadaba 그외)

서 다시 외측 회전이 일어난다는 것이다. 또한 그들은 슬관절 입각기를 통하여 외전 1.2°로 안정적인 유지를 한 다음 유각기동안 6.4°까지 외전이 증가하는 것을 알아냈다. 뒤축딛기에서 고관절은 35°, 40°까지 최대한 굴곡이 일어났다(그림 4-10B). 뒤축딛기부터 뒤축들어올리기까지 고관절은, 발을 고정시킨 채 신체가 앞쪽으로 움직이는 것 같이 중립적인 상태를 이르게 한다(보행 첫 번째 결정요소). 뒤축들어올리기부터 발끝밀기까지에서 고관절은 5°, 10°까지 신전 한다. 발끝밀기 이후 고관절은 35°, 40°가까이 굴곡하게 되고 이는 뒤축딛기가 될 때까지 유지하게 된다. 또한 고관절은 이때 정중면(coronal plane)으로 움직이게 된다. 고관절은 뒤축딛기 가까이까지 중립적인 상태로 유지하게 되고 발끝밀기와 초기 입각기에서는 7°가까이 내전을 하게되고 유각기 초기에는 5°외전을 한다. 그림 4-11에서는 고관절의 횡단면 움직임을 보여준다: 고관절 외회전은 뒤축딛기 이전에 최대한 5°가 된다. 발끝밀기 이전까지는 중립을 유지하다가 중간유각기에서 7°가

될 때까지 내측으로 회전이 계속 일어난다. 골반은 세 가지 면에서 균등하게 움직임이 일어난다. 전방-후방 경사는 대략 ±3°이다(그림 4-10A). 횡회전, 즉 보행의 두 번째 결정요소로 ±4°이다. 골반 경사각, 보행 세 번째 결정요소, 또한 가동범위 ±4°이고, 입각기 다리로부터 아래로 기울어지게 된다(그림 4-6, 세 번째 결정요소). 체간 회전은 골반의 반대 방향으로 일어나는데, 횡단면과 정중면에서 가동범위 5°가까이 일어나고, 시상면에서 3°로 일어난다.[15]

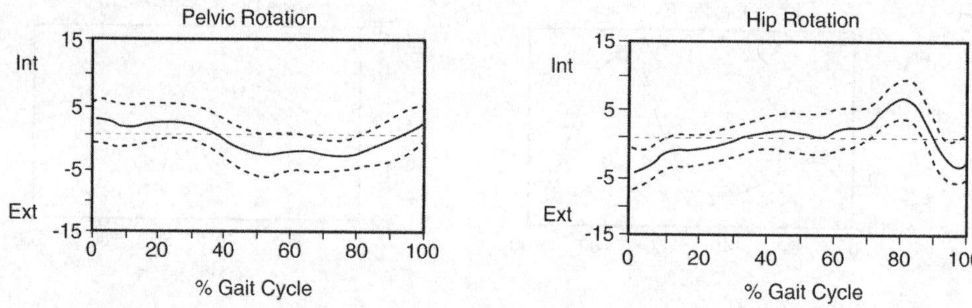

그림 4-11. 수평면에서 운동학 자료이다. 골반의 좌 · 우측 회전이다. 평균(solid line)과 표준편차(dotted line)는 40. 뒤축딛기는 한 걸음의 시작이다. 한 걸음에서 체중수용기는 0%에서 15%까지 일어난다. 중간입각기는 30%정도, 뒤축들어올리기에서 35%, 발끝밀기 60%로 일어난다. 유각기는 60%부터 100%까지 일어나고, 중간유각기는 85%정도이다 (from Kadaba와 그외).

관절의 각도가 중요하더라도, 신체 부분의 움직임을 측정하는 운동학적 분석도 있어야 할 것이다. 예를 들면, 사지의 각도별(Angular) 속도 측정과 같은, 보행 시 유각기나, 발 차기(kicking)그리고 던지기 동작과 같은 움직임에서의 근위부에서부터 원위부의 연속적인 동작 측정이다.[31] 또한 하지 부분에 대한 관성 분석도 신체가 어떻게 전진하는데 성공하는가를 설명하는데 도움이 된다.[25]

근 활동과 기능 (MUSCLE ACTIVITY AND FUNCTION)

보행의 많은 특성을 수동적 기술을 통하여 살펴보았으나, 궁극적으로는 근육의 활동이 중심이 된다. 근육은 활동을 가속화시키고(accelerate), 안정화, 그리고 신체 부분을 구심성(concentric), 등척성(isometric), 원심성(eccentric)수축 활동을 통하여 감속시킨다.[14] 활동을 추진하기 위하여 에너지를 모으는게 일반적이다. 우선 뒤축들어올리기에서등척성에너지 입각기의 안정만을 제공할 뿐만 아니라, 한 걸음을 걷는 동안 에너지를 올리고 내려주는 운동사슬을 만들게 된다. 원심성 활동은 에너지를 부분으로 전달할 뿐만 아니라, 운동사슬을 따라 에너지 전달을 도와준다. 원심성 근육 활동은 동시 입각기에서 34% 만큼 지배될 것이다.[32] 덧붙여서, 힘은 근육이 근방추와 골지체기관(Golgi tendon organs)을 통하여 고유수용성 정보로 근육에 전달된다.

다음은 보행을 조절하는 근육의 복잡한 활동을 간략히 설명하고 있다. 운동학에서 논의되었듯이 단일자료(single data)를 "사실" 로 간주할 수 없다.(부록 참조) 현재 제시된 자료는 독자들이 더 구체적인 자료 분석을 참고하도록 Winter[12]로부터 얻은 것이다. Dykyj[33]는 보행 시 일어나는 근 활동에 대한 견해를 제시했다. 보행 주기에 일어나는 근 활동에 대해 다시 논의하자면, 뒤축딛기는 한 걸음 시작할 때로 규정된다. 한 걸음에서 체중수용기는 0%에서 15%까지 일어나며, 중간입각기는 30%, 뒤축 들어 올리기 35%, 발끝밀기 60%가 발생된다. 뒤축들어올리기와 발끝밀기는 뒤축들어올리기 때 함께 만들어진다. 한 걸음에서 유각기는 60%에서 100%까지, 중간유각기는 85%정도로 진행된다.[12]

족관절에서 근활동의 첫째 역할은 입각기에서 체중수용기와 뒤축들어올리기에서의 추진력이다. 뒤축딛기와 체중수용기 사이의 배굴근(전경골근 tibialis anterior, 장지신근 extensors digitorum, 장모지신근hallucis longus, 제3비골근peroneus tertius)은 족관절의 원심성 저굴을 조절한다(그림 4-12A). 비복근 (그림 4-12B)또한 뒤축딛기 상태에서 슬관절 굴곡을 조절하고, 과신전을 방지하는 활동을 한다.[33] 체중수용기에서 뒤축들어올리기

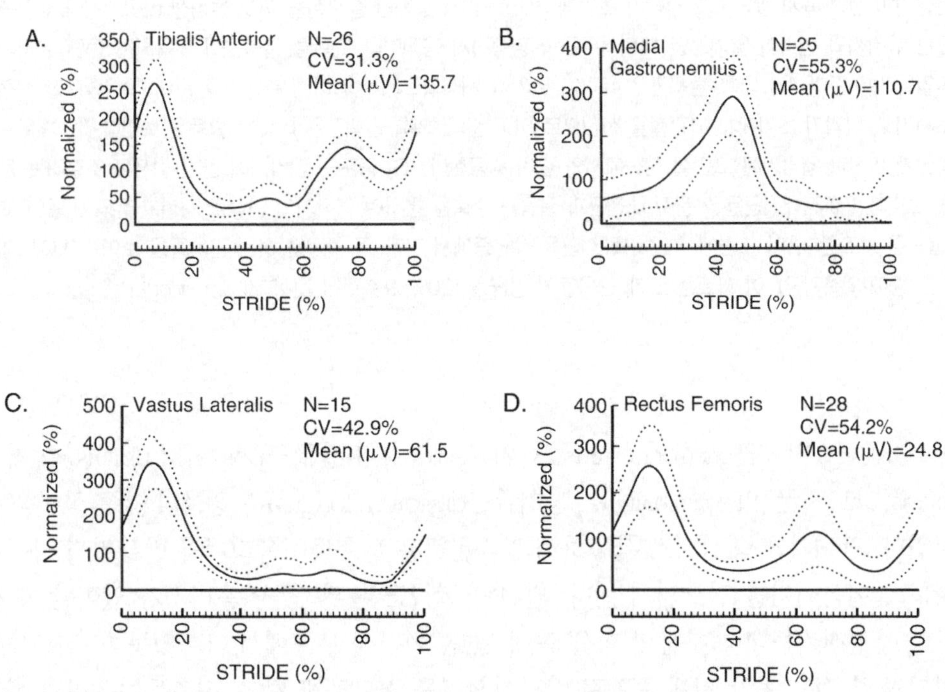

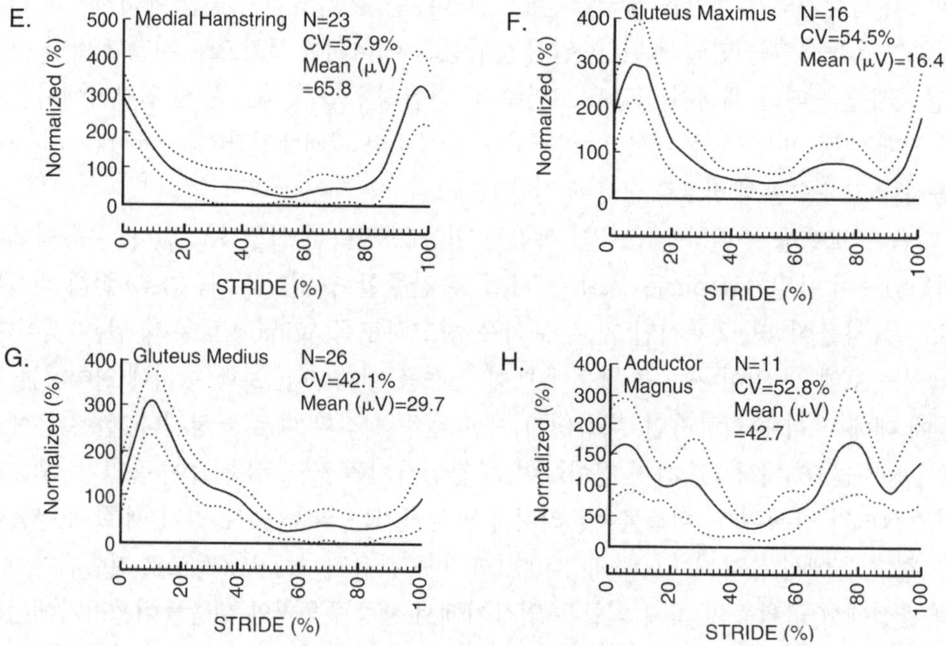

그림 4-12. 하지 근의 EMG 자료. (A) 전경골근는 뒤축딛기 이후 저굴을 원심성 수축으로 저항하며, 즉시 강하게 움직인다. 그 다음 족관절이 유각기 동안 등척성 수측 낮게 유지한다. 장지신근 또한 배굴근과 비슷한 움직임 형태를 보인다. (B) 비복근은 주요 저굴근으로 뒤축들어올리기 동안 구심성수축 움직임을 강하게 하여 발을 앞으로 이동하는 배굴근을 원심적으로 저항하게 하여 점차 활동을 증가시킨다. (C) 외측광근은 내측광근처럼 뒤축딛기 이전에 즉시 활동하고 입각기 초기에 최고로 입각기 동안 슬관절을 펴고 원심성 굴곡시킨다. (D) 대퇴직근은 유각기와 입각기 말기동안 대퇴사두근과 평행하게 움직이나 고관절 굴곡근이 활동하는 동안 유각기에 움직임을 보여준다. (E) 내측 슬괵근은 유각기 말기가 시작되도록 움직여 뒤축딛기를 준비하는 슬관절 신전을 감소시키고, 입각기 초기에서 고관절을 신전으로 이어 준다. 외측 슬괵근은 비슷한 활동을 보인다. (F) 대둔근은 뒤축딛기 이전과 입각기에 고관절 신전에서와 같이 활동한다. (G) 중둔근 입각기에 골반 경사를 조절하는 움직임을 보인다. (H) 장내전근은 고관절 내전근과 굴곡근 수축을 통하여 입각기의 안정을 시키고 유각기 동안 고관절 굴곡을 보조한다. 이 그림에서 근육들은 근육군들 중에서 가장 큰 활동을 하는 근육들을 보여준다.(예. 대퇴사두근 중에 외측광근). 이 자료는 25개 근육들의 평균을 100% 표준화한 것이다(from Winger).[12]

까지, 저굴근 (비복근gastrocnemius, 넙치근soleus, 후경골근posterior tibialis, 족척근plantaris, 장모지굴근flexors halucis , 장지굴근digitorum longus)은 경골의 앞쪽 회전을 감속시킨다. 강력하게 중심으로 활동하려는 저굴근은 뒤축들어올리기와 발끝밀기 사이에서 뒤축들어올리기를 일으키게 된다. 발가락 굴곡근은 뒤축들어올리기가 일어날 때 발가락을 안정시키는데 대부분의 힘을 쏟게 된다. 에너지 부분에서 다루었듯이, 뒤축들어올리기는 한 걸음 동안 전체 족관절 에너지 80%를 소모하게 된다. 뒤축들어올리기 이후 배굴근 다시 발을 지지면으로부터 정확히 들 수 있게 활동한다.

슬관절은 무게를 싣고 있는 시기에는 체중을 흡수하여야 하고, 유각기 동안에는 힘을 운반해야 한다. 뒤축딛기에서 체중수용기까지의 슬관절 신전근(quadriceps)의 가장 큰 활동은 신전을 하는 것이다. 이때 대퇴사두근은 슬관절 굴곡을 신장적 조절하고 부드럽게 체중을 수용하게 된다(그림 4-12C, D). 슬괵근 또한 고관절 신전근처럼 뒤축딛기에서 활동하게 된다. 중간입각기 시기에 슬관절 주위 근육이 조금 활동하게 되며, 신체가 추진시기의 힘에 의해 앞으로 나아가게 된다. 슬관절 관련 근육들은 유각기 말기에 다시 활동하게 되는데, 슬괵근이 슬관절 신전 감속과 대퇴사두근은 뒤축딛기를 위한 준비로 슬관절 신전을 안정시킨다.

고관절 주위 근육들은 고관절을 움직일 뿐만 아니라, 기저면을 유지하기 위한 변화를 줄 때 골반을 안정시킨다. 골반은 몸체를 전방으로 가속화시키기 위한 체간근 조절로부터 안정을 제공해야 한다. 뒤축딛기 때, 고관절 주위 근육들은 체중을 받는 다리의 안정을 위해 활동해야 한다(그림 4-12D부터 H). 뒤축딛기 바로 전에 슬괵근의 활동이 최고를 이루는데, 대둔근은 뒤축딛기에서 체중수용기까지 활동이 증가된다(그림 4-12F). 이 두 가지 활동은 고관절이 굴곡 하는 순간에 저항하게 되며 고관절을 신전시키게 된다. 중둔근(그림 4-12G)활동 또한 체중수용기에서 최고를 이루는데, 반대쪽 다리 지지를 잃을 것처럼 골반 경사를 조절하게 된다. 고관절 내전근 활동은 입각기 체중수용기때 하지 안정을 통해서 고관절 주변을 수축하게 된다(그림 4-12H). 중간입각기 동안과 입각기 말기에 고관절 신전근은 힘에 의해 고정된 다리(greater hip extension)를 지나 앞으로 움직이는 몸체와 관련되어 진다. 내전근과 대퇴직근은 발끝밀기에서 활동하게 되고, 대퇴부를 앞으로 가속화시키는 고관절 굴곡근을 도와주게 된다.(그림 4-12D,H). 마지막으로 슬괵근과 대둔근의 유각기 말기, 유각기 중 감속시키는 다리, 몸체를 뒤로하고 유각기 다리에 에너지를 전달하여 뒤축딛기를 준비하게 하는 활동을 하게 된다.

달리기의 목표는 운동량과 중력의 효과적인 사용보다 속도이며, 이는 근육의 활동 패턴이 상당히 다르다. 고관절에서 대둔근과 슬괵근은 신체를 앞으로 움직이려는 힘보다는 더 강력한 신전을 만드는 것이다.[34] 또한 내전근도 유각기와 입각기 다리의 안정을 위해 다리를 앞으로 끌어당기는 활동을 하는 것이다.[35] 슬관절 신전근도 뒤축딛기 때, 에너지 흡수와 추진기 동안의 신전상태를 유지하는 것이 가장 큰 역할이다.

동역학 (KINETICS)

동역학에 대한 과학은 움직임과 지지면에 대한 반응력(ground reaction force), 회전력(torques), 에너지를 포함하는 힘에 대한 상호작용을 말한다. 첫 번째 제시하는 힘은 보행하는 동안의 중력, 근육과 지지면에 대한 반응력에 영향을 받는 움직임을 말한다. 이런 힘은 골, 인대 또는 근육을 통하여 전달된다. Newton의 법칙에 의하면, 관절을 가속화하거나 감속시키는 활동의 모든 힘은 관절이다.

운동학(kinematics)은 움직임 그 자체를 말하지만, 동역학은 움직임을 일으키는 힘에

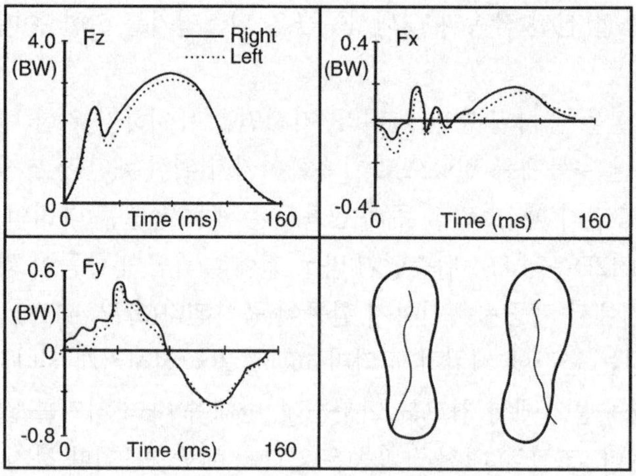

그림 4-13. Rearfoot striker로 선정된 여성달리기선수의 지지면에 대한 반응력(Ground reaction force)과 압력의 중심에 대한 자료이다. 달리기 속도는 5.21m/sec. Fz는 수직요소이고, 이는 가장 큰 진폭(amplitude)이다. Fy는 전-후방요소로 뒤축딛기 이후 힘의 감소를 보여주나, 뒤축들어올리기 동안 힘의 가속을 보인다. Fx는 힘의 내-외측 요소로 작게 작용한다. line의 발자국은 압력의 중심이 입각기 동안 발의 뒤쪽에서 앞쪽까지 진행하는 것을 보여준다(Willians 그외).[36]

대한 것이다. 많은 에너지가 앞으로 추진되어 가는 방향으로 쏠리게 되는 동안, 약간의 에너지는 신체가 이동하는 동안 평형을 유지하기 위해 힘을 고르게 펼치게 된다.[18] 용어 해설은 몇 가지 기술적 개념과 다음의 밀접한 개념으로 논의한다.

동역학 연구 자료의 근원은 지지면에 대한 반응력(ground reaction force)으로 이는 수직요소(vertical components, 몸을 바로 세우는)와 두 가지 수직(perpendicular) 수평(horizontal) 요소(발이 미끄러지는 것을 방지하는)이다. 그림 4-13은 한 걸음을 걸을 때의 압력의 중심에 따른 지지면에 대한 반응의 세 가지 면을 보여준다.[36] 수직 요소(Fz)는 뒤축딛기에서 초기 최고점을 보여주는데, 부하와 비부하 형태를 종 모양으로 나타낸다. A-P요소(Fy)는 뒤축들어올리기 시기에 뒤이은 제동시기를 보여준다. 외측 힘(Fx)은 다른 두 요소에 비해 매우 작다. 뒤축딛기에서 보면 발바닥 뒤축의 외측으로 정중부와 전방으로 향하는 압력이 최고 형태를 보인다. 보행에 관한 자료는 질적으로 유사하다. 고관절의 지지면 반응 매개체(ground reaction vector)에 대한 정렬에 필요한 신진대사량은 아주 적은 근육의 활동으로 최소화할 것이다. 지지면 반응 매개체(ground reaction vector) 자체로 분석할 수 있더라도, 지지면 반응력(ground reaction force) 자료는 회전력(torque)을

평가하는 운동학 자료, 에너지 그리고 운동사슬을 따르는 각 관절의 힘이 합해진 것이다.

보행에서 족관절은 대단한 추진력을 보여 준다. 그림 4-14A는 족관절의 관절 각도, 움직임 순간 , 힘을 보여준다. 힘을 흡수하고 발생시키는 시기가 표시되어있다. 초기 저굴이 일어나는 시기는 작은 배굴이 일어나는 순간 적은 힘의 결과로 일어난다. 입각기 동안 경골이 앞으로 회전하는 것처럼 족관절에서 배굴이 일어난다. 따라서 저굴근은 A1 시기 동안 에너지를 흡수하게 된다. 뒤측들어올리기 이후 앞으로 나아가려고 강한 저굴이 일어나고 A2는 한 걸음 동안의 총 에너지의 80%를 발생시킨다.[12] 유각기 동안 족관절에서 적은 힘과 회전력이 연합하게 된다.

보행에서 슬관절은 힘을 만들기보다는 흡수하게 된다. 그림 4-14B는 뒤축딛기로 부

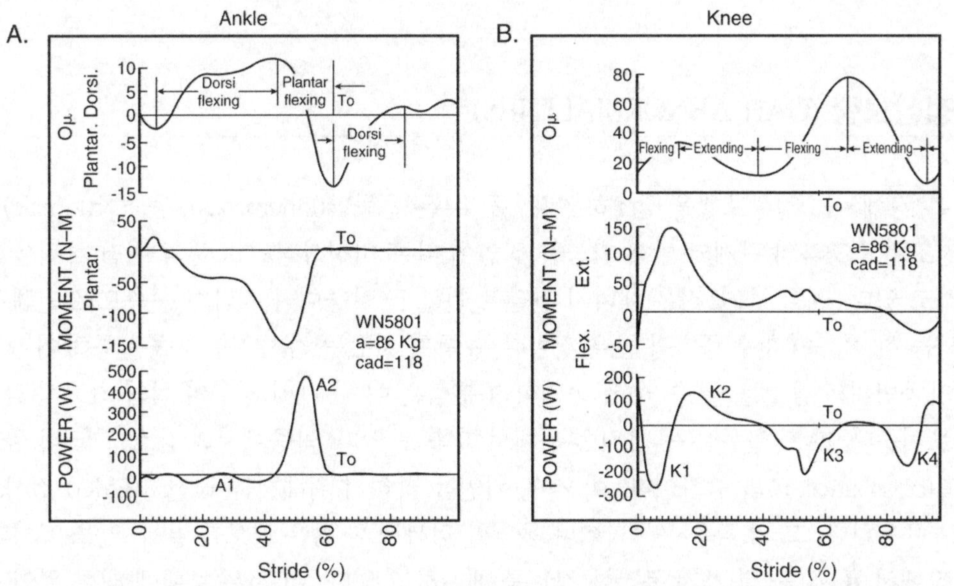

그림 4-14. (A) 족관절과 (B) 슬관절의 운동 자료. 관절 각도(위), 관절 움직임 순간(중간), 힘 분산과 흡수(아래). 족관절은 뒤축들어올리기 동안 강하게 저굴 되는 것으로, 힘 생산의 첫 번째 발산이 A2동안 일어난다. 슬관절은 체중을 받을 수 있게 원심성 굴곡하여 뒤축딛기 이후에 일어난다. 다른 힘은 논의되었다(from Winter).[12]

터 체중수용기까지 굴곡 되는 순간동안 슬관절은 굴곡상태를 보여준다; 이때 작용하는 힘을 K1이라 표시한다. 중간입각기 동안 체중수용기부터, 슬관절이 굴곡 되는 순간에 대항하여 펴게 되는데, 이시기의 힘을 K2로 표시한다. K2는 슬관절의 힘 발생만을 말하는 시기이다. 뒤축들어올리기 부터 발끝밀기 까지 슬관절 신전근은 슬관절 굴곡과 K3시기의 힘의 흡수를 조절한다. 슬관절 신전근은 유각기 동안 슬관절 신전을 일으키지는 않고, 슬관절 신전을 위한 에너지는 급한 움직임(whip)과 진자운동(pendulum action)을 일으

키게 된다. 유각기 말기로 가면서, 슬관절 굴곡근은 슬관절을 펴는 것을 감속시키고 K4 터짐(burst) 동안 에너지를 흡수한다.

Winter는[12] 고관절의 작지만 다양한 힘의 수준을 밝혔다. 일반적으로 작은 힘의 분산 시기(power generation phase) H1은 뒤축딛기부터 체중수용기까지 굴곡 하는 순간에 대항하는 고관절의 신전을 관찰하였다. H1시기는 체간 안정을 제공하고, 체간 굴곡을 방지하게 된다. 체중수용기와 뒤측들어올리기 사이의 고관절 움직임 순간은 작은 힘을 흡수한 운동량으로 몸체를 앞으로 나아가게 한다 이를 H2라하고, 가장 큰 힘이 뒤축들어올리기와 유각기의 가속시기에 발생한다. 이것을 H3 시기라 하고 끌어당기기(pull-off)라 부르는데, 고관절을 강하게 굴곡 하여 다리를 지지면으로 잡아당기기 때문이며, 또한 완전한 유각기를 만들기에 필요한 운동량을 제공하게 된다. 입각기 동안 고관절의 다양한 힘의 수준들은 골반과 체간의 안정기처럼 고관절의 해야 하는 역할이 된다.

비정상보행 (GAIT ABNORMALITIES)

본 장에서는 정상보행을 강조하였다. 표 4-1은 운동학(kinematics), 동역학(kinetic)과 근전도 (EMG)와의 관계와 발생 가능한 원인에 따른 비정상적인 보행의 여러 가지를 제시하고 있다. 예를 들면, 적은 에너지 전달로 인한 근 약증이나 지나친 수축으로 인해 발생되는 한 걸음의 횟수 증가와 같은 것이다. 운동학 자료는 하지 운동사슬을 통하여 관절의 가동범위의 감소를 알 수 있다. 동역학적 분석은 이 두 가지 경우의 힘의 최고치 감소를 보여준다. EMG 활동은 두 가지 경우에서 다를 수 있다: 약증에서의 감소, 그러나 공동수축(cocontraction)의 증가이다. 이 경우 원인을 밝히기 위해서는 근전도(EMG) 검사가 매우 유용하다. 그 외 경우 운동학이나 동역학 검사 또한 많은 정보를 알 수 있을 것이다. 본 장에서 표 4-1는 몇 가지 복잡한 정보를 제시하고 있다. 이 것은 보행에 대한 원인 분석과 편차에 대해 사고할 수 있는 틀을 마련해 준다. 표 4-1은 평가를 위한 검사표는 아니며 종합표(comprehensive listing) 도 아니다.

사례연구 (CASE STUDY)

사례 연구는 본 장에서 논의 되어온 사실들을 설명하는 것이다. 20세 여자로 10개월 전에 우측 족관절 염좌(sprain) 2단계(grade 2) 상태를 유지하고 있다. 임상 검사에서 그녀의 양측 족관절의 관절 가동 범위나 강도는 정상이었으며 특이사항은 없었다. 그러나 그녀는 아직도 "우측 발이 좋지 않다" 고 느끼고 있었다. 이에 보행 분석은 비정상적인 상태를 찾고 치료계획을 세우는 것이다.

측면과 입체변수는 동시 입각기의 정상적 제한을 말한다. 그림 4-15는 젊은 여성의 정상수치를 백분율로 제시한 자료들이다. 속도(velocity), 보행 시간(step time), 걸음 길이(stride length), 그리고 보행길이가 정상 값에 매우 가깝다. 보행속도(cadence)는 약간 빨랐는데, 이는 짧은 보폭 때문이라고 야기된다. 입각기에서 한 걸음의 시간은 정상보다 조금 높게 나타났는데. 이는 손상되지 않은 발보다 지지면 위에서 손상된 발이 조금 더 길게 있었다. 따라서 동시입각기에서 체중 이동은 정상에서 보다 30-40% 더 길게 나타났다. 입각기 동안 나타나는 비대칭은 동시입각기에서도 보였는데, 이런 체중 이동이 줄어드는 것이 손상되지 않은 발보다 손상된 발에서 느리게 보였다.

환자의 모든 움직임 형태는 한 걸음을 통하여 보면 손상되지 않은 쪽으로 체중 이동을 과하게 하는 것으로 보였다. 기저면에서 중력의 중심이 우측으로 쏠리는 것으로 보였다(그림 4-16). 이런 체중 이동은 체간을 우측으로 기울이게 되고, 우측다리 입각기 동안 좌측 고관절을 떨어뜨리게 되는(trendelenburg) 균형을 만든다. 그림 4-17 또한 환자가 우측으로 기울어지는 균형을 잡기 위해 좌측 상지 외전을 사용하는 것을 보여준다.

그림 4-18에서 보행 주기 동안 관절의 정상 범위를 백분율로 제시하였다. 여기에 제시된 골반 회전은 네 번 이상의 과도한 것이다. 보행의 보상작용은 첫 번째 요소를 감소시키기 위한 두 번째 요소의 증가이다.: 고관절 범위(좌측 49%, 우측 17%에 의한). 그리하여 유각기 동안 어깨와 골반 사이의 분리된 동작이 적게 일어나므로 회전이 과도하게 나타나는 경향이 있다.

표 4-1

TABLE 4–1 Abnormal Adult Gait Patterns

Abnormality	Possible Cause	Kinematic	Kinetic	Electromyogram
Increased step time	Poor energy transfer; weakness Muscle cocontraction	↓ Ranges likely ↓ Ranges likely	↓ Power peaks ↓ Power peaks	↓ Electromyogram activity ↑ Electromyogram activity
Short step length	↓ Pelvic rotation ↓ Swing momentum ↓ Stance leg strength Compensation for balance deficit	↓ Pelvic or trunk rotation ↓ Plantar flexion or hip flexion at toe-off ↑ Knee extension during swing ↓ Stance hip extension, ↑ knee flexion All joint ranges ↓	↓ A2, ↓ H3 ↑ K4 ↓ Moments ↓ Moments	↓ Plantar flexion or hip flexor at toe-off ↑ Hamstring during swing ↓ Hip extension, ↓ quad, ↓ plantar flexion LE cocontraction
Broad base of support	↓ Joint mobility, balance, sensation, proprioception	All sagittal joint ranges ↓ Lack of smooth pattern	↑ Moments in coronal plane	
Increased DLS	Poor energy transfer Compensation for poor balance	↑ Dorsiflexion in midstance; ↓ plantar flexion at push-off Lack of smooth pattern	↓ A2 ↓ Moments	↓ Amplitude range LE cocontraction
Initial contact				
Flat foot	Compensation for weak plantar flexion Heel pain ↓ Step length	↓ Plantar flexion during loading response Steppage gait ↓ Plantar flexion at push-off	0 plantar flexion moment at heel contact ↓ Ankle moments ↓ A2	↓ Plantar flexion at heel contact ↑ Duration of dorsiflexion ↓ Plantar flexion at contralateral push-off
Digigrade	Plantar flexion contracture or spasticity Compensation for leg length discrepancy Pain with knee extension	↓ Dorsiflexion ↓ ankle and knee range of motion ↑ Knee flexion	Dorsiflexion moment at heel contact ↓ K1 and A1 ↑ K3	↑ Plantar flexion ↑ Plantar flexion and quadriceps ↓ Quadriceps
Lack of knee extension	Edema, pain, instability at knee Quadriceps weakness	Lack terminal extension, ↓ knee range of motion Rapid knee flexion after IC	↓ K4 ↑ K1	↓ Quadriceps in late swing ↓ Quadriceps at heel contact

Loading response				
Foot slap	Weak eccentric dorsiflexion, toe extension	Rapid plantar flexion after IC	↑ Ankle absorption at heel contact	↓ Dorsiflexion at heel contact
Stiff knee	Weak eccentric quadriceps control	↓ Knee flexion after IC	↓ K1	↑ Hip extension, ↓ quadriceps
Midstance				
Trendelenburg	Weak stance leg abductors Hyperactive adductors	↑ Pelvic obliquity, trunk lean Hip adduction	↑ Hip absorption	↓ Hip abduction on stance leg
Lateral trunk lurch	Abdominal weakness ↓ Mobility of contralateral leg joints	Lateral trunk lean	↑ Moments in coronal plane	↓ Hip abduction on stance leg
Extensor lurch	Hip extensor weakness	Posterior trunk lean	↓ Hip extension moment	↓ Hip extension on stance leg
Pushoff				
Lack of heeloff; poor pushoff	Weak plantar flexion (pushoff)	↓ or slowed plantar flexion	↓ A2	↓ Plantar flexion
	Painful toe extension, ↓ toe range of motion	↓ Toe extension		↑ Toe extension; ↓ toe flexion
	↓ Plantar flexion range of motion	↓ Ankle plantar flexion	↓ A2	Normal plantar flexion activity
	Weak hip flexors (pulloff)	↓ or slowed hip flexion	↓ H3	↓ Hip flexion
Swing				
Circumduction Vaulting Hip hiking	Knee flexion painful Weak stance hip abductors Swing leg hip flexion or ankle dorsiflexion	↑ Hip abduction, hip height; ↓ hip, knee, ankle range of motion in sagittal plane		↑ Knee extension ↓ TA, hip or knee flexors
Steppage gait	Footdrop, heel pain	↑ Hip and knee flexion, ankle plantar flexion	↓ ankle moments	↓ Dorsiflexion, ↑ hip flexor
Knee hyperextension	Weak eccentric hamstrings	Rapid knee extension in swing	↑ K4	↑ Hamstring in swing

↑ = Increased; ↓ = decreased.

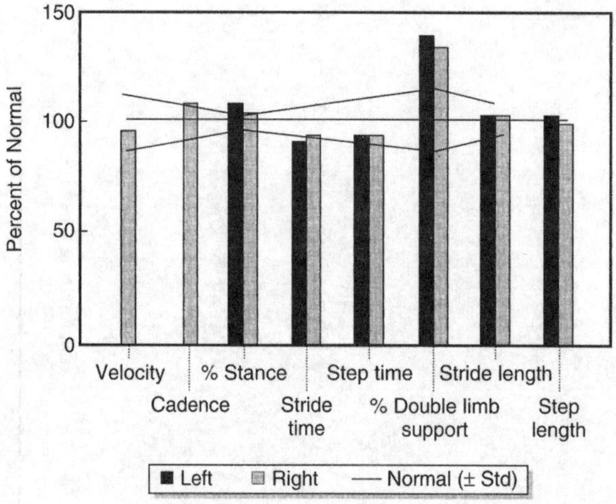

	Unit	Left	Right	Normal*	std
Velocity	(cm/s)		122	127	16
Cadence	(st/min)		125	115	9.0
% Stance	% of stride	66%	63%	61%	2.6%
Stride time	(sec)	0.96	0.99	1.05	0.08
Step time	(sec)	0.50	0.50	0.53	0.06
Double limb support	% of stride	14%	13%	10%	1.4%
Stride length	(cm)	132	132	130	10
Step length	(cm)	69	66	67	

그림 4-15. 좌측 족관절 염좌 10개월 후 측면과 입체 측정. 진한 막대는 좌측(손상된)의 값을 나타내고 옅은 막대는 우측(손상되지 않은)의 값이다. 속도(Velocity)와 보행속도(cadence)는 포괄적인 변수이며 독립된 부분이므로 하나의 막대로 표시한다. 그래프 값은 단일축에 대한 면의 값의 범위를 허용하고 비정상적인 값들의 증명을 용이하게 하기 위해서 정상 백분율로 표시한다. 100% 주위의 수평선은 ±표준편차의 정상 값을 지시한다. 보폭길이에 유용한 표준편차는 없다. 아래의 표는 실제적인 데이터 값과 Kadaba[29]의 표준값을 포함한다.

고관절 경사각이 증가되는데, 이는 이미 드렌델벅(Trendelenburg)으로 논의되었다. 좌측 슬관절 굴곡이 약하게 감소되었다. 양측이 나타나나 좌측이 조금 더 움직이는 것으로 나타났다. 손상된 족관절의 운동학적 측면을 과도한 배굴과 비정상 패턴으로 설명하고 있다(그림 4-19). 뒤축딛기에서, 좌측 족관절 저굴은 우측보다 빠르고, 체중수용기 동안 걸음의 초기 40%에서 좌측 발의 작은 떨림이 있으며, 우측에서는 부드럽게 조절되었다. 입각기 동안 좌측은 잘 조절되지 않았는데, 좌측 족관절이 뒤축들어올리기 이전에 배굴이 너무 빨리 일어났고, 그러므로 뒤축들어올리기가 늦어지게 되었다. 좌측 뒤축들어올리기에서 우측에 비해 좌측 저굴이 덜 생겨난다. 좌측 뒤축들어올리기에서 저굴은 역시 조절이 부족하였는데, 이는 발끝밀기 이후 좌측 족관절에서 일어나는 표준편차로 설명된다. 걸음 사이의 부족한 반복은 좌측 저굴근의 신경근 조절 부족으로 여겨진다.

이런 분석으로부터 다음과 같은 결론을 얻을 수 있다. 체중수용기 동안 좌측 족관절은 약한 원심성 조절을 보이고, 경골은 중간입각기 동안 회전하려는 것으로 보인다. 뒤축들어올리기 동안 적절한 조절이 아니거나, 늦은 저굴의 형태를 보인다. 손상된 곳에서 손상되지 않은 곳으로 갈 때, 양 방향에서 체중 이동이 천천히 일어나는 결과를 나타낸다. 이런 약한 체중 이동은 동시입각기에서 좌측 발이 지지면으로부터 오래 들고 있게 되기 때문이다. 다른 의미 있게 비정상적인 것은: 과도한 골반 회전, 좌측 고관절의 Trendelenburg

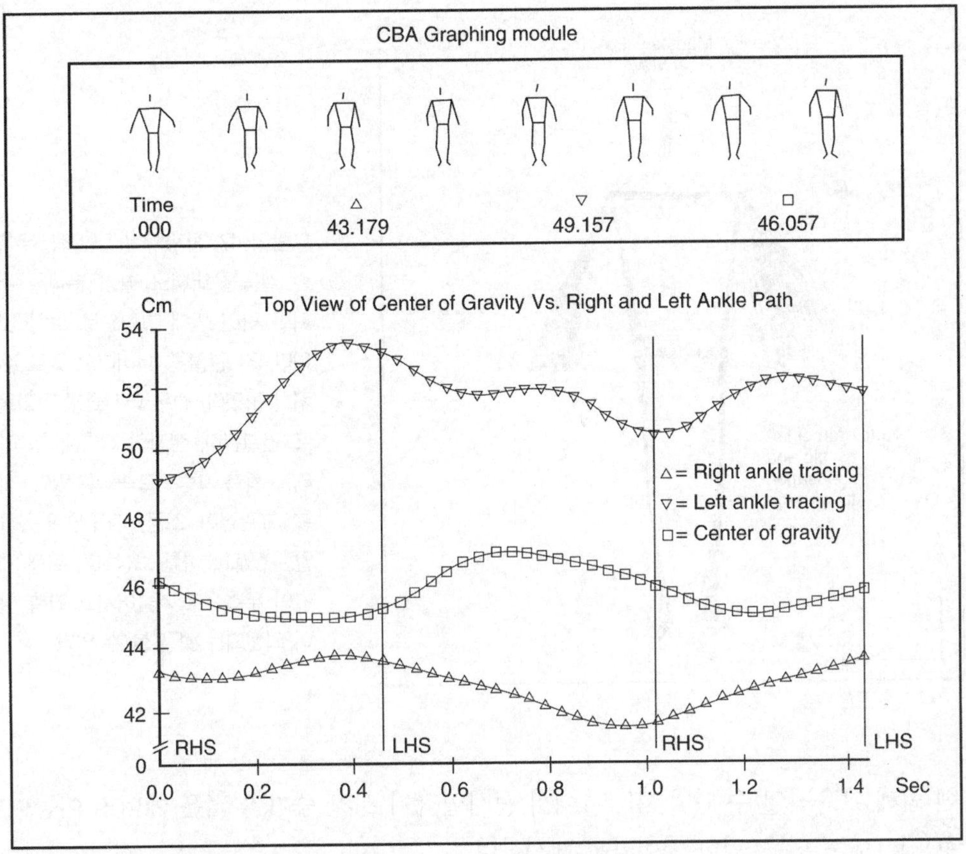

그림 4-16. 무게중심의 횡단면 움직임(네모모양), 우측 족관절(세모모양), 손상된 다리인 좌측 족관절(거꾸로 세모모양). 수직선으로 움직인 우측 뒤축딛기(RHS); 두 우측 뒤축딛기(RHS)와 두 좌측 뒤축딛기(LHS)가 시간 축을 따라 움직인 것을 밝혔다. 우측 뒤축딛기 시작 후, 무게중심이 우측발로(여섯번째 요소) 이동한다. 좌측 족관절은 LHS 전에 회선하여 높게 되는 것을 보인다. LHS이후 무게중심은 좌측 발로 이동한다. 무게중심이 기저면의 중심선 가운데 보다 우측 발로 기울어지는 것을 보인다. 또한 좌측 족관절의 외측 움직임이 넓게 보인다.

처짐(drop), 체간 우측 기울어짐이다.

이 분석에서 제시하는 균형 부족은 골반대(pelvic girdle) 주위의 약증이다.

이 환자에 대한 처방은 닫힘사슬 운동을 강조한다. 특히 좌측 다리 균형 운동이다. 족관절의 원심성 운동은 체중수용기 조절을 향상시키고, 구심성 수축 운동은 뒤축들어올리기에서 속도를 증가시킬 것이다. 보행 훈련은 양측 다리의 체중 이동을 강조해야 한다. 그녀에게는 골반 주위 근육들의 강화 훈련이 필요하다. 특히 고관절 외전근 강화가 체간 유연성을 증가시키는 것이다.

비록 이번 분석이 측면, 입체, 운동학 자료, 운동학의 현저한 예고나 근전도(EMG) 자

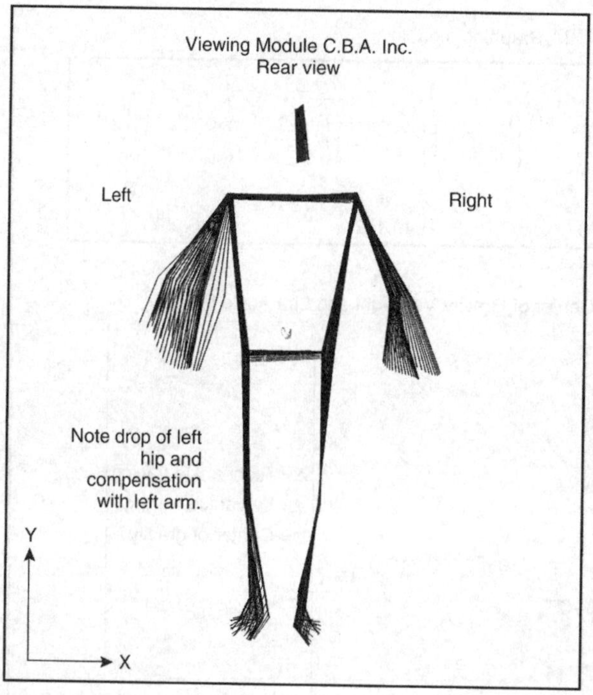

그림 4-17. 환자의 완전한 좌, 우측한 걸음을 비디오 촬영 분석을 수치화 하여 막대 그림으로 보인 것이다. 각 관절을 44비디오 틀로 수치화 하였다. 선은 디지털된 관절들로 연결된다. 환자의 좌측(환측) 다리는 좌측 그림으로 볼 수 있다. 좌측 고관절이 조금 내려와 있음을 알 수 있고, 이를 보상하기 위해 체간이 우측으로 기울어지고 좌측 팔이 외전되는 것을 볼 수 있다.

료에 의해 교육적일 수 있다. 표 4-1에서 동시입각기 시간 증가가 적은 에너지 이동이나 균형으로(또는 모두) 인한 것이라고 제시한다.

입각기 동안 좌측의 과도한 배굴은 A2 작은 전방돌진(small propulsion burst)으로 인한 A1 힘을 흡수하는 시기가 증가된다. 근전도(EMG)는 걸음 초기에 비복근 활동의 약화를 보여주고, 뒤축들어올리기에서 활동이 늦게 되는 것을 기록한다. 발끝밀기의 약한 조절은 뒤축들어올리기 말기에 정상적 안정을 만드는 발가락 굴곡근의 활동을 감소시키는 것을 보여준다.

임상적 보행분석 (CLINICAL IMPLICATIONS OF GAIT ANALYSIS)

걷는 것은 인간에게 있어 가장 기본적인 움직임의 형태이다. 걸어 다니는 사람들은 걷는 것이 인생의 본질적인 한 부분이다. 등척추나 하지 장애로 인한 보행은 첫 번째 문제가 보행 시 통증이다. 보행 평가는 몸체나 하지 부분의 검사와 치료를 통하여 관리를 해야한다.

개인마다 보행이 모두 비정상을 나타내지는 않는다. 예를 들면, 정상 보행도 나이에

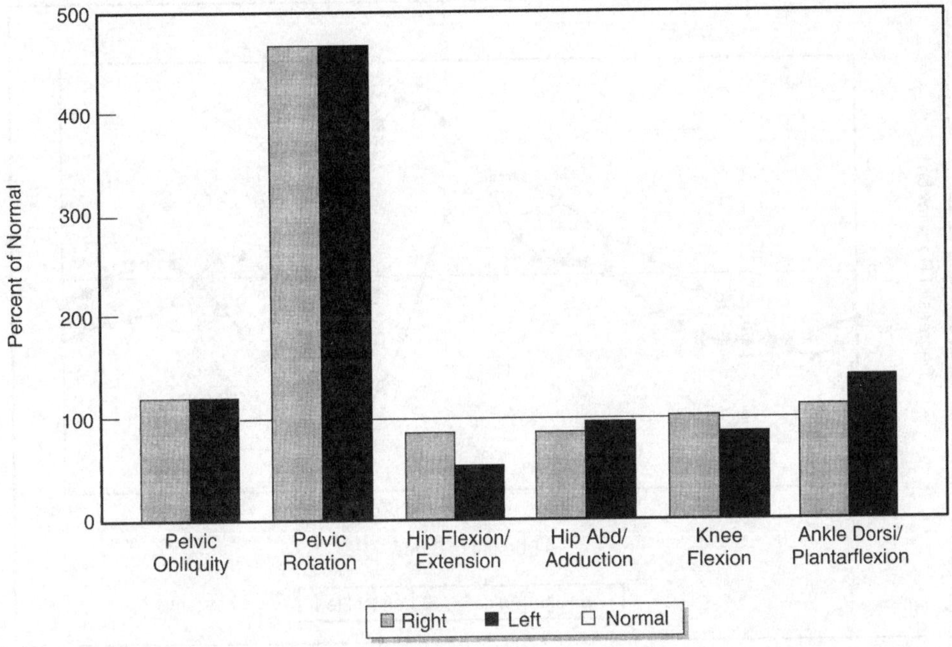

그림 4-18. 정상적 보행 주기를 백분율을 기준으로 하고 환자의 하지 관절 운동 범위를 보여준다. 값은 한 방향, 각도, 반대쪽 방향의 최대에서 다소 못한 것을 각 관절의 최대 위치로 컴퓨터처리 한 것이다. 짙은 막대는 좌측 관절 운동 범위이고 옅은 막대는 우측을 처리한 것이다. 그림 7-15에서처럼 값은 정상인 젊은 여성의 백분율을 기준으로 한다. 골반 경사도와 회전은 좌, 우측 동등하게 측정한다. 이 보행에서 과도한 골반 회전이 정상보다 5배나 많게 특징적으로 나타난다. 고관절 운동 범위는 양측에서 감소되나 우측 보다 좌측이 더하다. 고관절 외전은 조금 더 낮고 우측이 조금 더 나타난다. 슬관절 굴곡은 우측에서 정상적이나 좌측은 약간 적게 나타난다. 족관절 운동 범위는 양쪽 모두 증가했으나 좌측이 조금 더 나타났다.(from Kadaba 그외).[29]

따라 변하게 된다. 아기들은 대략 4세까지 발달 단계에 따라 보행이 변하게 된다. 3장에 논의되어있다. 5세 이상 된 아동들은 운동학적 그리고 동역학적 매개변수는 비록 걸음이 느리고, 속도가 높기는 하지만[39] 어른들과 유사하다.

보행의 매개변수는 건강과 연령에 따라 다양하게 보고된다. 보폭, 보행길이, 속도, 족관절 운동 범위, 중력의 움직임, 골반 경사가 어린이와 노년층에서 같게 밝혀졌다.[40] 다른 연구에서는 노년층에서 보폭이 적고, 동시입각기 감소, 뒤축들어올리기 힘 감소, 족관절 운동학 감소로 보고되었다.[41] 여전히 다른 연구에서도 노년층이 하지 관절 운동 범위가 적고, 뒤축들어올리기 감소와 유각기 동안 발가락이 정돈됨을 보여준다.[42] 환자들의 보행의 양적 비교를 개념화하는 자료는 연령을 적용해야 하는 것이다.

비록 개인별 좌, 우측 비교는 자연스런 접근이다. 정상 보행은 완전한 대칭이 아니다. 한 발에서 다른 발로 옮기는 것이나, 한 발짝을 옮기는 시간(step time), 입각기 시간

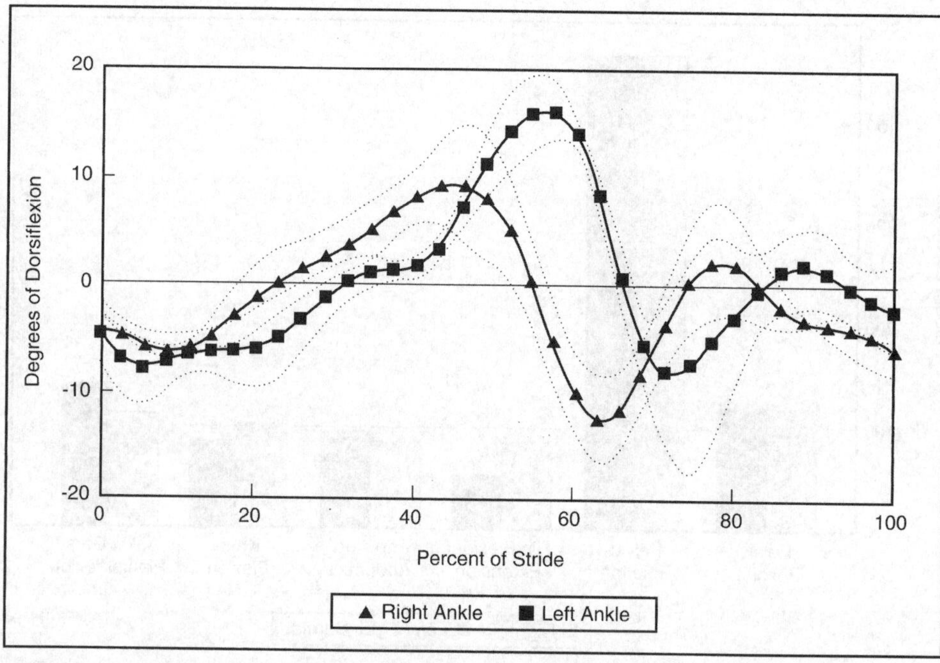

그림 4-19. 한 걸음에서의 족관절 운동학. 좌측(네모모양)과 우측(세모모양) 모두 뒤축딛기에서 시작하는 것을 보여준다. 각 운동은 세 걸음의 평균이고, 표준편차의 위와 아래를 보여준다. 그림 4-10D에서 우측 족관절은 운동학적 패턴은 정상적 족관절 운동학과 유사하게 보인다. 좌측 족관절은 입각기 동안 배굴이 10° 이상으로 나타났다. 발끝밀기 정상적으로 61%로 일어나고 저굴에서 강한 뒤축들어올리기로 진행되었다. 뒤축들어올리기는 우측과 관련하여 좌측에서 느렸다. 저굴 동작 또한 좌측에서 약하게 감소되었으며, 뒤축들어올리기가 약하게 될 수 있음을 알 수 있다. 뒤축들어올리기 이후, 좌측의 표준 일탈은 일관성과 움직임 조절을 적게 한다. 또한 뒤축딛기 이후, 체중수용기 동안 좌측 족관절의 떨림 또한 움직임의 조절을 감소시키는 것을 알 수 있다.

(stance time), 보행 길이, 관절 가동 범위의 시간은 매우 다르다. 연구에서 보면 Treadmill과 바닥에서 걷는 것이 측면과 입체적 특성에서 다르다는 것을 알았다. 바닥에서 걷는 것보다 Treadmill에서 걷는 것이 보행 속도가 높고, 보행길이는 짧다는 것을 알았다.[44]

보행 평가는 (1) 기능의 측정 목표(양적이든 질적이든) 진행을 모니터 하는 것; (2) 비정상 기능 파악(손상)과 원인 추적(보행 주기 동안 통증은 비기능적 구조를 내재하고 있는 것; 약증을 내포한 비정상 패턴, 경직성, 또는 관절의 저운동성(hypomobility), 그리고 고유수용성 감각부족으로 인한 불안정성); (3) 환자의 첫 번째 호소나 두 번째 결과로 인한 관절이나 연부 조직의 비정상적 스트레스; (4) 보행 시 필요한 에너지 증가를 위한 에너지 이동의 비효율적인 사용(노년층, 류마토이드, 소아마비 후유증, 뇌성마비 등 에너지 소비가 제한적인 사람들); (5) 안정에 대한 경고, 재손상, 미세외상(microtrauma), 떨어져서 생기는 큰외상(macrotrauma); (6) "정상적" 이 될 수 없는 상태에서 (즉, 뇌졸중, 소아마비나 다발성 경화증 이후 발생되는) 보상 형태를 지도하는 것에 대한 이해; 그리고 (7) 수술, 뇌성마비의 보조기구, 의수 관절, 의수족.

보행에 대한 평가는 여러 방법으로 나뉘어질 수 있다; 부록에서는 가장 일반적인 방법과 각각의 장점과 단점으로 제시하고 있다. 평가 방법은 적절하게 비기능적(dysfunction)이어야 하고, 시간과 재정이 자료를 얻는데 비례되어야 할 것이다. 비록 새로운 첨단기술(high-technology) 분석 방법이 강력한 도구들을 제공하고 있지만, 치료사의 관찰이 매우 중요하다고 하겠다.

요약 (SUMMARY)

이동의 목적은 신체를 안전하게 유지하기 위한 신체의 조직과 구조를 기술적인 상태로 유지하면서 효과적인 에너지를 이용해 앞으로 움직이는 것이다. 이런 목적은 보행 주기 동안의 열림과 닫힘운동사슬 간의 부드러운 교대 활동을 이루는 것이다. 입각기 동안 닫힘운동사슬에서 다리 기능: 체중수용기, 중간입각기 그리고 입각기 말기(뒤측들어올리기 그리고 발끝밀기)를 통한 초기접촉로부터 나온다. 유각기 동안 다리의 기능은 열림사슬이다.

인간의 보행의 신경학적 조절은 아직 이해가 부족하다. 다른 동물에서 이동은 모든 신경계의 복잡한 상호작용을 통하여 정상적으로 조절된다. 인간이 아닌 동물에서의 이동은 척수 수준에서 일어나고 조절된다. 이에 반해 인간에서는 중추신경계의 높은 수준에서 일어나고 더 중요한 역할을 하게 된다.

보행이 결정되는 요소는 보행의 생역학적(biomechanical) 특징으로 이해하게 된다. 보행의 단순한 형태는 고관절의 굴곡/신전에서 일어나는 컴퍼스 보행이다(첫번째 요소). 컴파스 보행의 목적은 앞으로 진행하는 것이고, 걷는다는 것은 신체 구조에 비효율적이고, 스트레스를 주고, 비안정적일 수 있다. 골반 회전(두번째 요소)와 골반 경사(세번째 요소)는 무게중심(center of gravity)의 수직적 움직임을 감소시키고 그러므로 신체의 구조에 부담을 줄이고 효율성을 증가시킨다. 입각기에서 슬관절 굴곡(네번째 요소)과 족관절 배굴/저굴(다섯번째 요소)은 운동사슬에서 에너지를 상승과 하강을 부드럽게 전달하고 초기접촉의 생역학적 부담을 줄인다. 지지면(여섯번째 요소)에서 무게중심의 외측 이동은 보행의 안정성을 증가시킨다.

효과적인 보행을 위해서는 운동사슬에서 에너지를 모으거나 상승, 감소해야 한다. 에너지 전달은 4가지 기전으로 발생한다. (1) 진자, (2) 관절 내 압력 전달, (3) 급한 움직임, (4) 건(근육을 따라). 초기접촉으로 가기 위한 위치에너지 손실은 건과 관절 내 압력 기전을 통하여 흡수되고, 신체의 부담을 최소화시키며, 앞으로 나아가기 위한 에너지를 감소시키는 것이다. 그런 다음 운동 에너지는 중간입각기 동안 입각기에 다리를 넘어 반대의 진자처럼 신체를 움직이는 위치 에너지로 변환하는 것이다. 근육에 의한 에너지 발생은 뒤축들어올리기의 추진시기 동안과 건과 근육, 관절 내 힘 전달을 통하여 운동사슬이 전달되는 것이다. 유각기가 열림사슬이라지만, 운동사슬을 따라 에너지 전달을 유지하는 것이 중요하다. 초기 유각기 동안의 다리의 움직임은 에너지는 진자와 급한 움직임 기전에 따라 근위부에서 원위부로 전달된다; 유각기 말기에 에너지는 돌아오고 운동사슬이 다리를 통하여 신체가 앞으로 나아가려는 것을 촉진하게 된다.

관절의 움직임은 신체 부분을 움직이는 모든 힘의 결과이다: 근육 뒤틀림, 중력, 관절 내 반응, 지지면 반응력, 운동학은 관절과 신체 부분의 위치와 동작에 대한 연구이다. 동역학은 움직임을 진행하는 힘에 대한 연구이다. 걷는다는 것은 중력, 관절과 지지면 반응력을 동력화 하는 근육활동을 조절하는 것이다. 근육은 관절의 움직임을 가속화, 안정화 또는 감속시킬 수 있다. 근육은 또한 힘을 전달하거나 에너지를 한 부분에서 다른 부분으로 절단한다.

물리치료사는 자주 비정상 보행을 치료하게 된다; 손상으로 인한 보행 조절 부족; 또는 근육, 건 그리고 관절의 비정상적인 부담으로 인한 통증. 보행의 생역학(biomechanics)과 운동사슬의 상호작용 이해는 적절한 평가와 하지 기능 상실로 인한 보행이 어려운 환자의 치료를 위해 본질적으로 매우 중요하다.

보행분석 방법 (APPENDIX: METHODS OF GAIT ANALYSIS)

보행 분석은 우선 관찰과 평가가 요구된다. 다양한 방법이 가능하며, 단순한 시각적 관절에서부터, 회전과 세 가지 면에서 관절 움직임을 복잡한 컴퓨터를 통한 분석이 있다. 각각의 방법을(장점과 단점)제시하게 되며, 정확한 정보를 수집하게 된다.

시각적 관찰 (VISUAL OBSERVATION)

시각적 관찰은 가끔 초시계와 비디오 촬영 분석으로 측정되며, 가장 빠른 측정이 가능하다. 인간의 눈은 관찰이 가능하고 인간의 뇌는 많은 정보를 분석할 수 있다. 관찰자의 능숙하지 않은 기술이라도 초기접촉과 앞발 접촉(forefoot contact), Trendelenburg(hip drop), 회선 그리고 커다란 비대칭과 같은 특별한 상태를 알 수 있을 것이다. 관찰자의 경험은 비대칭과 운동사슬의 복잡한 가능한 상호작용을 포함하는 정확한 정보를 알 수 있을 것이다.[49] 초시계 사용은 보행속도(cadence)를 측정할 수 있게 한다. 걸음의 길이는 속도를 추정할 수 있게 한다. 비디오 촬영 관찰과 압력감각도(pressure-sensitive) 종이나 젖은 종이 타올은 한 발짝과 한 걸음의 폭을 측정할 수 있다.

가장 정확한 장점은 하위기술(low-technology)을 이용한 초시계나 비디오 촬영과 같이 특별한 장비가 없어도 가능하다는 것이다. 시각적 관찰도 특별한 시설을 장치하지 않아도 효과적으로 이루어낼 수 있다. 양적으로나 질적으로 자료를 제공할 수 있다. 치료사들은 많은 걸음을 보고 특정한 형태의 걸음과 비전형적인 걸음의 특징을 놓치지 않을 수 있기 때문이다.

가장 큰 단점은 관찰자의 숙련된 기술에 많은 양의 정보를 의존하는 것이다. 어떤 정보는 주관적이고 질적으로 하기 때문에 자료로 만들거나 앞으로의 평가와 비교하기 어려울 수 있다. 마지막으로 인간 신체의 모든 부분을 동시에 초점을 맞추기 어려운데, 이는 복잡한 걷기 동작에서 얻어지는 정보의 형태가 다르게 얻어져야하는 정보의 필요를 보는 관점이 다르기 때문이다. 환자들은 통증의 문제나 복잡한 걷기를 완전하게 수행하는데 쉽게 지친다. 한 발짝이나 한 걸음에 대한 정보는 장비 없이 측정할 수 있으나 측면적 매개변수 측정으로 보행 평가를 쉽게 얻을 수 있다.[50]

비디오 촬영 분석 (VIDEOTAPING)

비디오 촬영은 단순 관찰의 많은 문제를 반복 관찰로 해결할 수 있다. 비디오 촬영은 운동사슬의 다른 부분을 쉽게 다시 관찰할 수 있다. 비디오 촬영 분석은 천천히 그리고 정지 화면으로 미묘한 현상을 관찰할 수 있다. 또한 환자가 자신의 걷는 모습을 이해하고 인지할 수 있게 한다. 비디오 촬영은 부분을 기록할 수 있게 하고 자료를 보행 분석가에게 의뢰하거나 비교할 수 있게 한다. 비디오 카메라와 비디오 카세트 기록은 비싸지 않고 쉽게 구할 수 있다. 휴대가능하고, 편리하며 쉽게 사용할 수 있다. 또한 많은 시간을 소비하지도 않는다. 단점이 있다면 양적 자료 부족과 관찰자 기술이 중요하며 특별한 장비가 필요할 수도 있다는 것이다.

단순장비 (SIMPLISTIC DEVICES)

측면과 입체 매개변수는 젖은 종이 타올, 발 스위치, 접촉시간과 위치 추적이 되는 특별히 고안된 보행방법측정(walkway) 등을 사용하여 측정한다.[51] 이런 측정수치는 간단히 해석된다. 또한 자동시스템도 복잡한 한 걸음의 평균을 측정할 수 있다.

첨단과학기술측정도구 (ADVANCED TECHNOLOGIC MEASUREMENT TOOLS)

보행 분석을 위한 다양한 기술적 도구를 사용하기 전에 이것의 장점과 단점을 고려해야 한다. 장점은 분명해야하는데: 객관적이고 높은 수준의 자세한 자료를 말한다. 결과는 표준적 자료나 이전의 동일한 사례를 양적으로 비교할 수 있어야 한다.

일반적인 단점은 모든 도구가 정교하며, 가격이 $100,000이상 되는 고가품이라는 것이다. 어떤 것은 인공적인 소음을 최소화하기 위한 특수한 시설 위에 발판을 설치해야 한다. 대부분이 이동이 가능하지 않으므로 환자가 보행 분석을 위한 실험실로 이동하여야 한다. 몇몇 자동시스템은 20분 이내에 자료를 분석할 수 있지만, 많은 시스템이 자료 분석을 직접 해야만하고 많은 시간을 필요로 하게 된다. 이러한 주요한 투자는 일반적인 임상 현장에서 인정할 수 있는 가격을 가져와야 한다. 기술공학에 의존한 자료 해석은 제거되게 되고, 오류의 문제는 기술공학에 의해 커다란 위험을 갖게 된다. 각도계(goniometer)나 표식(marker)은 사지를 직접 측정할 수 있고, 골격 구조에도 적용할 수 있다; 외측표식(external marker)은 관절 축을 정확하게 측정하기 어려울 것이다.[29,52,53,54] 운동 자료는 운동학적 자료에 의존하기 때문에 위험인자 위에 놓이게 된다. 더구나 운동 분석은 관절의 회전력을 측정하는 부분들과 연결되어 분석하게 되며 이들 형태는 계속 정제된다.

보행 실험에 대한 합법성은 검사에 대한 자료 신뢰성과 타당성을 내적 일치도와 오류에 대한 보상이나 제거와 일관정을 유지해야 한다. 실험자들은 정밀하고, 표준화된 프로토콜 부족으로 인한 표준적 자료가 다르게 나타날 수 있다. 한 실험자와 다른 실험자 간의 비교할 수 없을 수 있다.[55] 마지막 자료는 복잡한 파형의 형태를 보인다. 의미 있는 정보를 추론할 수 있는 숙련된 해석을 요구하게 된다;[4] 중립적 네트워크를 사용하는. 이 마지막 자료분석이 양적으로 자세하고 높은 수준을 갖고 있다지만 초기 자료 분석이 정당해야 하고, 자료 분석 과정이 신뢰로워야 하고, 자료 해석이 의미 있어야 한다.

낡은 전기적 보행 측정 도구는 전자각도계(electrogoniometry)일 것이며, 다리는 고정된 상태로 관절 축의 움직임에 따른 복잡한 회전축을 측정하는 각도계를 사용한다. Wires는 각도계에서부터 두 면 또는 세 면의 움직임을 기록할 수 있는 기구나 컴퓨터를 사용하고 있다. 전자각도계는 관절의 움직임을 역동적이고 양적 측정을 할 수 있다.[4,9,56] 이것은 사전, 사후 다량의 관절의 움직임을 좌, 우로 비교할 수 있고, 환자와 보행의 전진 기준과 비교할 수도 있다. 이것은 시각적 축으로부터 독립적이다. 전자각도계 사용의 단점은 환자에게 불편한 부착물이나 전기선과 같은 것들로 인해 정상적인 보행 형태를 방해받을 수 있다는 것이다. 또 다른 제한점은 운동학적 자료로 이는 비디오 촬영 분석을 컴퓨터로 분석해야 한다는 것이다.

컴퓨터 분석은 많은 전자각도계의 문제를 해결해 준다. 환자에게 부착된 불편한 기구들을 제거할 수 있게 한다. 빛 표식(light marker)이나 반사(reflective)는 각 관절 축에 고정시킨다. 다중(multiple) 비디오 카메라는 다양한 관점으로 보행주기가 기록되고, 기록들은 도수적으로나 컴퓨터 연산 방식으로 디지털화 된다. 컴퓨터는 2차원이나 3차원에서 이미지를 막대그림(stick figure)로 이미지를 나타낸다. 이 막대그림은 관절 위치, 관절각, 부분 각, 속도 그리고 가속을 나타낸다. 컴퓨터는 에너지, 힘 무게중심을 계산한다.

장점은 신체의 움직임에 대한 정보를 3차원으로 두 대 또는 더 많은 카메라를 사용하여 제공한다. 정보는 객관적이고 양적이며 표준 자료나 사후 측정과 비교될 수 있다. 이

것은 한번의 한 걸음(single stride)을 필요로 한다. 여러 가지 단점이 먼저 논의되었는데, 운동학적 자료는 보행 형태에 대해 평가되었고 원인에 대한 정보는 논의되지 않았다. 치료사들은 정상 보행 형태를 회복해야 하는 것에 관심을 갖게 되고, 비정상의 원인 그리고 복잡한 원인 요소들의 운동학 자료들에게도 관심을 갖게 된다.

발판은 지지면에 대한 발의 힘에 대한 구성요소를 3차원으로 측정할 때 사용된다. 먼저 설명되었듯이 운동학을 연합될 때, 즉 부분적 모델이 연결될 때, 컴퓨터는 하지 관절의 운동사슬 회전력을 계산한다. 운동학 분석에 따르면, 발판은 객관적이고, 양적인 자료를 제공한다. 이는 관절 주변의 회전력들이 움직임의 근원이 되고, 회전력 자료는 비정상 움직임의 원인을 밝혀주게 된다. 인간의 움직임은 많은 회전력 형태의 연합이 관절 위치와 움직임의 결과를 나타내게 되는 것이다.[12] 발판은 발에 대한 힘의 적용을 측정하는 것으로 발달되어왔다.

기술적 도구들에 대한 많은 단점은 이미 논의 되어왔다. 운동 분석의 강도는 움직임의 근원에 대한 정보를 제공할 뿐만 아니라 개인간의 변수도 매우 크다는 것을 의미한다. 같은 움직임을 일으키더라도 근육의 협응은 개인별로 다르게 사용된다.[12] 결과적으로, 한 개인에 대한 기준의 비교는 더 어렵다는 것이다.

근전도(EMG) 분석은 근육에 전기적 활동을 직접적으로 또는 전극면(electrodes)를 적용하는 것이다. 자료는 전선(wire)나 원격측정(telemetry)으로 전달된다. 자료 분석은 여러 가지로 조직되어 진행된다. EMG의 가장 큰 장점은 근육 활동에 대한 직접적인 정보를 제공한다는 것이다. 이는 비정상이고 공동수축인 발화 양상(firing pattern)을 밝힐 수 있다. 그러므로 신경 조절에 대해서도 알 수 있게 된다. 또한 객관적이고 양적이다. 단점은 내재전극면은(indwelling electredes) 침습적이고 국소적이라는 것이다. 전극면 배치는 안정적임을 보여준다. 마지막으로 EMG 자료는 질적으로 다른 결과들을 산출할 수 있고 자연스러운 다른 절차들을 진행하게 된다. (Kadaba, 등[29]과 Winter[12]의 비교)

앞서 말한 측정 기술들이 다른 발판은 동역학보다 환자가 트레드밀(Treadmill) 위에서나 자유스러운 보행을 할 수 있다. 트레드 밀은 적은 공간을 차지하고, 안정적 관찰을 할 수 있다는 장점이 있다. 트레드 밀은 환자가 속도를 선택할 수 있고, 자연스러운 보행에서 측면적 비대칭을 조절할 수 있다. 마지막으로, 몇몇 걸음의 특성과 보행 형태도 트레드 밀 위에서 걷을 때는 다를 수 있다.[44]

모든 방법들이 모두 사용되지는 않는다. 많은 다른 기술들과 변화들이 사용되어졌다. 보행 분석 방법은 어떤 도구들을 사용할 수 있는가 뿐만 아니라 평가 목적이 무엇인가를 선택해야 한다. 어쨌든 기술적인 사용은 치료사에 의해 관찰되어 질 수 없거나 반정량화(semiquantified)되는 변수 측정의 필요에 의해 주장되어야 한다. 개인적으로 훌륭한 실험이라도 다른 실험으로부터 얻어진 표준화된 자료를 갖고 환자 개인별 자료와 비교되어야 한다. 임상에서는 그들 환자들의 기준 자료를 결정해야 한다.

용어해설 (GLOSSARY)

보행주기 (Phases of Gait)

가속기(Acceleration): 유각기 초기, 유각기가 일어나는 다리를 가속시키는 것이다. 초기유각기라고 부르기도 한다.

감속기(Deceleration): 유각기 말기, 초기접촉이 일어나기 전, 다리를 감속시키는 것이다. 말기유각기라고 부르기도 한다.

뒤축딛기: 정상적인 초기접촉으로 한 걸음을 시작하는 발이다. 뒤축딛기나 초기접촉이라 부르기도 한다. 초기접촉 또한 발뒤꿈치가 바닥에 먼저 닿지 못하는 병적 보행이 일어나기도 한다.

중간입각기: 유각기의 중간 시기

뒤축들어올리기: heel이 지지면으로부터 들어올려질 때. 뒤축들어올리기나 말기입각기라 부르기도 한다.

발끝밀기: 발가락이 지지면에서 멀어질 때. 전유각기(preswing)이라 부르기도 한다.

체중수용기: 발이 지지면에 완전히 닿게 될 때. 반대쪽 발은 발끝밀기가 되는 시간. 발바닥 디디기(foot flat) 그리고 부하반응(loading response)라고 부르기도 한다.

기계적 요소 (Mechanical Terms)

에너지: 에너지는 일하는데 동등하게 쓰여진다. 따라서 운동에너지(1/2mass×속도), 위치에너지(mass×height×gravitational constant)과 작업(힘×거리) 이 모든 것은 joule(equivalent to Nm 도는 새 Kg× m^2/s^2)의 단위로 표현할 수 있다. 이 단위는 회전력과 같지만 작업과 에너지는 계단상변수(scalar variables)이므로 방향되지 않는다.

힘(Force): Newton' s 법칙, 힘(Newtons, N 측정), equal mass× acceleration(=kg× m/s^2). 힘은 크기와 같은 방향을 포함한 매개체이다.

Moment: 회전력을 참고.

힘(Power): 힘은 일의 단위시간이다= 에너지에 대한 단위시간=force×velocity. 이것은 watt로 측정되고(=N× m/s=kg× m^2/s^3) scalar이다.

회전력(Torque): Moment와 회전력은 같다. 관절 주위의 거리에서 회전력 절차이다. 회전력은 force×거리, 이것은 Nm(=kg× m^2/s^2)에서 측정된다. 회전력은 힘의 회전 균형(rotational equivalent)이다. 작업, 에너지 그리고 힘 또한 회전적 균형(rotational equivalent)

이다.

매개체(Vector): 크기와 방향의 값이다. 계단모양(scalar)과 구별되는 크기(magnitude)이다.

작업(Work): 에너지를 참고.

참고문헌 (REFERENCES)

1. Hill, AV: The dimensions of animals and their muscular dynamics. Science Progress 35:209–230, 1950.
2. Dawson, TJ and Taylor, CR: Energetic cost of locomotion in kangaroos. Nature 246:313–314, 1973.
3. Margaria, R: Sulla fisiologia e specialmente sul consumo energetico della marcia e della corsa a varie velocità ed inclinazioni del terreno. Atti Accad Naz Lincei Memorie, serie VI 7:299–368, 1938.
4. Holzreiter, SH and Köhle, ME: Assessment of gait patterns using neural networks. J Biomech 26:645–651, 1993.
5. Winter, DA: Energy generation and absorption at the ankle and knee during fast, natural and slow cadences. Clin Orthop Rel Res 175:147–154, 1983.
6. Kandel, ER and Schwartz, JH: Principles of Neural Science. Elsevier, New York, 1981, pp 316–321.
7. Grillner, S: Neural control of vertebrate locomotion—central mechanisms and reflex interaction with special reference to the cat. In Barnes, WJP and Gladden, MH, eds: Feedback and Motor Control in Invertebrates and Vertebrates. Croom Helm, Dover, NH, 1984, pp 35–56.
8. Grillner, S: Control of locomotion in bipeds, tetrapods and fish. In Brookhart, JM and Mountcastle, VB, eds: Handbook of Physiology. American Physiological Society, Bethesda, 1981, pp 1179–1236.
9. Dietz, V: Afferent and efferent control of posture and gait. In Bles, W and Brandt, T, eds: Disorders of Posture and Gait. Elsevier, New York, 1986, pp 69–81.
10. Quintern, J, Berger, W, and Dietz, V: Afferent control of posture and gait. In Gantchev, GN, Dimitrov, B, and Gatev, P, eds: Motor Control. Plenum Press, New York, 1987, pp 135–140.
11. Berman, AT, Quinn, RH, and Zarro, VJ: Quantitative gait analysis in unilateral and bilateral total hip replacements. Arch Phys Med Rehabil 72:190–194, 1991.
12. Winter, DA: The Biomechanics and Motor Control of Human Gait: Normal, Elderly and Pathological, 2nd ed, University of Waterloo Press, Waterloo, Ontario, 1991.
13. Saunders, JB, Inman, VT, and Eberhart, HD: The major determinants in normal and pathological gait. J Bone Joint Surg (Am) 35:543–558, 1953.
14. Inman, VT, Ralston, HJ, and Todd, F: Human Walking. Williams & Wilkins, Baltimore, 1981.
15. Stokes, VP, Anderson, C, and Forssberg, H: Rotational and translational movement features of the pelvis during adult human locomotion. J Biomech 22:43–50, 1989.
16. Cavanagh, PR, Rogers, MM, and Ilboshi, A: Pressure distribution under symptom-free feet during barefoot standing. Foot Ankle 7:262–276, 1987.
17. Slocum, MDB and Bowerman, W: The biomechanics of running. Clin Orthop Rel Res 23:39–45, 1962.
18. MacKinnon, CD and Winter, DA: Control of whole body balance in the frontal plane during human walking. J Biomech 26:633–644, 1993.
19. McMahon, TA: Muscles, Reflexes, and Locomotion. Princeton University Press, Princeton, 1984.
20. Holt, KG, Hamill, J, and Andres, RO: Predicting the minimal energy costs of human walking. Med Sci Sports Exerc 23:491–498, 1991.
21. Margaria, R: Biomechanics and Energetics of Muscular Exercise. Clarendon Press, Oxford, 1976.
22. Alexander, RM: Energy-saving mechanisms in walking and running. J Exp Biol 160:55–69, 1991.
23. Olney, SJ, Jackson, VG, and George, SR: Gait re-education guidelines for stroke patients with hemiplegia using mechanical energy and power analysis. Physiother Can 40:242–248, 1988.
24. Caldwell, GE and Forrester, LW: Estimates of mechanical work and energy transfers: Demonstration of a rigid body power model of the recovery leg in gait. Med Sci Sports Exerc 24:1396–1412, 1992.
25. Dillingham, TR, Lehmann, JF, and Price, R: Effect of lower limb on body propulsion. Arch Phys Med Rehabil 73:647–651, 1992.
26. Jacobs, R and van Ingen Schenau, GJ: Intermuscular coordination in a sprint push-off. J Biomech 25:953–965, 1992.
27. Gleim, GW, Statchenfeld, NS, and Nicholas, JA: The influence of flexibility on the economy of walking and jogging. J Orthop Res 8:814–823, 1990.
28. Ker, RF, Bennett, MB, Bibby, SR, et al: The spring in the arch of the human foot. Nature 325:147–149, 1987.
29. Kadaba, MP, Ramakrishnan, HK, and Wootten, ME: Measurement of lower extremity kinematics during level walking. J Orthop Res 8:383–392, 1990.
30. Lafortune, MA, Cavanagh, PR, Sommer, HJ, and Kalenak, A: Three-dimensional kinematics of the human knee during walking. J Biomech 25:347–357, 1992.
31. Putnam, CA: A segment interaction analysis of proximal-to-distal sequential segmental motion patterns. Med Sci Sports Exerc 23:130–144, 1991.

32. Williams, KR: Biomechanics of running. In Terjung, R, ed: Exercise and Sports Science Reviews. MacMillan, New York, 1985, pp. 389–401.
33. Dykyj, D: Anatomy of motion. Clin Podiat Med Surg 5:477–490, 1988.
34. Mann, RA: Biomechanics of running. In Mack, RP, ed: Symposium on the Foot and Leg in Running Sports. St. Louis, CV Mosby, 1982, pp. 1–29.
35. Dillman, CJ: Kinematic analysis of running. Exerc Sports Sci Rev 3:193–217, 1975.
36. Williams, KR, Cavanagh, PR, and Ziff, JL: Biomechanical studies of elite female distance runners. Int J Sports Med 8:107–118, 1987.
37. IIde, H and Yamamuro, T: Kinetic analysis of the center of gravity of the human body in normal and pathological gaits. J Biomech 20:987–995, 1987.
38. Begg, RK, Wytch, R, and Major, RE: A microcomputer-based video vector system for clinical gait analysis. J Biomed Eng 12:383–388, 1990.
39. Ounpuu, S, Gage, JR, and Davis, RB: Three-dimensional lower extremity joint kinetics in normal pediatric gait. J Pediatr Orthop 11:341–349, 1991.
40. Blanke, DJ and Hageman, PA: Comparison of gait of young men and elderly men. Phys Ther 69:144–148, 1989.
41. Winter, DA, Patia, AE, Frank, JS, and Walt, SE: Biomechanical walking pattern changes in the fit and healthy elderly. Phys Ther 70:340–347, 1990.
42. Kaneko, M, Morimoto, Y, Kimura, M, et al: A kinematic analysis of walking and physical fitness testing in elderly women. Can J Sport Sci 16:223–228, 1991.
43. Gundersen, LA, Valle, DR, Barr, AE, et al: Bilateral analysis of the knee and ankle during gait: An examination of the relationship between lateral dominance and symmetry. Phys Ther 69:640–650, 1989.
44. Murray, MP, Spurr, GB, Sepic, SB, et al: Treadmill vs. floor walking: Kinematics, electromyogram, and heart rate. J Appl Physiol 59:87–91, 1985.
45. Patrick, J: Gait laboratory investigations to assist decision making. Br J Hosp Med 45:35–37, 1991.
46. Lee, EH, Goh, JCH, and Bose, K: Value of gait analysis in the assessment of surgery in cerebral palsy. Arch Phys Med Rehabil 73:642–646, 1992.
47. McCulloch, MU, Brunt, D, and Vander Linden, D: The effect of foot orthotics and gait velocity on lower limb kinematics and temporal events of stance. J Orthop Sports Phys Ther 17:2–10, 1993.
48. Colborne, GR, Naumann, S, Longmuir, PE, and Berbrayer, D: Analysis of mechanical and metabolic factors in the gait of congenital below knee amputees. Am J Phys Med Rehabil 71:272–278, 1992.
49. Gronley, JK and Perry, J: Gait analysis techniques. Phys Ther 64:1831–1838, 1984.
50. Berman, AT, Zarro, VJ, Bosacco, SJ, and Israelite, C: Quantitative gait analysis after unilateral or bilateral total knee replacement. J Bone Joint Surg (Am) 69:1340–1345, 1987.
51. Friedman, LW: Methods of gait evaluation. Rehabilitation 29:16–18, 1990.
52. White, SC, Yack, HJ, and Winter, DA: A three-dimensional musculoskeletal model for gait analysis: Anatomical variability estimates. J Biomech 22:885–893, 1989.
53. DeLuzzio, KJ, Wyss, UP, Li, J, and Costigan, PA: A procedure to validate three-dimensional motion assessment systems. J Biomech 26:753–759, 1993.
54. Clayton, HM: Advances in motion analysis. Vet Clin North Am Equine Pract 7:365–382, 1991.
55. Shiavi, R: Factors in automated gait evaluation. IEEE Eng Med Biol Mag 29–33, 1988.
56. Chao, EY: Justification of triaxial goniometer for the measurement of joint rotation. J Biomech 13:989–1006, 1980.
57. Davis, RB III: Clinical gait analysis. IEEE Eng Med Biol Mag 35–40, 1988.

제 5 장

발에 대한 임상 평가 (Clinical Assessment of the Foot)

이 장에서는 임상적인 관점으로 발을 평가하고, 발의 기능적인 면에 대하여 설명하고자 한다. 발의 어떠한 기능이 사람을 두발로 직립하게 하는가 하는 것을 밝혀내려 한다.[1-5] Laitman과 Jaffe는[3] 사람은 영장류와 구별되는 대뇌피질(cerebral cortex), 성대(vocal cords), 하지와 발의 3가지 특성이 있다고 하였다. 임상의로서 우리는 발이 특수한 조직임을 필수적으로 인식하여야 한다.

입각기(stance)의 초기 단계에서는 발은 지형의 형세에 적응하여 균형을 잡을 수 있는 유연성이 있다. 입각기(stance)의 후기 단계에서는 발이 앞으로 전진하기 위한(push-off) 지레대 역할을 한다(그림 5-1).

발의 거종관절(talocalcaneal joint)과 중족관절(midtarsal joint)의 위치 변화로 시작되는 발의 이런 동작은 보행 시 필수적이지만, 근육작용의 영향을 받지는 않는다. 보행 시 발의 위치 변화로 이러한 동작이 발생한다. 보행하는 동안 단단한 지면에 유연하게 적응하도록 발이 변화하고, 신체를 지탱하는 동작은 발과 발목관절 축의 움직임, 뼈의 형태(shapes of bones), 인대(ligaments)의 신장에 의해 좌우된다. 이들 구조가 정상이어야만, 발이 신체를 지탱하고 보행 시 적절한 시기에 단단한 지면에 유연하게 적응하여 두 발로 보행할 수 있는 것이다. (그림 5-1)[2,7-9]

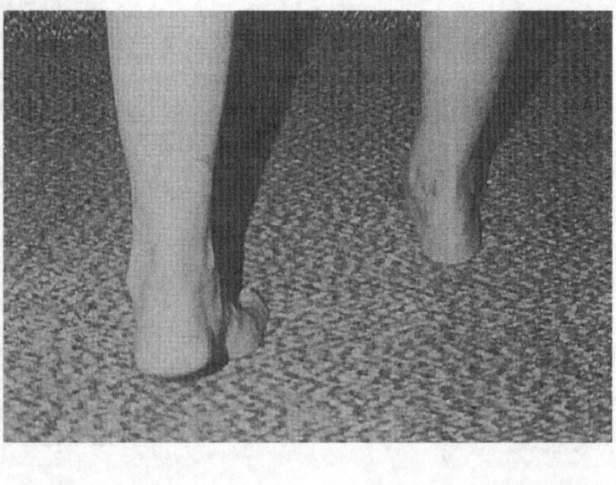

그림 5-1. 보행 중에 나타나는 발의 변화를 보여주고 있다. 발은 지면에 적응하기 위해 초기 입각기(stance)에 유연하게 외번하고(오른발에서 볼 수 있듯이), 최종 입각기(stance)에서 다시 앞으로 전진하기 위해 단단한 지레대(lever)로 변한다(왼발에서 볼 수 있듯이).

정상적인 발 (NORMAL FOOT)

보행에 저항을 받지 않도록 앞으로 전진하는 동안 단단한 지렛대의 역할을 하고, 초기 입각기(stance)에 유연하게 적응하여야 정상적인 발이라 할 수 있다.[2,7-9] 발은 다음의 두 자세로 그 기능을 만든다. 첫째 발이 공간에 떠서 자유로이 근육이 움직이는 신체를 지지하지 않는 자세이고, 둘째로는 발이 지면에 고정되어 신체가 발 위로 움직이는 신체를 지지하는 자세이다.[5,20] 발의 기능을 잘 이해하기 위해서는 발의 구성요소와 동작을 알아야 한다. 이 장에서는 발이 신체를 지지하는 자세와 지지하지 않은 자세에 관한 임상적인 평가를 논하였다.

임상적인 평가: 신체를 지지하지 않는 자세 (Clinical Evaluation: Non-Weight Bearing)

신체를 지지하지 않은 자세에서 우선 발을 관찰하였다(그림 5-2). 거골하관절(subtalar joint)의 중립위치는 거골(talus)과 주상골(navicular)이 접합하는 위치에서 식별되고, 거주관절(talonavicular joint) 작용의 중간지점에 있다.[5,10,11] 중립위치는 거주상골(talonavicular)을 촉진하여 식별할 수 있고, 또한 제 4 와 제 5 중족골(metatarsal bones)에 많은 압력이 가해지는 동안 하중이 가해진 발이 내전(adduction), 내번(inversion), 외전(abduction), 외번(eversion)으로 움직이므로 식별할 수 있다(그림 5-3). 거골(talus bone)과 주상골(navicular bone)의 접합 지점이 발이 움직이는 중앙지점 또는 중립의 위치이다.

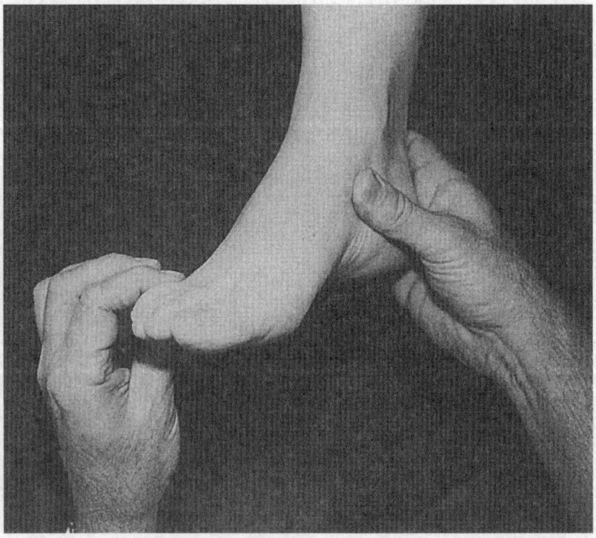

그림 5-2. 오른 쪽 엄지(thumb)로 거주관절(talonavicular joint)을 촉진하여 중립위치에서의 발 위치를 조사하고, 제 4 중족골두(fourth metatarsal head)와 제 5 중족골두(fifth metatarsal head)를 쥐고 움직여 보아 거주관절(talonavicular joint)의 중앙지점을 관찰한다.

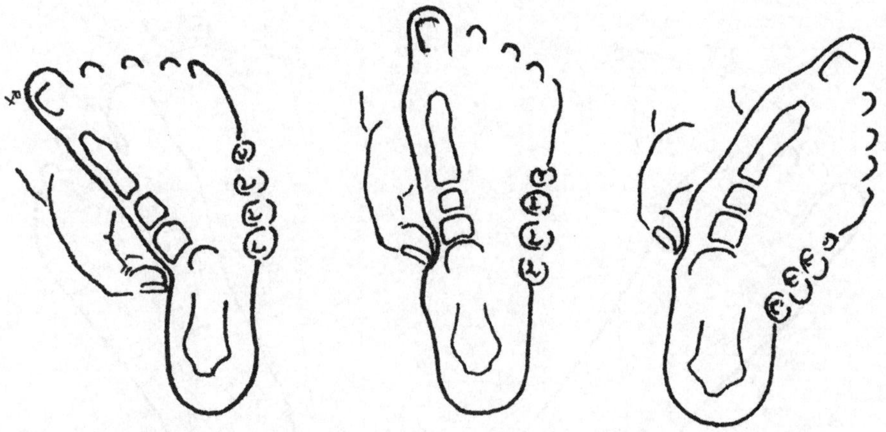

그림 5-3. 주상골(navicular)과 거골(talus)의 사이를 만져봐서 거주관절(talonavicular joint)의 중립위치를 실연해보았다. 중앙에 있는 그림은 거골하관절군(subtalar joint complex) 기능의 중간위치를 표시한 거주관절(talonavicular joint)의 접합점을 보여주고 있다. (정형외과의 승인을 얻어 재복사하였다.)

발과 발목에 대한 모든 관찰과 측정은 중립위치에서 시행된다(표 5-1). 발의 구성요소는 우선 수동적인 운동으로 관찰한 후, 능동적인 운동을 관찰하였다.

표 5-1. 신체를 지지하지 않은 자세의 평가요소

1. 중립위치의 거골하관절(subtalar joint): 거골(talus)의 추진으로 결정되는 거골(talus)과 주상골(navicular)의 적합한 위치
2. 전족(forefoot)의 횡단면 운동: 30° 의 외전(abduction), 15° 의 내전(adduction)
3. 전족(forefoot)의 전두면 운동: 25° 의 내번(inversion), 25° 의 외번(eversion)
4. 후족(rearfoot)의 전두면 운동: 20° 의 내번(inversion), 10° 의 외번(eversion)
5. 외측에 있는 4개의 중족골(metatarsals)과 연관된 제 1 중족골(first metatarsal)의 위치
6. 시상면에서 제 1 중족골의 유동성: 20° 의 배측굴곡(dorsiflexion), 20° 의 족저굴곡(plantar flexion)
7. 개방 운동사슬: 회외전(supination), 회내전(pronation), 내전(adduction), 외전 (abduction), 내번(inversion), 외번(eversion), 족저굴곡(plantar flexion), 배측굴곡 (dorsiflexion)
8. 발목관절의 시상관절(ankle joint sagittal joint): 무릎이 굴곡되고 신전되면서 20° 로 배측 굴곡되고(dorsiflexion), 50° 로 족저굴곡(plantar flexion)된다.

수동운동 범위 (PASSIVE RANGE OF MOTION)

중립위치에 있는 발을 횡단면으로 수동운동시켜 보면, 발은 내전과 외전으로 움직일 수 있다. 외전은 15° 의 범위로 움직이는데 내전은 그 2배인 30° 로 움직인다(그림 5-4). 전족은 내번과 외번에서 내반과 외반 위치로 수동적으로 움직여 보면, 25° 의 내번에서 내

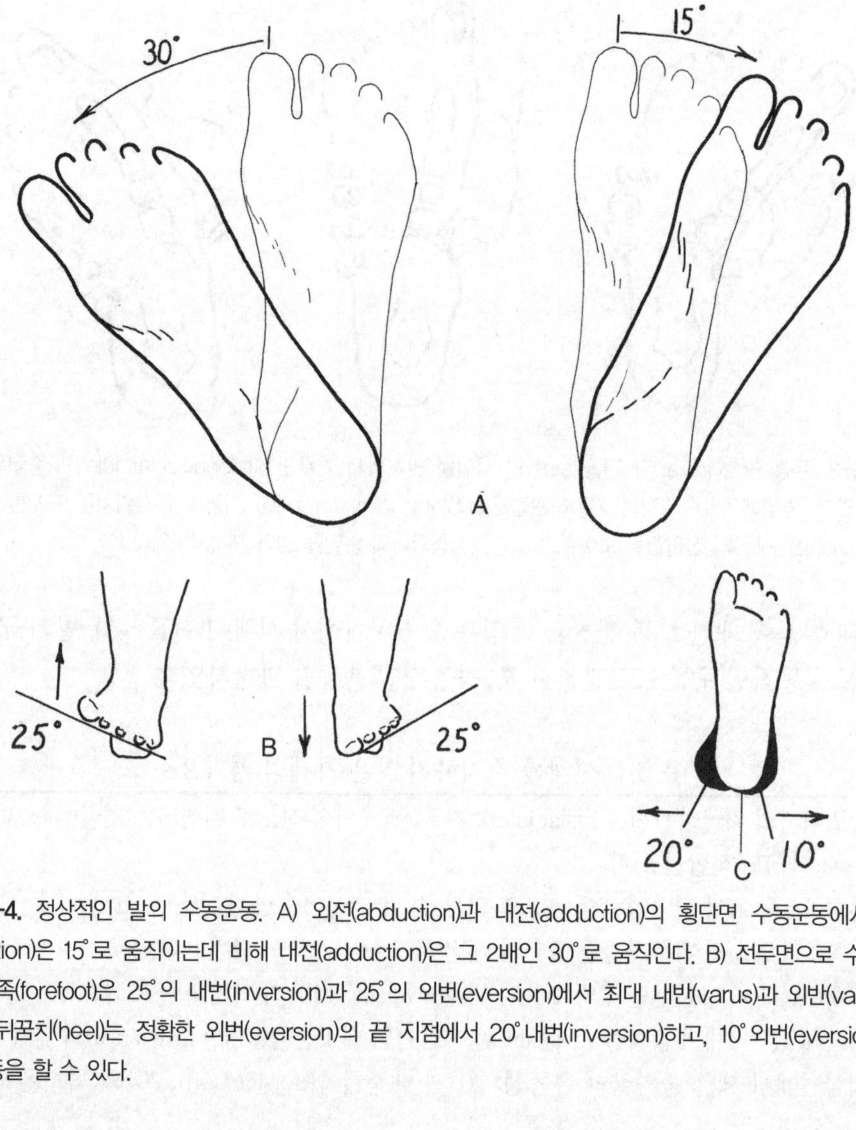

그림 5-4. 정상적인 발의 수동운동. A) 외전(abduction)과 내전(adduction)의 횡단면 수동운동에서 외전(abduction)은 15° 로 움직이는데 비해 내전(adduction)은 그 2배인 30° 로 움직인다. B) 전두면으로 수동운동하는 전족(forefoot)은 25° 의 내번(inversion)과 25° 의 외번(eversion)에서 최대 내반(varus)과 외반(valgus)한다. C) 뒤꿈치(heel)는 정확한 외번(eversion)의 끝 지점에서 20° 내번(inversion)하고, 10° 외번(eversion)하는 수동운동을 할 수 있다.

반으로 25° 의 외번에서 외반으로 움직인다.[2,7]

또한 뒤꿈치(heel)를 쥐고 외번과 내번으로 움직여 보면, 외번은 10° 의 범위로 움직이고, 내번은 그 두 배인 20° 로 움직이며, 외번의 끝부분은 연부조직의 끝지점에 있다.[2,5,7]

그런 다음 제 1 중족골(first metatarsal bone) 위치를 평가한다. 이 중족골(metatarsal)은 내측분절(segment) 제 1 중족골과 제 1 설상골(first cuneiform)은 네 개의 외측 중족골(metatarsal bones)과는 다른 범위로 움직인다.[2,5,7,10] 제1 중족골은 엄지(thumb) 하나를 중족골두(metatarsal head) 밑에 놓고, 다른 엄지는 네 개의 외측 중족골두에 놓아 관찰한다(그림 5-5). 제 1 중족골의 수동운동은 중족골을 위 · 아래로 밀어 관찰한다. 수동운동은 제 1 중족골(first metatarsal bone)의 배측굴곡, 족저굴곡과 동일한 운동을 발생시킨다(그림 5-6). 제 1

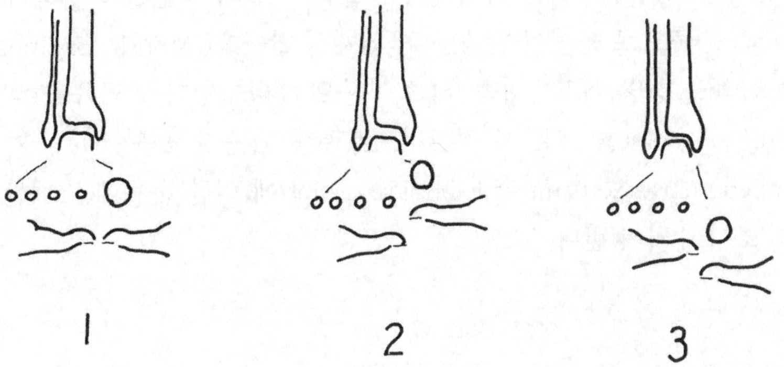

그림 5-5. 제 1 중족골(first metatarsal)의 위치는 제 1 중족골(first metatarsal)과 네개의 외측 중족골(metatarsal) 밑에 엄지(thumb)를 대고 3가지 방법으로 검사하였다. : 1) 정상자세, 2) 배측굴곡된 자세, 3) 족저굴곡된 자세

중족골이 20° 로 배측굴곡하고, 20° 로 족저굴하는 것은 정상적인 굴곡범위로 간주된다.

능동운동 범위 (ACTIVE RANGE OF MOTION)

신체를 지지하지 않을 때, 발과 발목을 능동적으로 움직여 본다(그림 5-7). 회외전을 하는 거골하관절의 운동에는 외전, 내번, 족저굴곡이 있다. 회내전하는 거골하관절의 운동에는 내전, 외번, 배측굴곡이 있다. 회외전과 회내전은 축으로 운동하기 때문에 세 평면운동(triplanar)이라 할 수 있다(그림 5-7을 참조).[2,5,7,10] 발목관절의 능동적인 운동범위는 그 다음으로 측정된다. 20° 의 배측굴곡에서 50° 의 족저굴곡되는 정상적인 운동은 무릎의 굴곡(flexion) 또는 신전(extension)과 더불어 측정되었다.[12]

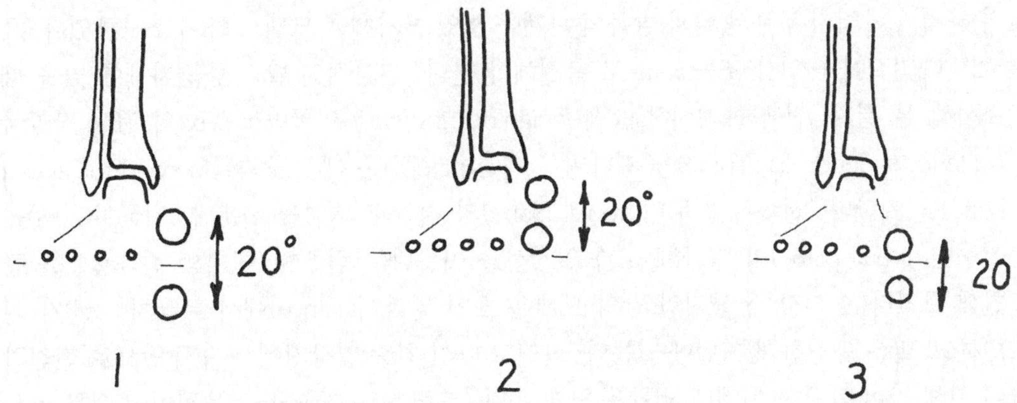

그림 5-6. 제 1 중족골의 수동운동 : 1) 정상적인 수동운동; 2) 족저운동(plantar motion)의 감소로 증가된 배측운동(dorsal motion); 3) 감소된 배측운동(dorsal motion)으로 증가된 족저운동(plantar motion)

근육은 신체를 지지하지 않는 자세에서 관찰한다. 근육의 힘을 측정하기 위해 검사하며 각 근육근의 수축으로 운동이 발생한다. 외재성 발근육(extrinsic foot muscles)에 대한 검사에서는 근육을 전방, 후방, 내측, 외측 부분으로 나누었다.[13] 근육을 검사함에 있어, 하퇴삼두근(triceps sural muscle)이 정상적으로 굴곡되는지 또는 비복근-가자미근의 근건조직(gastrocnemius-soleus musculotendinous unit)에 의한 운동에는 제한이 있는지에 대하여 특히 조사해 봐야 한다.

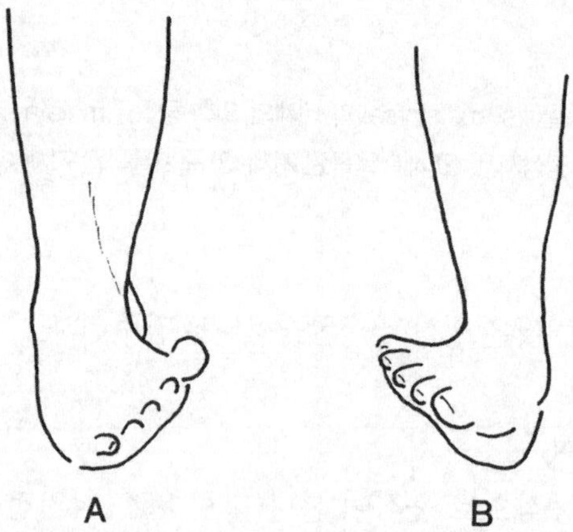

그림 5-7. 신체를 지지하지 않을 때의 거골하관절(subtalar joint)의 능동적인 운동은 세 평면운동(triplanar motion)이다. A) 회외전(supination)은 발이 내전(adduction), 내번(inversion), 족저굴곡(plantar flexion)하면서 나타나는 거골하관절군(subtalar joint complex)의 능동적인 세 평면운동(triplanar)이다. B) 회내전(pronation)은 발이 외전(abduction), 외번(eversion), 배측굴곡(dorsiflexion)하면서 나타나는 거골하관절(subtalar joint)의 능동적인 세 평면운동(triplanar)이다.

임상적인 평가: 신체를 지지하는 자세 (Clinical Evaluation: Weight Bearing)

임상의는 둔부(hip)와 무릎의 운동에 따른 다리, 무릎, 대퇴의 자세를 평가하여 신체와 하지의 나머지 부분과 발과 발목의 관계를 서있는 자세를 모델로 하여 조사하였다 (표 5-2). 다리길이는 임상 또는 x-ray로 측정해야 한다. 정상적인 발이 중립자세에 있을 때 조사해 본 결과, 신체를 지지하는 선(weightbearing line)은 골반(pelvix)의 전상 장골극(Anterior superior iliac spine)을 지나며 슬개골(patella)은 제 2 중족골(second metatarsal bone)을 지난다. 전족은 전두면(frontal plane)의 경골과 수직을 이룬다. 뒤꿈치(heel)는 전두면(frontal plane)의 경골(tibia)과 일직선을 이룬다(그림 5-8). 환자의 걸음걸이를 관찰해 보았다(표 5-3). 정상적인 발의 보행은 초기 입각기(stance)에서 뒤꿈치(heel)가 외번하고, 발은 유연하게 지면에 닿는다. 그리고 나서 최종 입각기에서 다시 앞으로 전진하기 위해 발이 단단한 지렛대 역할을 하게 된다 (그림 5-1을 참조). 걸음걸이에 대한 조사는 제 6장에 자세히 설명되어 있다.

발의 운동과 구조 뿐 아니라, 발의 구성요소의 위치는 보행 시 발이 유연하게 지면에 닿는 자세에서 지렛대 역할을 하는 단단한 자세로 변하는 생체 역학적인 변화에 관한 연구에 매우 중요한 자료가 된다. 그러나 제 1장에서 언급한 바 대로 근육의 연합작용에 대하여 꼭 검토해 보아야 하며, 비정상적인 보행을 초래하는 특정한 비정상적인 근육기능이 있는지를 신체를 지지하는 자세와 신체를 지지하지 않은 자세에서 근육의 기능을 조사해야 한다. 이러한 논의를 목적으로, 신체에 대한 연구와 발목운동에 대한 실험 시 확인해봐야 하는 비복근-가자미근 긴축(gastrocnemius-soleus muscle tightness)을 제외하고, 일반적으로 임상상태에서처럼 근육이 정상적으로 움직일 수 있는 한계 내에서 기능을 하는 지를 생각해 보아야 한다.

비정상적인 발 (THE ABNORMAL FOOT)

비정상적인 발은 앞에서 설명한 정상적인 발의 기능, 자세, 또는 운동을 하지 않는 어

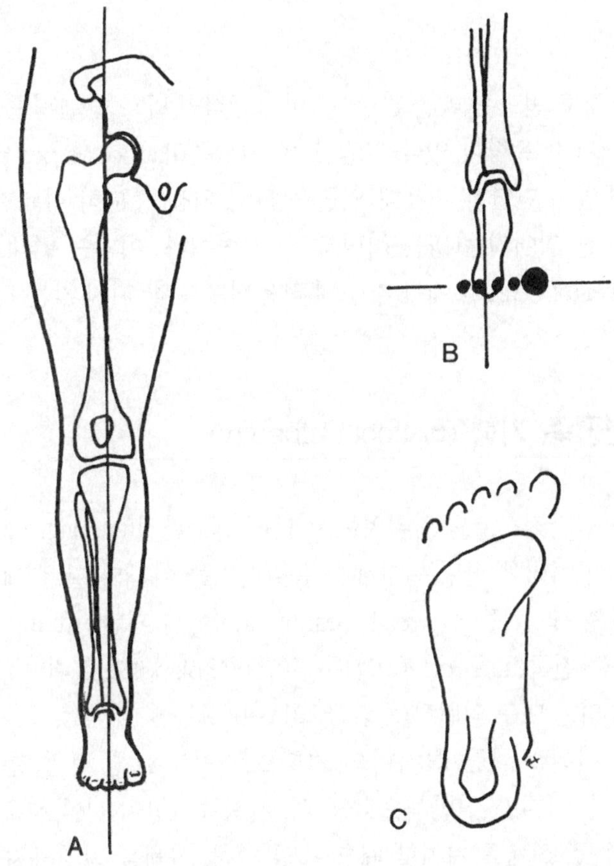

그림 5-8. 정상적인 발이 중립 자세에 있을 때 발 구성요소의 위치 : A) 신체를 지지하는 선(weightbearing line)은 전상 장골극에 걸쳐 지나가고, 슬개골(patella)은 제 2 중족골(second metatarsal)을 통해 지나간다. B) 전족(forefoot)은 다리와 수직을 이룬다. C) 뒤꿈치(heel)는 경골(tibia)과 일직선을 이룬다.

표 5-2. 신체를 지지하는 자세에서 평가

1. 거골하관절(subtalar joint)의 중립위치
2. 골반(pelvic)의 전상 장골극(Anterior superior iliac spine), 슬개골(patella), 제 2 중족골(second metatarsal), 장골극(superior iliac spine)을 통한 신체를 지지하는 선
3. 전두면에서 경골(tibia)과 직각을 이루는 전족(forefoot)
4. 후면에서 볼 수 있는 전두면으로 경골(tibia)과 정렬되어 있는 뒤꿈치(heel)

표 5-3. 입각기(stance)에서 보행 평가

1. 뒤꿈치에 체중이 가해질 때(초기 중간입각기-early midstance): 회내전(pronation), 충격흡수, 회전력 전환, 균형유지, 지형에 대한 조절
2. 중간 입각기(midstance) 또는 거골하관절(subtalar joint)의 중립위치
3. 전진하는 후기 중간 입각기(late midstance): 회외전(supination), 단단한 지렛대(rigid lever), 추진력(propulsion), 발과 발목의 외인성 근육을 위한 활차(pulleys)

느정도 변형된 발을 말한다. 비정상적인 발로는 편평족(pes planus)과 요족(pes cavus)의 두 가지 유형이 있다(그림 5-9). 편평족(flatfoot or pes planus)은 보행 시 앞으로 전진할 때 발이 단단한 지렛대 역할을 하기 위해 충분히 회외전(supnation)을 하지 못하기 때문에 잘 휘어지는(또는 허탈되는) 기형이다. 이와는 반대로 요족은 신체를 지지하는 상태(weight bearing)에서 지면에 적응되도록 잘 휘지 않는 강직성 기형을 말한다.[2,7-9]

편평족 기형 (Flatfoot Deformity)

일반적으로 중립위치에서 있는 거주관절(talonavicular joint)로 편평족(flatfoot)을 관찰하여 이러한 편평족 자세를 유발시키는 아래와 같은 세 가지 요소를 밝혀내었다: (1) 신체를 지지하는 선(weightbearing line)에서 횡단면(transverse plane)으로 외전(abduction)하는 전족(forefoot); (2) 전두면(frontal plane)으로 내반 또는 내번하는 전족; (3) 전두면으로 외반 또는 외번하는 뒤꿈치(heel)(그림 5-10).[2,7,9]

이러한 기형 중 하나의 기형으로 인해 보행 시 편평족기형(flatfoot deformity)이 나타날 수 있지만, 일반적으로(특히, 편평족기형이 심할 경우) 이 세 가지 기형이 모두 나타난다; 즉, 신체를 지지할 때 전족의 외전, 신체를 지지하지 않을 때 전족의 내반, 선 자세에

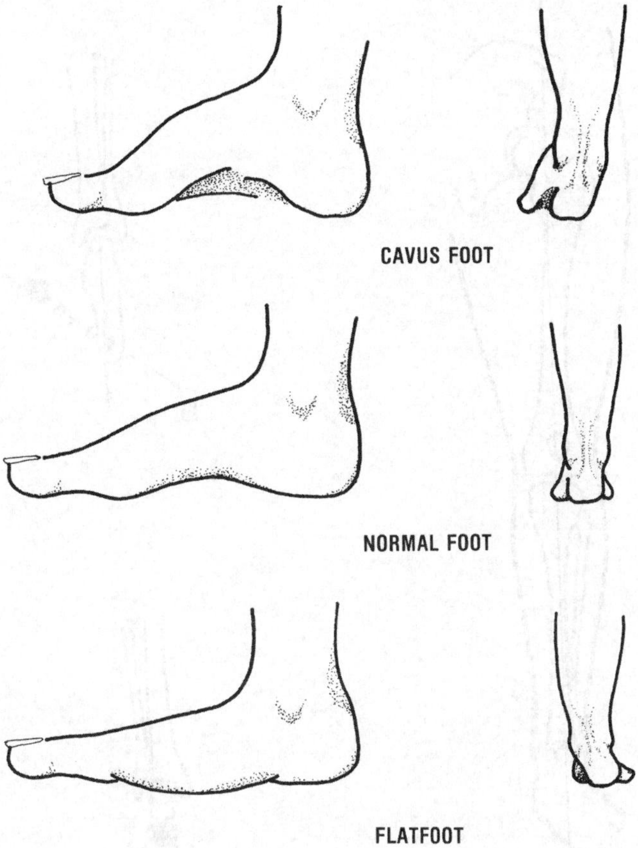

그림 5-9. 정상적인 발은 유연하게 외번(eversion)하고 앞으로 전진할 때, 발이 고정되도록 내번(inversion)한다. 요족(cavus foot)은 단단하며 유연하게 외번(eversion)하지 않는다. 편평족(flatfoot)은 과잉굴곡하며 앞으로 전진할 때, 단단한 지렛대 형태로 뒤로 굴곡한다.

서 뒤꿈치(heel)의 외반이다.

전족이 내전하는 편평족에 대한 연구에 따르면, 전족의 내번과, 뒤꿈치의 외번은 계속되고, 그 반대로는 잘 굴곡하지 않는다고 한다(그림 5-11). 편평족(flatfoot)인 사람은 제 1 중족골이 배측굴곡되거나 배측굴곡하는 범위가 넓다.

요족 (Pes Cavus)

중립자세에서 있는 거주상관절(talonavicular joint)로 요족(cavus foot)을 연구한 결과, 다음의 3가지 요족 요인을 밝혀냈다: (1) 신체를 지지하는 선(weightbearing line)에서 횡단면(transverse plane)으로 내전하는 전족; (2) 전두면으로 외반하는 전족; (3) 전두면으로 내반하는 뒤꿈치(그림 5-12). 제 1 중족골은 족저굴곡되며, 족저굴곡하는 범위가 넓어진다.[2,7,9]

일반적으로 요족(cavus foot)은 횡단면(transverse plane)에서 전족(forefoot)의 내전과

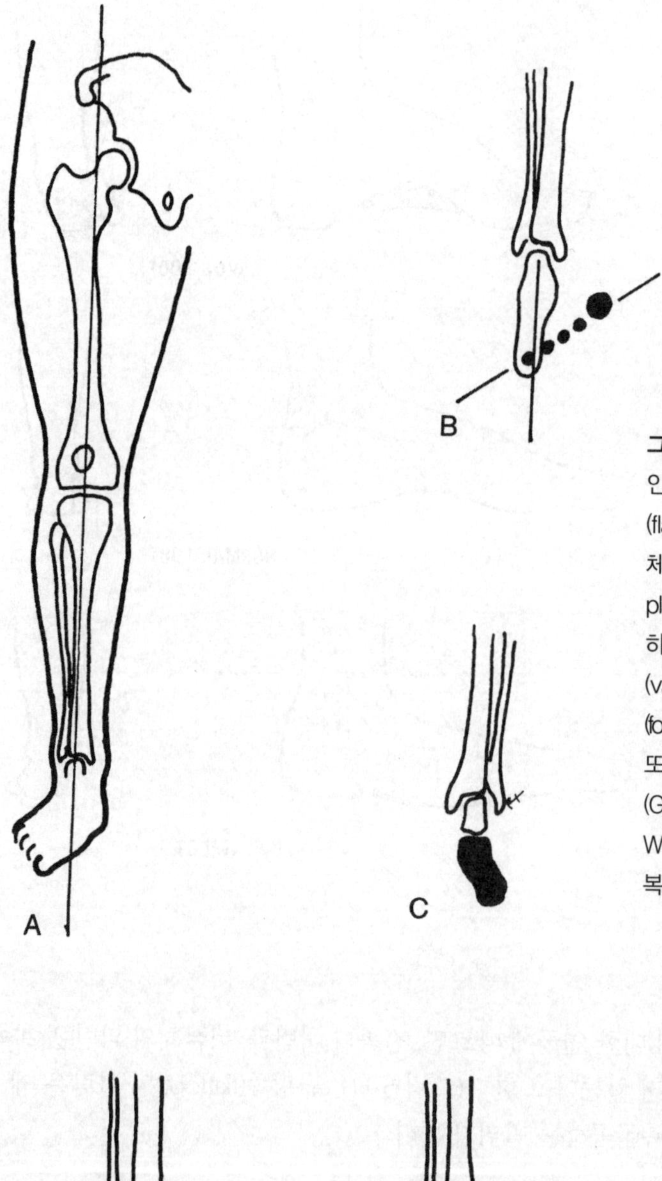

그림 5-10. 발의 구성요소가 비정상적인 자세를 취하고 있으면, 편평족기형(flatfoot deformity)이 나타난다: (A) 신체를 지지하는 선에서 횡단면(transverse plane)으로 즉,외측으로 외전(abduction)하는 전족(forefoot); (B) 전두면으로 내반(varus) 또는 내번(inversion)하는 전족(forefoot); (C) 전두평면으로 외반(valgus) 또는 외번(eversion)하는 뒤꿈치(heel). (Gould, J: The Foot Book. Williams & Wilkins, Baltimore, 1988, 의 승인하에 복사된 그림)

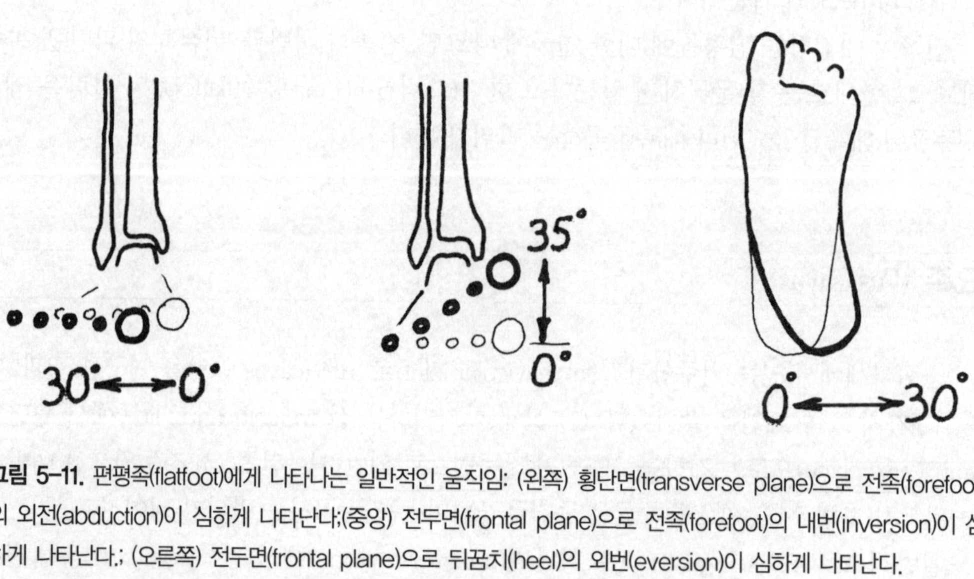

그림 5-11. 편평족(flatfoot)에게 나타나는 일반적인 움직임: (왼쪽) 횡단면(transverse plane)으로 전족(forefoot)의 외전(abduction)이 심하게 나타난다;(중앙) 전두면(frontal plane)으로 전족(forefoot)의 내번(inversion)이 심하게 나타난다.; (오른쪽) 전두면(frontal plane)으로 뒤꿈치(heel)의 외번(eversion)이 심하게 나타난다.

외번, 그리고 뒤꿈치의 내번이 심해지는 특징이 있다. 이들 기형은 그 반대로는 거의 굴곡하지 않는다(그림 5-13). 상태가 심하면, 기형의 정도가 더 심해질 수 있다. 이러한 기형적인 구조가 하나라도 나타나면, 보행 시 요족(foot cavus)이 나타나지만, 대개 보행 시, 요족(foot cavus) 기형이 심한 경우 이들 기형이 모두 나타난다.

중족(midfoot)과 거골하관절이 자유로이 움직이도록 회내전하지 않아서 지면에 잘 순응하게 될 수도 있으므로 보행 시 요족이 잘 굴곡하지 않는다. 그러므로 발은 지면에 잘 적응하고 충격을 흡수할 수 있다.

교정술과 수술의 중요성 (ORTHOTICS AND SURGICAL CONSIDERATIONS)

신체에 관한 연구에서 정상적인 근육의 기능과 발을 구성하는 요소의 운동과 위치가

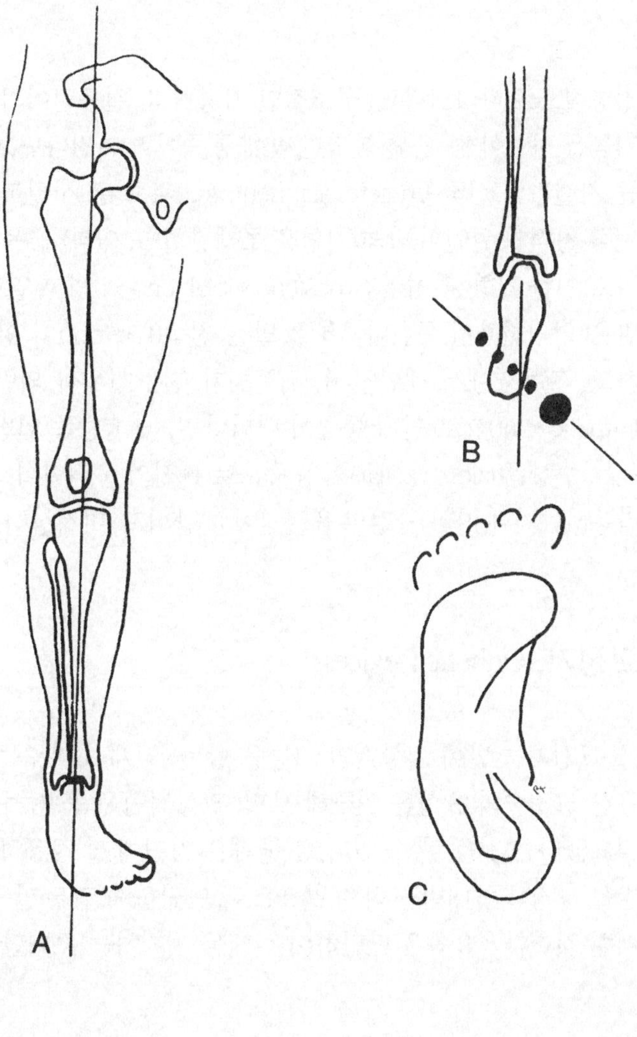

그림 5-12. 요족기형(cavus deformity)에서 나타나는 발의 구조. A) 전족(forefoot)의 신체를 지지하는 선에서 횡단면(transverse plane)으로 내전(adduction)한다. B) 전족(forefoot)은 전두면(frontal plane)으로 외반(valgus)한다. C) 뒤꿈치(heel)는 내반(varus)한다.

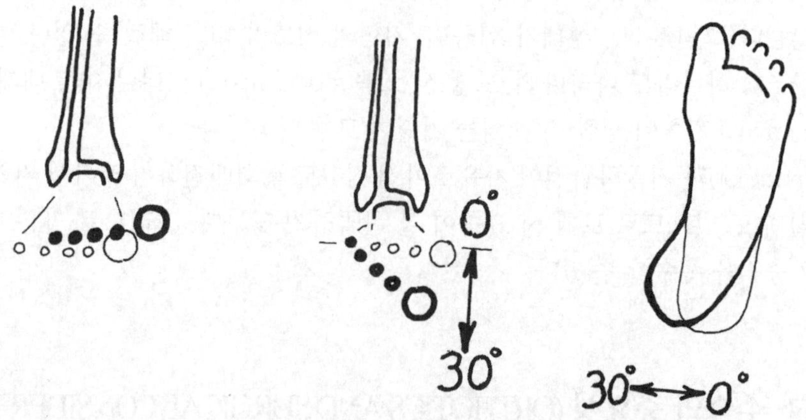

그림 5-13. 요족(cavus foot)에서 나타나는 일반적인 움직임: (왼쪽) 횡단면(transverse plane)에서 전족(forefoot)의 내전(adducton)이 심하게 나타난다. (중앙) 전두면(frontal plane)으로 전족(forefoot)의 외번(eversion); (오른쪽) 뒤꿈치(heel)의 내번(inversion)이 심하게 나타난다.

정상적으로 나타났다면, 구조적인 기형 또는 걸음걸이의 기형이 없으므로 발은 정상적인 기능을 하여야 한다. 정상적인 발에 통증이 느껴진다면, 연구자는 우선 건염(tendinitis) 또는 지절간의 신경종(interdigital neuroma)과 같은 선천적인 원인을 검사해 봐야 한다. 어떤 후천적인 원인이 발의 기형을 초래할 수도 있다: 근육기능의 저하 또는 근육기능의 저하로 인한 기형, 후경골건(posterior tibial tendon)의 파열로 이러한 기형 현상이 나타난다: 발은 회외전하지 못한다. 결국, 발은 전족(forefoot)이 횡단면(transverse plane)에서 외전하고, 전두면에서 내반하며, 뒤꿈치가 전두면에서 외반하는 기형이 나타난다. 관절염(arthritic joint)으로 인해 통증이 나타나면, 제 1 종족 입방골(first metatarsal cuneiform) 또는 거주상골(talonavicular)의 통증으로 관절의 움직임이 제한된다. 보행 시 관절이 어떻게 작용하는가에 따라 관절의 움직임이 제한되고, 비정상적으로 보행하게 된다.[2]

교정기 (Orthotic Devices)

교정기는 발이 정상적인 기능을 할 수 있게 도와주는 보조장치다.[14,15] 임상적으로 분류한 교정술의 유형을 연구해 보면, 정상적인 운동을 하는 정상적인 발에는 보조기구가 필요없다는 것을 알 수 있다. 편평족은 지면에 잘 적응하고 신체를 지지하는 후기단계에 발을 고정하는 내번을 하지 않으므로, 단단한 교정은 발을 지지해주고 역전(resupination) 시킬 것이다.[6] 요족은 단단하며 신체를 지지하는 초기단계에서 지면에 적응되도록 굴곡하는 외번이 되지않아 신체를 지지하는 면을 넓히는 동안 충격을 완화시키는 유연한 교정을 하여야 한다.[2] 발과 발목에 대한 더 자세한 분석과 역학적인 교정처방은 제 6장과 9장에서 언급하였다.

편평족기형의 수술처방 (Surgical Treatment of Flatfoot Deformity)

기형의 원인이 하나뿐이 편평족인 경우에는 그 원인을 직접 치료하여야 한다. 예를 들면, 뒤꿈치의 외반(heel valgus)으로 인한 편평족(flatfoot)은 뒤꿈치의 거골하관절이 10° 의 외번에서 20° 의 내번으로 정상적인 운동을 할 수 있도록 종골을 적절한 위치로 교정하는 절골술(osteotomy)로 치료될 수 있다. 만일 제 1 중족골이 배측굴곡 한다면, 족저굴곡 절골술 (plantar flexion osteotomy)이 시행될 수 있다. 발이 외전하고 전족이 내반되어 있다면, 외과의는 전족(forefoot)을 외전(abduction)위치에서 벗어나도록 또는 내측기둥(column)을 줄여서(또는 두 가지 방법을 모두 이용하여) 기형을 치료할 수 있다. 주상골(navicular bone)이 짧아지면서 입방골(cuboid bone)의 개방쐐기형절골술(opening wedge osteotomy)로 수술한다; 폐쇄쐐기형절골술(closing wedge osteotomy)과 주상입방관절(navicular cuneiform joint)의 유합술(fusion); 또는 전방과 중앙면 사이 종골의 전방위치를 늘린다.[6]

기형의 요소를 정확하게 교정하려면, 편평족을 수술하기 전에 모든 발의 요소를 면밀히 조사하여야 한다. 예를 들어, 뒤꿈치가 외번되지 않으면서 전족의 내번이 보상되지 않고 뒤꿈치의 내반 절골술(varus osteotomy)이 시행된다면, 환자는 보상되지 않은 전족의 내반이 심해져서 큰 어려움을 겪게 될 것이다.

요족(pes cavus)의 수술치료

요족(pes cavus foot)의 원인이 단 하나의 기형에 있는 지 조사하여야 한다. 만일 그렇다면, 치료가 되어야 한다. 제 1 중족골(first metatarsal)이 족저굴곡(plantar flexion)되어 비정상적인 보행 뿐 아니라 요족(cavus)기형이 발생 시, 제 1 중족골(first metatarsal bone)의 배측굴곡 절골술(dorsiflexion osteotomy), 연부조직의 유리(release), 또는 두 가지 방법을 모두 사용하여 치료한다. 요족기형(cavus deformity)이 뒤꿈치의 내반(heel varus)으로 발생하였다면, 가능한 정상에 가깝게 거골하관절이 운동하도록(20° 로 내번하고 10° 로 외번하는) 폐쇄쐐기형절골술(closed wedge osteotomy)을 할 필요가 있다. 기형의 원인이 전족의 내전과 외반기형(valgus deformity)에 있다면, 외측 기둥(column)을 입방골

(cuboid)의 폐쇄쐐기형절골술(closing wedge osteotomy), 종골의 전방분할(anterior portion) 또는 위 두 가지 방법으로 단축시킨다. 자유로이 과잉운동하는 편평족을 치료하는 것보다 강직성 요족(rigid cavus foot)의 기형요소를 치료하는 것이 더 어렵다; 그러나 외과의는 주요관절의 유합술(fusion)을 하지 않고, 가능한 두 가지 방법을 모두 이용하여 구조적으로 정상적인 발로 치료하려 한다. 거골하관절과 중족관절(midtarsal joint)을 포함한 거골하관절군(subtalar joint complex)의 운동은 지속되어야 한다.[6]

요약 (SUMMARY)

이 장에서는 사람이 두 발로 보행하기 위해 발달된 기능적인 조직으로서의 발을 임상적인 관점에서 관찰하였다. 정상적인 발은 초기 입각기(stance)에서는 유연한 자세로 있다가 후기 입각기에서는 단단한 자세로 전환한다.

기능적으로는 보통의 매개변수(parameters)로 발의 운동과 모양이 나타난다. 개업의가 정상적으로 기능적인 발을 치료하기 위해 이들 매개변수(parameters)를 근거로 교정술과 수술을 시행한다. 편평족 기형의 구성요소는 전족의 외전이다; 전족의 내반 또는 내번; 그리고 뒤꿈치의 외반 또는 외번. 제 1 중족골은 배측굴곡(dorsiflexion)하고, 족저굴곡(plantar flexion)에 제한을 받는다.

요족기형(pes cavus deformity)의 요인으로는 전족의 내전이 있다; 전족의 외반 또는 외번; 뒤꿈치의 내반 또는 내번. 제 1 중족골의 위치는 족저굴곡되고 고정되어 있다.

참고문헌 (REFERERCES)

1. Bordelon, RL: Foot first: Evolution of man. Foot Ankle 8:125–126, 1987.
2. Bordelon, RL: Surgical and Conservative Foot Care. Charles B. Slack, Thorofare, NJ, 1988.
3. Laitman, JT and Jaffe, WL: A review of current concepts on the evolution of the human foot. Foot Ankle 2:284, 1982.
4. Leakey, M: Footprints in the ashes of time. National Geographic 446:446–455, 1979.
5. Root, M, et al: Biomechanical Examination of the Foot, Vol I. Clinical Biomechanics Corporation, 1971.
6. Weaver, K: The search for our ancestors. National Geographic 561, 1985.
7. Gould, J: The Foot Book. Williams & Wilkins, Baltimore, 1988.
8. Bordelon, RL: Hypermobile flatfoot in children: Comprehension, evaluation and treatment. Clin Orthop 181:7, 1983.
9. Bordelon, RL: Management of disorders of the forefoot and toenails associated with running. Clin Sports Med 4:4, 1985.
10. Sgarlato, T: A Compendium of Podiatric Biomechanics. California College of Podiatric Medicine, Los Angeles, 1971.
11. Bordelon, RL: Correction of hypermobile flatfoot in children by molded inserts. Foot Ankle 1:143, 1980.
12. American Academy of Orthopaedic Surgeons: Joint Motion-Method of Measuring and Recording, 1965.
13. Goss, CM: Gray's Anatomy. American ed 29. Lea & Febiger, Philadelphia, 1972.
14. Jahss, MH: Atlas of Orthotics: Biomechanical Principles and Applications. CV Mosby, St. Louis, 1975.
15. Jahss, M: Disorders of the Foot. Vol I. WB Saunders, Philadelphia, 1982, pp 1–36.

제 6 장

방사선 촬영에 의한 생체역학적 평가
(Biomechanical Radiographic Evalution)

이 장에서는 발의 기형과 손상부위를 평가하기 위해 사용되는 기본적인 방사선촬영기법(radiograpic technique)에 대하여 설명하였다. 그러나 모든 방사선촬영기법(radiograpic technique)이 설명되어 있지는 않다. 기본적인 관점에서 짧은 개요를 적어 놓았고, 일반적으로 각도측정을 하였으며, 기형은 진단결과로 알 수 있다.

방사선사진(radiographs)만으로 진단을 내리지 않지만, 환자를 임상적으로 평가 또는 진단하기 위해 필요한 다른 진찰 과정 중 한 단계다. 가장 일반적으로 나타나는 임상적인 발의 모습은 배족저면(dorsoplantar), 외측(lateral), 내측(medial), 외측경사면(lateral oblique), 그리고 측면의 종자골(axial sesamoidal)이 있다. 방사선사진(radiographs)은 투영도(projections) 또는 조감도(views)라 할 수 있다. 투영도(projections)는 x-ray 발생기로 신체를 부분적으로 보는 방법을 말한다. 조감도(views)는 드러난 부분을 필름으로 보는 방법이다. 예를 들어, 내측경사면(medial oblique views)은 외측경사면(lateral oblique)을 투영한 것과 같은 모습일 수 있다. 그러나 혼돈을 없애기 위해, 이 장에서는 모두 투영이라 하겠다.

투영도 (PROJECTION)

배족저면(dorsoplantar) 투영도는 부상당한 환자의 신체를 지지하는 자세 또는 누운자세에서 촬영한 것이다. 신체를 지지할 때, 양쪽 발을 같이 또는 한쪽 발씩 방사선촬영을 할 수도 있다. 촬영기는 환자의 복부(abdomen)에 있지 않고, 족근관절(tarsal joints)을 촬영하기 위해 수직으로 15° 에 위치해 있다(그림 6-1). 환자가 누운자세에서, 발은 필름에 수평으로 놓고, 무릎은 필름에 수직으로 놓여있는 촬영기에서 45° 로 구부린다(그림 6-2). 이러한 투영으로, 우리는 중족(midfoot), 중족골(metatarsals), 그리고 전체 전족(forefoot)의 횡단면(transverse plane)을 관찰할 수 있다. 거족근(greater tarsus)의 정방면, 리스프랑

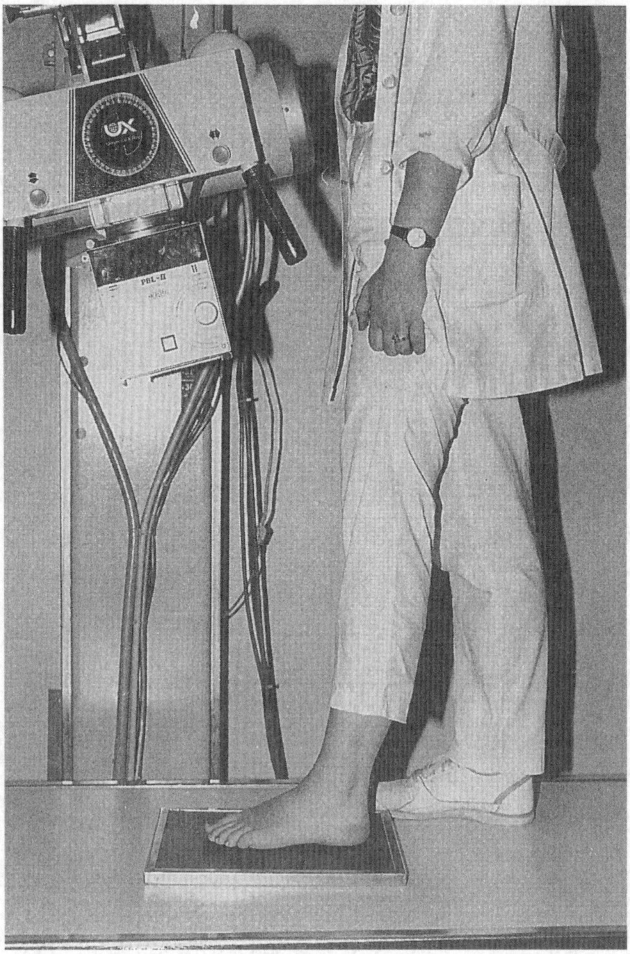

그림 6-1. 촬영기가 수직에서 15° 각도에 위치해 있다.

관절(Lisfranc' s joint), 중족지 관절(metatarsophlangeal joints), 지절간 관절(interphalangeal joints)을 볼 수 있다(그림 6-3). 관절(articulations)과 주상골(navicular)의 모양, 입방골(cuboid), 내측 설상골(medial cuneiform), 그리고 (보다 작은 범위의) 중앙과 외측의 설상골(cuneiform bones)을 투영으로 검사할 수 있다.

외측투영도(lateral projection)는 발의 90° 각도에서 촬영기로 찍는다. 제 1 중족골두(first metatarsal head)의 내측면과 종골의 내측면이 필름과 마주하도록 발을 놓는다. 투영도는 신체를 지지할 때(그림 6-4) 또는 지지하지 않을 때, 촬영하며 거골과 종골을 관찰할 수 있다(그림 6-5) . 대부분의 입방골(cuboid)을 볼 수 있고, 명확하진 않지만 주상골과 내측 설상골(cuneiform)을 볼 수 있다. 그림 6-6을 보면, 제 1 중족골과 제 5 중족골, 그리고 겹쳐진 제 2 중족골에서 제 4 중족골을 관찰할 수 있다. 첫번째 발가락은 비교적 잘 보인다.

대부분의 족골이 약간 확대되어 나타나고, 약간 찌그러지게 나타나는 외측 경사면

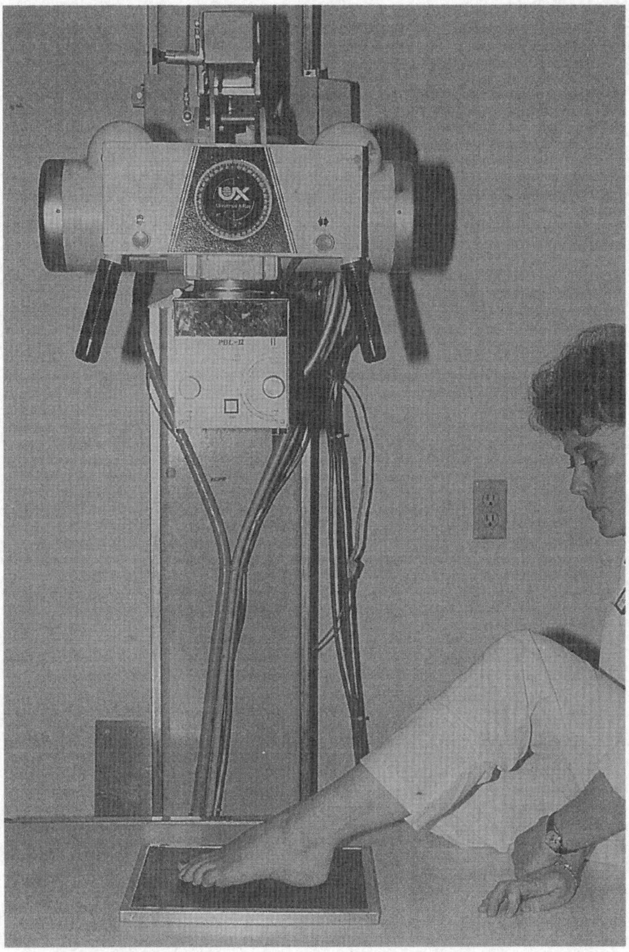

그림 6-2. 활동하지 않는 편안한 상태에서 촬영기는 필름에 수직으로 서있고 무릎을 45°로 세운다.

(lateral oblique)의 투영은 족질환진료(podiatry)에 가장 많이 사용되는 투영이다. 중심광선에서 45°의 각도로 서있는 환자를 찍는다(그림 6-7). 발가락, 더 작은 족근골(tarsus), 입방골(cuboid), 제 4 중족관절(fourth metatarsal articulation)과 제 5 중족관절(fifth metatarsal articulation), 중족골(metatarsals)을 명확하게 볼 수 있다(그림 6-8).

내측경사면의 투영은 외측경사면의 투영과 반대로 촬영한다. 수직으로 25° 각도의 중심광선으로 서있는 환자를 찍는다(그림 6-9). 발가락(digits), 경골의 종자골(tibial sesamoid), 제 1 중족골(first metatarsal), 제 1 설상골(first cuneiform), 주상골조면(navicular tuberosity), 내측 종골(calcaneus)을 볼 수 있다(6-10).

축면의 종자골(axial sesamoid) 투영은 발가락을 필름에 대고 서서 촬영하는데 필름에는 발가락이 확대되어 보인다. 환자는 우선 발의 앞쪽 구(ball)에 체중을 실은 후, 중심의 방사선이 뚜렷하게 촬영될 수 있도록 뒤꿈치를 들고 발가락을 필름에 위치하게 한다(그림 6-11). 종자골(sesamoids), 제 1 중족골(first metatarsal)의 즐(cristae), 소중족골(lesser

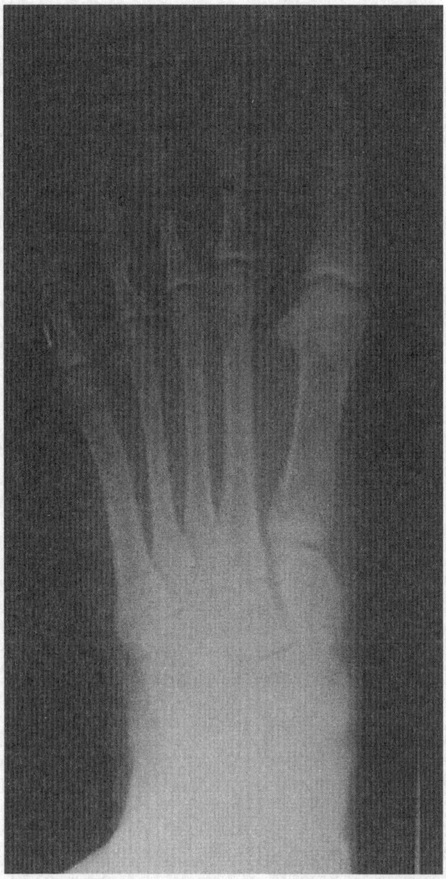

그림 6-3. 배족저면(dorsoplantar) 투영도

metatarsals)의 아래부위를 잘 관찰할 수 있다(그림 6-12).

배족저면(dorsoplantar) 투영의 각도와 축의 관계 (ANGULAR AND AXIAL RELATIONSHIPS OF THE DORSOPLANTAR PROJECTION)

후족의 종축 (Longitudinal Axis of the Rearfoot)

후족(rearfoot)의 종축(longitudinal axis)은 종골(calcaneus)의 후부표면과 종골의 말단 전내측의 가장자리를 양분한다.

종골의 후부 표면이 보이지 않는다면, 종골의 외측 경계와 평행을 이루는 선은 후족의 종축(longitudinal axis)을 구성한다(그림 6-13).

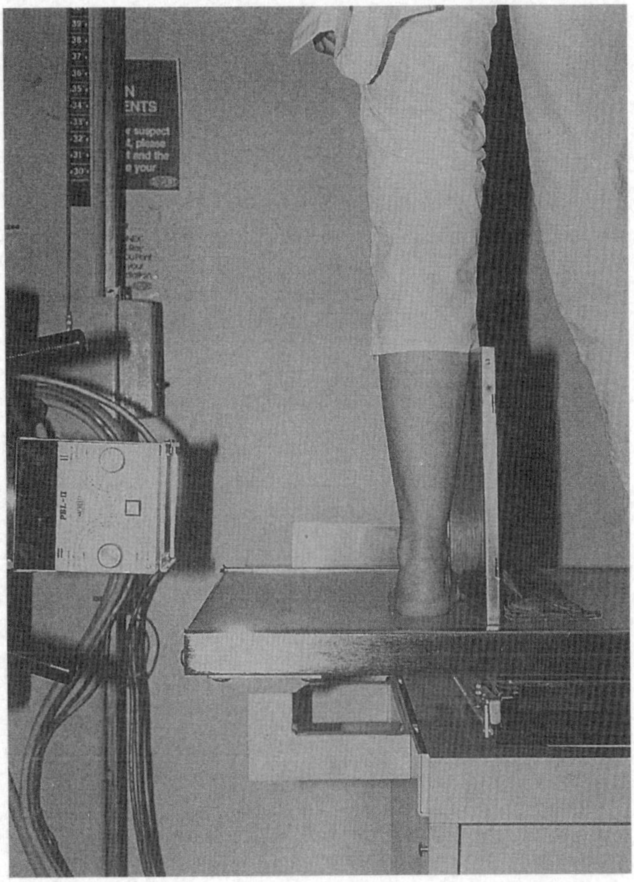

그림 6-4. 신체를 지지하는 자세에서 외측 투영도

소족근의 종축 (Longitudinal Axis of the Lesser Tarsus)

소족근(lesser tarsus-거골, 종골, 주상골, 입방골(cuboid))의 종축으로 소족근(lesser tarsus)의 위치를 대족근(greater tarsus)과 중족골(metatarsus)의 위치와 비교할 수 있다. 첫째, 제 1 중족골(first metatarsal)과 제 1 설상골(first cuneiform) 사이 관절의 내측면과 거주관절(talonavicular joint)의 내측면을 선으로 연결하여 소족근(lesser tarsus)을 가로로 양분한다. 둘째로, 종입방관절(calcaneocuboid articulation)의 외측면과 제 5 중족골의 기저부를 연결선으로 양분한다(그림 6-14). 그리고 나서 두 개의 양분한 선을 잇는다. 횡단면으로 난 수직선은 소족근(lesser tarsus)의 종축(longitudinal axis)이 된다.

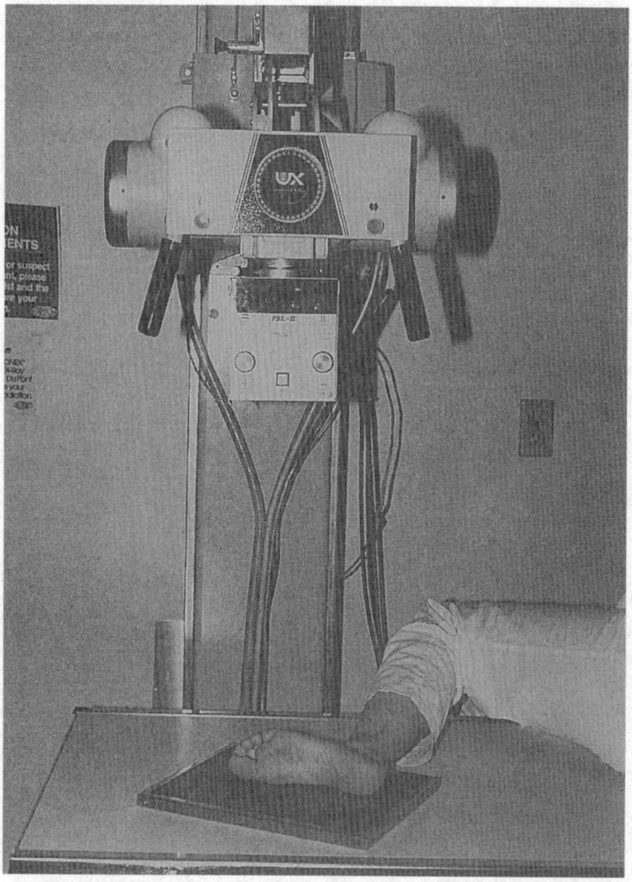

그림 6-5. 신체를 지지하지 않는 자세에서 외측 투영도

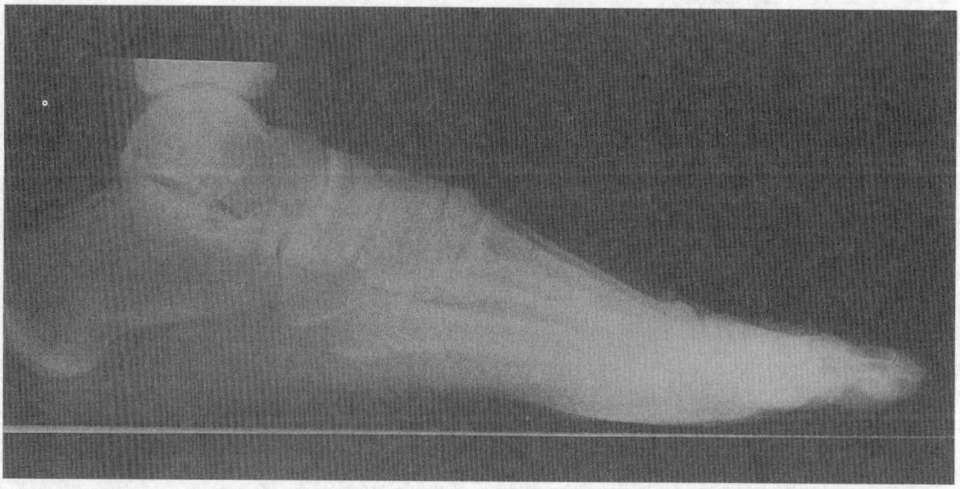

그림 6-6. 외측 투영도

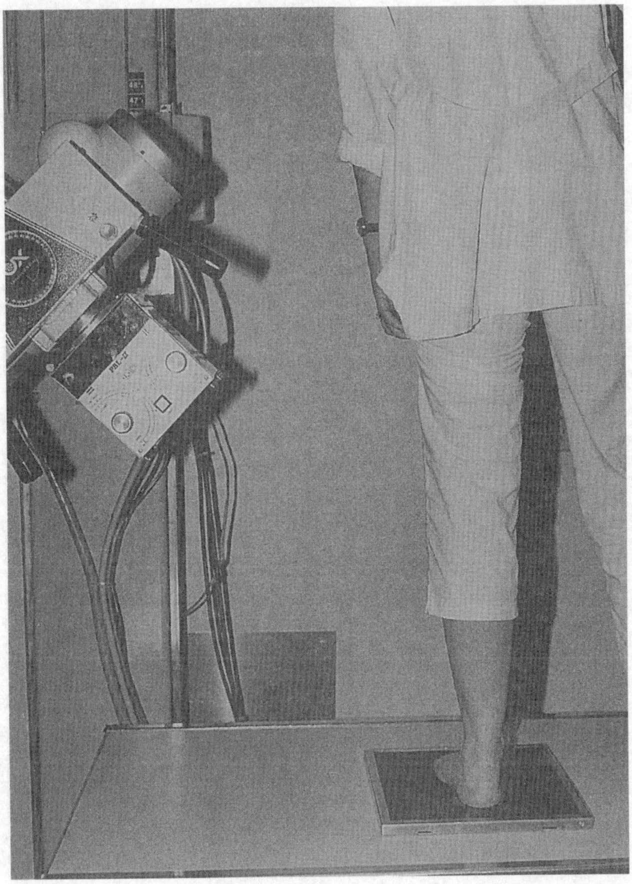

그림 6-7. 외측 경사면(lateral oblique) 투영도

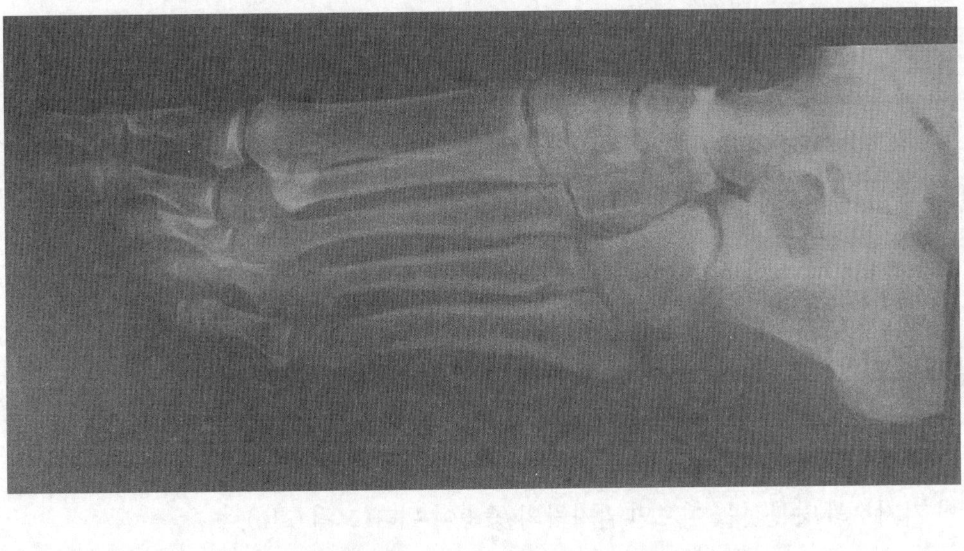

그림 6-8. 외측 경사면(lateral oblique) 투영도

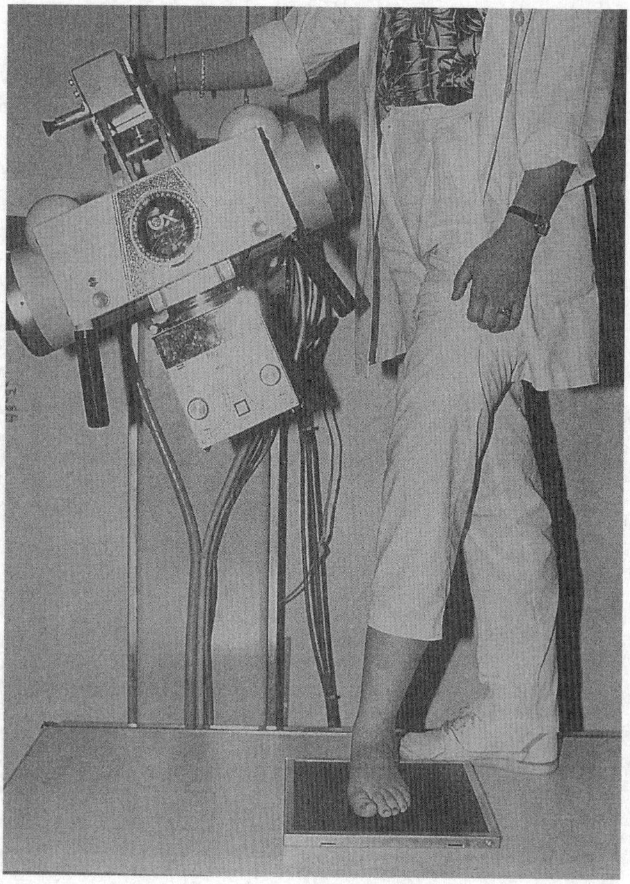

그림 6-9. 내측 경사면(medial oblique) 투영도

중족골의 종축 (Longitudinal Axis of the Metatarsal Bones)

제 2 중족골(second metatarsal)의 경부(neck)와 제 2 중족골간(shaft of the second metatarsal)의 기저부 끝(base end)을 연결하면, 중족골(metatarsals)의 종축(longitudinal axis)이 된다(그림 6-15).

발가락의 종축 (Longitudinal Axis of the Digits)

2번째 발가락(second toe)의 근위지절골(proximal phalanx) 경부(neck)와 2번째 발가락의 기저부의 양분선을 이으면 발가락의 종축이 된다(그림 6-16).

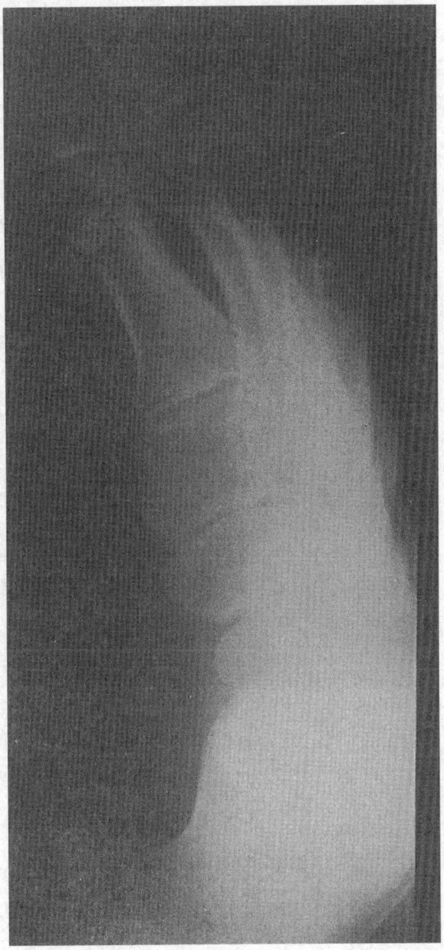

그림 6-10. 내측 경사면(medial oblique) 투영도

거종골 각도 (Talocalcaneal Angle)

거종골(talocalcaneal)의 각도(Kites angle)는 발의 회내전과 회외전의 지수(index)로 사용된다. 거골(talus, 거골경의 축(collum tali axis))의 두부(head)와 경부(neck)를 분할하는 선과 후족(rearfoot)의 종축이 각도를 이룬다(그림 6-17). 이 각의 표준범위는 약 17°~21°이다. 거종골(talocalcaneal)의 각도로 주상골(navicular)과 거골간의 관절관계를 뚜렷이 알 수 있다. 거골의 두부의 약 75%는 주상골과 연결되어 있다. 이들 연결부위를 따라 거골의 축은 제 1 주상골의 중심을 지나야 한다(그림 6-18). 회내전 중에, 축은 제 1 중족골로 내측을 지나고, 회외전 중에는 외측으로 지난다.

거종골(talocalcaneal)의 각도로 후족의 회내전-회외전(pronation-supination)과 전족의 회내전-회외전을 비교할 수 있다. 만일 후족이 최대로 회내전한다면, 전족은 대상작용을 할 것이다.

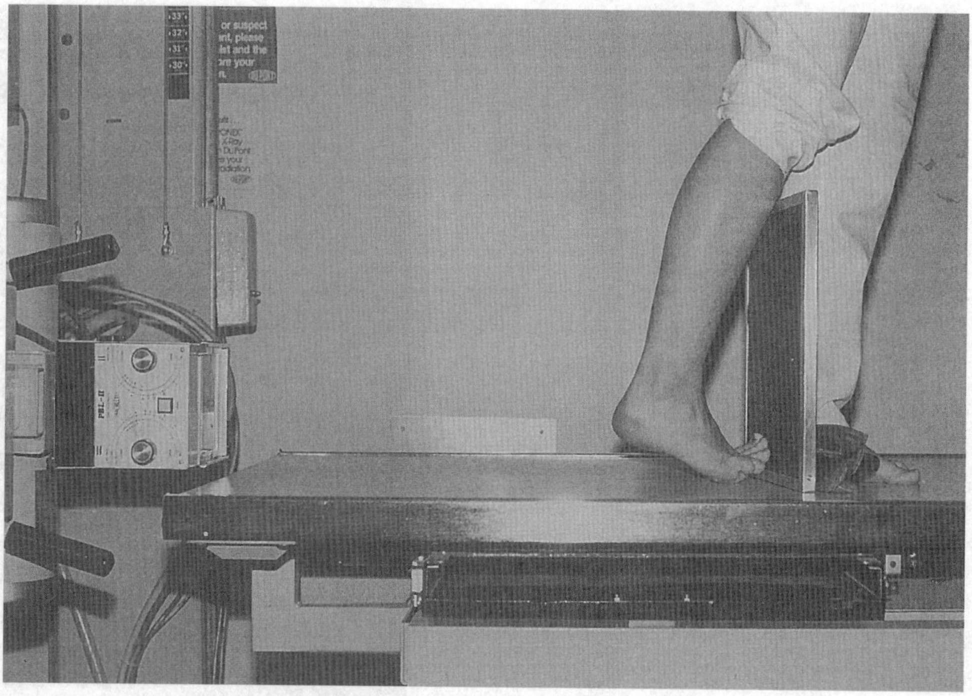

그림 6-11. 축면의 종자골(axial sesamoid) 투영도

그러므로 과잉회내전(overpronation)을 하면, 그 증상이 전족에 나타날 것이다; 회외전도 마찬가지다. 그러나 후족이 부분적으로 회내전할 경우, 더 큰 회내전을 해야 한다면, 후족은 회내전할 것이다. 후족에 나타나는 이러한 기형을 보조기(orthotic)나 수술로 교정할 수 있다. 생체역학적인 교정에 대한 설명은 제 9장을 참조하시오.

입방골의 외전각도 (Cuboid Abduction Angle)

입방골의 외전각도(cuboid abduction angle)는 후족의 종축과 입방골의 외측면에 나타나는 선과의 각도를 말한다(그림 6-19). 이 각도의 범위는 보통 0°~5° 다. 각도가 5° 이상일 때, 발이 회내전한다; 그러나 전족의 회외전과 내전이 나타날 때 각도는 0° 이하의 마이너스 값으로 줄어들 수 있다. 각도는 후족의 영향을 받는다. 후족이 최대로 회내전하면, 거주관절(talonavicular joint)과 종입방관절(calcaneaocuboid joint)을 통해 가해지는 힘으로 인해 입방골이 외전될 것이다. 발이 최대로 회외전할 때, 입방골이 내전될 수 있다. 그러므로 이러한 후족 기형의 교정은 보조기의 착용 또는 수술로 가능하다.

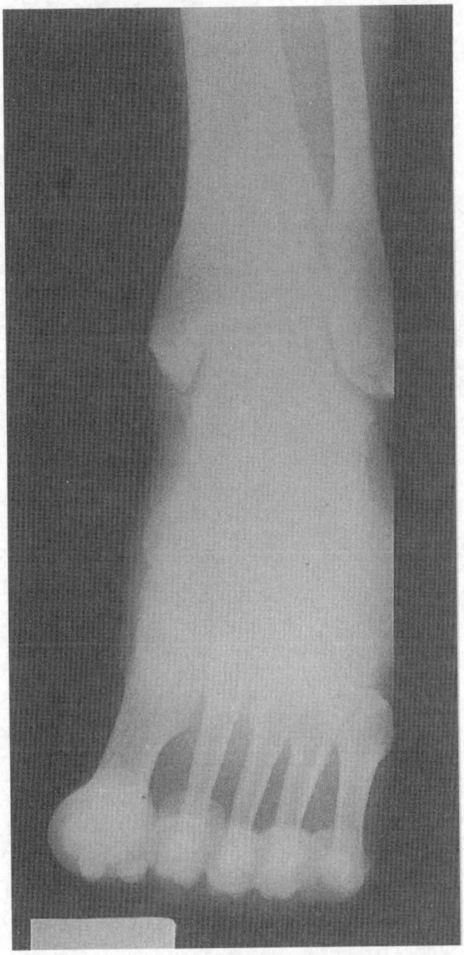

그림 6-12. 축면의 종자골(axial sesamoid) 투영도

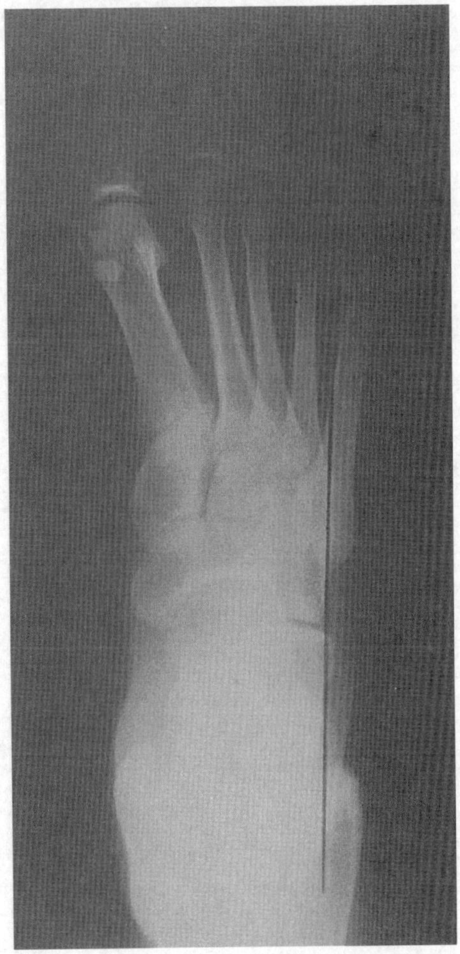

그림 6-13. 후족(rearfoot)의 종축(longitudinal axis)

거주상골의 각도 (Talonavicular Angle)

거주상골의 각도(talonavicular angle)는 소족근(lesser tarsus)의 횡단면과 거골경의 축(collum tali axis)의 각도다.

표준 각도는 60° 에서 80° 사이이어야 한다(그림 6-20). 60° 이상의 각도에서 회외전이 일어나는 동안, 60° 이하의 각도에서는 회내전이 발생한다. 이러한 연관성은 후족에서 중족(midfoot)으로 나타난다. 그러나 거주관절(talonavicular articulation)의 움직임을 제어하기 위해 보조기를 전족(forefoot)에 부착하여 기형을 교정한다. 만일 교정술로 교정이 되지 않으면, 거주관절(talonavicular joint)의 유합술(fusion)을 고려해 볼 수도 있다.

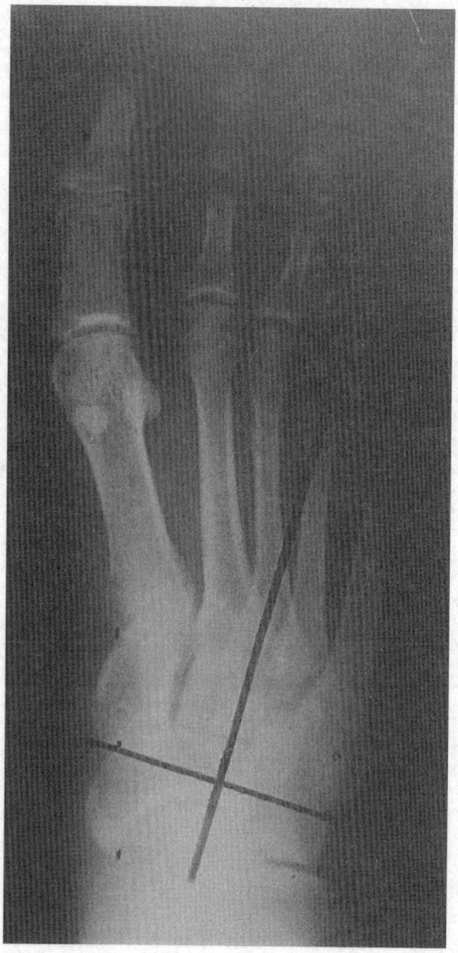

그림 6-14. 소족근(lesser tarsus)의 종축(longitudinal axis)

종족골내전의 각도 (Metatarsus Adductus Angle)

소족근(lesser tarsus)의 종축과 중족골(metatarsus) 종축의 교차점이 이루는 각도를 종족골내전의 각도 (Metatarsus Adductus Angle)라 한다(그림 6-21). 6° 와 10° 사이가 종족골내전 각도 (Metatarsus Adductus Angle)의 표준각도다. 후족이 중족(midfoot)과 전족의 보상없이 최대로 회외전한 위치에 있다면, 전족은 환자의 연령에 따라 다르지만 내전된 위치에 있게 될 것이다. 어린이에게 경도의 내전(mild adductus)이 발생하였다면, 족근중족관절(tarsometatarsal joint)에서 발이 외측으로 회전하여 중족골이 외전할 수 있도록 내측발적(medial flare)이 부착된 보조기를 사용한다. 그러나 중족골(metatarsals)이 완전히 골화(ossification)되고 골단판(epiphyseal plates)이 폐쇄되면(8-10세 이후), 제 1 중족골(first metatarsal)에서 제 5 중족골(fifth metatarsal) 까지 절골술(osteotomy)로 교정하는 것을 검

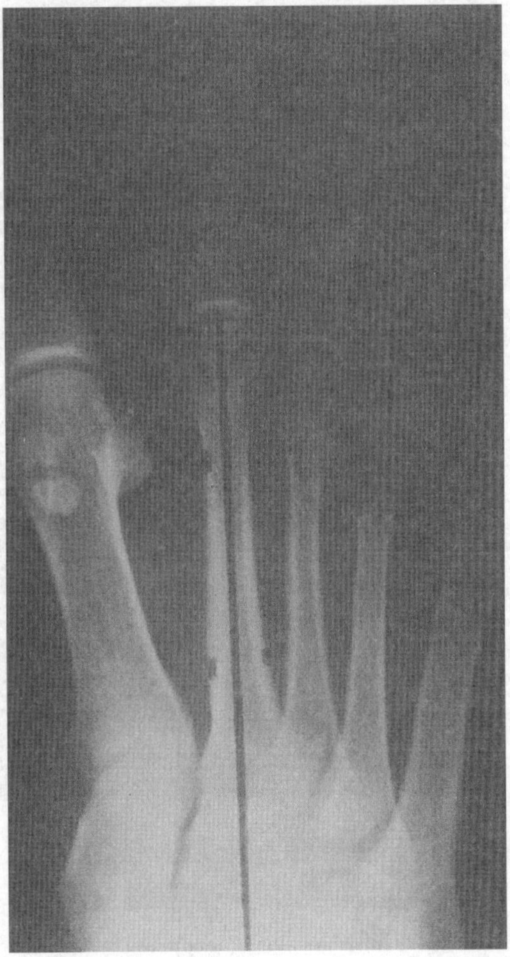

그림 6-15. 중족골(metatarsals)의 종축(longitudinal axis)

토해 본다. 기형이 어린시절에 나타난다면, 족근중족관절(tarsometatarsal joint)의 내측피막(medial capsule)과 인대(ligamentous)의 부착점(attachments)을 늘려 주는 연속석고 붕대 교정(casting)과 보조기로 치료될 수 있다.

제 1 중족골내전 각도(중족간 각도)
Metatarsus Primus Adductus Angle (Intermetatarsal Angle)

중족간(intermetatarsal)의 각도는 제 1 중족골(first metatarsal)과 제2 중족골 사이의 각도와 횡단면이 이루는 각도다(그림 6-22). 이상적인 중족간(intermetatarsal)의 각도는 8°다. 건막류(bunion)기형의 치료법를 진단하기 위해 우선적으로 각도의 연관성을 고려해

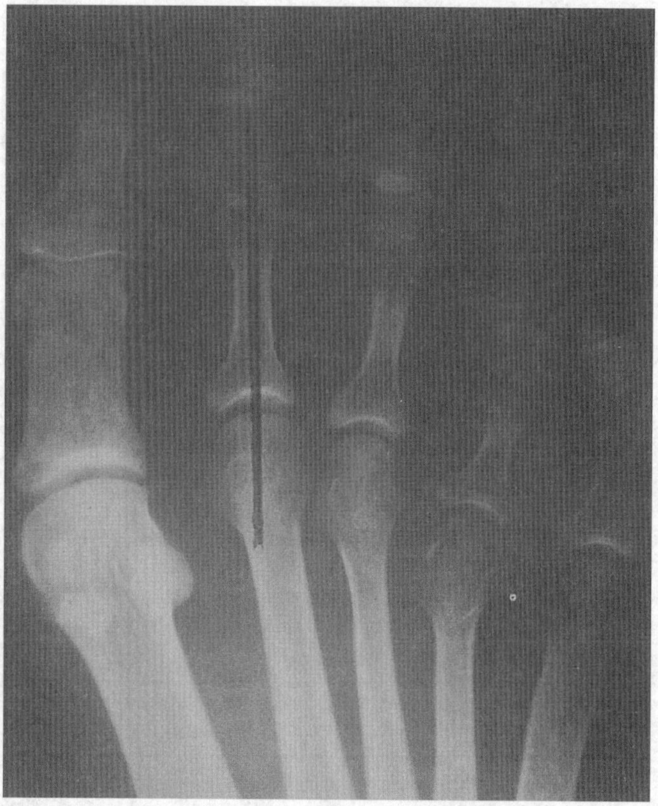

그림 6-16. 발가락(digits)의 종축 (longitudinal axis)

야 한다. 전족과 중족골이 내전(adduction)하면, 중족간(intermetatarsal)의 각도는 12° 이상이 될 수 있으며, 각도가 12° 이상이라도 정상각도로 간주된다. 만약 무지외전기형(hallux abductus deformity)의 원인인 중족간의 각도(8° 이상)가 높으면, 제 1 중족골 기저부(base)의 수술로 교정될 것이다. 중족간의 각도가 8° 이하면, 제 1 중족골의 두부(head)를 수술하여 교정한다.

무지외전 각도 (Hallux Abductus Angle)

무지외전 각도(hallux abductus angle)는 무지(hallux)의 근위지절골(proximal phalanx) 종축과 제 1 중족골 종축의 교차점이 이루는 각도를 말한다. 표준각도는 15° 를 넘지 않는다(그림 6-23). 각도가 15° 이상이면, 무지외전기형(hallux abductus deformity)인지 진찰

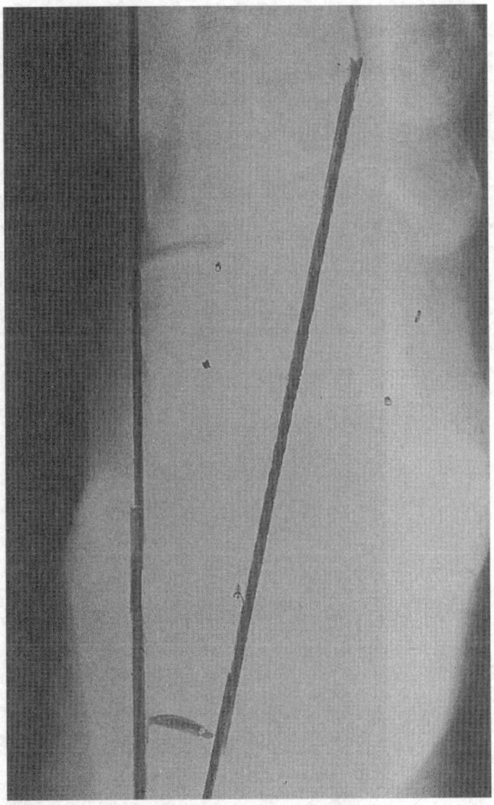

그림 6-17. 거종골(talocalcaneal)의 각도

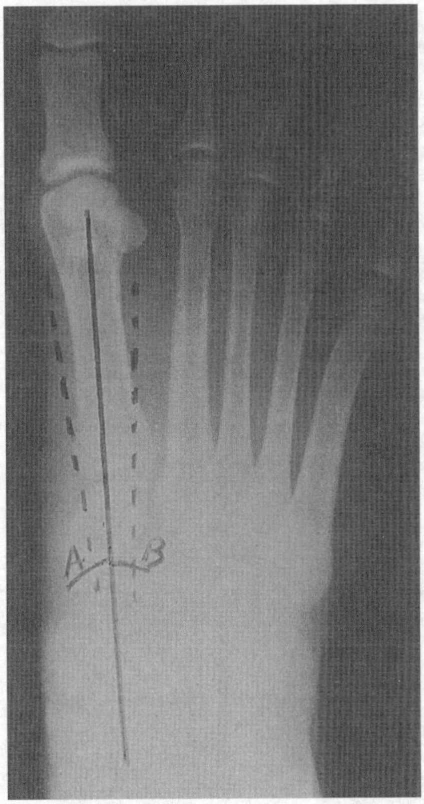

그림 6-18. 거주상골(talonavicular)의 축. 회내전(pronatoin)을 하면서 축이 내측으로 밀릴 것이다.(A); 회외전(supination)을 하면서 축이 외측으로 밀릴 것이다(B).

해 봐야 한다. 마이너스 각도가 나오면, 무지내반(hallux varus)인지 관찰한다. 각도의 관련성으로 제 1 중족골의 중족지절관절(metatarsophalangeal joint)에서 연부조직 유리(soft tissue release)를 시행해야 하는지 아니면 중족지절관절(metatarsophalangeal joint)의 말단부위(distal)의 절골술(osteotomy)을 시행해야하는지를 결정할 수 있다. 무지외전이 심하면(25°-30°), 근위지절골(proximal phalanx) 또는 제 1 중족골의 원위 제 3부위의(distal third) 절골술(osteotomy)의 시행여부를 검토해 본다. 각도가 25° 이하면, 중족지절관절(metatarsophalangeal joint)의 연부조직 유리(soft tissue release)만이 기형을 경감시킬 수 있을 것이다.

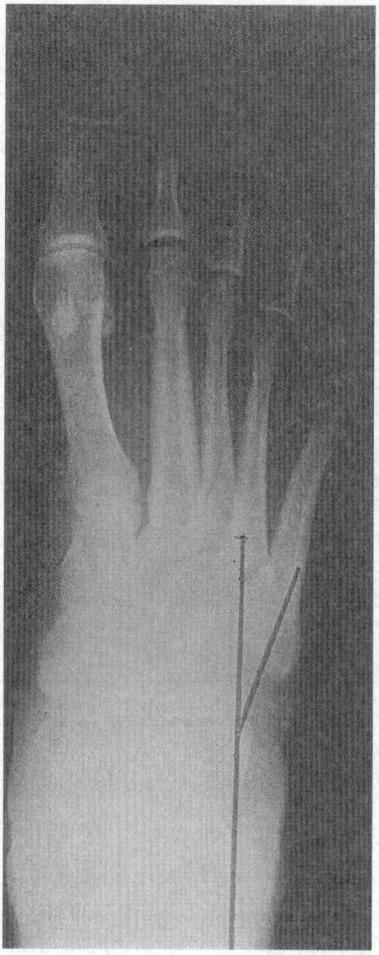

그림 6-19. 입방골(cuboid)의 외전(abduction)각도

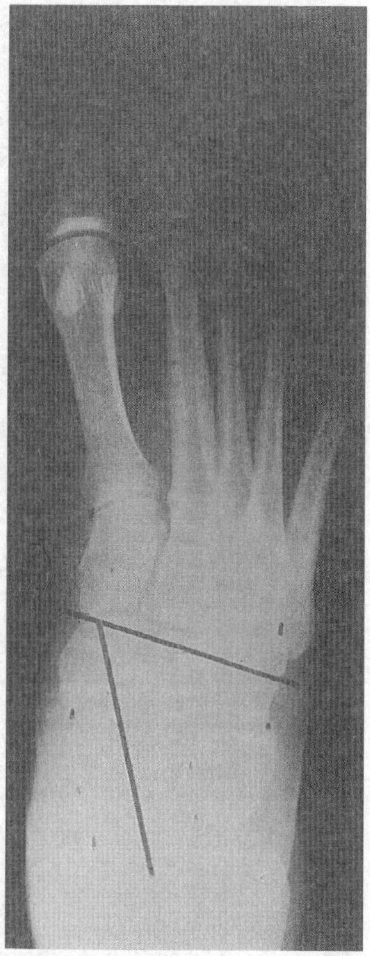

그림 6-20. 거주상골(talonavicular)의 각도

무지의 지절간 각도 (Hallux Interphalangeal Angle)

무지(hallux)의 지절간(interphalangeal)각도는 무지의 근위 지절골(proximal phalange)과 원위 지절골 (distal phalanges)의 종축의 교차점으로 이루어진다(그림 6-24). 표준각도는 8°-10° 다. 각도가 10° 이상일 때, 무지의 원위부위(distal portion)는 제 2 발가락에서 외측위치로 향할 것이다. 이로 인해 중족지절관절(metatarsophalangeal joint)에 가해지는 힘이 없어지고, 무지의 외전외반기형(hallux abductovalgus deformity)이 생긴다. 그러므로 지절간(interphalangeal)의 각도(10° 이상)가 크면, 근위지절골(proximal phalanx) 원위부위(distal aspect) 또는 원위지절골(distal phalanx)의 근위부(proximal aspect)의 절골술(osteotomies)로 각도를 줄인다.

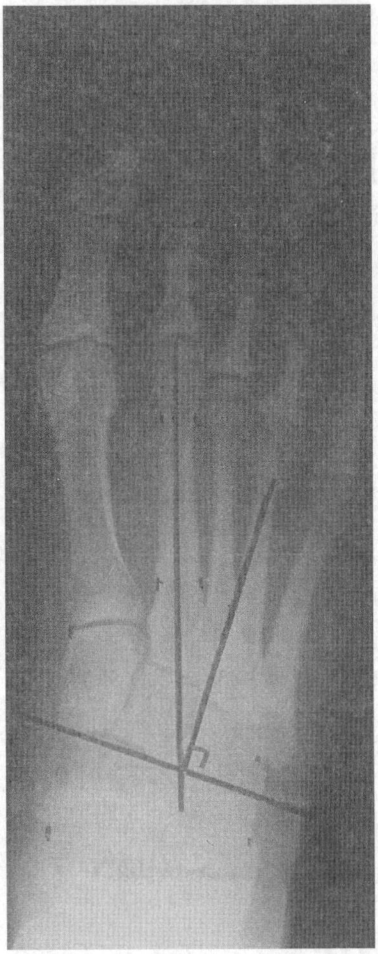

그림 6-21. 종족골내전(metatarsal adductus)의 각도

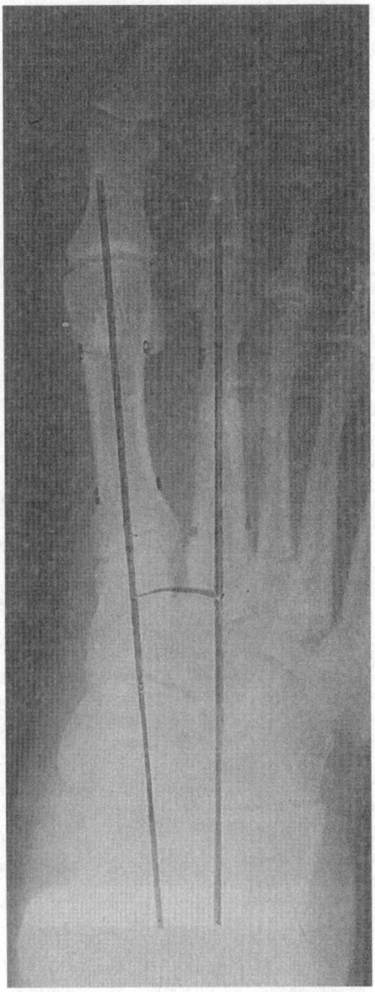

그림 6-22. 중족간(intermetatarsal)의 각도

근위관절 셋트의 각도 (Proximal Articular Set Angle)

근위관절셋트(proximal articular set)의 각도는 제 1 중족골두(first metatarsal head) 관절표면의 수직선과 제 1 중족골 종축과의 교차점으로 구성되어 있다(그림 6-25). 이 각도는 90° 에서부터 경감된다. 표준 각도범위는 0°~8° 다. 무지외전외반기형(hallux abductovalgus deformity)에서는 각도가 더 크다. 중족골두(metatarsal head)의 관절표면은 제 1 중족골두 위의 관절연골(articular cartilage)의 내측면과 제 1 중족골두 관절표면의 외측면을 이용하여 결정된다. 근위관절세트(proximal articular set)의 각도가 8° 이상이면, 기형(무지외반-hallux valgus)은 제 1 중족골두에서 발생한다. 그러므로 교정술은 이 부위에서 시행될 것이다.

원위관절 셋트의 각도 (Distal Articular Set Angle)

원위관절셋트(distal articular set)의 각도는 근위지절골(proximal phalanx)의 종축과 제 1 중족골두(first metatarsal head) 관절표면의 수직선과의 교차점에 나타난 각도를 말한다(그림 6-26). 이 각도는 90° 이하로 감소하고, 각도의 표준 범위는 0°~8° 다. 기형(무지외반-hallux valgus)이 근위지절골(proximal phaoanx)에서 발생하면, 이 부위에서 교정술이 시행된다.

중족골의 꺽어진 각도 (Metatarsal Break Angle)

중족골의 꺽어진 각도(metatarsal break angle)는 둔각(obtuse)이고, 제 1, 제 2, 제 5 중족골두(metatarsal head)의 중앙말단지점에서 근위각(proximal angle)을 이룬다(그림 6-27). 중족골의 꺽어진 각도는 평균 142.5° 다. 이 각도로 모든 중족지절관절(metatarsophalangeal joint)이 정렬되어 있고, 신체의 체중이 가중될 때 지렛대 역할을 잘 하고 있음을 입증할 수 있다. 중족골(metatarsal)이 길어지면, 과다한 스트레스가 제 2 중족골에 가해져 국부에 집중적으로 통증이 발생한다. 작은 중족골(lesser metatarsals)의 외과치료는 주의를 요한다. 중족골 절골술(metatarsal osteotomies)시 57%정도의 실패할 확률이 있다. 전족(forefoot)에 합정을 부착한 교정기(orthotic posting)는 제 1 중족골과 제 3 중족골의 배측굴곡 또는 제 2 중족골의 족저굴곡을 가능케하는 치료다.

경골의 종자골 위치 (Tibial Sesamoid Position)

경골의 종자골 위치(tibial sesamoid position-TSP)는 제 1 중족골 축(first metatarsal axis)에 병렬로 늘어선 종자골(sesamoid)로 결정된다. 아래와 같은 7가지 위치가 확인되었다.

TSP 1 : 경골의 종자골은 제 1 중족골 축에서 벗어난 내측에 놓여있다.
TSP 2 : 경골의 종자골은 제 1 중족골 축의 외측에 인접해 있다.
TSP 3 : 경골의 종자골은 제 1 중족골 축에 외측으로 포개져 있다.
TSP 4 : 경골의 종자골은 제 1 중족골 축에 의해 양분된다.
TSP 5 : 경골의 종자골은 제 1 중족골 축의 내측에 포개져 있다.
TSP 6 : 경골의 종자골은 제 1 중족골 축에 내측으로 인접해 있다.
TSP 7 : 경골의 종자골은 제 1 중족골 축에서 벗어난 외측에 놓여있다.

경골의 종자골(tibial sesamoid) 위치가 TSP 3보다 높은 환자는 비정상적인 능(crista)이

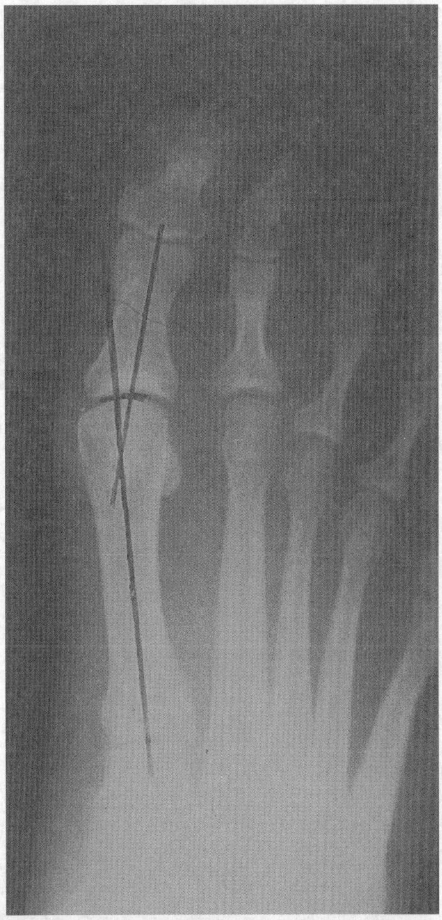

그림 6-23. 무지외전(hallux abductus) 각도

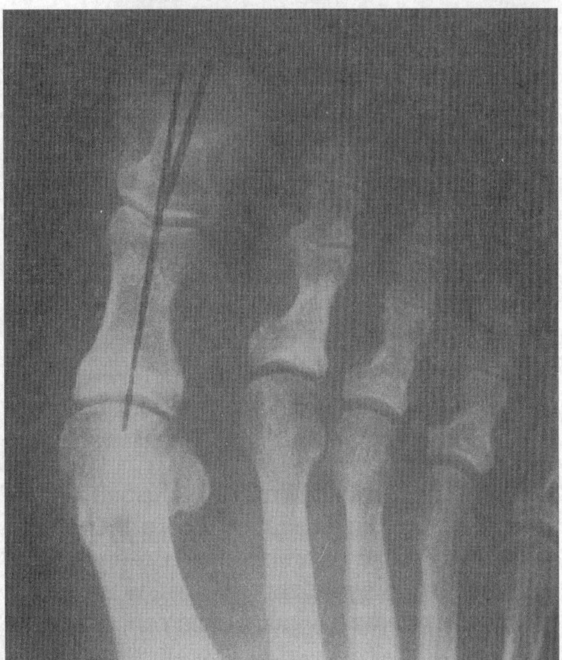

그림 6-24. 무지의 지절간
(hallux interphalangeal) 각도

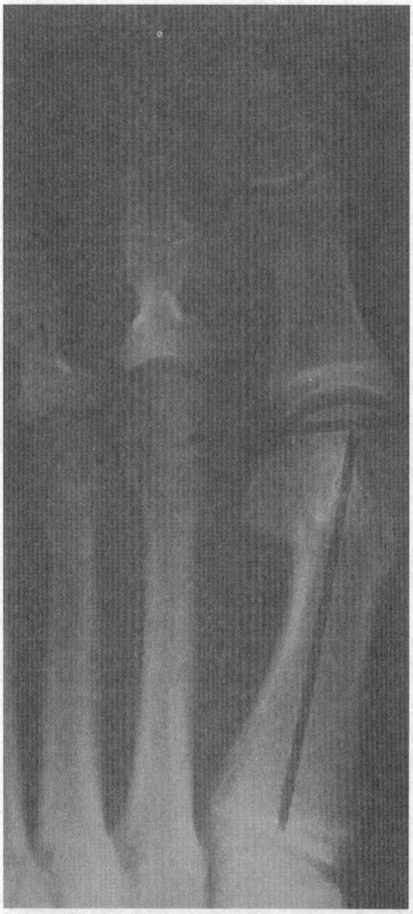

그림 6-25. 근위관절셋트(proximal articular set)의 각도

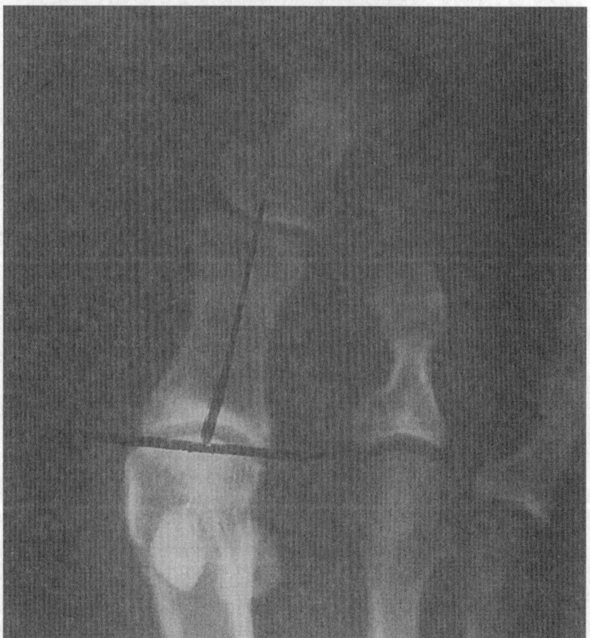

그림 6-26. 원위관절셋트(distal articular set)의 각도

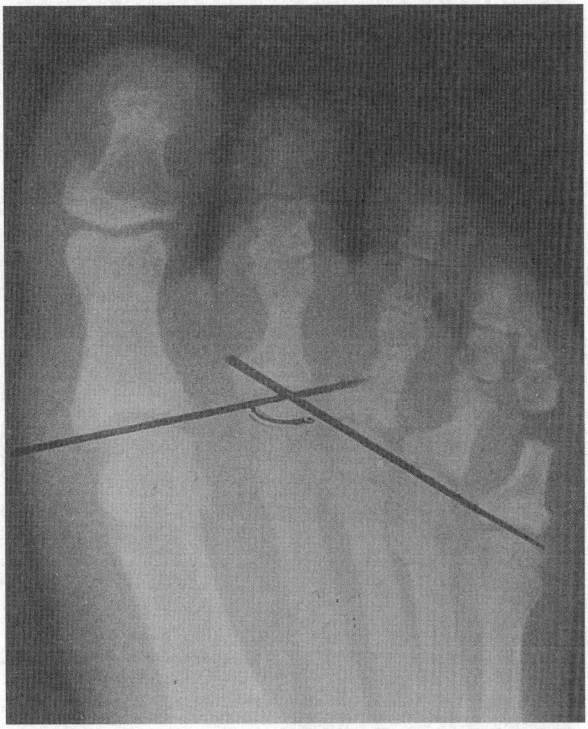

그림 6-27. 중족골의 꺽어진(metatarsal break) 각도

나타난다. 능(crista)은 비골종자골 관절(fibular sesamoid articulation)의 내측벽을 구성하고, 경골종자골 관절(tibial sesamoid articulation)의 외측벽을 구성한다. 무지외전외반기형(hallux abductus valgus deformity)의 경우, 외과의는 경골종자골의 위치를 반드시 관찰한다. 무지외전외반(hallux abductus valgus)을 교정하는 과정에서, 횡단면과 기울어진 무지외전근(hallux abductor)의 결합된 건(tendons)과 각각 제 1 중족지절 관절의 근위지절골(proximal phalanx)과 비골종자골(fibular sesamoid)에 있는 부착지점(insertions)에서 떼어 낸다. 이러한 과정으로 관절에 있는 내전근건(adductor tendon)의 장력(tension forces)이 완화된다.

외측투영도의 각도와 축의 관계 (ANGULAR AND AXIAL RELATIONSHIPS OF THE LATERAL PROJECTION)

Cyma Line

cyma line은 거주상골(talonavicular)과 종골입방골(calcaneocuboid) 사이의 관절인 쇼

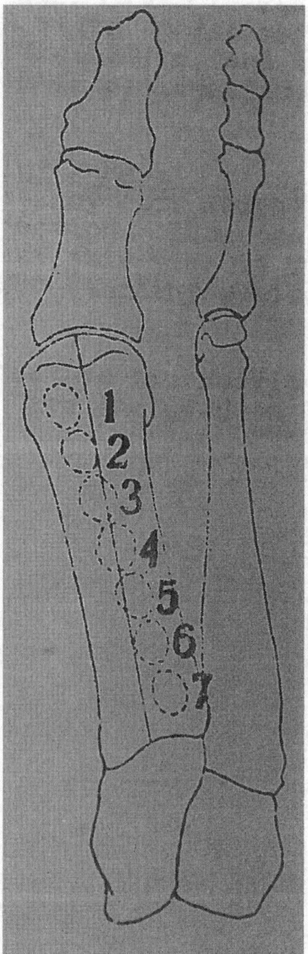

그림 6-28. 경골 종자골(tibial sesamoid)의 위치

파르관절(Choparts joint)을 말한다. 정상적인 발에서, 이 두 관절은 S자 모양으로 굽어있다(그림 6-29A). 회내전을 하면, 종입방 관절(calcaneocuboid joint)의 말단부위에 있는 거주관절(talonavicular joint)과 함께 거골은 전방으로 미끄러지듯이 움직여 종입방 관절과 주관절을 연결하는 선(cyma line)의 전방에 틈이 생긴다(그림 6-29B). 회외전 시, 거골은 발목의 족근(mortise)안에서 후방으로 움직이고 cyma line의 후면에 틈(break)이 생긴다. 거주관절(talonavicular joint)은 종입방 관절과 가까운 위치에 있을 것이다(그림 6-29C).

거골경의 축 (Collum Tali Axis)

거골경의 축(collum tali axis)은 거골의 경부를 세로로 분할하는 축이다. 일정하지 않은 모습 때문에, 방사선촬영으로 축을 표시하기가 어렵다(그림 6-30).

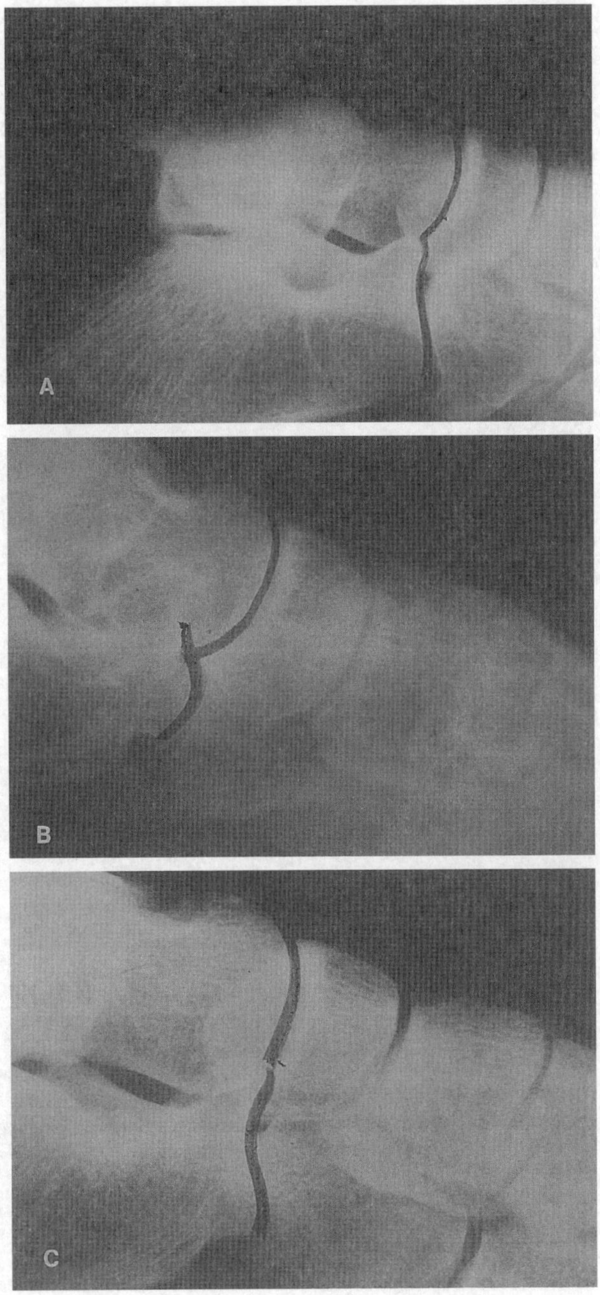

그림 6-29. Cyma line: 정상(A), 회내전 시 (B), 회외전 시 (C)

지지면 (Plane of Support)

지지면은 종골 조면(calcaneal tuberosity)에서 가장 족저면과 가까운 면과 제 5 중족골두에서 가장 족저면과 가까운 면으로 규정된다(그림 6-31).

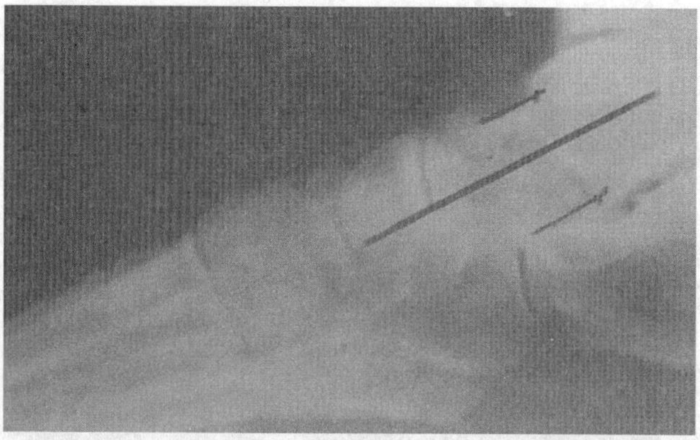

그림 6-30. 거골경(collum tali)의 축

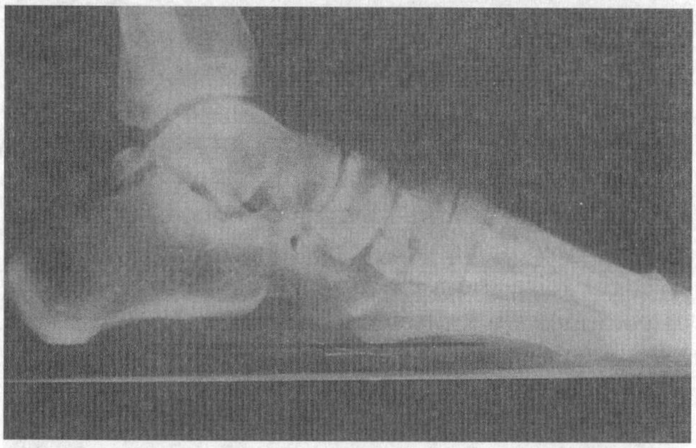

그림 6-31. 지지면

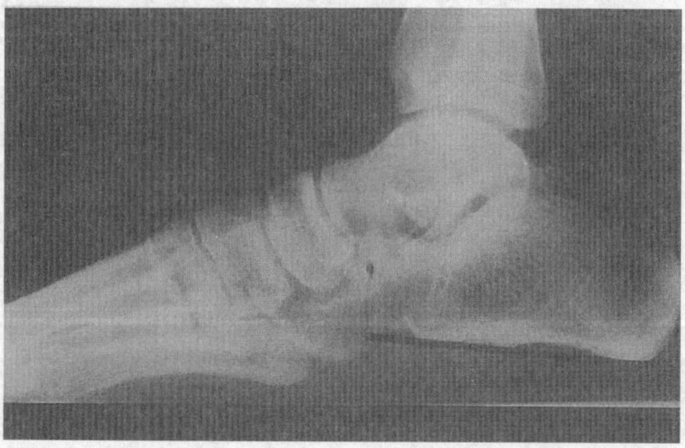

그림 6-32. 종골(calcaneal)의 축

종골의 축 (Calcaneal Axis)

종골의 축은 종골의 가장 말단에 있는 면과 종골 조면(tuberosity)의 족저면을 이어서 나타나는 축을 말한다(그림 6-32).

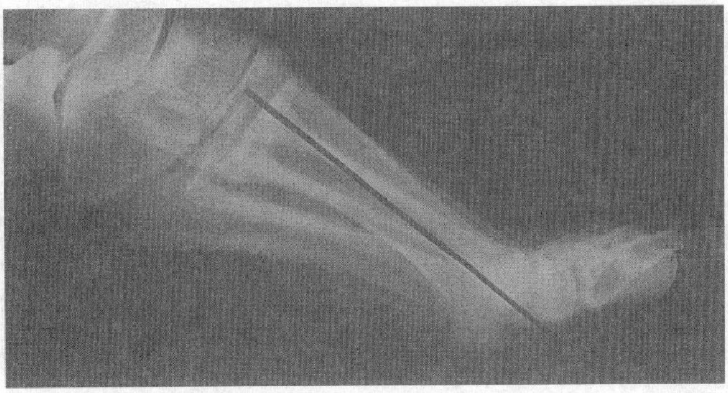

그림 6-33. 제 1 중족골 (first metatarsal)의 축

제 1 중족골의 경사축 (First Metatarsal Declination Axis)

제 1 중족골의 경사축은 제 1 중족골의 기저부(base)와 경부(neck)를 양분한 선을 연결한 선이다(그림 6-33).

종골의 경사 각도 (Calcaneal Inclination Angle)

종골의 경사각도는 궁 높이(arch height)와 비교하여 측정되면 신체를 지지하는 면과 종골의 경사축의 교차점으로 각도를 이룬다(그림 6-34). 이 각도는 회내전 또는 회외전하는 발의 조사에 매우 유용하다. 많은 회내전을 하는 발은 각도가 작고, 회외전을 많이 하는 발은 각도가 커진다. 평균각도는 15° 이다; 그러나 비정상적인 회내전과 회외전은 평균각도보다 각도가 많이 높거나 낮게 나타난다. 더 큰 각도에서는, 중족(midfoot)이 보상작용을 하여 중족(midfoot)에 증상이 나타날 수 있다; 그러므로 보조기(orthotic)를 사용해야 할지도 모른다. 그러나 기형이 보상되지 않는다면, 외측으로 발목이 염좌(lateral

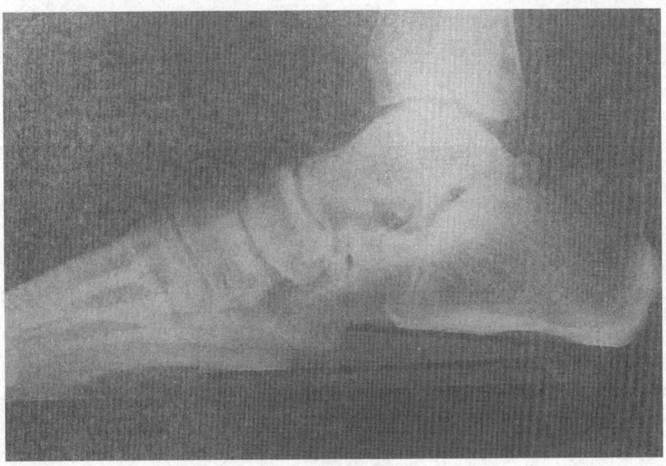

그림 6-34. 종골(calcaneal)의 경사각

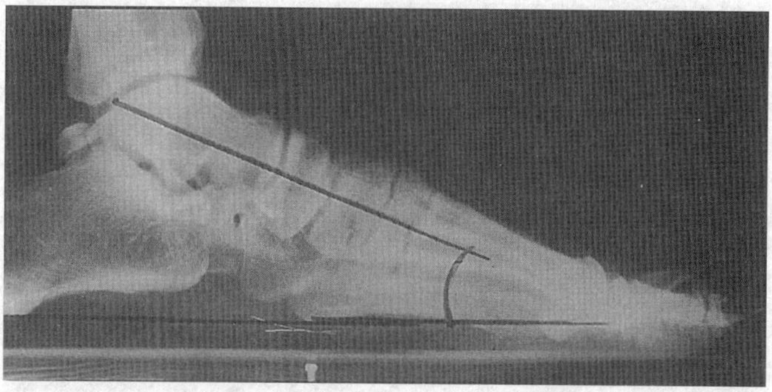

그림 6-35. 거골(talar)의 경사각도

ankle sprains)되어 수술이 필요할 수 있다. 작은 각도에서는 중족(midfoot)에 증상이 나타나면 보조기로 교정한다. 그러나 실제로 보상되지 않은 편평족(flatfoot)에서는 종골의 절골술(calcaneal osteotomy)로 중족 궁(midfoot arch)을 교정한다.

거골의 경사각 (Talar Declination Angle)

거골(talar)의 경사각은 신체를 지지하는 면과 거골경(collum tali)의 축으로 이루어 진다(그림 6-35). 이 각의 평균값은 약 21° 이다. 거골경(collum tali)의 축은 제 1 중족골의 경사축과 상호 직선을 이루어야 한다. 이 관절의 과다한 움직임은 과다한 운동으로 인한 통증을 초래한다. 거골(talar)의 경사각도가 21° 이상이면 회내전(pronation)이 일어나고, 21° 이하면 회외전(supination)이 일어난다. 회내전(pronation) 시, 기형부가 굴곡한다면, 교정술로 회내전을 조절한다. 만일 기형부가 굴곡하지 않는다면, 내측궁(medial arch)의 현수법(suspension)으로 궁(arch)을 적절한 높이로 올릴 수 있다. 회외전(supination)에 문제가 있다면, 회외전(supination)의 정도를 줄일 수 있도록 외측면에 종골절골술(calcaneal osteotomies)이 필요하다.

발목의 전방 투사 (Anterior Projection of the Ankle)

발목은 내회전 또는 외회전도 아닌 수직으로 부터 90° 의 중앙 위치에서 투사되어야 한다. 이 투사면은 경골고 거골의 구조 통합을 진단하는데 필요하다.

경골과 거골의 교합면은 경골과 거골의 겹치는 시각 방향은 적절하지 못하다. 따라서, 발목의 거골 하 관절 투사가 필요하다.

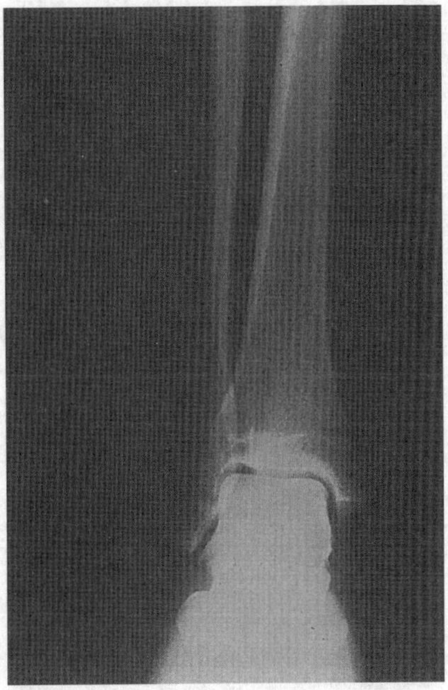

그림 6-36. 정상 발목의 전후방면 보기

발목 하퇴 거 관절 투사 (Ankle Mortise Projection)

발목은 수직선으로부터 90° x-선 관을 중심으로 보았을 때 15° 내회전 되어 있다(그림. 6-36). 이렇게 보는 것은 경골과 비골의 구조적 완전성을 확인하는데 사용된다. 그리고 또한 거골이 경골과의 교합(articulating)정도를 진단하는데 사용되며 발목의 각 관계를 평가하는데 사용된다(그림. 6-37).

경골줄기의 축은 발목 관절의 평면에 수직이 되고, 거골의 수직축으로 연결 된다.

경골의 각은 내과(medial malleolus)와 경골의 교합면을 따라 그려진 수평선을 접선(tangentially)으로 그려진 선의 교차점(intersection)에 의해 이루어진다. 일반 남자의 경골 각의 정상적 각은 45° 에서 61° 그리고 여자의 경우는 49° 에서 65° 이다.

비골 각은 외과(lateral malleolus)의 교합면과 경골의 교합 면에 대하여 접선을 그린선의 교차점에 의해 이루어진다. 정상적인 비골각의 범위는 남자의 경우 45° 에서 63° ; 여자의 경우는 43° 에서 62° 이다.

발목의 측면 투사 (Lateral Projetion of the Ankle)

발목 측면 투사는 경골, 비골, 거골, 그리고 종골의 구조적 안전성을 결정하는데 사용된다(그림. 6-38). 중족과 전족은 같은 일별 여러 가지 방법들에서 보여 질 수 있다. 발목

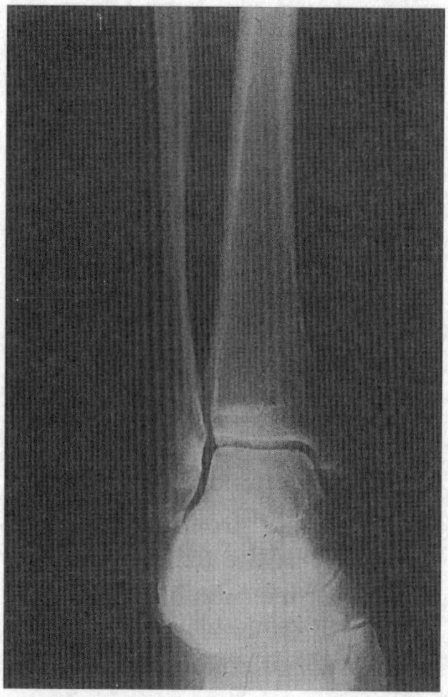

그림 6-37. 발목 하퇴 거 관절 투사

의 측면 투사는 발전기를 발목의 90° 에서 촬영 될 수 있다. 이것은 경골과 비골이 더 보이는 것 외에 발의 특면 투사와 같다.

발목의 압박 내번 투사 (Stress Inversion Projectin of the Ankle)

발목의 압박 내번 투사는 외측 발목 인대 구조 특히 종골 비골 인대의 기능적 교합 검사를 할 때 시행 한다(그림. 6-39). 발목은 12° 내회전 그리고 인력적으로 또는 도구를 이용하여 내번 시킨다. 국소 마취제가 중족 배피신경(intermediate dorsal cutaneous nerve)와 비복신경(sural nerve)을 차단하기 위하여 사용된다. 양측 느슨함의 가능성을 비교하기 위해 각 방향에서 보교 비교가 되어야 한다. 부정확함의 각 측정은 거골과 경골의 교합 표면에 선을 그리고 측정하게 된다. 이 선들은 평행이거나 8° 보다 적다. 각이 8° 보다 크게 된다면, 비교 보기가 있어야 한다.

전방으로의 압박 움직임 투사 (Stress Anterior Drawer Projection)

전방 압박 움직임 투사는 측면 인대 구조 특히 전방 거비인대(anterior talofibular ligament) 의 기능적 교합 정도를 검사 할 때 시행된다(그림. 6-40). 환자는 체중이 실리지

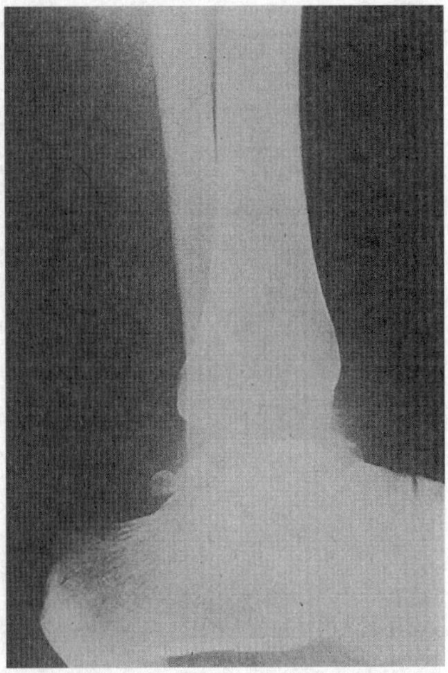

그림 6-38. 발목의 측면 투사

않은 자세에서 발목의 특면 투사가 시해 된다. 벌어짐(distraction)은 경골에 후방으로 가해지는 힘과 함께 종골은 하퇴 거 관절에 비교해서 앞쪽 방향으로 옮겨지는 힘을 받게 된다. 하퇴 거 관절과 함께 경골의 가동역이 반대쪽 발목과 비교하여 4mm 이상 일 때, 전방 거비인대 파열이 추정된다.

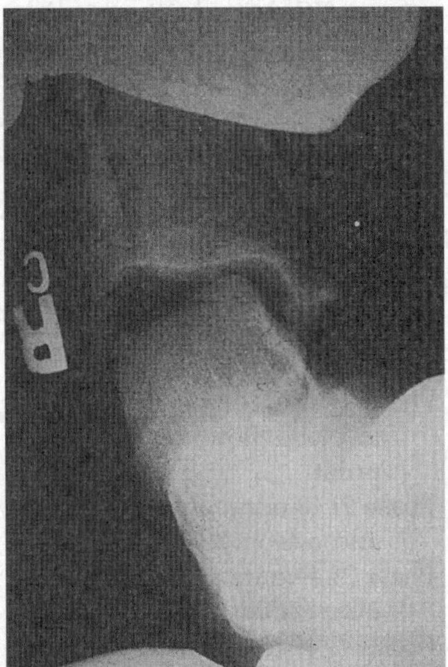

그림 6-39. 발목의 내번 압박 투사

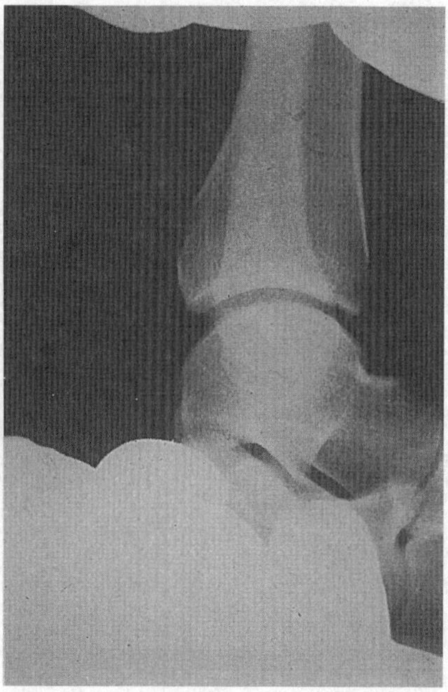

그림 6-40. 압박 전방 움직임 투사

특수 방사선 연구(SPECIFIC RADIOGRAPHIC STUDIES)

골 영상 주사 (Bone Scanning)

테크네튬 99m 영상 주사(TECHNETIUM-99M SCANNING)

정밀성이 매우 뛰어나, 테크네튬 99m을 이용한 골 섬광도는 검진을 위해서 아주 유용하다. 하지만 경제적 부담이 크다. 양성 골 영상 주사(positive bone scan)가 골 조직 손상을 나타내는 것은 아니다. 왜냐하면 근접피막 병변들(juxtacapsular joint lesions), 골막 염증(periosteal inflammation), 또는 건 부착 염(Inflammation at tendinous insertions) 또한 양성 결과로 나타 날 수 있기 때문이다. 우월한 골 섬광도 발견은 "열점(hot spot)" 이다(늘어난 국소 흔적). 이것의 예외는 흉터의 결과 또는 주목할 만한 치료적 진행이 없는 급성적 해로운 골수염의 흔적 전달이 안 되는 결과인 "냉점(cold spot)" 이다.

네 단계 골 영상 주사는 연조직 염(cellulitis)으로 부터 골수염(osteomyelitis)을 구별하는데 사용된다:

1 단계: 주입 시 즉각적인 방사선 핵종 혈관 조영술(radionuclide angiogram) 또는 동적인 혈액순환(dynamic blood flow)을 보일 때; 골수염과 연조직염 둘 다 늘어난 섭취를 보인다.

2 단계: 주입 10분 후 붉은 늘어난 초점(혈액 고임 형상: blood pool image)이 보인다; 연

조직 염과 골수염은 여전히 양성으로 나타난다.

3 단계: 주입 4시간 후(지연 정적 영상 주사 또는 골 영상: delayed static scan or bone image); 연조직 염은 이 시점에서 전정기를 보인다.

4 단계: 24시간 후, 부족한 혈액 순환의 환자를 위하여 사용된다; 이시기에 증가한 혈액 초점이 골수염을 나타낸다.

갤리움 영상 주사(감마 선 영상 주사:GALLIUM SCANNING)

동위원소, 갤리움 67 구연산(gallium 67 citrate), 확신되는 종양과 염증 영상 표지로 원래 형성 되었다. 테크네튬에 비교해서 혈액 순화에 적게 의지한다. 갤리움 67 국한 (gllium 67 localization)을 위한 3가지 기계적 구조:

1. 백혈구 국한 또는 결합
2. 감염 위치에 직접적인 락토페린(lactoferrin) 접합
3. 철포획체(siderophores)에 의한 직접적 박테리아 섭취

갤리움(gallium)은 병의 활동과 만성 골수염의 환자들의 치료 반응을 관찰하는데 중요하다. 갤리움은 테크네튬만큼은 뼈의 재형성에는 민감하지 못하다.

인듐 영상 주사(INDIUM SCANNING)

인듐 111 영상 주사는 감염(특히 급성 감염)에 매우 명확하다. 이 영상 주사와 함께 백혈구들은 추적자(tracer)와 정맥주입(injected intravenously)에 의해 분류 된다. 이 방법은 염증부위와 종기형성 부위의 적혈구 축적을 발견하기 위하여 개발 되었다. 영상 주사는 24시간 주입 후에 이루어진다. 양성 영상 주사는 주위의 골 활동보다도 높은 적혈구의 집중적 축적을 말 한다. 이 방법은 빠른 전도에 의한 잘못된 양성 결과를 나타낼 수 있는 테크네튬 99m의 경우의 복잡한 외상 후 또는 불확실한 보편적인 골 영상 주사의 수술 후의 환자 경우에 지정되어 사용된다.

건조 X-선 촬영 (Xeroradiography)

건조 X-선 촬영은 셀레늄 덮힘 판(selenium coated plate) 위에서 영상이 이루어지는 방법이다. 이 방법은 조직들의 경계의 특징들을 강조하려 한다. 그래서 좀 더 쉽게 자세히 볼 수 있는 자료를 만든다. 그것은 비금속 외부 물질들을 시각적으로 확인 할 수 있을 정도로 세밀하다.

투시검사 (Fluoroscopy)

방사선 영상들의 영상 형식은 즉시 동적인 영상을 TV 화면을 통해 보여주기 위해 지속적으로 만들어지고 있다. C-arm 투시검사기는 수술 중 촬영 술로 사용된다.

관절조영술 (Arthrography)

대조되는 매체를 관절에 주입 한 후, 방사선 검사들이 이루어진다. 관절 조영술은 피막 또는 인대 파열을 진단하는데 사용된다. 관절 조영술은 자기 공영상(MRI)에 의해 대체 되고 있다.

단층촬영법 (Tomography)

이 과정은 환자 주위에 방사선 관과 카세트(cassette) 둘의 복잡한 상호 움직임이 필요하다. 큰 양의 방사선 노출과 까다로운 기술 요구가 필요하다. 하지만 복잡한 골격계 해부학 부분에서 매우 상세한 골조직을 보여주는 장점이 있다. 가장 적절한 단층촬영법의 적용들은 거골 비면(dome)의 뼈연골골절(oste ochondral fractures), 관절염 변화들 또는 거골 하 관절(subtalar joint)과 족근중족관절(tarsometatarsal joints)들의 유리 뼈 조각들과 주상골의 압박 골절, 관절 고정술 부위의 유합과 불유합, 그리고 금속 삽입물의 상태의 진단들이다.

건근촬영술 (Tenography)

건 촬영 술은 발목 건들에 종종 사용된다. 왜냐하면 이 인대는 비골근 건막(peroneal tendon sheath) 부분과 근접하기 때문에 종골 비골 인대(발꿈치 종아리 인대: calcaneofibular ligament) 파열을 기록한다. 비골 건들의 불규칙한 일치점들을 확인하는데 사용하고 있다. 건근 촬영술은 관여되는 건과 건 막들의 불규칙함을 보여주기도 한다.

자기 공영상 (Magnetic Resonance Imaging)

자기 공영상(MRI)은 낮은 열 방사선 파장의 형태로 내용을 모으고 이 에너지를 컴퓨터들의 사용과 함께 영상으로 변환 시킨다. 자기 공영상은 근골격계의 질환들의 다양성 평가에 성공적으로 사용되고 있다. 이 방법의 장점들은 매우 분명한 공간감과 선명한 해상도로 단면에 영상들을 나타내고, 상당한 생리학 그리고 조직학 자료들을 나타 낼 수 있는 능력이 있다. 자기 공영상에 의해 이루어진 영상의 정확한 해석이 검사자의 적절한 뼈조직과 연조직 해부학의 깊은 이해를 필요로 하는 어려움이 있다. 자기 공영상은 연조직의 변형에 대하여 사용되어 왔다(예, 건의 손상, 연조직 종양들).

전산화 단층 촬영 (Computed Tomography)

전산화 단층 촬영(CT)은 실재(presence), 자연(nature), 크기(size), 가장자리 붙임(margination), 그리고 정확한 종양 자리들을 나타낼 수 있다. 근육과 연조직 관여가 정해 줄 수 있다. 종양이 혈관들 곁에 있다면, 상대되는 매체가 정확한 검진을 위해 필요하다. 전산화 단층 촬영은 골 대사 질환 진단(골다공증, 무균괴사, 골연화증)에 아주 훌륭하게 사용된다. 외상 특히, 종골 그리고 하퇴 거 관절 진단에 매우 유용하다. 전산화 단층 촬영 주사(CT scanning)는 자기 공영상과 비교하여 골 형성 변형에 사용되고 있다. 여러 방향의 단면 영상들은 연조직 구조들의 훌륭한 시각화에 활용 된다.

요약 (SUMMARY)

방사선 사진만으로는 진단을 내릴 수 없고, 임상의가 진단을 내린다는 점을 명심해야 한다. 이 장에서는 환자의 발 질환을 진단 내리는데 많은 도움이 되는 많은 축의 각도에 대하여 설명하였고, 발과 발목의 방사선 사진이 어떻게 촬영되고 해석되는 가를 임상의에게 알려주고자 하였다. 이러한 설명에 대한 바른 이해로 발 치료를 보존적인 또는 외과적인 개입으로 분류할 수 있다.

참고문헌 (REFERERCES)

1. Weissman, S: Radiology of the Foot. Williams & Wilkins, Baltimore, 1984.
2. Whitney, AK: Radiographic Charting Technique. Philadelphia College of Podiatric Medicine, Philadelphia, 1978.
3. Montagne, J, Chevrot, A, and Galmiche, JM: Atlas of Foot Radiology. Year Book Medical Publishers, Chicago, 1981.
4. Gamble and Yale: Clinical Foot Roentgenology. Williams & Wilkins, Baltimore, 1957.
5. Gamble and Felton: Applied Foot Roentgenology. Williams & Wilkins, Baltimore, 1966.
6. Bloom, W and Hollenbach, J: Medical Radiographic Technique. Charles C Thomas, Springfield, MO, 1965.

제 7 장

기능적인 교정술에 대한 생체역학적 평가 (Biomechanical Evaluation for Functional Orthotics)

이 장에는 발과 발목군의 생체역학적인 평가 과정을 단계적으로 설명하였다. 정적일 때와 보행 시의 발을 분석하여, 발 질환에 대한 교정술을 시행한다.

임상에서는 발에 석고틀을 부착하여 교정하는데, 때로는 훈련이 부족한 요원이 치료하고, 보행에 대한 분석과 검사 없이 환자를 치료한다. 임상에서 치료에 도움이 되는 특정한 관찰과 검사 체계를 이 장에 언급하였다. 첫째, 중립위치에서 벗어날 때를 관찰할 수 있도록 거골하관절(subtalar joint)의 최상의 중립위치를 정한다. 둘째, 중립위치에서 이탈을 초래하는 제한과 기형을 조사할 수 있다. 셋째, 검사결과는 정확한 방법을 사용하였으며 반복진료를 하였는지에 따라 신뢰성이 가중될 수 있다. 넷째, 실제자료를 얻을 수 있다. 이들 자료로, 임상의는 기초지식을 얻어, 더 연구하고, 다른 임상의와 서로 의견을 교환하여 교정술의 치료 정도를 정한다.

이 장을 읽기 전에, 독자는 정상적인 생체역학과 비정상적인 생체역학에 대한 세부사항이 설명된 제 1 장과 제 2 장을 다시 읽어 보아야 한다. 특히 비정상적인 회내전(pronation)과 회외전(supination)을 초래하는 다른 관절과 거골하관절의 보상원인을 주의깊게 관찰해야 한다. 이러한 조건을 잘 이해해야 잘 평가할 수 있다.

독자는 또한 이 장이 어느 정도 문맥에 벗어나 있음을 알아야 한다; 즉, 전체 4분의 1이 그림으로 설명되어 있다. 특히 신체를 지지하는 운동과 관련된 증후군이 과다하게 나타나면, 병력을 입수하여 검토해 봐야 한다. 발의 통증이 외부에서 가해지면, 척추와 하지의 정렬, 운동범위, 근육 불균형, 유동성의 문제점을 필수적으로 평가해 봐야 한다. 몇몇 경우에는, 이 책의 다른 장에서도 설명했듯이 신경계와 혈관상태를 진찰하고, x-ray를 꼭 찍어 봐야 한다.

이 장은 정적일 때와 동적일 때를 평가하는 과정을 부분적으로 나누어 놓았다. 진찰의 사례를 들어 놓았고 증상을 요약하여 놓았다. 10장에서도 이 장에 설명되어 있는 치료술과 문제해결 방법을 이용하여 생체역학적인 교정술에 대하여 더 많은 사례를 들어 설명하였다.

정적인 자세의 평가 (STAITC EVALUATION)

관찰 (Observation)

계속 서 있는 편안한 상태는 양쪽의 발에 체중이 균등하게 실리므로 관찰자가 하지의 이탈 증상 또는 자세의 이탈을 관찰할 수 있다(그림 7-1). 이탈에는 다음과 같은 3가지 이탈이 있다:

1. 횡단면 이탈 : 둔부(hip), 대퇴골(femurs), 무릎(knees) 또는 경골(tibias)의 회전이나 비틀림 관찰.
2. 전두면 이탈: 뒷부분에서 볼 수 있는 대퇴골이나 경골의 내반(varus) 또는 외반(valgus)의 관찰.
3. 시상면 이탈: 외측에서 볼 수 있는 둔부(hip)의 팽팽한 굴곡 또는 전반슬(genu recurvatum)의 관찰.

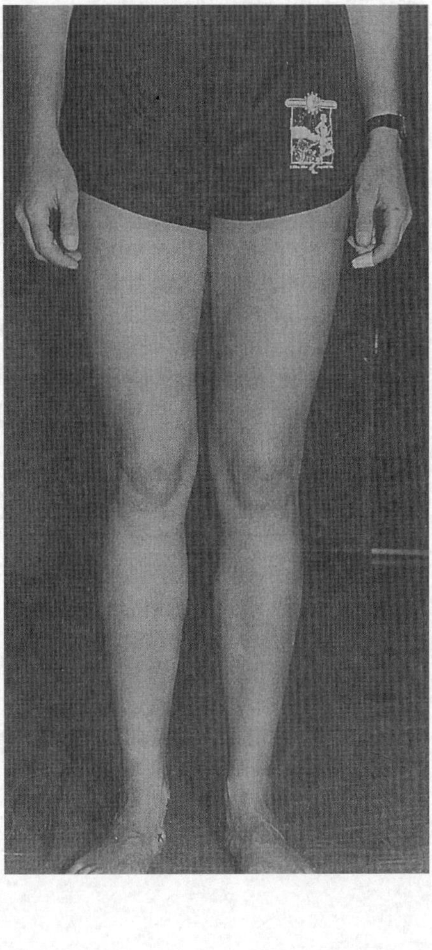

그림 7-1. 서 있는 환자를 관찰(정면).

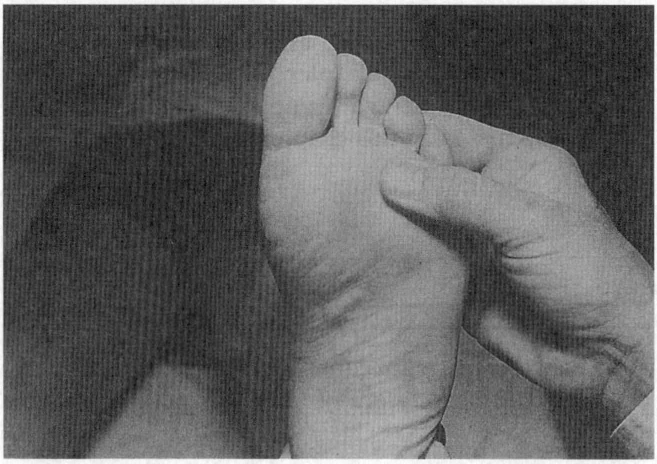

그림 7-2. 못(calluses) 또는 다른 피부장애가 있는지 조사한다.

내측과 외측의 복사뼈(malleoli) 밑이 두드러지게 오목해지고, 발의 밑부분이 심하게 외전(abduction) 또는 내전(adduction)하는지를 관찰한다. 마지막으로 임상의는 건막류(bunions), 갈퀴(clawing), 또는 망치(hammering) 같은 발가락기형을 조사한다. 비정상적인 발은 비정상적인 생체역학으로 나타날 수있다. 특히 증상의 병력이나 되풀이 되는 외상으로 인한 통증으로 나타난다.

다음으로 계속 앉아있거나 누운 상태에서, 족저에 못(calluses), 각질(keratoses), 다른 피부장애가 있는지 면밀히 조사한다(그림 7-2). 이러한 증상은 비정상적으로 신체를 지지하고 발에 하중이 고르게 분산되지 않아서 발생한다. 제 2, 제 3 또는 제 4 중족골두(metatarsal heads) 밑부분의 못(calluses)는 첫번째 선(first ray)에 의해 앞으로의 전진이 미흡하여 발생한 비정상적인 회내전(pronation)과 관련이 있다. 엄지발가락(great toe)의 내측면에 있는 못(callus)으로 앞으로 전진하는 자세가 족저에서부터 시작하는 것이 아니라 발가락 부분에서 시작함을 알수 있고 이 때 일반적으로 무지외전외반증(hallux abduct-ovalgus)이 나타난다. 발의 외측경계를 따라 나 있는 못(calluses)과 제 1 그리고 제 5 중족골두(metatarsal heads) 밑부분의 변지(못-calluses)는 비정상적인 회외전(supination) 또는 요족(cavus foot)에서 발생한다.

다시 말해, 이러한 관찰을 함으로써 증상과 이와 관련한 질환을 알 수 있다. 다음의 몇 가지 측정으로 비정상적인 증상과 다양한 보상을 확인할 수 있을 것이다.

양분 선 (Lines of Bisection)

정적인 상태에서 평가하는 방법은 측각기(goniometry)를 이용하여 측정한다. 끝이 둥근 투명한 플라스틱으로 만들어진 측각기와 2 증도(increments)가 측정에 가장 적합하다.

양분 선은 종골(calcaneus)과 하퇴의 3분의 1부분(lower third)에 그어진다. 정확하게 그어진 선은 측각기의 참조선이 되며, 보행 시 움직임을 관찰하는데 사용된다. X-rays 촬영 없이는 임상적으로 이 선들이 경골(tibia), 거골(talus), 종골(calcaneus)로 이어지는지 알 수 없다. 가장 좋은 방법은 분절(mass of the segments)의 긴 축을 선으로 그리는 것이다. 선을 실수 없이 그으려면 선이 (1) 곧고, (2) 마디의 중간선에 긋고, (3) 분절의 후면에, 그리고 (4) 공간에서도 계속 선을 그어야 한다. 발이 그어진 선과 일직선으로 있을 필요가 없으므로 종골이 내번(inversion) 또는 외번(eversion)으로 몇 도 움직일 필요가 있다.

진찰과정 (PROCEDURE)

환자가 엎드린 상태에서 발이 6에서 8인치 정도 테이블 밖으로 나와 있는 자세에서 진찰한다. 관찰자가 다리와 뒤꿈치의 뒷부분에 표시할 수 있게 발이 바닥과 수직을 이루도록 다리를 회전시킨다. 반대쪽의 다리를 4자 모양의 위치와 같이 구부리고 회전하여 관찰하려는 발과 다리를 고정시킨다(그림 7-3).

중앙선(midline)을 측정하고 관찰할 때, 곧은 자를 사용하여 다리와 종골(calcaneus)에 점을 연속적으로 찍고(그림 7-4A), 필요하면 종골을 내번 또는 외번으로 약간 움직인다. 공간에 계속 점이 찍히면, 잘 관찰할 수 있다(그림 7-4B). 그러면 다리와 종골에 선이 그어진다. 연부조직(soft tissue)이 염좌(distortion)되지 않도록, 특히 서 있는 상태에서는 선을 긋지 않는다(그림 7-4C). 이 두 개의 참조선은 측각기(goniometry)로 측정하는데 도움이 된다.

거골하관절(subtalar joint)의 운동범위: 중립위치 (Subtalar Joint Range of Motion: The Neutral Position)

거골하관절(subtalar joint)의 중립위치에 대한 관찰은 촉진과 운동범위의 측정을 통합

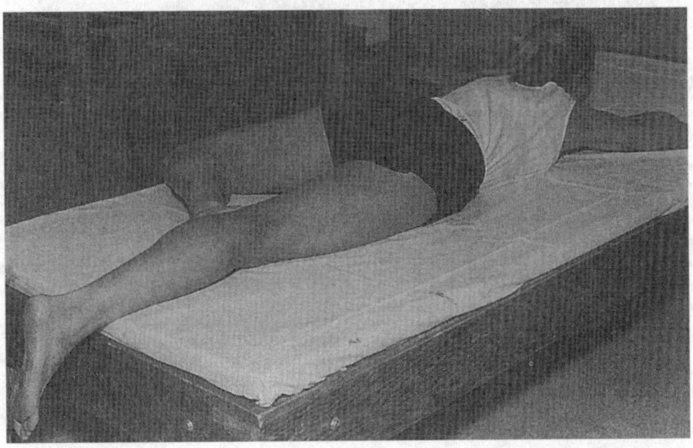

그림 7-3. 4자 모양의 정적인 자세로 누워 측정을 한다; 발은 바닥에 수직으로 두고, 반대쪽 발은 무릎의 내측면에 고정시킨다.

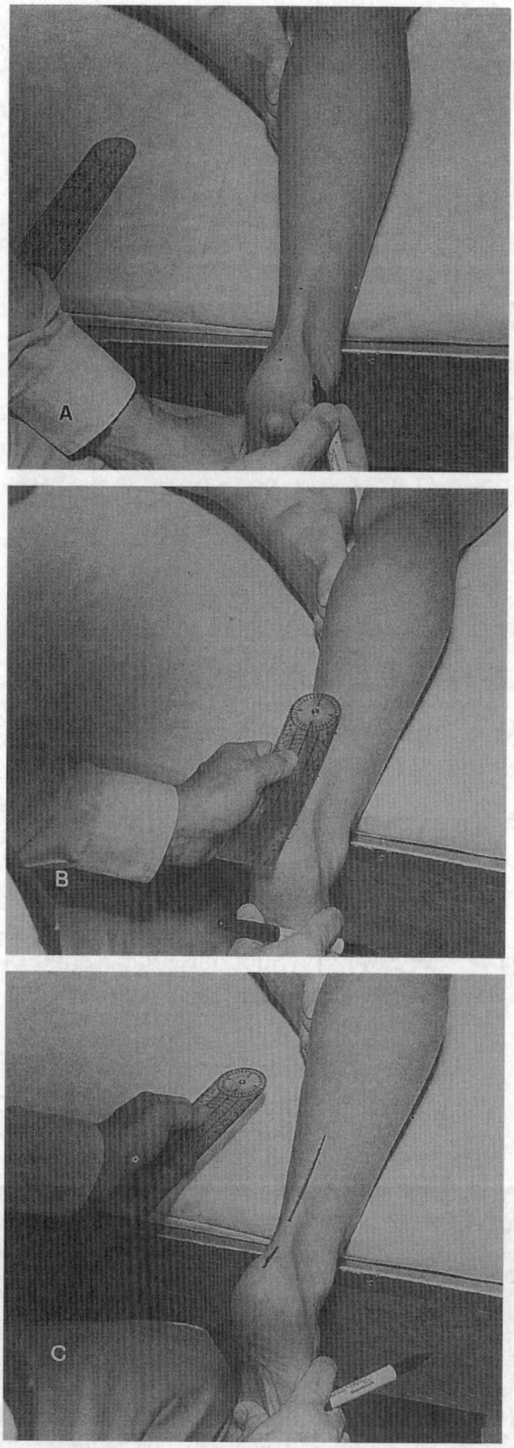

그림 7-4. 중심선의 점은 하부 다리와 종골(calcaneus)에 찍고(A), 계속 공간에도 점을 찍으며(B), 두 개의 선을 그어 양분한다(C).

하는 진찰의 두가지 방법을 주로 이용한다.

촉진 (PROCEDURE FOR PALPATING)

촉진 방법에서, 발목관절의 전방에 있는 거골두(talus head)를 환자가 누운 상태에서 엄지손가락과 집게손가락으로 잡는다(그림 7-5A). 다른 손으로는 제 4와 제 5 중족골(metatarsals)이 위치한 발의 외측면을 쥔다. 발은 최대한 회내전(pronation 외번(eversion))한 다음, 최대한으로 회외전(supination-내번(inversion))한다. 거골하관절(subtalar joint)의 중립위치는 외측과 내측에서 모두 만져지는 거골두가 있는 지점에 있는 것으로 생각된다.

이 방법에 대한 신뢰성과 타당성에 의문이 생길 수 있다. 이런 촉진 방법은 조건, 위치, 유동성에 따른 개개인의 감도가 다르며 특히, 관찰자마다 진찰 결과가 같을 수가 없다. 비정상적인 거골(talus)은 내측과 외측면에서 똑같이 촉진되지 않는다. 더욱이, 거골

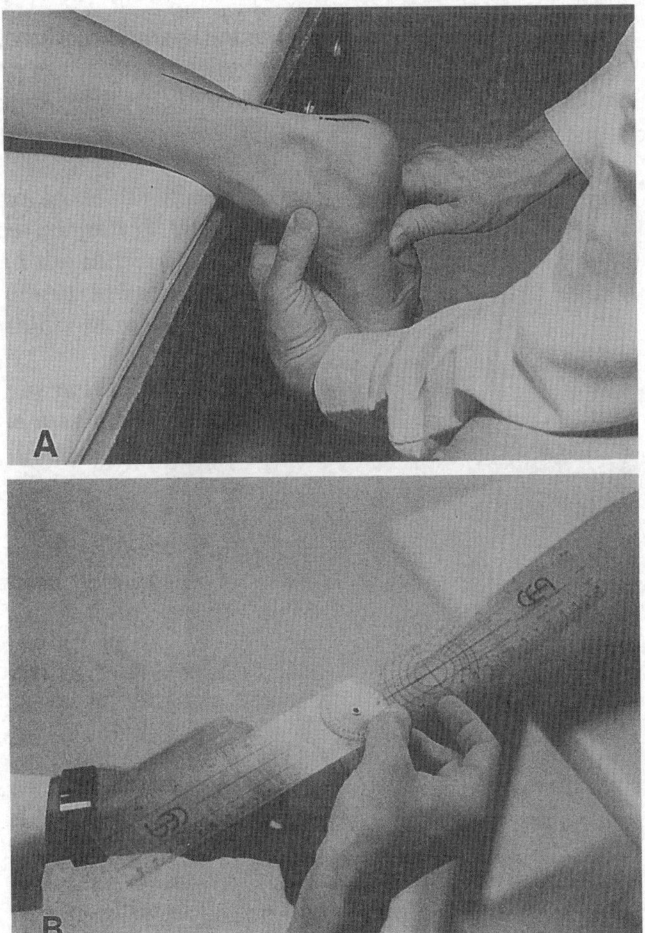

그림 7-5. A: 거골하관절(subtalar joint)이 중립위치에 있을 때 촉진 진찰 B: 측각기로 중립위치 측정.

(talus)의 윗부분을 촉진하지만(즉, 발목관절 가까운 지점), 이 방법은 거골하관절의 움직임을 검사 할 수 있을 것이다. 마지막으로, 촉진 방법은 그 후에 측정을 하는 동안 관절이 중립위치로 유지 되기는 힘들다. 최근의 촉진 방법에 관한 연구에서는 공정한 관찰자(intratester)의 신뢰성이 있으나 관찰자의 신뢰성이 부족하기도 하다.

산출 방법 (PROCEDURE)

촉진 방법의 대안으로는 거골하(subtalar)의 운동범위를 기본으로 한 중립위치를 산출하는 방법이 있다. 앞에서 설명한 양분선을 이용하여, 운동의 범위는 중립을 결정하는데 1/3에서 2/3의 비율로 나누어 진다. 측각기(goniometer)의 팔(arms)은 아킬레스건(Achilles tendon)의 부착점(instertion)에 있는 축과 그려진 선 위에 걸쳐 놓는다. 0° 에서 시작하여(그림 7-6) 종골(calcaneus)을 수동적으로 내번(inversion)시키고 측정값을 기록한다. 이러한 방법으로 다시 외번(eversion)시킨다. 중립위치에서 완전히 외번된 상태에서 1/3위치에 있으므로, 전체를 3등분으로 나누고, 외번의 끝부분(end-range eversion)에서 이 수치를 감하여 산출된다. 최근의 연구에서는 이 방법이 좋은 관찰자와 관찰자의 신뢰성이 있는 것으로 나타났다. 측각기를 이용하여 측정하는 방법이므로, 촉진 방법 보다 더 객관적이고 앞으로 임상의가 진찰하는데 기초자료로 이용된다.

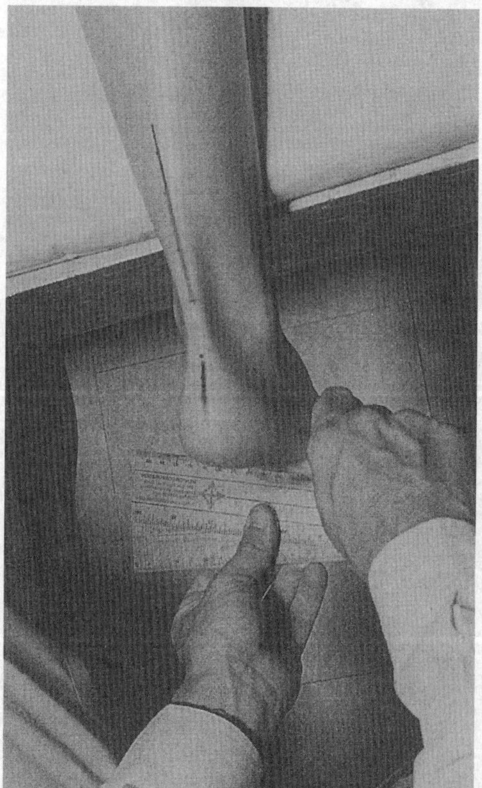

그림 7-6. 전족내반을 측정

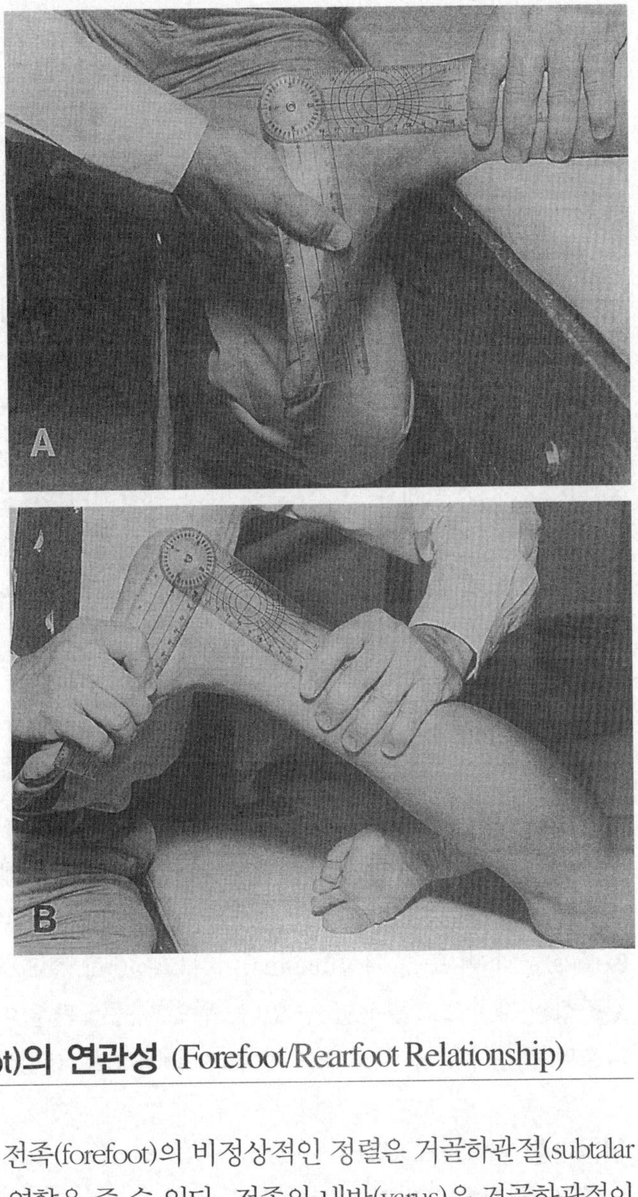

그림 7-7. 무릎을 신전(A) 하고 굴곡(B) 하여 발목의 배측굴곡(dorsiflexion)을 측정한다.

전족(forefoot)/후족(rearfoot)의 연관성 (Forefoot/Rearfoot Relationship)

2장에서 자세히 언급한 대로, 전족(forefoot)의 비정상적인 정렬은 거골하관절(subtalar joint)의 신체를 지지하는 위치에 영향을 줄 수 있다. 전족의 내반(varus)은 거골하관절이 중립자세에 있으면서 전족이 후족(rearfoot)으로 내번(inversion)되는 자세이다. 신체를 지지하는 동안 발의 내측면이 땅에 닿으면, 거골하관절이 회내전(pronation)한다(종골(calcaneus)이 외번(eversion)한다). 이와는 반대로, 거골하관절이 중립위치에 있고 전족이 후족 위로 외번하는 자세인 전족외반(forefoot valgus)으로 인해 거골하(subtalar)가 회외전(supination)한다(종골이 내번한다).

이러한 전족기형(forefoot deformities)은 보상되지 않은 또는 신체를 지지하지 않는 자세에서 관찰되고 측정되어야 한다. 그 후, 이들 측정을 근거로 거골하관절에 비정상적인 회내전 또는 회외전을 보상하도록 교정술(orthotic therapy)이 처방될 수 있다.

진찰과정 (PROCEDURE)

전족내반(forefoot varus)(그림 7-6)을 진찰하기 위해 오른손으로 제 5 중족골(fifth metatarsal)의 기저부(base)를 잡는다. 거골하관절은 발목이 과다하게 족저굴곡(plantar flexion)될 때 이미 정해진 중립위치에 있게 된다. 측각기의 팔(arm)하나는 중족골두(metatarsal heads)에 놓고, 다른 팔은 뒤꿈치(heel)의 양분선과 수직을 이룬다. 축이 외측에 있음을 명심해야 한다. 뒤꿈치선과 수직을 이루는 가상의 선과 중족족두(metatarsal heads)가 이루는 각도가 측정되고 기록된다. 전족의 외반(valgus)을 측정할 때, 측각기의 축은 외측에 두지만 나머지 과정이 위와 같다. 실제로, 이러한 진찰방법은 매우 신뢰성이 있다. 그러나 치료로 측정에 오류가 일어날 가능성을 경감시켜야 한다. 전족/후족의 각도를 나타내는 선이 (뒤꿈치에서 중족골두(metatarsal heads)까지) 몇 인치 떨어져 있으므로 발을 조심스럽게 쥐고 긴 축을 따라 관찰해야 한다. 이 과정은 발목이 저항지점으로 완만하게 배측굴곡(dorsiflexion)으로 인해 촉진된다. 측정된 전족/후족이 각각 염좌될 수도 있으므로 강제로 발이 배측굴곡되지 않도록 유의한다.

발목관절의 배측굴곡 (Ankle Joint Dorsiflexion)

발목관절의 첨족(equinus)은 신체를 지지할 때 거골하관절이 비정상적인 회내전(pronation)으로 보상작용을 유발시키는 발목관절의 배측굴곡(dorsiflexion)에 장애를 준다. 이러한 장애는 발목에서 발생하는 비정상적인 비복근(gastrocnemius)/가자미근(soleus)군과 뼈 또는 외상(trauma)이나 고정(immobilization)을 초래하는 주위 관절의 연결조직의 제한으로 발생할 수 있다. 원인과는 상관 없이, 비정상적인 거골하관절의 보상작용의 원인이 될 수 있으므로 첨족(equinus)으로 규정되어야 한다.

진찰과정 (PROCEDURE)

환자가 계속 누워있는 상태에서, 측각기(goniometer)의 두 팔(arms)을 비골(fibula)과 제 2 중족골(fifth metatarsal)의 축에 각각 맞추어 놓고, 뒤꿈치(heel)의 외각선에 측각기의 둥근 가장자리를 놓아 발목의 배측굴곡(dorsiflexion)을 측정한다(그림 7-8). 발은 수동적으로 배측굴곡되고 측정값이 기록된다(90°). 임상의는 측정 시 아래와 같은 오류를 범하지 말아야 한다.

1. 거골하관절을 중립위치에 놓고 양분선을 관찰한다; 발이 회내전하여 배측굴곡의 허위양성기록(false positive recording)이 나올 수 있다.

2. 중족(midfoot)에서 배측으로 민다; 중족이 첨족(talipes equinus)처럼 과다하게 움직

이면 말단부위로 너무 밀려 허위양성기록(false positive recording)이 나올 수 있다.

비골(soleus)와 가자미근(gastrocnemius)의 긴장(tightness)을 구별하기 위해 무릎을 굴곡하여(그림 7-7B) 측정을 반복할 수 있다.

첫번째 선의 위치와 운동 (First Ray Position and Mobility)

환자가 누워있는 동안, 첫번째 선(first ray)의 말단부위를 관찰한다. 특히 임상의는 족저굴곡된 첫번째 선을 찾는다; 즉, 거골하관절이 중립에 있을 때, 제 1 중족골두(first metatarsal head)는 나머지 4개의 중족골두(metatarsal heads)와 관련하여 족저굴곡된 위치에 있다.

진찰과정 (PROCEDURE)

중족골두(metatarsal head)를 둘째에서 다섯째까지(4개)를 고정시키는 동안 배측(dorsal)과 족저(plantar)방향으로 움직여 첫번째 선(first ray)의 가동성을 관찰한다(그림 6-13). 만약에 첫번째 선(first ray)이 고정되거나 움직임이 적으면, 발의 외측면이 지면에 닿도록 거골하관절이 내번(inversion-회외전(supination)한다. 고정되어 족저굴된 첫번째 선(first ray)은 전족외반(forefoot valgus)과 비슷하게 측정된다(앞발/후족의 측정을 참조 forefoot/rearfoot measurement) .

제 1 중족지절관절의 운동범위 (First Metatarsophalangeal Joint Range of Motion)

제 1 중족지절관절(MTP)의 운동제한, 특히 배측굴곡은 과다한 회내전을 촉진시키는 보행 편위(gait deviation)이 나타날 수 있다. 60°, 65° 도의 배측굴곡은 앞으로 전진할 때 편위(deviation)를 방지시킨다.

진찰과정 (PROCEDURE)

발을 한 손으로 고정시키고 측각기의 팔(arms)을 첫번째 선과 근위지절골(proximal phalanx)의 긴 축에 놓는다. 무지(hallux)는 수동적으로 배측굴곡되고, 측정값은 그림 7-8에서와 같이 기록된다.

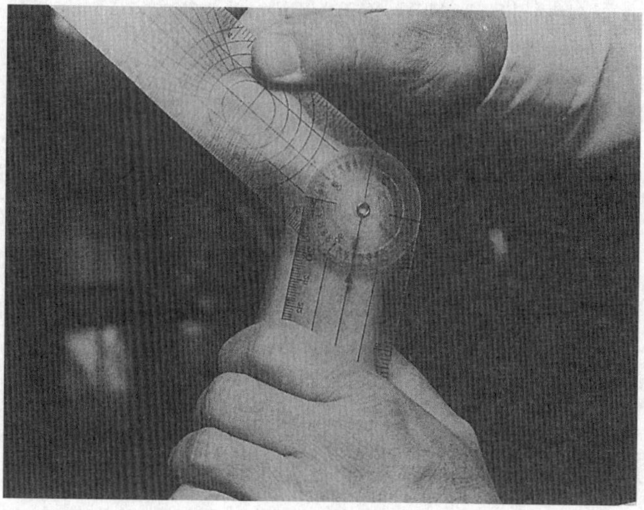

그림 7-8. 제 1 중족지절관절 (first metatarsophalangeal joint)의 배측굴곡을 측정

표 7-1 정적인 상태에서의 평가에 대한 요약

과정	환자의 자세
관찰	기립 자세
못(calluses)이 있는지 확인	앉은 자세
관찰	또는 반듯이 누운 자세
거골하의 내번(subtalar inversion)	
거골하의 외번(subtalar eversion)	
거골하의 중립(subtalar neutral)	
전족/후족(forefoot/rearfoot)의 연관성	엎드린 자세
발목의 배측굴곡(dorsiflexion)	
첫번째 선의 위치(first ray position)	
첫번째 선의 유동성(first ray mobility)	
경골(tibia)	
종골(calcaneus)	기립 자세

표 7-1에는 환자의 자세에 따라 정적인 평가과정을 요약해 놓았다.

기립자세에서 경골측정 (Standing Tibial Measurement)

진찰과정 (PROCEDURE)

다리의 양분선은 수평면과 비교하여 측정한다. 측각기의 한 팔을 기립표면에 놓고, 다른 팔(arm)은 다리의 양분선에 놓는다(그림 7-9). 측정값은 0°(수직)로 또는 내반(varus)이나 외반(valgus)의 각도로 기록한다.

전족과 발목의 기형이 보상되면서, 신체를 지지할 때 거골하관절이 경골의 위치에 반응할 수 있다. 예를 들어, 과다한 경골의 내반(tibial varus)으로 발의 내측면이 바닥에 닿게 하는 거골하관절의 회내전이 발생한다. 경골의 위치에 대한 표준자료가 없어도, 특히 전족내반(forefoot varus) 또는 발목관절의 첨족(ankle joint equinus) 중 단하나의 기형으로도 종골이 과다하게 외반(calcaneal valgus)되지 않는 경우에도 측정되어야 한다. 더우기, 경골의 위치가 종골의 반응에 중요한 요인이라면, 후족에 합정(rearfoot post)을 대는 교정술 처방이 효과적일 것이다.

기립자세에서 종골측정 (Standing Calcaneal Measurement)

두 발로 서 있을 때 중립자세 또는 중립에 가까운 자세로 거골하관절을 측정해야 한다. 종골의 양분선은 수평면과 비교하여 측정한다.

진찰과정 (PROCEDURE)

환자가 편안하게 균형잡힌 입각기(stance)에서, 측각기의 한 팔(arm)은 고정된 수평면

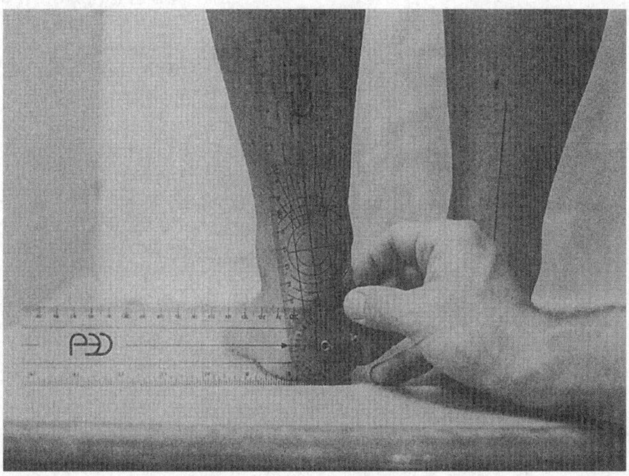

그림 7-9. 기립자세에서 측정한 경골 내반

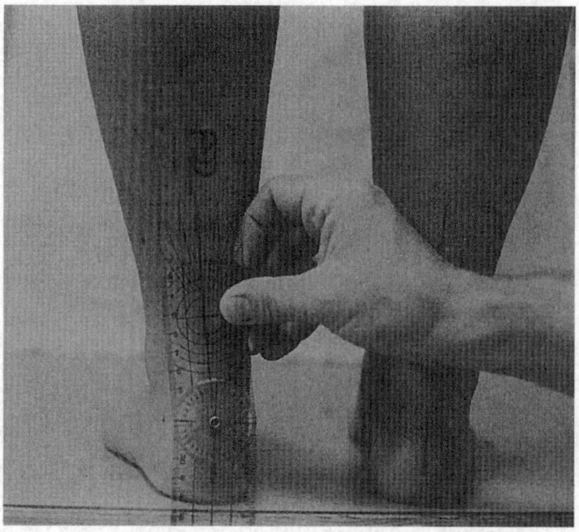

그림 7-10. 기립자세에서 측정한 경골/종골

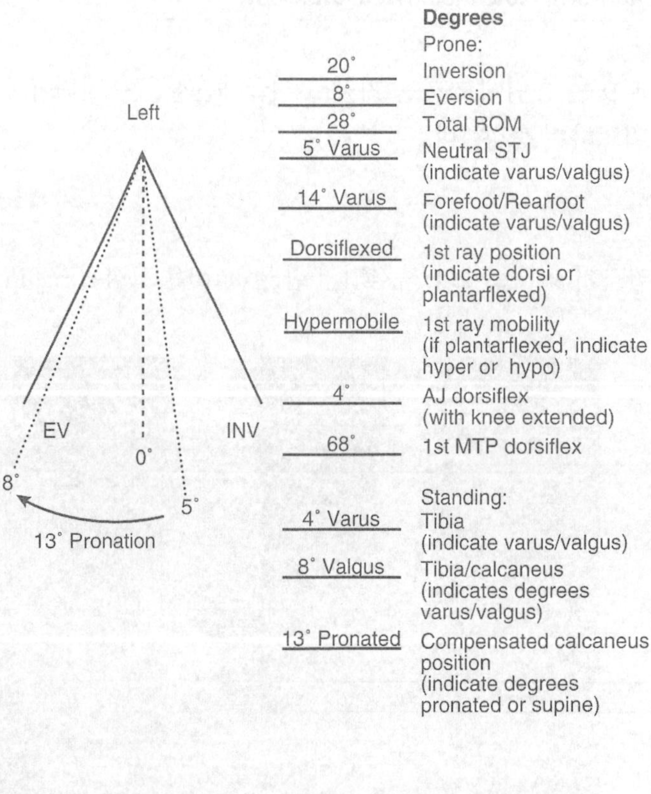

그림 7-11. 거골하관절 회내전의 사례

(firm level surface)에 놓고 다른 하나는 종골의 양분선에 놓는다(그림 7-10). 측정값은 0° (수직)로 또는 내번나 외번의 각도의 편차로 기록한다. 이 때 임상의는 아래와 같은 두가지 의문점을 가져야 한다:

1. 종골(calcaneus)이 예상된 중립위치에서 어느 정도의 각도가 벗어났는가 ?
2. 어느 방향으로 종골(calcaneus)과 거골하관절이 맞추어 지는가 ?

예를 들어, 예상된 거골하관절의 중립위치가 5° 정도 내번(inversion)되고, 기립자세에서 종골이 8° 정도 외번된 것으로 측정되었다면, 거골하관절은 실제로 13° 외번된 것이다(그림 7-11). 또한 전족내반(forefoot varus), 아킬레스건의 긴축(Achilles tendon tightness), 또는 다른 이유로 중립위치에서 10° 정도 회내전(pronation)된다. 병리학적역학(pathomechanical)으로 보상된 위치가 정해져 있고, 보행은 거골하관절의 비정상적인 반응을 관찰하여 분석될 수 있다.

동적인 자세의 평가: 보행 분석 (DYNAMIC EVALUATION: GAIT ANALYSIS)

보행에 대한 분석은 정상에서 이탈한 보행 또는 이상적인 보행의 유형을 규정하는데 이용된다. 임상의는 비정상적인 생체역학의 증상을 찾는다: 보행 시 입각기(stance)에서 비적절한 시기에 발생하는 회내전(pronation) 또는 회외전(supination).

반복된 주기를 쉽게 관찰할 수 있도록 트레드 밀(treadmill)을 걷는 환자를 관찰한다. 그러나 트레드 밀(treadmill)에서의 보행유형이 종종 다르므로, 환자가 실제로 지면을 걷는 모습을 관찰해야 한다. 또한 맨발로 걸을 때, 신을 신었을 때, 보조기를 착용하고 신을 신었을 때의 걷는 모습을 분석한다. 관찰 시 구별이 잘 되도록, 추가로 내측의 복사뼈(malleolus), 주상골조면(navicular tuberosity), 제 1 중족지절관절(first MTP joint)에 표시해 둔다. 주상골 결절(navicular tubercle)에 표시한 X는 다른 표시와 관련하여 옆면부터 관찰될 수 있다. 이 관찰에서는 다양한 모양으로 보행하는 동안 내측의 세로 궁(arch)이 어떻게 오르고 내리는가와 주상골의 결절(navicular tubercle)이 어떻게 중앙선까지 그리고 중앙선부터 돌출되는가를 보여 주었다. 종골의 양분선은 본래 전두면에서 종골의 움직임(calcaneal movement)을 뒤에서부터 관찰하는데 사용된다.

정상적인 보행 (NORMAL GAIT)

정상적인 보행의 주요한 특징을 아래와 같이 간단히 요약해 보았다.

발뒤꿈치 닿기 (HEEL STRIKE)

종골이 중립위치에서 내번(inversion 회외전(supination))되는 자세; 주상골(navicular)은 세로궁(longitudinal arch)을 따라 위로 향한 자세; 경골은 외부로 회전된다.

발뒤꿈치 닿기부터 발바닥 닿기 까지(HEEL STRIKE TO FOOTFLAT (정상적인 회내전NORMAL PRONATION))

중족관절(midtarsal joint)이 열리는(unlocks)것처럼 종골(calcaneus)이 외번(eversion)되어 거골(talus)이 내측으로 움직이게 된다. ; 경골(tibia)이 내부로 회전한다. 제 1 장에서도 언급한 바와 같이, 충격을 흡수하고, 보행 시 지면에 잘 조절되며, 하지(lower extremity)의 내부회전이 감소하게 된다. 발은 발이 발바닥 닿기(footflat)시 최대로 회내전(pronation)한다.

중간 입각기 (MIDSTANCE)

발이 최대로 회내전한다. 주상골과 내측의 세로궁(arch)이 내려가면서 내측으로 돌출된다; 경골은 내부로 회전한다. 중간 입각기 초기(midstance)에서는 경골이 거골을 향해 전방으로 움직이고, 거골하관절(subtalar joint)가 중립위치를 지나감에 따라 역회내전(reversal of pronation)이 시작된다. 중간 입각기 후기에서는 거골하관절이 회외전한다.

발뒤꿈치가 떼기 부터 발가락 떼기 까지(HEEL-OFF TO TOE-OFF) (정상적인 회외전(NORMAL SUPINATION))

종골은 완전히 외번된 상태에서 내번한다; 중족관절은 거골의 외측 운동을 제어한다(locks). 경골이 외부로 회전한다; 발은 10°-15° 로만 외전(abduction)된다. 발과 하지가 전방으로 추진하기 위해 고정된 지렛대(rigid lever)역할을 한다.

유각기(SWING)

발목은 바닥에 닿지 않고, 배측굴곡 된다; 발은 다음에 가해지는 발뒤꿈치 떼기에 대비하여 내번한다. 정상정인 보행 시 입각기(stance)에서 어떠한 상황이 발생하는지를 알고 있으면, 다양한 유형의 비정상적인 회내전과 회외전을 분석할 수 있다.

비정상적인 회내전 (Abnormal Pronation)

임상에서 나타난 세가지 유형의 비정상적인 회내전:

1. 역전(resupination)이 불가능하다. 정상적인 회내전은 발뒤꿈치 닿기부터 발바닥이 평평해질 때까지(footflat) 발생한다. 앞으로 전진하는 동안 발뒤꿈치 떼기(heel-off)부터 발가락 떼기(toe-off)까지, 거골하관절과 중족관절(midtarsal joint)은 회내전(pronation)된 상태로 있는다; 그러므로 고정된 지렛대(rigid lever)가 상실된다.

2. 앞으로 전진하는 동안 회내전(pronation)이 지연된다. 발뒤꿈치 닿기부터 중간 입각기(midstance)까지, 거골하관절(subtalar joint)이나 중족관절(midtarsal joint)이 약간 또는 전혀 회내전(pronatory movement)하지 않는다. 발뒤꿈치 떼기(heel-off)부터 발가락 떼기(toe-off)까지, 종골(calcaneus)이 갑자기 외번(eversion)하고, 주상골(navicular)은 아래로 내려가며, 발은 갑자기 과잉 외전(abduction)한다; 그러므로 약간 충격이 흡수되고 고정된 지렛대(rigid lever)가 상실된다.

3. 초기의 과잉 회내전. 거골하관절과 중족관절은 전체 입각기 동안 회내전된다. 이들 관절이 발뒤꿈치 닿기 시 완전히 회내전하므로, 정상적인 회내전을 하기위해 왼쪽으로 움직이지 않는다. 발은 발끝 떼기(push-off) 또는 유각기(swing)에 회외전하지 않는다; 그러므로 충격흡수와 고정된 지레대(rigid lever)는 상실된다.

비정상적인 회외전 (Abnormal Supination)

회외전 된 또는 궁(arch)이 높게 굽어진 발은 요족(pes cavus), 첨요족(equinocavus), 또는 요내반족(pes cavovarus)으로 분류된다. 어떤 경우에는, 보행에 대한 분석에서는 내번된 종골(inverted calcaneus)과 상승된 주상골(elevated navicular), 그리고 입각기(stance)의 내측 세로궁에 대하여 설명되어 있다. 단단한 지렛대는 보행 시 앞으로 전진할 때 유지되지만, 발뒤꿈치 닿기 후 정상적으로 회내전이 되지 않아 충격이 잘 흡수되지 않는다. 표 7-2에는 보행 시 정상적으로 회내전 되고, 회외전 되는 발의 특징이 요약되어 있다.

사례연구 (CASE STUDY)

이제 모든 정적이고 동적인 평가과정이 설명되었고, 사례연구에서는 실례를 들어 설명되어 있다. 공장에서 조립공정을 감독하는 37살의 환자는 제 2 중족지절관절(second

표 7-2 보행에서 입각기(stance) 시 관찰

	발뒤꿈치 닿기		뒤꿈치 닿기에서 평평한 발바닥		뒤꿈치 떼기부터 발가락 떼기까지	
보행 유형	종골	주상골	종골	주상골	종골	주상골
1 정상	중립에서 내번	상승	외번	하강	내전	상승
2 비정상 회내전						
(a) 회외전이 않됨	중립에서 내번	상승	외번	하강	외번지킴	하강 유지
(b) 처진 회내전	중립에서 내번	상승	내번지킴	상승 유지	외번	하강
(c) 포기하다 회내전	거의 완전한 외번	하강	외번	하강	외번 유지	하강 유지
3 비정상 회외전	중립에서 내번	상승	내번 유지	상승 유지	내번 유지	상승 유지

metatarsophalangeal joint)의 족저면에 1년간 통증이 발생하였는데 보행 시 더욱 통증이 심하다고 한다. 그는 하루 8시간에서 10시간 동안 콘크리트바닥에서 작업하였다. 정형외과의의 진찰과 x-rays 검사결과가 부정적으로 나왔다. 진찰결과 그는 제 2 중족지절관절(second MTP joint)에 피막염(capsulities)이 있었다.

정적인 생체역학적인 평가 결과는 그림 6-16을 참고하시오. 보행에 대한 분석에서는 보행 시 입각기에서 특히 오른쪽에서 회내전을 설명해 놓았다. 특히 종골의 외번(eversion)과 발뒤꿈치 닿기 시 내측궁(arch)의 허탈(collapse)에 대하여 조사하였다. 보행 시 입각기에서 발은 계속 회내전 된 자세를 유지한다. 발끝 떼기(push-off) 동안 발이 불안정하여 전족이 극심하게 외전(abduction)한다. 이러한 연구결과로 일찍이 심한 회내전의 징후를 알 수 있었다. 특히 발뒤꿈치 닿기부터 발바닥이 편평해질 때까지(footflat) 비정상적인 회내전이 발생하는데, 이로 인해 충격이 잘 흡수되지 않는다. 아울러 보행 시 앞으로 전진하는 동안 회외전이 일어나지 않으므로, 환자는 그다지 단단하지 않은 지레대(lever)로부터 전진한다. 이 경우, 첫번째 선(first ray)은 회내전 때문에 과다하게 움직이고, 앞으로 전진할 때는 바닥에 닿는 힘에 적절히 저항하지 못한다. 그래서 제 2 중족관절(second metatarsal joint)은 신체를 지지할 때 더 하중이 가해진다. 제 2 중족골두(second metatarsal head)는 발끝 떼기(push-off) 시 갑작스런 외전 때문에 지면에 닿으면서 회전되고 변형된다. 이때 임시교정기를 부착하면, 충격이 흡수되고 여러 제한에 대한 거골하관절의 보상

정도를 경감시켜 발끝 떼기 시 고정된 지레대 역할을 할 수 있게 해준다.

부록: 보조기 처방에 필요한 발역학에 대한 동적인 평가 (APPENDEX: DYNAMIC ASSESSMENT OF FOOT MECHANICS AS AN ADJUNCT TO ORTHOTIC PRESCRIPTION)

휴식을 취하고 있을 때, 관찰된 발 전두면의 역학에 대한 세부적인 분석은 발과 발목에 질환이 있는 환자를 효과적으로 치료하는데 많은 도움이 된다. 전두면의 기형에 영향을 미치는 많은 스트레스 현상은 보조기를 사용하고 어떤 경우에는 편안한 신발을 착용하여 발역학을 적절하게 교정하여 완화될 수 있다. 일반적으로 정적인 전두면 기형이 동

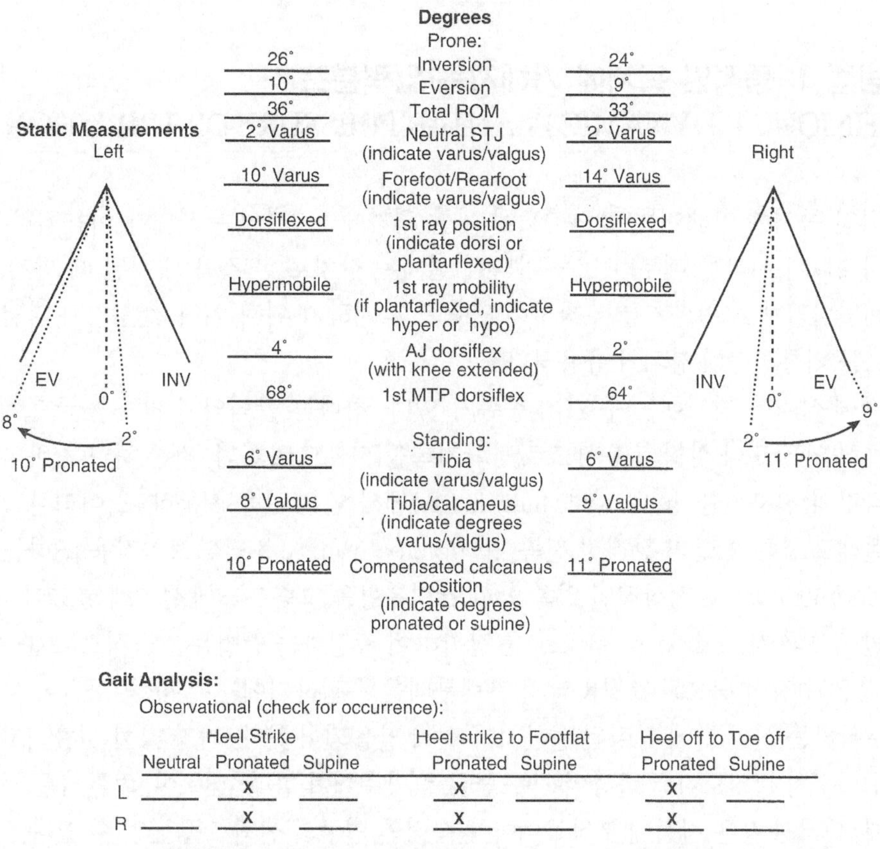

FIGURE 7–12. Case study: summary of evaluation findings.

그림 7–12. 사례연구: 평가 결과의 요약

적인 입각기에서 발의 역학(mechanics)을 변형시킬 수 있음을 예측할 수 있다. 정적인 평가를 근거로, 입각기에 결함이 있는 발의 역학을 보조기를 제작하여 부분적으로 교정한다. 발과 발목 또는 하지 가까이에서 발생하는 다양한 스트레스 현상을 완화시키는 교정술의 효과는 동적인 입각기에서 발 역학의 적절한 변화에 도움을 준다.

우선 전문용어를 만들어야 정밀한 발의 역학을 객관적으로 문서화 할 수 있을 것이다. 여기에 설명된 2가지 방법으로, 입각기의 운동을 예견할 수 있는 정적인 연구에 대한 유용성이 평가될 수 있으며, 기능적인 발의 역학을 교정하는 교정술의 효율성이 평가될 수 있다.

두 가지 방법중 첫번째는 동적인 발 압력의 분포를 바닥 평면 압력 측정기(force platform)을 이용하여 측정하고, 지난 30년간 연구되었다. 두번째 방법은 하지의 운동을 3차원적으로 분석하는 새로운 방법으로 움직이는 발을 측정하는데 사용한다. 이들 두가지 방법으로 정상적인 발, 기형적인 발, 신경이 손상된 발의 움직임에서 나타나는 특성을 정확하게 기록할 수 있고, 교정술과 수술에 의한 치료를 결정할 수 있다.

측정방법 1: 동적인 족저에 가해지는 압력분포 (TECHNIQUE 1: DYNAMIC PLANTAR PRESSURE DISTRIBUTION)

동적인 족저에 가해지는 압력분포에 대한 평가에는 2개의 투시도가 이용되었다. 한 걸음 내디디기 시작할 때부터 또는 바닥에 설치된 장치로 한 걸음 내디딜 때 까지, 또는 발과 신발바닥에도 변환기를 부착하여 압력을 감지하기 위해 여러 걸음을 내디딜 때부터 자료를 기록하는데 장치가 유용하다.

바닥에 설치한 기기에는 두 가지 종류가 있다. 하나는 압력의 수치를 눈금으로 바꿀 수 있는 빛의 강도나 파장의 유형으로 광학기록을 기본으로 한다. 다른 하나는 바닥에 설치된 각각의 전자변환기(electronic transducers)에서 얻은 값을 기록한다. 이러한 연구방법의 실례로 오른쪽 발의 강직성 전족내반(forefoot varus), 유연성 보상작용을 하는 후족외반(hindfoot valgus), 정상적인 왼쪽 발의 압력유형을 그림 7-13에 설명해 놓았다.

신발에 변환기(in-shoe transducer)를 장착하여 측정하는 방법은 기술적으로 문제점이 많고, 많은 수정이 필요하여 발바닥의 압력분배를 측정하기에는 실용성이 없다. 보통 족저에 부착하는 신발 안에 장치된 변환기가 널리 활용되어 왔다. 가장 많이 시판되고 있는 변환기의 수치 정밀도가 부족하여 자주 눈금을 맞추어야 한다. 더욱이, 변환기를 다시 장치할 때, 족저의 같은 지점에 부착하여야 연속적인 연구의 신뢰도를 높일 수 있다.

바닥에 설치된 기기로 맨발로 움직이는 발바닥의 하중 분배를 평가하는 것은 정상적인 발과 비정상적인 발의 생체역학을 연구하는데 매우 도움이 될 것이다. 발 구조의 정상적인 변화와 운동은 움직이는 발바닥의 하중 분배의 유형이 다르게 나타난다. 발의 역학적인 평가에 언급된 정적인 상태에서의 발의 구조변화와 이들 유형을 연관시킴으로써 우리가 구조적인 차이점의 중요성을 잘 이해할 수 있다. 비정상적인 발의 경우, 차이점이 크고, 하중을 지지하는 유형을 교정하기 위한 치료 개입의 시행을 인식하는데 매우 효과적일 것이다. 신발에 부착하는 변환(in-shoe transducers) 또는 변환기 매트(transducer mats)는 교정술의 효율성을 평가하고 신체를 지지하는 발의 밑부분을 교정할 수 있는 신발 교체를 평가하는데 가장 효과적 일 것이다.

현재 사용가능한 시판 기기의 기능이 매우 뛰어나다. 바닥에 고정된 기기(fixed-floor units)의 결과 값은 2 x 3mm 만큼 정확하며, 변화기 주형들(matrices)의 표본추출 비율은 70Hz 만큼 높다. 몇가지 이들 기기와 사용할 수 있는 고성능 소프트웨어(software)는 압력중심의 측정을 자동화하였으며, 전체 발과 특정부위 접촉시간, 접촉부위, 최고 압력, ㎠ 당 Newtons에 가해지는 하중, 그리고 충격의 측정을 자동화 하였다 (전체 하중과 접촉시간의 통합). 하나의 시스템은 미리 선정된 측정 부위에 대한 정보를 저장할 수 있어 치료 개입하기 전과 후에 발 아래의 같은 부위를 비교할 수 있다. 변환기 형태 주형(transducer type matrix)의 검사는 수집된 자료의 복원성이 높고 정확성이 5%이내 임을 보여주고 있다. 가장 많이 시판되고 있는 양적인 능력으로 발에 가해지는 압력을 측정하는 2가지 장치에 대하여 아래와 같이 간단히 설명해 놓았다.

발에 가해지는 압력을 측정하는 장치 (DEVICES FOR MEASURING FOOT PRESSURE)

EMED system

EMED system은 발의 압력을 평가하는데 가장 많이 사용되는 cm^2당 4개의 감지기(sensors)와 cm^2당 2개의 감지기(sensors)로 여러 유용한 밀도로 측정할 수 있는 축전기(capacitance)를(변환기 주형) 기본으로 한 시스템이다. 눈금 맞추기 장치(calibration device)는 감지기(sensor)의 정확도를 지속적으로 유지하는데 유용한 장치다. 이 system은 상당한 범위의 수집 영역을 보유하고 있으며 100Hz보다 더 큰 비율로 자료를 수집할 수 있다. 동적인 발의 압력을 평가하기 위한 표본추출 비율은 70Hz 이다. EMED system 은 신발내부에 압력분배를 측정할 수 있는 신발 내부의 변환기 mat(in-shoe transducer mat)에 연결하여 사용될 수 있다. 이 시스템의 초기 원형에는 바닥에 설치된 장치의 resolution이 제공되지는 않는다.

실험을 근거로, 바닥에 설치된 주형들은 발 아래에 동시에 발생되는 전단력(shear forces)을 측정할 수 있도록 평면 압력측정기에 설치되어 있다.

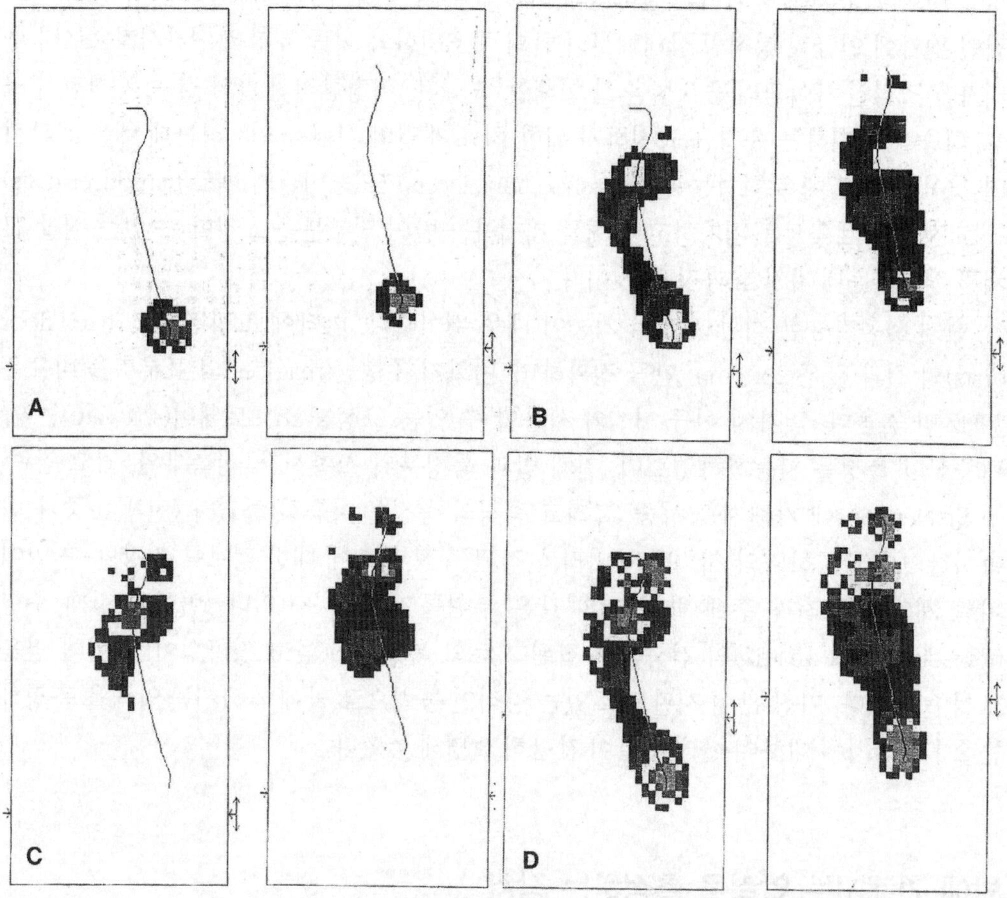

그림 7-13. 입각기에서 강직성 전족 내반 환자와 보상 작용을 하는 후족 외반의 압력 분포를 정상인의 압력 분포와 비교 (A) 뒤꿈치 닿기 (B) 발바닥의 평평하게 닿기 (C) 뒤꿈치 떼기 (D) 입각기 전체 압력의 합

F-영상 주사 시스템 (F-Scan System)

Tekscan, Inc.(South Boston, MA)에 의해 개발된 F-영상 주사 시스템은 비용효율적인 최신 바닥 판 압박 측정기(floor mat pressure measurement system)를 통합한 것이다. F-영상 주사는 자료습득 전자기기(data acquisition electronics), 소프트 웨어(software), 정리된 최신 감지기(trimmable in-shoe sensors)들과 바닥 측정기(470mm x 320mm)로 이루어져 있다(크기들은 아동들로부터 어른까지의 크기, 14). 960개의 개별적 감지기로 이루어진 매우 얇은(0.007inch) 재활용 최신 감지기는 수술과 비수술 치료들의 임상적 진단에서 인체역학적 보행 분석과 발바닥 압력 분포 분석에 매우 이상적이다. 동적 이면 압박 외형들과 회전 3개의 방향 영상은 임상인들이 부분별 닫는 시각과 압력 분포의 변화

들을 빠르게 평가 할 수 있게 해준다. 기준적인 소프트웨어는 165Hz 샘플링레이트(측정점의 세분율: sampling rates), 즉시 그리고 반복상영 능력들 그리고 힘과 압력의 양적 측정 제출력을 가지고 있다. 임상적 수용력과 보철의 감지 시스템(prosthetic sensor modules)을 포함한 특별한 부가 능력들을 가지고 있다.

Pedabarograph

Pedabarograph는 발 아래의 압력 분배를 평가하는데 중요한 빛의 반사 기법을 이용하는 광학을 기본으로한 시스템(optics-based system) 이다. 변환기-시스템의 설치된 유리판은 측면에서부터 비추어지고, 기형의 플라스틱 판으로 덮혀있다. 가로로 놓여진 판에 압력이 가해질 때, 유리 표면에 놓여지며, 보통 내부에서 반사된 빛은 흩어질 수 있다. mat에 가해진 더 큰 압력은 유리판과 mat 사이의 접촉부위가 확대되어 강렬한 빛의 방사가 발생한다. 상은 비데 촬영기로 촬영된 입각기(stance)로 기록된다. 압력의 수치를 빛의 다른 강도로 정하는 회색의 눈금 전환(gray scale conversion)을 이용하면서, 압력 측정도(pressure maps)는 30 Hz의 표본추출 비율로 생성된다. 이 시스템은 동시에 발생하는 전단력(shear forces)을 측정할 수 있다.

2가지 시스템들은 특정부위의 최고압력과 충격, 전체 압력을 측정할 수 있는 소프트웨어가 부착되어 있다. 따라서 치료 개입으로 인해 예상되는 족저압력을 평가할 수 있다.

측정방법 2: 3차원의 운동분석
(TECHNIQUE 2: THREE-DIMENSIONAL KINEMATIC ANALYSIS)

보행에 대한 분석방법을 이용한 발 입각기의 운동 분석은 족저에 가해지는 압력에 대한 연구보다 더 많은 자료를 얻을 수 있다. 여러 방법으로 하지의 보행운동이 연구되었으나, 우리는 역반사기록장치(retroreflective markers)의 비디오카메라영상을 컴퓨터처리하는 방법으로 연구하였다. 연부조직의 전단(shear)이 근위하지(proximal limb)의 운동연구에서 자주 드러나기 때문에 발에 있는 많은 골의 경계표(bony landmarks)의 피하위치(subcutaneous location)는 오류를 배제시키는데 도움을 준다.

각각의 발을 평가하기 위해, 14개의 반사기록장치(retroreflective markers)가 사용된다(그림 7-14). 두개의 반사기록장치(retroreflective markers)는 전방의 경골(tibia)에 놓고, 하나는 각각의 복사뼈 위에, 세개는 종골에 놓고, 하나는 네개의 장치를 전족에 놓기 위해 제 1 중족골과 제 5 중족골의 기저부(base)와 두부(head)에 놓는다. 엄지 발가락(great toe)의 움직임을 분석하기 위하여, 세개의 장치는 무지근위지절골(hallux proximal phalanx)의 꼭대기를 덮고 있는 판에 부착된 막대(wand)에 놓는다. 네개의 카메라는 각 장치의 궤도를 기록하고, 다중

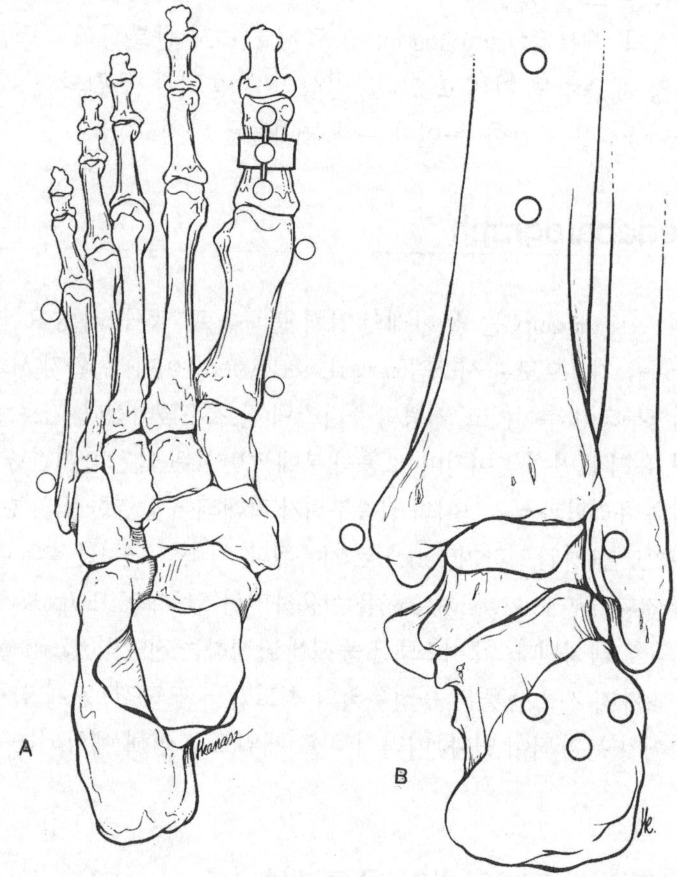

그림 7-14. 후방 뼈대 그림(왼쪽)과 배측 뼈대 그림(오른쪽)은 발과 경골(tibia)에 반응이 일어나는 부분을 표시하였다.

의 2차원 진로를 컴퓨터로 통합하여 각 장치에 대한 3차원의 궤도를 정확히 기록한다.

선택된 동등한 시스템 내에서 기록장치의 위치를 컴퓨터 처리로 비교하여 선택된 표시 부분의 관련된 움직임을 측정할 수 있다. 종골, 중족, 전족의 내번-외번, 배측굴곡, 횡단면회전(종골의 내부-외부 회전), 전족의 내전-외전이 관찰된다. 엄지발가락의 굴곡과 신전, 내반과 외반 편위, 전두면의 회전을 분석할 수 있다. 이들 측정이 정밀한데도, 골안에 직접 놓여진 핀에 의한 연구 결과를 기다린다.

동적인 발의 압력정도에 대한 연구로, 발의 움직임에 대한 삼차원적인 운동분석은 실제로 입각기의 발의 구조와 정적인 발의 구조에 대한 평가를 객관적으로 연관시켜 연구할 수 있었다. 또한 교정술과 수술치료의 역학적인 효과를 이 방법으로 평가할 수 있다.

참고문헌 (REFERERCES)

1. James, SL: Chondromalacia patellae. In Kennedy J, ed: The Injured Adolescent Knee. Williams & Wilkins, Baltimore, 1976.
2. Root, ML, Orien, WP, and Weed, JH: Clinical Biomechanics. Vol II: Normal and Abnormal Function of the Foot. Clinical Biomechanics Corp, Los Angeles, 1977.
3. Donatelli, RA: Abnormal biomechanics of the foot and ankle. J Orthop Sports Phys Ther 9:11, 1987.
4. Donatelli, RA: Normal biomechanics of the foot and ankle. J Orthop Sports Phys Ther 7:91, 1985.
5. Johanson, MA, Donatelli, RA, Wooden, MJ, et al: Effects of three different posting methods on controlling abnormal subtalar pronation. Phys Ther 74:149–159, 1994.
6. Elveru, RA, Rothstein, JM, and Lamb, RL: Goniometric reliability in a clinical setting: Subtalar and ankle joint measurements. Phys Ther 68:672, 1988.
7. Wooden, MJ, Catlin, PA, Attebery, D, et al: An examination of subtalar joint motion during the stance phase of gait. Poster presentation, Combined Sections Meeting, American Physical Therapy Association, New Orleans, 1994.
8. Root, ML: Biomechanical Examination of the Foot. Clinical Biomechanics Corp, Los Angeles, 1971.
9. Broussard-Smith, P, Catlin, PA, and Wooden, MJ: Reliability and comparability of the calculation and palpation methods for measurement of the subtalar joint neutral position. Unpublished data. Emory University Division of Physical Therapy, Atlanta, GA, 1992.
10. Digiovanni, J, and Smith, S: Normal biomechanics of the adult rearfoot. J Am Podiatr Med Assoc 66:812, 1976.
11. Subotnik, S: Podiatric Sports Medicine. Futura Publishing, Los Angeles, 1975.
12. Garbalosa, JC, McClure, MH, Catlin, PA, and Wooden, MJ: The frontal plane relationship of the forefoot to the rearfoot in the asymptomatic population. J Orthop Sports Phys Ther 20:200–207, 1994.
13. Cantu, R, Catlin, PA, and Wooden, MJ: A comparison of two measurement tools and two techniques for measuring the forefoot/rearfoot relationship. Unpublished data. Emory University Division of Physical Therapy, Atlanta, GA, 1987.
14. McPoil, TG and Knecht HG: Biomechanics of the foot in walking: A functional approach. J Orthop Sports Phys Ther 7:69, 1985.
15. Tachdjian, MO: The Child's Foot. WB Saunders, Philadelphia, 1985.

단원 II

생체역학적인 평가
Biomechanical Evaluation

제 8 장

무리한 운동으로 인한 증후군의 평가
(Evaluation of Overuse Syndromes)

이 장에서는 해부학적으로 하지(lower extremities)의 특정 부위와 조직의 무리한 사용으로 인해 입은 외상에 대해 주로 설명하였다. 무리한 사용으로 인한 외상의 병태생리(pathophysiology)는 스트레스로 인한 국부적인 염증(inflammatory)으로 나타난다. 무리한 사용으로 인한 외상은 환자에게 내적인 (부정정렬 증후군(malalignment syndromes)), 근육 불균형(muscle imbalances) 또는 외적인 영향(운동 중에 실수로 발생한)으로 발생한다. 내적이고 외적인 요인은 소인성(predisposing), 급발성(precipitating), 또는 영구성(perpetuating) 요인으로 분류된다. 그러므로 무리한 사용으로 인한 외상을 구별하고 병적인 요인을 뚜렷이 밝혀내기 위해서 조직적인 근골격에 대한 평가가 필요하다. 기본적으로 병적인 요인을 밝혀내고, 고쳐야 효과적인 치료를 할 수 있다. 사례연구에는 무리한 사용으로 인한 외상의 진료와 치료에 대하여 설명되어 있다. 사례별로 무리한 사용으로 인한 외상과 관련된 소인성(predisposing), 급발성(precipitating), 또는 영구성(perpetuating) 요인을 그림과 함께 자세히 설명하였다. 이들 요인에 대한 설명과 교정을 치료프로그램(treatment programs)으로 작성하였다.

무리한 운동으로 인한 외상의 정의 (DEFINITION OF OVERUSE INJURIES)

수영하기, 자전거타기, 달리기는 대중적으로 발전하였다. 1985년에 시행한 여론 조사에 따르면, 전체 미국인의 15%(약 3천만명)가 규칙적으로 달리기를 하는 것으로 나타났다.[1] 1984년에는 100,000명 이상이 마라톤을 완주하였고, 1백만명 이상은 3종경기에 참가하였다. 1984년 하와이에서 있었던 철인 3종경기에서는 10,999명이 참가하여 바다에서 2 마일의 수영, 112 마일의 자전거, 그리고 마라톤으로 경기를 하였는데 최종적으로 1,000명이 완주하였다.[2] 예상대로 이 경기 참가자의 외상이 증가하였다. 1977년에 달리기 선수를 대상으로 한 조사에서는 모든 달리기 선수 중 2/3가 하지에 외상이 있다고 밝혀졌다.[3] Marti와 동료 연구학자들은[4] 4,358명의 남자 달리기 선수를 대상으로 한 조사에서 45.8%가 1년 동안 달리기로 인해 외상을 입었음을 밝혀 냈다. 대부분의 외상이 단 한 번의 외상으로 발생하지 않고 (즉, 염좌, 과다운동, 또는 각각의 인대, 근육 또는 뼈의 골절을 일으키는 빨리 달리기), 다양한 근골격 조직을 무리하게 사용하여 본인도 모르는 사이에 외상이 발생한다. 약간의 외상에 반복적으로 자극이 가해져 무리한 사용으로 인한 외상이 생긴다. 조직(tissue)보다 빨리 손상되는 미세조직(microscopic tissue)은 스스로 회복되거나 치료될 수 있다. 이러한 무리한 운동으로 염증(inflammation), 근육의 좌상(muscle strain), 피로 골절(stress fractures), 인대 파손(ligament failure), 건염(tendinitis), 건파열(tendon ruptures)이 발생한다.[5,6]

염증반응 (Inflammatory Response)

손상된 해부조직과 상관없이, 모든 무리한 운동으로 인한 외상에는 염증이 꼭 발생한다. 반복되는 무리한 운동으로 인한 외상으로 염증에 자극을 받아 조직에 미세한 외상이 생긴다.

따라서 손상은 Following injury 초기 혈관수축(vasoconstriction)과 지혈(hemostasis)은 여출(transudation)을 일으키는 모세혈관내(intracapillary)의 압력 증가와 국부적인 혈관확장(vasodilatation)으로 몇 분 안에 발생한다. 혈관작용 물질인 프로스타글란딘(prostaglandins)은 혈관확장(vasodilatation)을 일으키고 혈관투과성(vascular permeability)을 증가시킨다. 모세혈관의 투과성(capillary permeability)은 삼출(exudation), 팽창(swelling), 통증을 유발시킨다. 과잉 운동으로 인한 내부의 부상은 프로스타글란딘(prostaglandin)의 합성을 억제하는 항염증인자(anti-inflammatory agent)인 비스테로이드(nonsteroidal)로 치료한다.[8]

염증(inflammation)이 계속되면서 호중구세포(neutrophil cell), 단핵세포(monocyte cell), 호산구세포(eosinophil cell) 주위로 이동한다. 퍼진다. 호중구세포(neutrophil cells)는 리소솜이 함유하고 있는 환산성 효소의(porteolytic enzymes) 작용을 통해 조직 주위가 손상되어 염증이 시작된다. 며칠이 지난 후, 호중구세포(neutrophil cells)는 대식세포(macrophage cells)와는 구별되는 단구세포(monocyte cell)로 바뀐다. 환산성의 효소(protealytic enzymes)를 함유하고 있는 대식세포(macrophage cells)는 세포조직의 파편(cellular debris)과 결합조직의 파편(connective tissue fragments)을 촉진시킨다. 림프세포(lymphocyte cells)는 만성염증(chronic inflammation)에 중요하며, 단핵세포(monocyte cells)를 촉진시킨다. 환산성 효소(proteolytic enzymes)를 함유하고 제거시키는 단핵세포(monocyte cells)에는 염증반응(inflammatory response)이 남아 있다.

내피세포(endothelial cell)과 섬유모세포(fibroblast cell)를 포함한 다른 세포는 며칠 내에 손상부위로 전이되어, 세포를 회복시키는 모세관아(capillary buds)와 교원질(collagen)이 생긴다. 교원질의 성숙은 비교적 오랜시간 진행되며, 환자는 손상 부위의 휴식을 위해 몇 주 동안 그들의 활동을 수정하여야만 한다. 운동선수는 실제로 신체를 지지하지 않는 한도 내에서 운동하고 훈련거리를 줄여 운동을 자제할 수 있다. 활동단계는 치료부위가 약해지지 않도록 돕고, 반흔의 형성(scar maturation)을 진전시킨다.

급성 염증과 관련된 증상의 대부분은 2주 이내에 가라앉지만,[9] 아급성 증상이면 염증 발생일로부터 약 1개월까지는 증상이 지속될 수 있다. 만성 염증은 이 기간이 지나도 염증이 지속된다. 그리고 급성 염증의 증상(홍조, 열, 부종 그리고 통증)과 같은 징후를 갖지만, 현저한 레벨보다는 적게 나타난다.[10] 조직학적으로 만성 염증은 대식세포와 Plasma cells으로 백혈구가 돌아오고, 손상 부위에 림프구가 존재한다는 특징이 있다.[6]

과사용으로 인상 손상으로 생긴 만성 염증은 하나 또는 그 이상의 기계적 자극을 일으키고 영구화시킨다. 조직은 단핵 세포(mononuclear)를 손상 부위에 증식시키는 반응을 한다. 만약 급성 염증이라면, 염증을 일으키는 조직에 대식세포가 있어도 완화시킬 수 없다. 그러나 그들의 역할이 수정된다. 대식세포는 섬유모세포(fibroblasts)를 끌어당기고, 만성 염증 상태가 지속되었을 때처럼, 많은 수의 섬유모세포가 이 부분에 침입하여, 콜라겐(collagen)을 다량 증가시킨다. 콜라겐 생산의 증가는 종종 관절과 연부조직 구조의 신장을 감소시키는 결과를 낳는다.

임상의는 염증이 치료의 필요한 구성요소임을 인식하여야 한다. 염증(inflamation) 초기 단계에서 상처부위에 운동이 가해지면, 만성염증(chronic inflammation)이 일어나고 주위조직을 파괴시킬 수 있다. 그러므로 과잉 운동으로 인한 부상을 치료하는 목적은 만성염증을 최소화하려는 것이다.

조직 변성 (Tissue Degeneration)

조직 변성의 결과로 세포의 위축(atrophy)을 일으킨다 ; 세포 위축의 원인은 만성 염증과 고정(immobilization)을 포함한다.[6] 변성된 조직은 반복적인 스트레스에 더 쉽게 상처 받고, 기계적인 피로와 파손(failure)의 결과를 가져올 수 있다. 조직의 기계적인 피로와 파손은 염증 재발의 가능성을 증대시킨다.[6]

전형적인 염증의 징후를 모든 과사용 손상에서 발견할 수는 없다.[6,11] 조직 손상과 염증의 관련성은 충분히 잘 알려져 있지 않다. Leadbetter[6]는 전형적인 염증은 조직과 미세혈관의 손상이 나타난 후에 유일하게 시작되는 반응이라고 제안하였다.

왜냐하면 만성염증은 조직 변성의 결과이고, 변성된 조직은 반복적인 스트레스를 받을 때 염증이 재발되기 쉽기 때문이며, 과사용 손상에서 일어날 가능성이 있기 때문이다.

원인 (CAUSES)

과잉 운동으로 인한 부상의 요인은 소인성(predisposing), 급발성(precipitating), 또는 영구성(perpetuating)의 하위군으로 분류될 수 있다(표 8-1). 이들 요인은 내인성(intrinsic)과 외인성(extrinsic)으로 분류된다.

소인성 요인 (Predisposing Factors)

소인성 요인(predisposing factors)은 환자에 내재된 요인으로 부정정렬 증상(malalignment syndromes), 다리길이의 부조화, 하지의 근기능 장애(muscle dysfunction)를 포함한다. 여러 연구에 과잉 운동으로 인한 부상에 나타난 부정정렬 증상(malalignment syndromes) 이 입증되었다.[12-17] James, Bates, Ostering는[12] 232가지의 과잉 운동으로 인한 부상을 앓고 있는 180명의 환자를 대상으로 한 연구에서는 58% 환자의 발목과 발에 (identified prolonged) 동일한 연장, 또는 과도한 회내전(pronation)이 있음이 입증되었다. 과잉 운동으로 인한 부상이 있는 1,650명의 달리기선수의 과거력 조사에서, Clement[13]는 대다수의 달리기선수가 다리길이가 서로 다르고, 대퇴골의 전경(femoral bone anteversion), 발과 발목의 과도한 회내전을 포함한 해부학적 부정정렬(anatomic malalignment)이 있음이 밝혀냈다. Viitasale과 Kvist는[14] 무증후성(asymptomatic) 달리기 선수보다 정강이 부목(shin splints)이 있는 선수에게 비정상적인 거골하관절(subtalar joint)의 회내전(pronation)이 우

표 8-1 과잉 운동으로 인한 부상의 병인학적 요인

소인성(predisposing) (내인성)	급발성(precipitating) (외인성)	영구성(perpetuating) (내 · 외인성)
부정정렬 증상 (malalignment syndromes)	운동 시 실수, 내 · 외인성 복합 요인	
다리길이 (leg length discrepancy)	달리는 지면 (running surface)	
근기능 장애 (muscle dysfunction)	신발과 장애 (shoes and equipment)	

성으로 나타남을 발견하였다. Lutter는[15] 171가지의 과잉 운동으로 인한 부상을 앓고 있는 121명의 달리기선수를 정밀 검사한 결과, 과도한 회내전이 부상요인의 약 56%를 차지함을 밝혀냈다. Lilletvedt, Kreighbaum, Philips는[16] 정강이 부목(shin splints)이 없는 운동선수보다 정강이 부목(shin splints)이 있는 운동선수에게 통계적으로 많은 부정정렬의 문제점이 있다고 하였다. DeLacerda는[17] 발이 과도하게 회내전(pronation)을 하는 대상자가 14주간 운동을 계속하면, 정강이 부목이 더 심해진다고 하였다.[17] Messier과 Pittala[18]는 정강이 부목(shin splints)이나 족저 근막염(plantar fasciitis)을 가진 달리기 선수와 손상을 입지 않은 달리기 선수의 대조군을 비교하였을 때 속력의 증가와 휴식 시 회내전(pronation)의 정도가 중요하다고 보고하였다. 게다가, 그들은 정강이 부목(shin splints)을 가진 달리기 선수의 그룹에서 배측굴곡이 제한된 쪽의 방향은 중요하지 않다고 보고하였다. Buchbinder과 동료 연구자들[19]은 회고 연구에서 무릎에 과사용 손상을 받은 231명의 달리기 선수 중 77%에서, 발 자세(foot position)의 비정상을, 43%에서 비정상 회내전(pronation)을, 34%에서 발의 요척족(cavus feet)이 있다는 것을 발견하였다.

과잉 운동으로 인한 하지의 부상은 발과 발목의 과도한 회내전, 다리 길이의 부조화, 근육의 기능장애로 인해 발생할 수 있다. 각 소인성 요인(predisposing factors)으로 인한 하지의 병리역학적 반응(pathomechanical responses)은 아래에 설명되어 있다.

비정상적인 회내전 (ABNORMAL PRONATION)

과도한 회내전(pronation)의 병리역학(pathomechanics)은 발뒤꿈치 닿기(heel strike) 시 정상적인 발과 보행의 관찰로 밝힐 수 있다. 보행이란 공간을 통해 신체를 앞으로 추진시키는 요추의 척추에서 시작하는 일련의 회전을 말한다. 경골(tibia)과 대퇴골(femur)의 횡회전으로 전달되며 거골하관절(subtalar joint)에서 경감된다. 보행 시 입각기(stance)에서 발은 회전하지 않는다. 경골(tibia)은 발뒤꿈치 닿기 시 내부로 회전하고, 뒤이어 발목의 거골(talus)은 거골하관절(subtalar joint)의 회내전(pronation) 또는 뒤꿈치(heel)의 외번(eversion)을 일으킨다.[20]

정상적인 역학(mechanics)은 경대퇴관절(tibiofemoral joint)의 신장(extend)과 중간 입각기(midstance)에서 하지(lower extremity)의 외부 회전을 지시 한다. 종골(calcaneus)은 내번(inversion)하고, 거골(talus)은 종골(calcaneus)의 재거돌기(sustentaculum tali)에 의해 외측으로 밀린다. 중족관절(midtarsal joint)이 고정되고(lock), 발은 발가락 떼기(toe-off) 시 고정된 지렛대(lever)역할을 한다.[20]

거골하관절(subtalar joint)의 과다 회내전으로 경골이 내부회전하고, 거골하관절의 회외전과 함께 발생하는 하지의 외부회전이 지연된다. 대퇴골의 보상성 내회전(compensatory internal roation)은 하지의 정상적인 생체역학(biomechanics)을 분열시키고, 슬개대퇴관절(patellofemoral joint)의 이동(tracking)을 변경시킬 수도 있다. 슬개골(patella)

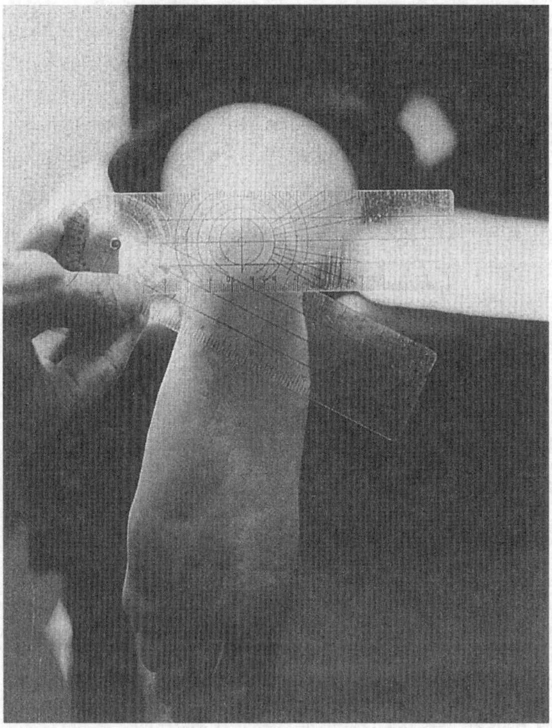

그림 8-1. 경골 염전(torsion)은 환자가 엎드린 자세에서 무릎을 90˚ 굴곡, 고관절을 자연스럽게 놓은 자세(neutral position)에서 측정한다. 각도기(goniomefer)의 한쪽 팔은 내측과 외측의 복사뼈를 이등분하는 가상의 선에 일직선으로 맞춘다. 다른 팔은 대퇴의 내측선을 이등분한 선에 직각을 이루도록 해서 놓는다. 예각은 경골의 외측 염원(external forsion)의 정도를 나타낸다.

의 외측면과 대퇴골(femur)의 외측면 사이에 과도한 압력이 생길 수 있다.[21] 과도한 회내전은 발의 내측경계를 지지하려는 전방과 후방의 경골근(tibialis muscles)에 무리를 준다. 스트레스는 발에서 무릎과 둔부(hip)의 내측면을 통해 위쪽으로 가해진다. 이 스트레스는 보행 시 나타나지만, 달리는 동안에는 체중의 하중이 가중되고, 회전 스트레스가 하지를 따라 발생된다. 증가된 스트레스는 조직(tissue)에 무리를 줄 수 있고, 미세한외상(microtrauma)은 염증이 된다.

발의 요척족(CAVUS FEET)

'요척족(pes cavus)' 이라는 용어는 시상면(sagittal plane)과 전두면(frontal plane)에서 전족(forefoot)과 후족(rearfoot)의 변형(deformity)을 설명할 때 사용된다. 발 뒤꿈치 닿기(heel strike) 시, 요척족(pes cavus) 발은 전족(forefoot)의 내반(varus)을 유지하려는 경향으로[22] 거골하 관절(subtalar joint)의 정상적인 회내전(pronation)을 감소시키는 결과를 낳는다. 거골하관절의 회내전(pronation)의 감소는 발과 발목의 힘(force)을 저하시키고, 그로 인해 근부위(proximally)의 힘이 증가된다. 발과 발목 관절에서 요척족 발은 족저근막염(plantar fasciitis), 중족골통(metatarsalgia), 비골 건염(peroneal tendinitis), 5번째 중족골의 피로골절(stress fractures), 그리고 내측 중족궁(medial longitudinal arch)의 통증과 함

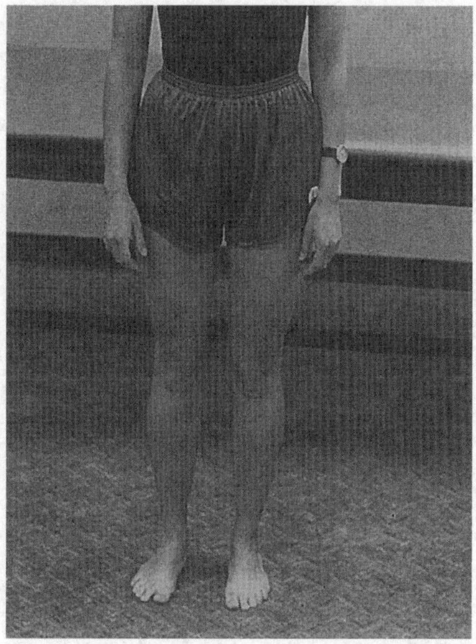

그림 8-2. 심한 부정정렬(malalignment). 슬개골(patella bone)이 기울어 지면서 대퇴골(femur)이 전경(anteversion) 된다; 근위 외부 경골(tibia bone)의 염전(torsion); 경골 내반(tibia varum); 거골하관절(subtalar joint)의 회내전 (pronation)

께 가장 빈번하게 나타난다.[22,23] 그 다음으로, 요척족 발은 장경인대 마찰 증후군(iliotibial band friction syndrome), 무릎 외측의 통증과 함께 빈번히 발생하고, 슬개골 연골 연화증(chondromalacia patellae)이 가끔 나타난다.[22]

비정상 염전(ABNORMAL TORSIONS)

경골 염전(Tibial torsion)은 장축(longitudinal axis)을 따라 경골의 회전과 관련이 있다.[24] 성인의 경우, 정상 경골 염전은 대략 20° 에서 25° 외측 염전(external torsion)이다.[25] Stuberg와 동료 연구자들[26]은 경골 염전의 각도기 측정(goniometric measurement)은 방사선 촬영 측정(tomographic measurement)과 비교하였을 때, 둘 다 신뢰성과 타당성이 있다고 보고하였다(그림 8-1). 비정상 회내전(abnormal pronation)은 비정상 외측 경골 염전과 함께 이차적인 문제를 일으킨다.[27]

심한 부정정렬(malalignment)은 과잉 운동으로 인한 부상과 관련이 있다.[21] James[28]는 심한 부정정렬은 연속된 보상성 염전(compensatory torsional)이고, 전두면(frontal plane)에서 하지를 변화시킨다고 기술하였다. 그림 8-2는 심한 부정정렬(malalignment)의 실례인 대퇴골의 전경(anteversion), 경골의 근위 외부염전(torsion), 경골내반(tibia varum), 거골하관절의 회내전(subtalar joint pronation)을 보여주고 있다. 경골의 근위 외부염전(torsion)을 수반한 심한 부정정렬로 무릎의 신전근 구조(extensor mechanism)의 Q각이 커진다. 무릎의 Q각의 각도가 커져서 슬개골이 외측으로 이동(tracking)하고, 슬개골연골연화증(chondromalacia patellae)으로 기울어지게 된다.[28]

심한 부정정렬(miserable malalignment)과 함께 동반되는 비정상 회내전(pronation)은 대퇴골 전경(femoral anteversion)과 외측 경골 염전(external tibial torsion)으로 보상(compensate)하고, 비정상 회내전과 함께 과사용 손상이 쉽게 나타날 것이다.

내반슬과 외반슬(GENU VARUM AND GENU VALGUM)

무릎의 내반슬(genu varum) 변형은 내측 중족골두(medial metatarsal heads) 바로 아래에 체중이 지지될 때, 비정상의 빠른 회내전(abnormal rapid pronation)이 계속해서 일어나면, 발 뒤꿈치 닿기 시, 전족 내반(forefoot varus) 작용의 결과일 것이다. 보행 시 이들 변화로 인해 발 외측의 통증, 아킬레스 건염(achilles tendinitis), 또는 족저근막염(plantar fasciitis)이 생길 것이다.[29]

외반슬(genu valgus) 변형도 보행 시 비정상 회내전(abnormal pronation)과 관련이 있다.[30] 종골 외반(calcaneal valgus)의 증가 정도는 거골하 관절의 축에서 내측으로 큰 수직의 힘(vertical force)의 결과로 추측할 수 있다.

다리길이의 부조화(LEG LENGTH DISCREPANCY)

다리길이가 다른 것은 다양한 근골격(musculoskeletal)의 문제와 연관성이 있다. Giles와 Taylor는[31] 등의 하부에 통증이 있는 환자는 다리길이가 10mm 또는 그 이상 차이가 있다고 하였다. Bolz 와 Davies 는[32] 다리길이가 0.5 cm 또는 그 이상 차이가 나는 대상자의 전체 다리의 힘이 짧은 다리로 인해 감소함을 발견했다. Subotnick은[33] 6년 이상 4,000명의 운동선수를 연구하여 그 중 40%가 기능적인 또는 해부적인 다리길이에 차이가 있음을 밝혀냈다. 환자는 긴 다리를 내부로 회전시켜 다리길이를 맞추려 할 수 있다. 그 결과 거골하관절(subtalar joint)의 회내전으로 긴 다리가 짧아진다. 그러나 과도한 회내전의 위치로 발목과 무릎의 내측 구조를 따라 과도한 운동이 발생하여 연부조직(soft tissues)에 병리학적인 변화가 생긴다. 환경에 따른 기능적 다리 길이의 부조화는 달리는 횡단면의 정도(transverse grades)에 따른 결과로 일어난다. 달리기 선수가 내리막을 달리거나, 긴 다리 쪽에서 과도한 회외전이 발생하기 쉽고, 오르막을 달리거나, 짧은 다리 쪽에서 과도한 내회전이 발생하기 쉽다고 한다.[11,18]

근육의 기능장애(MUSCLE DYSFUNCTION)

근육의 기능장애는 대퇴사두근(quadriceps femoris), 무릎의 슬건근(hamstring muscles), 비복근-가자미근(gastrocnemius-soleus), 무릎과 발의 전경골근(anterior tibialis muscles) 사이의 불균형과 함께 과잉 운동으로 인한 부상과 관련이 있다.

근육은 신체조직 중에 가장 힘 있는 감쇠기(attenuator)의 역할을 한다.[34] 원심성(eccentric)하는 또는 길어지는 근육작용은 신체를 지지하는 힘을 저하시킨다. 발뒤꿈치 닿기 시, 하지는 천천히 지면으로 내려간다. 무릎에서 발생하는 굴곡(flexion)은 대퇴사두근 근육(quadriceps femoris muscle)의 원심성작용(eccentric action)으로 조절된다. 전경골근(anterior tibialis muscle)), 장무지신근(extensor hallucis longus muscle), 장지신근(extensor digitorum longus muscle)의 원심성수축으로 발이 지면으로 내려간다. 중간 입각기(midstance)에서 경골이 거골 상부의 전방으로 이동하는 운동은 비복근-가자미근군(gastrocnemius-soleus muscle group)에 의해 조절된다.[35]

근기능의 변화로는 근육 쇠약, 굴곡 기능의 저하와, 특정한 기능작용을 하는 동안 근골격 운동의 불충분한 지구력이 포함되어 있다. 근기능의 변화는 결과적으로 달리기 같은 운동을 할 때 불충분한 또는 비정상적인 운동 유형으로 나타난다. 예를 들면, Elliot와 Achland는[5] 고도로 숙련된 장거리 달리기 선수에게 나타나는 달리기의 역학적인 특성에 대한 피로의 영향을 연구하기 위해 고속 영상 촬영법을 사용하였다. 그들은 또한 달리기 선수가 경주의 막바지에는 보폭의 길이와 속도가 줄고 발에 충격이 가해질 때 효율적으로 반응하지 못함을 알아 냈다. 달리는 동안, 근육기능의 변화로 뼈, 인대, 건이 과다하게 움직이고 조직이 파괴되어 변이될 수 있다.[5]

대퇴사두근근육의 (quadriceps femoris muscle) 쇠약이 나타나는 부위의 슬건근의 긴축(hamstring muscle tightness)은 슬개골연골연화증(chondromalacia patellae)을 포함한 전방의 무릎 통증과 연관이 있다.[28] 슬건근의 단축(hamstring muscle tightness)이 나타나는 부위에서, 슬개대퇴관절(patellofemoral joint)의 압축력(compressive forces)은 달리기의 회복단계인 보행의 유각 기(swing) 단계에서 커진다. 특히, 넓은 내측관근(vastus medialis muscle)에 있는 대퇴사두근근육의 약증(quadriceps femoris muscle weakness)으로 무릎이 굴곡하고 신장하는 동안 외측 슬개골(lateral patellar)이 외측으로 이동(tracking)한다. 그 결과 연골이 변성(cartilage degeneration)되고, 슬개골(patellar)의 외측면을 따라 비정상적으로 슬개후방(retropatellar)이 긴장(stress)된다. 대퇴사두근근육(quadriceps femoris muscle)이 달리거나 보행할 때 발을 디디는 단계에서 무릎의 굴곡을 조절하기 때문에, 약증은 발과 무릎에 충격이 심해질 수도 있다. 그러한 비정상적인 스트레스로 투명한 연골의 미세한 외상(microtrauma)과 변성을 초래할 수 있다. 그러므로 반복운동으로 대퇴사두근근육 (quadriceps femoris muscle)이 약해져 무릎과 발목에 긴장(stress)이 심해진다.[28]

비복근-가자미근(gastrocnemius-soleus muscles)과 쇠약한 경골전방근육(weak pretibial muscles) 사이의 불균형, 전경골근(anterial tibialis muscle), 장무지신근(extensor hallucis longus muscle), 장지신근(extensor digitorum longus muscle)은 특히, 되풀이하여 언덕을 달리는 동안의 전방 정강이 부목(anterior shin splints)과 관련이 있다.[36] 오르막을 달리는 동안, 발이 지표면에서 떼어질 수 있도록 발목을 배측굴곡시키는 달리기의 회복단계에서 경골전방근육은 수축한다. 또한 내리막길에서는, 발뒤꿈치 닿기 시, 경골

전방근육(pretibial muscles)은 발목의 족저굴곡(plantar flexion)을 조절하고 발 떨어트림(foot-slap)을 방지하도록 원심성으로(eccentrically) 수축한다. 이들 근육의 과잉작용은 단축(tight)한 길항근(tight antagonists - 비복근-가자미근(gastrocnemius-soleus muscles))에서 발생할 수 있다. 그 결과 경골전방근육(pretibial muscles), 건, 뼈의 연결장치(bony attachments)에 미세한외상(microtrauma)과 염증(inflammation)이 생길 수도 있다.[36]

비복근-가자미근의 단축(tightness)은 비정상 회내전(pronation)의 보상작용의 결과이며 발의 변형인 내재근(intrinsic)의 결여를 가속화시킨다.[37,38] 단축된 비복근-가자미근은 보행 시 초기 발뒤꿈치 들기(heel-off)에서 작용하고, 그 결과 전족(forefoot)의 긴장(stress) 증가시킨다. 전족의 긴장 증가는 중족골통(metatarsalgia)의 전조증상이다.[39] 비복근-가자미근의 단축으로 인한 다른 잠재된 보상작용은 (1) 후족위에서 전족의 배측굴곡, 그 결과 중족관절의 염좌(strain); (2) 무릎 굴곡의 증가, 그 결과 기능적 다리 길이의 부조화(functional leg length discrepancy); 그리고 (3) 무릎의 과신전(hyperextension), 그 결과 무릎 관절낭의 뒤쪽에서 염좌(strain)을 포함한다.[39,40]

급발성 요인 (Precipitating Factors)

내재한 소인성 요인(predisposing factors)과는 대조적으로, 과운동으로 인한 부상(overuse injuries)의 급발성 요인(precipitating factors)은 외인성 요인이다(table 8-1). Cavanaugh[41]에 의하면, 달리기 선수의 평균 보폭은 초당 3.83 미터이며, 발은 시간당 약 5,100번 지면에 닿는다고 한다. 달릴 때 중간 입각기에서 지면에 반응하는 힘은 몸무게의 250%에서 300%이다.[1] 그러므로 일반 달리기 선수는 시간 당 하지에 상당한 양의 힘을 받게 된다. James 와 그의 동료학자[12]에 따르면, 훈련장애가 과운동으로 인한 부상(overuse injuries)의 60%에서 관련이 있다고 하였다. 즉, 그들은 과도한 운동거리, 훈련강도, 그리고 평균 훈련량의 무리한 수정이 중요한 훈련장애임을 밝혀냈다. Clancy는[42] 무리한 훈련강도로 인해 하지의 조직(tissues)이 피로(fatigue)와 미세한 외상(microtrauma)을 회복시키지는 않는다고 하였다.

과도한 운동거리(EXCESSIVE MILEAGE)

과도한 운동거리로 다리근육의 피로가 절정에 이른다. 근육의 피로는 강한 운동을 한 후, 근육의 강도와 내구력의 수준이 정상적으로 회복되지 못해서 나타나는 현상이다. 피로의 원인이 되는 몇가지 생체역학적인 작용으로는 신경근육(neuromuscular)과 화학적(chemical)작용이 있다.[43]

심한 훈련을 연속하는 날에는 충격을 완화시키고, 신체를 추진시키는 비복근-가자미근(gastrocnemius-soleus muscles)과 같은 특정한 근섬유(specific muscle fibers)에 저장된 글리코겐(glycogen)이 소모된다. 달리는 동안 중간 입각기(midstance)에서, 비복근-가자미근(gastrocnemius-soleus muscles)은 발 윗부분의 경골(tibia)의 움직임을 조절하기 위해 (eccentrically)원심성으로 작용을 한다. 비복근-가자미근(gastrocnemius-soleus muscles)은 보행 시 발가락을 지면에서 뗄 때(toe-off), 구심성으로 수축된다. 수축하는 동안 중력의 연장과 결합된 장력의 부하(tensile loading)는 매우 높다. 근육의 유동체가 소모되어 근육에 자극이 가해 지고 긴장될 때, 무리한 장력을 견디는 건에 심한 자극이 발생한다.[43] 건다발(tendon fascicles)의 미세한 단열(microtearing)로 염증(inflammation)이 유발된다. 미세한 단열과 염증이 발생하였는데도 계속 달리면, 미세한 단열(microtears)과 염증이 더욱 더 촉진된다.

과도한 속력 (EXCESSIVE SPEED)

보행 속도의 증가는 단시간의 지면반발력(ground reaction forces)을 하지에서 흡수하도록 요구한다. 하나의 보행 주기에서 걸을 때의 속도는 시간 당 5.0킬로미터에서 1초 동안 발생하지만 달릴 때는 시간 당 20킬로미터(kph) 동안 단지 0.6초 동안 일어난다.[44] 거골하관절 회내전의 최대 단계는 걸을 때는 0.15초 동안 발생하지만 달릴 때는 0.03초 밖에 발생하지 않는다.[8] 일반적으로, 시상면(sagittal plane)에서 속도가 증가할수록 관절의 움직임이 증가한다. 예를들면, 걸을 때와 비교했을 때, 달릴 때 발목관절에서 중간 입각기(midstance) 동안 약 10° 의 배측굴곡(dorsiflexion)이 더 필요하고, 발가락 들기(toe-off) 시 8° 의 족저굴곡(plantar flexion)이 더 요구된다.[8,44] 그런 까닭에 관절의 움직임의 제한을 걸을 때 보다 달리는 동안의 과사용손상(overuse injury)의 결과로 볼 수 있다.

근육은 걸을 때에 비해, 달릴 때 강렬한 활동이 더 크게 나타난다. 예를 들면, 비복근-가자미근은 걷는 동안 입각기(stance phase)의 중간 50%에서 활동한다. 그러나, 달리는 동안에는 초기 80%에서 유각기 후반 25%까지 활동이 증가한다.[44] 신경근육계(neuromuscular)의 조절은 종종 속도조절을 위해 희생되고, 잠재적으로 긴장될 수 있다. 움직임의 속도가 증가하면, 길항근 근육 그룹의 활동이 감소하고, 근 - 건 접합부의 단위(unit)의 과잉 신장으로 인해 관절의 과신전(hyperextension)을 일으킬 수 있다.[43]

달리는 지면 (RUNNING SURFACES)

지면이 단단하고, 울퉁불퉁하고, 또는 비탈진 지면에 반작용하는 힘과 정상적인 생체가 변하여 부상이 발생한다.[42] 예를 들면, 횡단면을 따라 길의 비탈이나 울퉁불퉁한 면을 달리면, 오르막 길에서는 발이 회내전(pronation)하고, 내리막길에서는 발이 회외전(supination)한다. 오르막길에서 뒤꿈치(heel)는 외반족(valgus)으로 각이 지고, 거골하관절은 회내전한다. 과도한 또는 연장된 회내전으로 발과 발목 구조에 긴장이 심해지고 경골의 내부 회전이 발생한다. 경골의 회전이 연장되어 내측 무릎구조가 과도하게 운동할 수 있다.[23] 길의 횡단면을 따라 달릴 때, 우연히 발생하는 유사한 문제는 트랙(track)을 달릴 때도 나타날 수 있다. 트랙의 곡선 부분을 달리는 동안에는 똑바른 길을 달릴 때 보다 더 과도하게 안쪽 발은 회내전(pronate)되어야 하고, 바깥쪽 발은 회외전(supinate)되어야 한다.[23]

앞에서도 말한 바와 같이, 오르막 길을 달릴 때는 회복과 지지하는 단계에서 발목의 배측굴곡이 증가하여야 한다. 또한 제 1 중족지절관절 (first metatarsophalangeal joint(MTP))에서 배측굴곡이 발생하고, 장력(tension)은 족저근막(plantar fascia)과 비복근-가자미근(gastrocnemius-soleus muscles)에서 발생한다. 중족지절관절 (MTP joints)이 과도하게 신전(hyperextension)하면서 족저근막의 단축(tightening)이 일어나는 지혈대(windlass)의 영향으로[45] 족저근막을 따라 과도한 운동이 발생한다. 이러한 과도한 운동의 증가로 제 1 중족지절관절(first MTP joint), 족저근막염(plantar fasciitis), 아킬레스건염(Achilles tendinitis)에 미세한 외상(microtrauma)이 발생할 수 있다.

신발과 장비(SHOES AND EQUIPMENT)

달리기에 적합하지 않은 신발을 포함하여 발에 적합하지 않는 장비를 선택하게 되면 과운동으로 부상이 촉진될 수 있다. 바닥이 심하게 닳고, 잘 휘지않으며, 끝이 벌어지고, 뒤꿈치 쿠션이 푹신하지 않고, 발가락 부분이 작은 신발은 모두 과운동으로 인한 부상에 많은 영향을 미치는 요인들이다.[42] 예를 들어, 발바닥이 잘 휘지않는 신발을 신으면, 달리기하는 동안 중간 입각기에서 발이 회내전을 잘 하지 못한다. 뒤꿈치 쿠션이 푹신하지 않은 신발은 발뒤꿈치닿기 시, 지면에 닿는 충격이 잘 분산될 수 없다. 이들 두가지 문제점으로 뒤꿈치(heel), 발목, 발을 따라 스트레스가 가중된다. 또한 신발의 바닥이 많이 닳아 있으면, 달리는 동안 신체를 지지하는 단계에서 과도한 회내전이 지속될 수도 있다. 다리가 무조건 내부로 회전하면 발목과 무릎의 내부구조를 따라 스트레스가 심해진다. 과사용 손상을 촉진시키는 다른 요인은 신발의 끝부분(lasting)이다. 끝이 곧은 신발은 신바닥 중앙(midsole)과 발가락 둘레 부분(toe box)의 장축(long axis) 주위가 대칭을 이룬다. 끝이 곧은 신발은 신발의 중앙 부분에 더 많은 지지를 제공한다. 그러므로, 과도한 회내전을 하며 천천히 달리는 달리기 선수에게 가장 이상적이다.[46] 끝이 둥근 신발은 발이 외측 부분에 더 많은 지지를 제공하도록 디자인 되어졌고, 빠르게 달리는 운동선수에게 가장 이상적이다.

신발에 보강재를 추가하는 것은 중요하다. 긴 보강재는 견인을 증가시키기는 하지만 표면 위에서 발이 잠기는 위험을 증가시킨다. 그러므로 다수의 신발이 납작하다. 그러므로 넓은 보강재(약 9mm 높이, 그리고 12mm의 넓이)를 추천한다.[47]

영구성 요인(Perpetuating Factors)

특히 운동선수의 경우 과운동으로 인한 부상은 선수가 초기의 부상을 발생시킨 것과 같은 습관적인 상태(소인성 요인-predisposing factors)로 매번 같은 훈련 유형(급발성 요인-precipitating factors)의 운동을 하기 때문에 치료하는데 어려움이 있다. 그러므로 과운동으로 인한 부상의 영구성 요인(perpetuating factors)은 위에 언급한 바와 같이 급발성 요인(precipitating factor)과 영구성 요인이 결합된 요인이다(표 8-1을 참조). 과운동으로 인한 부상을 성공적으로 치료하려면, 소인성 요인(predisposing factors)과 급발성 요인(precipitating factors)을 제거하거나 교정하여야 한다. 임상의는 각 환자의 하지의 생체역학(lower extremity biomechanics), 근육 유연성(muscle flexibility)과 강도(strength)를 평가하여야 하며, 운동 시 필요한 해부조직, 운동선수의 운동환경, 그리고 훈련기술에 관한 지식이 있어야 한다.

하지의 평가에 대한 분류 (CLARIFYING ASSESSMENT OF THE LOWER EXTREMITIES)

특정한 과운동으로 인한 증후군(overuse syndromes)에 대한 평가는 다음 절(section)에 언급되어 있다. 하지만 임상의는 과운동으로 인한 증후군의 모든 경우에 따른 하지의 평가를 체계적으로 분류하여야 한다. 이러한 평가에는 부상의 포괄적인 병력, 환자의 직업, 취미, 운동습관과 하지의 생체 역학적인 평가를 모두 포함한다.

병력 (History)

평가의 초기단계에서는 병력을 조사해야 한다. 병력으로 임상의는 평가의 분류 동향에 대한 지표를 얻을 수 있다. 임상의는 부상이 외상성(traumatic) 부상인지, 비외상성(non-traumatic) 부상인지를 진찰한다. 비외상성 부상(non-traumatic injuries)은 무리한 운동으로 인한 부상의 증상이며, 우선 환자의 일과 운동습관에 대하여 질문하여야 한다. 하지를 반복 사용하는 운동을 관찰한다. 달리기 선수의 훈련방법, 신발, 훈련하는 지면을 재검토한다.

환자가 통증을 느끼는 부위와 상태를 물어본다. 임상의가 해부학적 구조(anatomic structures)와 조직(tissues)을 분류할 수 있도록 통증의 경계를 정확하게 설명한다. 통증이 둔하고(dull), 쑤시고(aching), 화끈거리며(burning), 떨리는(throbbing) 유형을 확인한다. 일반적으로 표면이 화끈거리는 통증은 근육, 건, 또는 신경에 부상이 있는 것이다; 심하게 쑤시거나 둔한 통증은 피막(capsule) 또는 뼈에 이상이 있는 것이다.[48] 발의 모르톤신경종(Mortons neuroma) 또는 발목의 족근관증후군(tarsal tunnel syndrom)과 같은 압박 신경장애(compression neuropathy)의 증상이 될 수 있는 마비나 쑤시는 부위에 관하여 질문을 받는다.[49] 발과 발목의 체온변화에 관한 질문도 해야 한다. 계속 하기가 유지되면, 다리의 구획 증후군(compartment syndrome)의 증상인지 확인한다.[50]

통증 상태가 24시간 이상 계속되는지 확인한다. 어떠한 움직임으로 통증이 심해지는지 알아야 임상의가 과잉 운동으로 인한 부상의 특성을 파악할 수 있다. 얼음(ice), 열(heat), 휴식(rest), 거상(elevation) 또는 아스피린(aspirin)으로 우선 통증을 덜어 임상의가 적절하고 효과적인 치료 계획을 세울 수 있도록 부상의 급성, 아급성, 또는 만성 정도를 파악하는데 실마리를 제공한다.

신체에 대한 평가 (Physical Evaluation)

신체평가는 표 8-2에 요약되어 있다. 전체 하지를 포함한 연구는 부상부위에만 국한되어 실시하지는 않았다. 과운동으로 인한 부상의 모든 내재요인이 평가되어 있다

정면, 후면, 외측면의 정적인 자세를 평가하였다. 하지 정렬(alignment)을 정면으로 관찰하였고 염전으로 인한 부정정렬(torsional malalignment)과 또는 각진 부정정렬(angular malalignment)의 정도를 규정하였다. 기울어진(squinting) 슬개골(patellas)로 인해 대퇴골의 전경(femoral anteversion)이 발생하고, 외관상 내반슬(genu varum), 경골의 근위외부염전(proximal external torsion), 원위경골(distal tibia)의 내반(varum), 발목과 발의 보상성 회내전이 일어난다(그림 8-2를 참조).

임상의는 측면에서부터 대퇴골의 얕은 구(shallow femoral groove)로 나타나는 내반슬(genu varum)을 관찰하며 이로 인해 슬개대퇴관절(patellofemoral joint)의 접합이 약해질 수 있다. 전방무릎의 통증과 슬개연골연화증(chondromalacia patellae)을 유발시킬수 있는 무리한 운동이 반복되면서 빈약한 접합으로 인해 슬개골이 외측(lateral patellar)으로 이동한다(tracking).

뒤에서부터, 골반 능(pelvic crests), 골반(pelvis)의 후상 장골극(posterior superior iliac spines-PSISs), 대퇴골(femurs)의 대전자(greater trochanters)는 서로 다른 길이의 다리 또는 천장관절 장애(sacroiliac joint lesion)로 나타날 수도 있는 비대칭이 유발된다. 다리에서부터 바닥 그리고 뒤꿈치에서 부터 바닥의 각도는 각도계(goniometer)로 측정된다(그림 8-3와 8-4). 이들 측정으로 신체를 지지하는 동안 경골 내반(tibial varum)과 종골 외번(calcaneal eversion) 정도가 표시된다. 이 측정에 관한 논의와 하지의 4분의 1의 역기능과

표 8-2. 신체평가(Physiccal Evaluation)

Ⅰ. 자세평가
- A. 전방
  1. 심한 부정정렬(miserable malalignment)
  2. 다리길이의 부조화(leg length discrepancy)
- B. 외측
  1. 전반슬(genu recurvatum)
- C. 후방
  1. 다리길이
  2. 다리와 바닥이 이루는 각도(경골내반-tibial varum)
  3. 뒤꿈치와 바닥이 이루는 각도(종골외반/내반-calcaneal valgus/varum)

Ⅱ. 동적인 평가
- A. 트레드밀을 걷거나 달리기
- B. 종골(calcaneus)과 주상골(navicular bone)의 움직임을 관찰

Ⅲ. 정적인 평가
- A. Q각
- B. 슬개골의 운동성(patellar mobility)
  1. 불안 검사(apprehension test)
- C. 둔부 회전/둔부의 내전-외전(hip rotation/hip abduction-abduction)
  1. 엎드린 자세(대퇴골의 전경(femoral anteversion), 대퇴골의 후경(femoral retroversion))
  2. 엎드린 자세에서 무릎의 신전(extension)과 굴곡(flexion)-내전/외전(abduction/abduction)
  3. 화베르 검사(FABER test), 둔부피막의 /천장골의 압박(hip capsule tightness/scroiliac compression)
- D. 경골 염전 (Tibial torsion)
- E. 유연성 (Flexibility)
  1. 발목의 배측굴곡(ankle dorsiflexion)
     a) 무릎 신장(knee straight)
     b) 무릎의 30° 굴곡
  2. 슬건근(hamstring muscles)
  3. 오버 검사(ober test), (대퇴근 장막근(tensor foscia lata muscle)과 장경인대(iliotibial band))
  4. 수정된 토마스 검사-modified Thomas' s test(장요근(iliopsoas muscle)과 대퇴직근(rectus femoris muscle))
- F. 근력-강도(Strength)
  1. 도수(manual)
  2. 등속운동(isokinetic), 예: 저항은 같고 속도가 일정하게 biodex같은 기계를 사용하는 것.
- G. 기능적 검사(Functional tests)
  1. Hop tests
  2. 고유수용성 검사(Proprioceptive tests)

관련된 내용은 제 7 장에 설명되어 있다.

환자의 걷는 모습, 경우에 따라서는 뛰는 모습을 관찰한다. 거골하관절 역학은 발을 디디는 단계에서 관찰된다. 발뒤꿈치(heel) 닿기 시, 관절은 중립자세로 있어야 하고 발의 평면으로 빠르게 회내전(pronation)된다. 발뒤꿈치 떼기(heel-off)부터 발가락 떼기(toe-off)까지 역전(resupination)이 거골하관절(subtalar joint)에서 발생하여 발끝 떼기 시(push-off) 발이 고정된 지렛대(rigid lever) 역할을 한다.[20] 앞에서 설명한 바와

같이, 발바닥(footflat) 뒤쪽의 회내전이 심해지면, 경골와 대퇴골의 내부회전이 연장된다. 여러 조직과 발, 근육, 무릎, 둔부(hip)의 연부조직(soft tissues)을 따라 스트레스가 가해진다.

신전근 기전(extensor mechanism)의 정렬(alignment)은 무릎의 Q각의 측정으로 연구된다. Q각은 골반(pelvis)의 전상 장골극(Anterior superior iliac spine-ASIS)에 한쪽 팔을 맞추어 놓고 슬개골(patella)의 중앙위로 한쪽 측각기를 갖다대고, 다른 한쪽의 측각기는 경골 결절(tibia tubercle)의 중앙에 놓는다(그림 8-5).[28] Q 각이 지나치게 크면(여자의 경우 15° 이상, 남자의 경우 10° 이상), 대퇴사두근근육(quadricep femoris muscles)의 반복적으로 강하게 수축하는 동안이나 운동하는 중에 슬개골이 외측으로 이동(lateral tracking)하게 된다.[28] Q 각은 근위경골(proximal tibia)이 외부로 염전(torsion)하기 때문에 심한 부정정렬에서 종종 발생하여, 결과적으로 경골의 결절(tibial tubercle)이 외측으로 이동한다.

무릎을 곧게 펴고 30° 로 굴곡하여 슬개골은 유동성을 시험한다. 30° 로 무릎을 굴곡할 때, 슬개골는 대퇴골의 활차형 홈에 안전하게 놓여 있다. 슬개골 넓이의 반 보다 더 외측으로 이동하면, 내측 광근(vastus medialis muscle)의 약증으로 과다하게 움직일 수 있다.[28] 슬개골이 외측으로 탈구된 병력이 있는 환자는 슬개골이 강하게 외측으로 미끄러지는 동안 뚜렷한 증상이 나타난다(그림 8-6).

둔부(hip)의 회전은 환자를 눕혀놓고, 무릎을 90° 로 굴곡하여 관찰한다(그림 8-7). 심한 외회전이 대퇴골 후경(femoral retroversion)으로 나타날 때, 심한 내회전이 대퇴골 전경(femoral anteversion)으로 나타난다. 어떠한 상태에서도 하지(lower extremities)에서 발생하는 염전(torsional) 또는 전두면(frontal plane)의 대상성 변화를 촉진시킬 수 있다. 각도기(goniometric) 측정은 대퇴골 전경을 수치로 평가할 수 있다(그림 8-8).[51]

경골 염전(Tibial torsion)은 환자가 엎드린 자세에서 무릎을 90° 로 굴곡 시켰을 때, 측정할 수 있다(그림 8-1).[26] 밖으로의 경골 염전(external tibial torsion)이 20° 보다 작으면, 내부로의 경골 염전(internal tibial torsion)을 가르키고, 밖으로의 경골 염전이 25° 보다 크면, 밖으로의 경골 염전을 가르킨다.

유연성 검사(flexibility test)에서는 무릎의 신전과 굴곡을 측정하고 발목의 배측굴곡도 시험한다(그림. 8-9과 8-10). 약간 내번(inversion)되어 있도록 발을 수동적으로 배측굴곡하는 동안 치료를 한다. 발이 외번(eversion)하면, 거골하관절와 중족관절(midtarsal joint)에 회내전이 발생하고, 심한 배측굴곡으로 부적절한 영향을 준다.[52] 다른 유연성 검사(flexibility tests)에는 수정된 토마스검사(Thomastest), 슬건근 유연성 검사(hamstring flexibility test), 오버검사(Ober test)가 포함되어 있다(그림 8-11 에서 8-14). 강도(strength)는 필요하다면, 상점에서 등속운동 장치(isokinetic devices) 중 하나를 구입하여 시험한다. 중요한 주동근군-길항근 강도(agonist-antagonist strength) 비율은 발목 배측굴근과 족

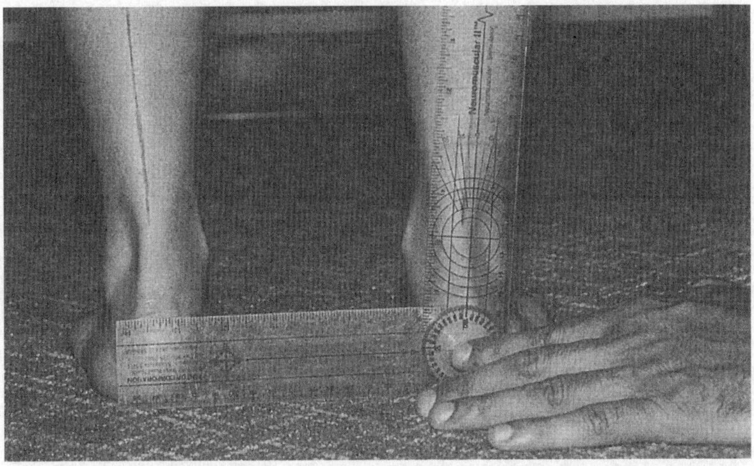

그림 8-3. 다리와 바닥이 이루는 각도: 각도는 바닥의 수평선과 아래 다리의 말단 3분의 1 지점을 양분하는 세로선(longitudinal line)이 이루는 각도. 이 각은 원외 경골의 내반슬의 양을 나타낸다.

저굴근, 무릎 신전근(knee extensors)과 굴근(flexors), 둔부 외전근(hip abductors)과 내전근(adductors)을 위해 확인되어야 한다. 몇몇 비율의 표준값은 다른 곳에 설명되어 있다.[53] 기능적 검사(functional tests)는 하지에 체중을 지지하는 활동을 하는 동안의 근력과 고유 수용 감각의 능력을 평가하는 것을 포함할 것이다. 이 검사는 환자가 스포츠 활동을 다시 할 수 있는 준비과정을 결정하도록 돕는다. Noyes와 그 동료 연구자들[54]은 기능적

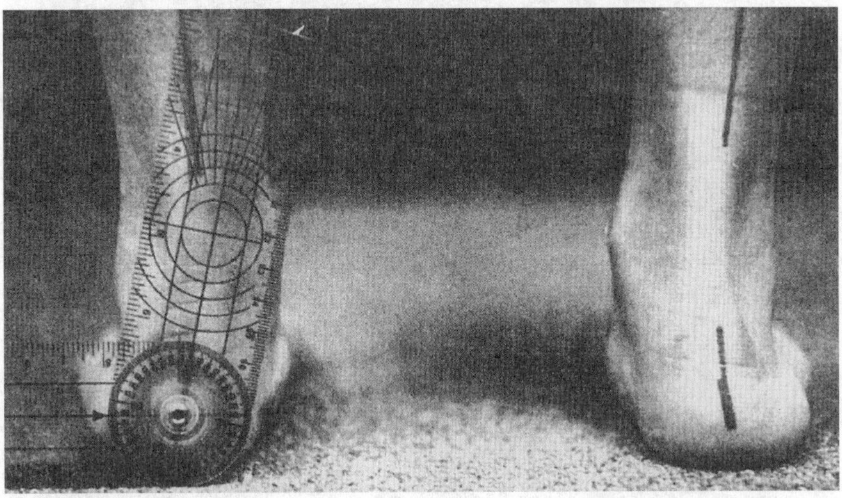

그림 8-4. 뒤꿈치와 바닥이 이루는 각도: 바닥의 수평선과 뒤꿈치(heel)의 양분된 세로선(longitudinal line)이 이루는 각도. 기립 자세에서 거골하관절(subtalar joint)의 외번(eversion)정도를 알 수 있다.

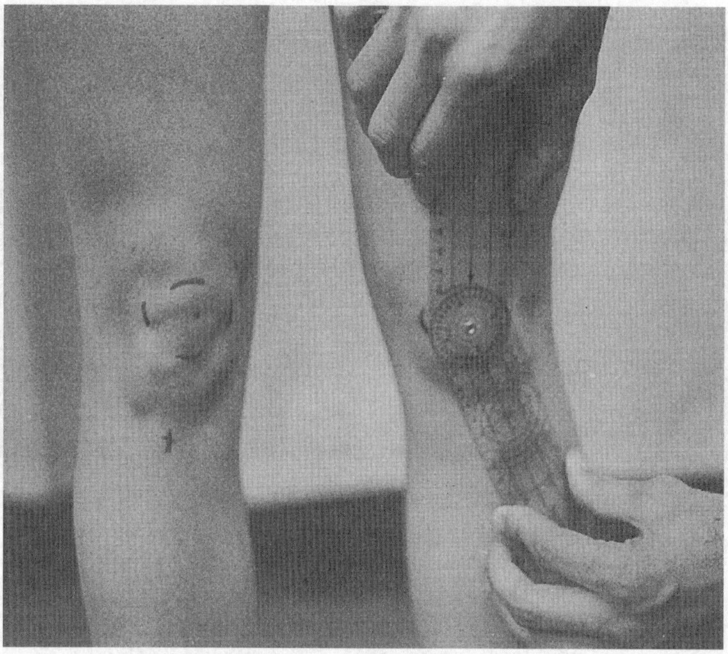

그림 8-5. Q 각: 각도는 슬개골(patella bone)의 전상 장골극(anterior superior iliac spine)에서 슬개골(patella bone)의 중간지점(midpoint)을 측정하고, 슬개골(patella bone)의 중간지점(midpoint)과 경골(tibia bone)의 결절(tubercle)을 측정한다.

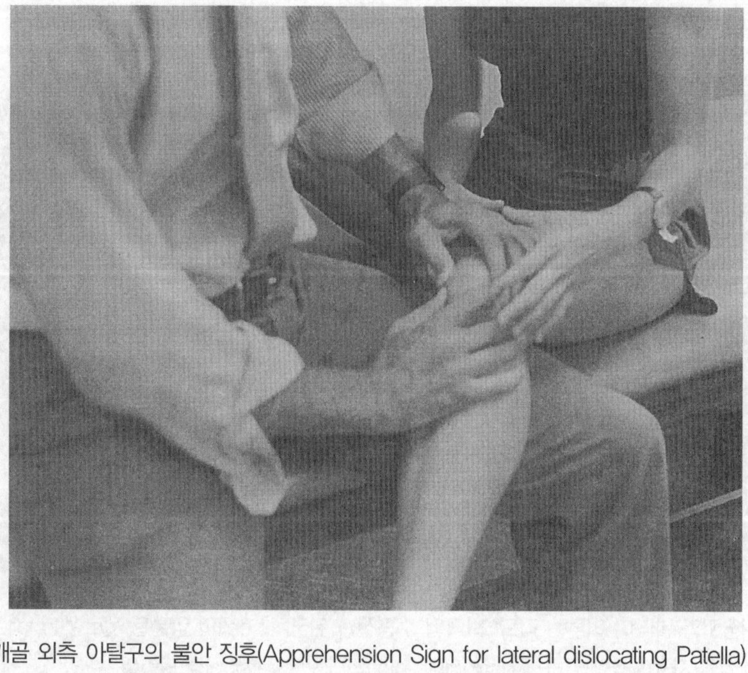

그림 8-6. 슬개골 외측 아탈구의 불안 징후(Apprehension Sign for lateral dislocating Patella)

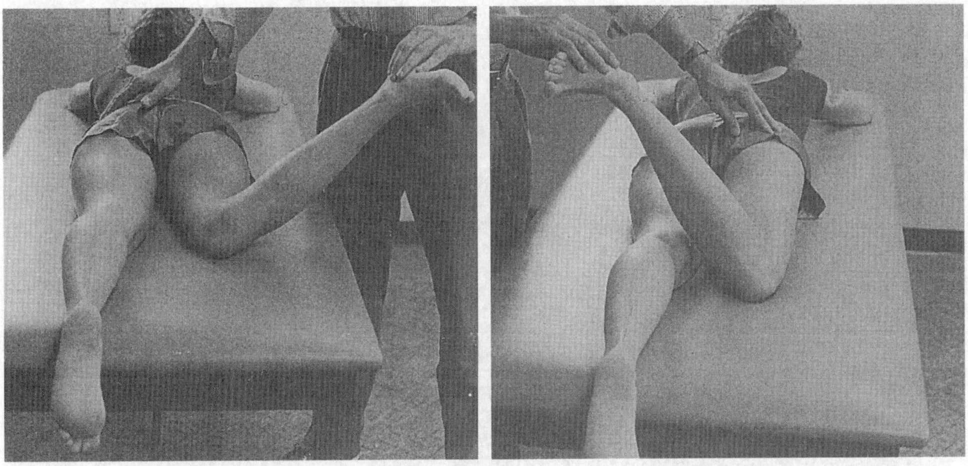

그림 8-7. 대퇴골의 전경(femoral anteversion) 또는 후경(retroversion) 으로 인한 둔부의 회전을 누운상태에서 검사한다. 골반(pelvis)과 무릎이 90˚로 굴곡하는데 둔부(hip)는 중립자세를 유지한다. 하퇴의 내부회전으로 대퇴골의 후경(femoral retroversion)이 나타나면서 하부 다리의 과도한 외부회전으로 대퇴골의 전경(femoral anteversion)이 생긴다.

뛰기 검사(functional hop tests) 시 한 번 뛸 때, 사지를 수반할 때와 한쪽의 하지를 수반하지 않을 때의 거리, 한쪽으로 3번 뛸 때의 거리, 한쪽씩 3번을 교대로 뛸 때의 거리, 그리

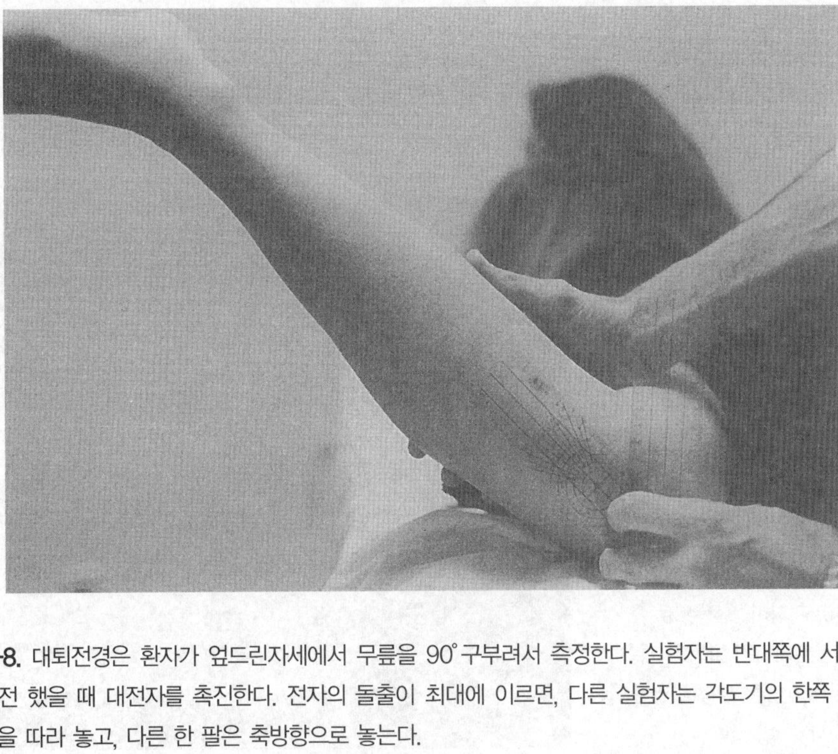

그림 8-8. 대퇴전경은 환자가 엎드린자세에서 무릎을 90˚구부려서 측정한다. 실험자는 반대쪽에 서서 고관절이 내회전 했을 때 대전자를 촉진한다. 전자의 돌출이 최대에 이르면, 다른 실험자는 각도기의 한쪽 팔을 경골의 중앙을 따라 놓고, 다른 한 팔은 축방향으로 놓는다.

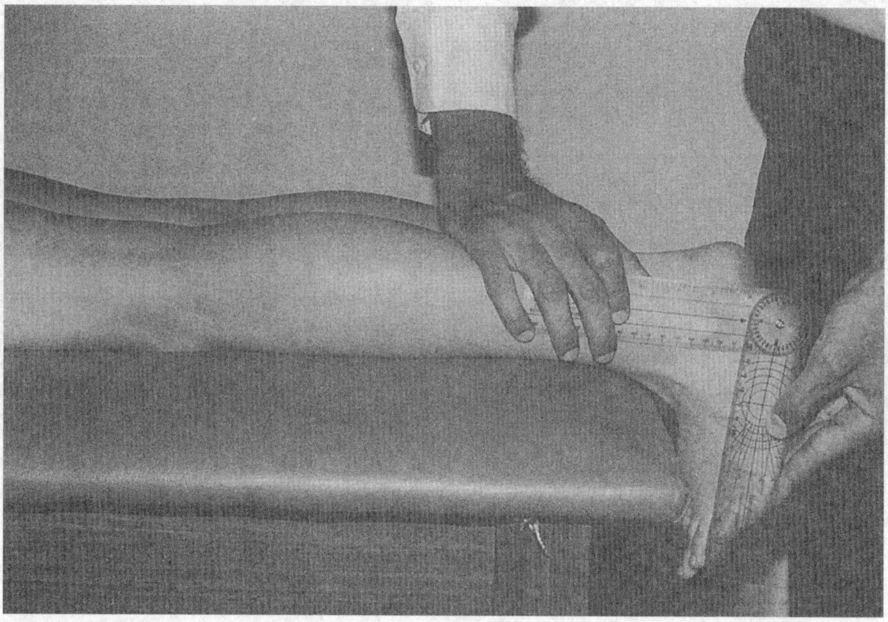

그림 8-9. 무릎을 쭉 펴서 발목의 배측굴곡(dorsiflexion)을 측정한다.

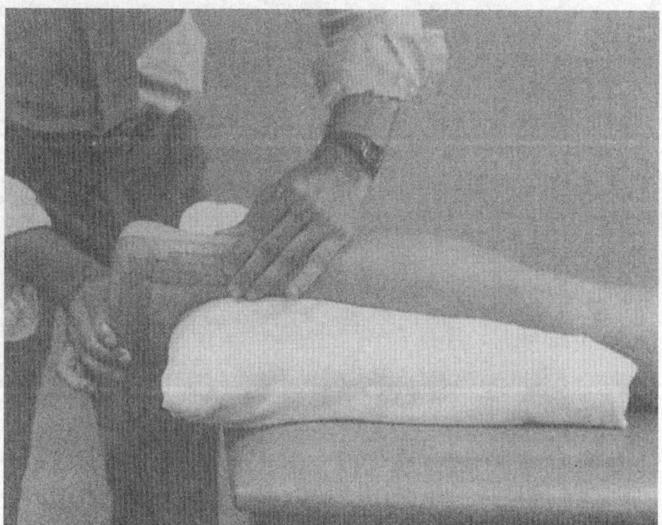

그림 8-10. 가자미근(soleus muscle)과 분리시킨 발목의 배측굴곡(dorsiflexion)은 무릎을 약 30° 정도 굴곡시켜 측정한다.

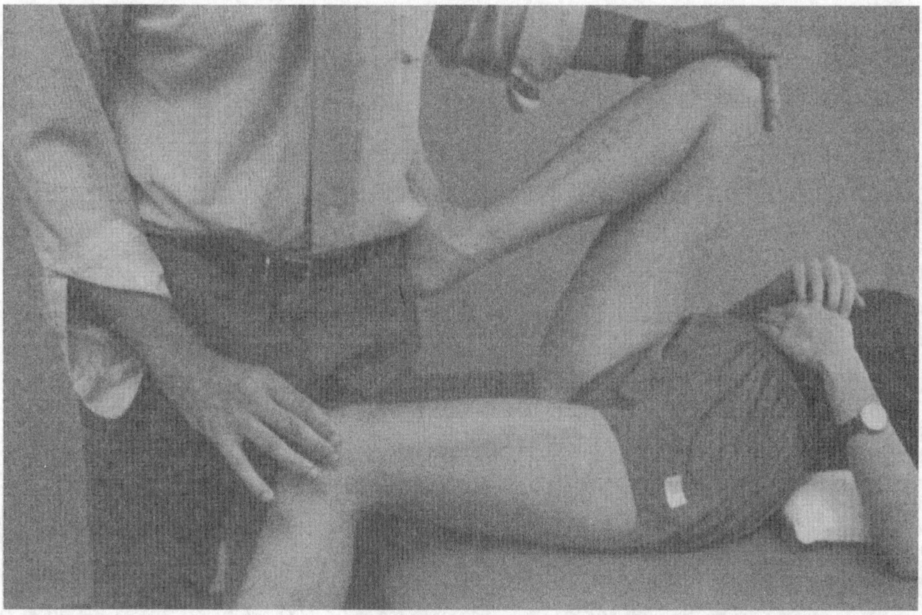

그림 8-11. 대퇴근막장근(tensor fasciae latae), 장요근(iliopsoas), 대퇴직근(rectus femoris muscles) 의 단축(tightness)에 대한 수정된 토마스검사(modified Thomas test)를 시행한다.

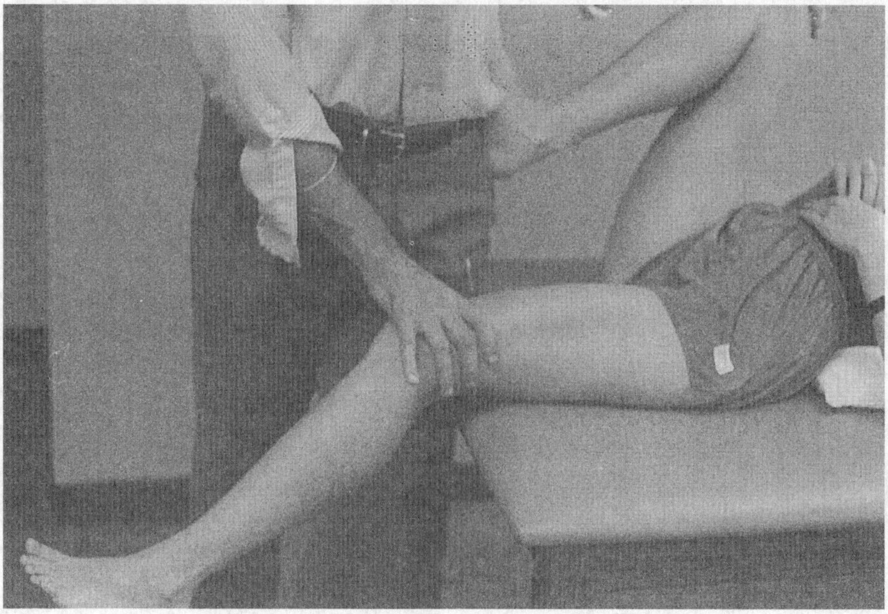

그림 8-12. 대퇴(thigh)가 수동적으로 신전(extension)하는 동안 무릎의 신전(extension)은 장요근(iliopsoas muscle)부터 대퇴직근(rectus femoris muscles)의 긴축(tightness)과 구별된다.

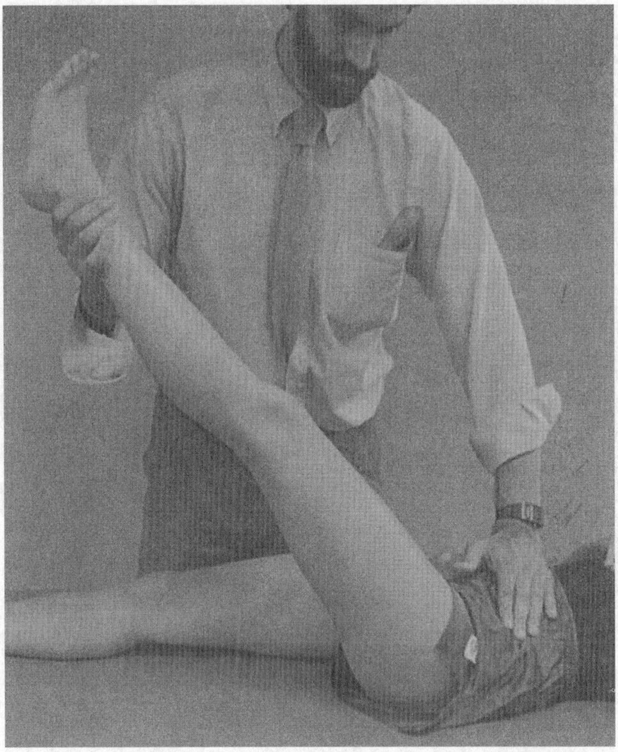

그림 8-13. 슬괵근의 유연성 : 곧은 다리를 펴는 동안 동측골반(ipsilateral pelvis)과 전상 장골극(Anterior superior iliac spine-ASIS)의 움직임은 슬괵근(hamstring muscles)의 늘릴 수 없는 최대 범위를 보여주고 있다.

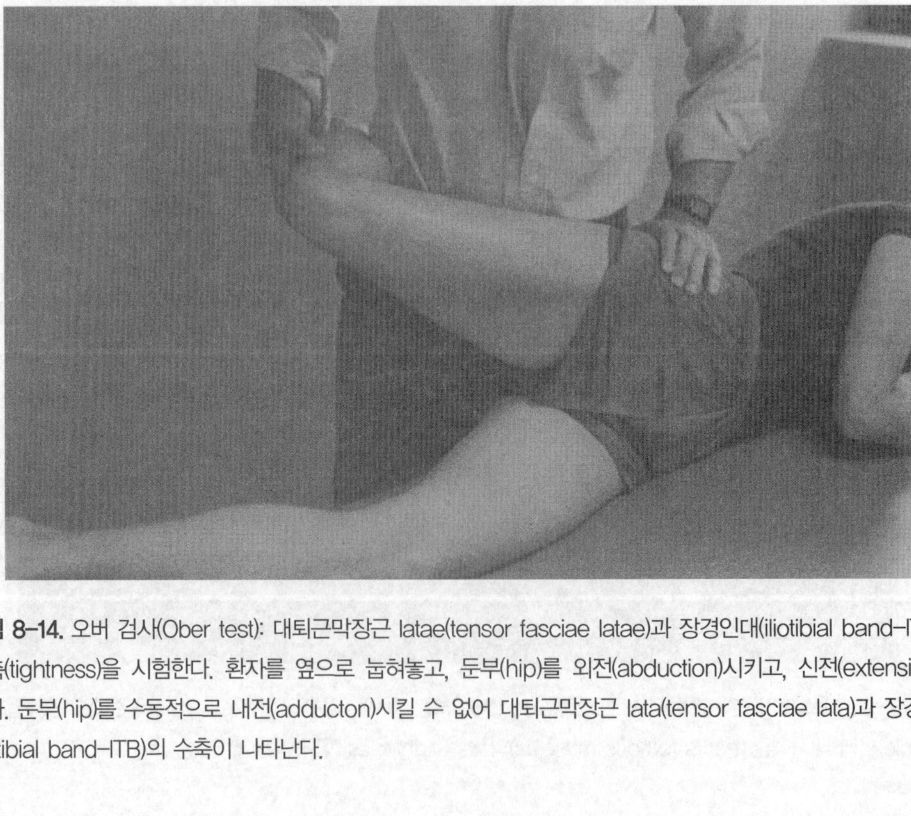

그림 8-14. 오버 검사(Ober test): 대퇴근막장근 latae(tensor fasciae latae)과 장경인대(iliotibial band-ITB)의 긴축(tightness)을 시험한다. 환자를 옆으로 눕혀놓고, 둔부(hip)를 외전(abduction)시키고, 신전(extension)시킨다. 둔부(hip)를 수동적으로 내전(adducton)시킬 수 없어 대퇴근막장근 lata(tensor fasciae lata)과 장경인대(iliotibial band-ITB)의 수축이 나타난다.

고 6미터 이상을 한쪽으로 뛸 때의 시간의 비교를 포함하여 기술하였다. Voight와 Draovitch[55]는 plyometric 활동의 시작 전에 하지의 고유수용성 감각의 평가를 위해 연속된 정적 안정성 검사를 제안하였다. 첫 번째 검사는 눈을 뜨고 30초 동안 한쪽 다리로 서기를 실시한 다음, 눈을 감고 30초 동안 한쪽 다리로 서기로 이루어졌다. 두 번째와 세 번째 검사는한쪽 다리를 1/4 쪼그리고 앉아서, 그리고 한쪽 다리를 1/2 쪼그리고 앉아서 각각 눈을 뜨고 30초, 눈을 감고 30초를 유지하기로 구성하였다.

요약하면, 완벽하고 조직적인 평가는 과잉 운동으로 인한 부상에 영향을 미치는 기본적인 생체역학적인 요인을 임상의가 정확히 지적하는데 도움이 된다. 이들 요인을 교정하여야 부상을 성공적으로 치료하고 재발을 방지할 수 있다. 과잉 운동으로 인한 특정한 부상의 평가와 차이점은 아래에 서술되어 있다.

과잉 운동으로 인한 일반적인 부상 (COMMON OVERUSE INJURIES)

과잉 운동으로 인한 부상은 다른 해부부위(sites)와 조직(tissues)에 영향을 준다. 1977년에 실시한 Runners World(달리기 선수의 세계)라는 조사에서는 과잉 운동으로 인해 나타나는 부상부위는 무릎(25%), 아킬레스건(Achiles tendon (18%)), 정강이(15%), 발목(11%), 뒤꿈치(10%)로 나타났다. 146명의 달리기 선수를 대상으로 한 Eggold[56]의 조사에서는 가장 일반적으로 나타나는 과잉 운동으로 인한 부상은 무릎 통증(40%), 족저근막염-plantar fasciitis(15%), 아킬레스건염-Achilles tendinitis(9%), 정강이 부목-shin splints(7%)으로 나타났다. Clement[13]가 시행한 1,819명의 달리기 선수를 대상으로 한 조사에 따르면, 과잉 운동으로 인해 가장 영향을 많이 받는 해부조직 부위는 무릎(41.7%), 하퇴(27.9%), 발(18.1%), 둔부(5%), 요부의 극-lumbar spine(3.7%), 대퇴(3.6%)인 것으로 조사되었다. 특정한 증후군에는 슬개대퇴관절 통증증후군-patellofemoral joint pain syndrome(25.8%), 경골 스트레스증후군-tibia stress syndrome(13.2%), 아킬레스건염-Achilles tendinitis(6%), 족저근막염-plantar fasciitis(4.7%), 슬개골건염-patellar tendinitis(4.5%), 장경인대 마찰 증후군-iliotibial friction band syndrome(ITFBS, 4.3%) 중족골 골절-metatarsal fracture(3.2%), 경골 골절(2.6%)이 있다. 마지막으로 180명의 과잉 운동으로 인한 부상을 앓고 있는 달리기 선수를 대상으로 한 James group[12]의 조사에서는 다음의 해부학적 부위(anatomic sites)와 증후군(syndromes)의 목록을 적어놓았다 : 무릎(25%), 후방경골증후군-posterior tibial syndrome(13%), 아킬레스건염-Achilles tendinitis(11%), 족저근막염- plantar fasciitis(7%), 스트레스골절- stress fractures(6%). 무릎의 통증군에 가장 일반적으로 나타나는 부상으로는 슬개골연골연화증- chondromalacia patella(25%), 일정하지 않은 전방무릎 통증(20%), 장경인대의 마찰 증후군- iliotibial friction band syndrome(ITFBS, 17%), 슬개골 건염- patellar tendinitis(7%)이 있다.[12]

이들 조사를 근거로, 대체로 과잉 운동으로 인한 부상은 무릎, 하퇴, 발목, 발, 대퇴, 둔부(hip), 골반(pelvis)에 영향을 미침을 알 수 있다. 아래의 사례연구에서는 과잉 운동으로 인한 부상, 부상의 병리역학(pathomechanics), 병의 증상, 보존치료(conservative treatment)에 대하여 설명되어 있다. 또한 사례연구에서는 과잉 운동으로 인한 부상의 소인성(predisposing), 급발성(precipitating), 그리고 그로 인한 영구성(perpetuating) 요인을 확인하고, 규정하고, 기록하여 치료의 접근법에 중점을 두었다.

족저근막염 (Plantar Fasciitis)

Bojsen-Muller와 Flagsted에[57] 따르면, 족저근막(plantar fascia)은 달리기 선수의 뒤꿈치에서 가장 통증이 잘 나타나는 부위이다. 족저근막(plantar fascia) 또는 건막(aponeurosis)이 중앙, 외측, 내측의 인대로 구성되어 있고, 종골 내측결절(medial tubercle)을 따라 나 있다. 족저근막(plantar fascia)은 발의 궁(arch)을 따라 전방으로 나아 있고, 각 인대(band)는 각 발가락에 있는 근위지절골(proximal phalanx)의 측면에 부착되어 있다.[58] Hicks는[45] 족저근막으로 인해 발바닥 닿기 시 (footflat) 발에 60%의 스트레스가 가해진다고 하였다. 발가락 떼기 시(Toe-off), 중족지절관절(MTP joints)의 과도한 신전(hyperextension)으로 족저근막이 긴축되고(tightening), 발(지혈작용-windlass mechanism)의 역전(resu-pination)이 촉진된다. 족저근(plantar fascia)의 지혈작용은 체중의 1.7 에서 3배를 지지한다.[45]

사례연구 (CASE STUDY)

1: 족저근막염 (Plantar Fasciitis)

주관적 자료(subjective). 취미로 농구와 테니스를 하는 27세의 남성으로 특히 아침에 뒤꿈치에 통증이 심하다고 한다. 걷고 난 후에는 통증이 감소하지만, 농구와 테니스 경기를 하는 동안과 그 후에는 통증이 더 심해 진다고 한다. 한 쪽 면에만 통증이 느껴진다고 한다.

객관적 자료(Objective). 촉진(palpation)해 보면 종골의 내측 결절(medial tubercle)이 유연함을 알 수 있다. 연부조직의 부종(soft tissue edema) 또한 종골의 내측면을 따라 촉진된다.

통증자극은 단무지외전근(abductor hallucis brevis)의 근육에 있는 내측궁(arch)을 따라 촉진된다. 발의 제 1 중족지절 관절(first MTP joint)에서 발생하는 수동 배측굴곡(dorsiflexion)으로 통증이 재발한다. 무릎이 곧게 펴지면서 발목은 중립위치(90°)로 제한되어 배측굴곡(dorsiflexion)한다.

전족내반기형(forefoot varus deformities)은 증상이 나타난 발(involved foot) 에서는 12° 로, 증상이 나타나지 않은 발(uninvolved foot)에서는 10° 로 측정된다. 서 있을 때, 종골(calcaneus bones)의 외반(valgus)은 양쪽의 거골하관절(subtalar joints)에서 관찰되었다.

진단(Assesment). 종골을 따라 내측면에서부터 족저근막의 과도한 신전으로 족저근막염이 생겼다.

소인성 요인(predisposing factor). 거골하관절의 과도한 회내전으로 족저근막을 신장시키는 전족내반기형(forefoot varus deformity)을 보상하기위해 종골이 외번(eversion)한다.

Lutter는[59] 족저근막염(plantar fasciitis)을 앓고 있는 대다수의 환자는 회내전된(pronation)발 또는 요족(cavus foot)이 있다고 하였다. 거골하관절의 과도한 회내전으로 종골이 비정상적이고 연장된 외번(eversion)을 한다. 발바닥 닿기 동안(footflat) 종골(calcaneus bone)의 연장된 외번으로 족저근막이 신장(stretching)된다. 발가락 떼기 시(toe-off) 반전(resupination)하지 않으면, 과도한 운동으로 지혈(windlass)의 영향으로 족저근막(plantar fascia)에서 발생한다. 반면에, 요족(cavus foot)은 거골하관절의 외번이 제한된 부위에서 발생한다. 특히, 발뒤꿈치(heel) 닿기부터 중간 입각기(midstance)까지 신체를 지지하는 힘이 부족한 요족(cavus foot)에서는 족저근막염이 악화될 수 있다. 결과적으로 달리기와 같은 반복되는 운동을 할 때, 회내전된 발(pronated foot)과 요족(cavus foot)은 종골의 내측 결절(tubercle) 윗 부분의 족저근막의 종지부(insertion)에 미세한 단열(microtears)이 발생하여 염증(inflammation)이 생긴다.[59]

아킬레스 건의 긴축 (Achilles tendon tightness) 으로 달릴 때나 보행 시 입각기(stance)에서 제 1 중족지절(first MTP joint)이 배측굴곡(dorsiflexion)이 증가하여 보상된다. Windlass에 의한 제 1 중족지절(first MTP joint)의 배측굴곡하여 종골의 내측 결절(medial tubercle)을 따라 있는 족저근막의 종지부(insertion)에서 족저근막를 신장시킬 수 있다.[60]

급발성 요인(Precipitating Factors). 농구와 테니스: 환자는 일주일에 5일 동안 하루 2시간씩 운동을 하였다.

영구성 요인(Perpetuating Factors). 위에 언급된 작용은 부상을 지속시키는 소인성 요인(predisposing factors)으로 나타난 내재된 문제를 포함하고 있다. 영구성 요인(perpetuating factors)은 주로 소인성 요인과 급발성 요인(Precipitating Factors)이 결합된 요인이며, 다음의 사례연구에서 정확하게 설명될 것이다.

치료(Treatment). 얼음찜질과 10%의 하이드로코르티손(hydrocortisone)에 의한 이온 삼투요법(iontophoresis)을 30분 간 염증 부위에 시행한다. 발 보조기는 거골하관절(subtalar joint)이 중립자세에 근접할 수 있도록 내측 전족(forefoot)과 후족(rearfoot)에 5-7mm의 합정(posts)을 대고 제작한다. 발과 발목의 비복근-가자미근(gastrocnemius-soleus mucles)을 늘리는 신장운동(stretching exercise)으로 달릴 때와 걸을 때, 입각기에서 발과 발목의 근육유연성(musle flexibility)에 다시 균형이 잡힌다.

아킬레스건염 (Achilles Tendinitis)

여성보다 남성에게 더 잘 발생하며, 건주위염(peritendinitis)과 같이 발생하거나 발생하지 않을 수도 있는 아킬레스 건염(Achilles tendinitis)은 주로 달리기, 농구, 배구와 같이 충격을 많이 받는 운동이나 반복운동으로 발생한다.[37]

사례연구 (CASE STUDY)

2: 아킬레스건염 (Achilles Tendinitis)

주관(Subjective)적 자료: 1주일에 약 30 마일을 조깅하는 40세의 남자로 모르는 사이에 통증이 사작되었고 발목의 후면을 따라 구부리기가 힘들다고 한다. 통증은 우선 달릴 때 느껴지고, 쉴 때는 통증이 없다고 한다. 이 환자는 주로 언덕길을 달렸다.

객관(Objective)적 자료: 종골 종지부(insertion)의 근위에 있는 아킬레스건(Achilles tendon)을 따라 민감하고 가벼운 종창(swelling)이 촉진된다. 무릎을 신전하면서 발목을 수동적으로 배측굴곡(dorsiflexion)하면 고통이 재발한다. 비복근-가자미근군(gastrocnemius-soleus muscle group)의 족저굴곡(plantar flexion)에 저항을 받아 강하고 약하게 통증이 느껴진다.

구조적으로 환자의 양쪽 전족(forefoot)에는 10° 의 내반기형(varus deformities)이 나타난다. 거골하관절은 보통범위 내에서 유동한다. 정적인 자세에서는 양쪽에 10° 의 외번(eversion)이 나타났다. 걷고 달릴 때, 환자는 빠르게 과도한 회내전(pronation)이 나타났다.

유연성에 대한 시험에서는 무릎이 신전하면서 발목의 배측굴곡은 90° (중립자세)로 제한된다. 무릎이 30° 로 굴곡하면 발목의 배측굴곡은 95° 로 증가한다.

진단(Assessment). 아킬레스건염(Achilles tendinitis)

소인성 요인(predisposing factor). Clement와 Taunton[37]은 109명의 달리기선수 중 56%가 심한 회내전(pronation)으로 인해 아킬레스 건염(Achilles tendinitis)을 앓고 있음을 밝혀냈다. 혈관조영술에 의한 연구(angiographic studies)에서는 종골(calcaneus)의 후면에 있는 아킬레스 건 종지부(Achilles tendon insertion)의 근위에 약 2-6 cm의 혈관이 적게 분포(hypovascularity)되어 있는 것으로 나타났다.[61] 회내전하는 동안 경골(tibia)의 내부회전이 길어지고 심해져 아킬레스건(Achilles tendon)을 정중앙으로 당긴다. 달리는 동안, 갑자기 움직이는 작용(whipping action)이 아킬레스 건을 따라 발생된다. 이 작용으로 건(tendon)의 혈관이 적게 분포된 부위 (hypovascular area)가 비틀려서 미세한 단열(microtears)과 염증(inflammation)이 생긴다.

또한 아킬레스 건염으로 아킬레스건이 유연하게 움직이지 못하였다. 비복근-가자미근군(gastrocnemius-soleus muscle group)은 경골(tibia)이 거골위에서 전방으로 움직이도록 조절하여 달리는 동안 중간 입각기(midstance)에서 원심성(eccentrically)으로 움직인다. 특히, 언덕을 달리는 동안 아킬레스 건에 무리한 자극이 가해져 미세한 외상(microtrauma)이 발생되어 이들 근육의 유연성이 약해진다. 또한, 비복근-가자미근(gastrocnemius-soleus muscles)은 발을 앞으로 전진시키기 위해 구심성으로 수축된다. 되풀이하여 달리는 동안 이들 근육이 약해져서 아킬레스건(Achilles tendon)에 스트레스가 가해져, 미세한 단열(microtears)과 국부염증(local inflammation)이 생길 수 있다.

급발성 요인(Precipitating Factors). 오르막길을 반복하여 달리면 발이 지면에서 떨어지도록 발목의 배측굴곡이 증가한다. 비복근-가자미근(gastronemius-soleus muscles)의 유연성 부족으로 아킬레스건이 과다하게 움직이게 된다. 이들 근육은 경골을 앞으로 이동시켜 중간입각기에서 원심성(eccentrically)으로 수축한다. 내리막길을 달리는 동안에는 중간입각기에서 경골이 움직이는 속도가 증가하여 비복근-가자미근(gastronemius-soleus muscles)에서 원심성(eccentrically)인 수축이 심해진다. 원심성 수축이 반복되어 건을 포함한 근육의 연결된 조직을 구성하는 요소에 장애가 발생한다.

치료(Treatment) 우선 급성 아킬레스 건염은 얼음 찜질로 치료하고 염증을 유발시킨 운동을 삼가해야 한다. 10%의 hydrocortisone에 의한 이온삼투요법(iontophoresis)은 염증을 가라앉히는데 효과가 있다. phenylbutazone과 같은 경구투여 항 염증제(oral anti-inflammatory)도 염증작용(inflammatory reaction)을 감소시킨다. 급성증후군(acute symptoms)이 가라앉은 후, 비복근-가자미근(gastrocnemius-soleus muscles)을 점차로 신장(stretching)시키거나 늘리고(lengthening), 강화(strenthening)시키는 프로그램을 시행해야 한다. 신장(stretching)은 저- 하중(low-load)으로 10초간 부드럽게 시행한다. 보통 하루에 두 번 10에서 20회 반복하여 충분히 신장시킨다. 강화(strengthening)는 탄성밴드(Theraband)를 이용하거나, 등속 운동(isokinetic)으로 체중을 부하하지 않고 열린사슬운동(open kinetic chain exereise) 수행한다. 기본적으로 초기의 최대한 수축을 포함한 등속

운동(isokinetics)은 최대 수축으로 진행되어야 한다.[53]

아킬레스 건염(Achilles tendinitis)은 건(tendon)의 완전한 자발적인 파열을 이끄는 건의 점진적 변성(gradual degeneration)의 결과이기 때문에,[62] 건의 특정한 근력강화 운동은 근본적인 염증(inflammation)을 해결한 후에 실시하여야 한다. Curwin과 Stanish[63]는 점차적으로 건의 견고성(strength)을 증가시키기 위해 저항(resistance)과 구심성 수축(eccentric contractions)의 속도에 변화를 주어, 점진적인 저항운동 프로그램을 개설하였다. 구심성 근수축(eccentric muscle contractions)은 원심성 수축(concentric contractions)보다 더 큰 근건(musculotendinous) 장력(tension)을 일으키고, 구심성 근수축은 원심성 근수축과 현저히 달리 장력 레벨의 증가가 각을 이룬 관절(angular joint)의 속도를 증가시킨다.[64]

고유수용 반응(proprioceptive response)과 동시에 다른 근육의 특수한 보충 패턴을 필요로 하는 기능적인 활동 모방은 체중을 지지하고 수행(또는 닫힌 운동 사슬 훈련 - closed kinetic chain exercise)되는 근력강화 운동이 열린 운동 사슬(open kinetic chain)의 근력 강화 운동보다 낫다.[65] 그러므로 닫힌 운동 사슬 훈련이 환자가 보행을 다시 하도록 하는 준비 단계 중 회복의 마지막 단계에서 실시한다. 비복근-가자미근(gastrocnemius-soleus muscle)을 강화하기 위한 닫힌 운동 사슬의 몇 가지 예는 종아리를 들어올리고(calf raises), 쪼그려 앉고(squats), 걸음을 빠르게 하는 것(step-ups)이 포함된다.

발목 밑부분과 발의 생체역학은 과다 회내전을 조절하는 보조기로도 교정된다. 보조기는 전족(forefoot)과 후족(rearfoot)에 5mm의 합정(posts)을 부착하여 제작한다. Clement 와 Trauton은[37] 아킬레스 건염을 앓고 있는 109명의 환자의 회내근을 보조기로 치료하였다. 대개의 경우, 치료는 매우 성공적이었다.

언덕을 오르는 무리한 훈련을 줄이고, 총 훈련거리도 감소시키며 아울러 신발도 교체하여 질환을 교정한다. 아킬레스건에 가해지는 자극을 줄이고, 발바닥의 중앙부위가 유연하게 구부러지는 최신 신발을 사용해야 한다. 신발의 뒤꿈치(heel)에는 충격을 흡수하고 아킬레스건을 올리는데 유용한 푹신한 pad가 깔려 있어야 한다. Clement 와 Taunton[37]에 의하면 뒤꿈치(heel)가 적당히 올라가려면, 신발 뒤꿈치의 두께가 12mm 에서 15mm 정도는 되어야 한다고 한다.

정강이부목 (Shin Splints)

Slocum은[66] 정강이 부목(shin splints)이 근육과 건의 세균성 역학적(mechanical) 염증(inflammation)으로 나타나는 일반적인 임상질환이며, 신체를 지지하는 동안 다리하부로 근육이 과도하게 움직여 발생한다고 하였다.[67] Slocum은 하퇴 또는 발목에 발생하는 다른 질환과 정강이 부목(shin splints)을 구별하기 위하여 아래와 같은 기준을 적어 놓았다. (1) 외상(lesion)은 기점(origin), 근복부(belly), 또는 발목 족저굴근(ankle plantar flexors) 또는 배측굴근(dorsiflexors)의 근-건 접합부(muscle-tendon junction)에 있어야 한다. (2) 율동적이고 반복적인 운동을 할 때 통증을 느낀다. (3) 일반적인 염증 증상-열(heat), 조홍(redness), 종창(swelling), 압통(tenderness)은 외상부위(lesion)에 나타나야 한다. (4) 직접적인 외상(trauma)이나 병의 결과로 발생한 조건은 배제되어야 한다.

그러므로 정강이 부목은 균이 있는 근육염증으로 엄밀히 규정될 수 있고, 피로 골절(stress factures)과 격실증후군(compartment syndromes)을 제외한 하퇴의 연부조직과 관련이 있다. 근육에 따라, 정강이 부목은 전외측(anterolateral) 또는 후내측(posteromedial)에 발생할 수 있다.[67] 전외측의 정강이 부목(anterolateral shin splints)은 전경골근(tibialis anterior), 장무지신근(extensor hallucis longus), 장지신근(extensor digitorum longus)을 포함한 경골 전방근(pretibial muscles)에서 나타난다. 이들 근육은 보행이나 달리기를 할 때 몇몇 단계에서 움직인다. 발뒤꿈치(heel) 닿기 시, 경골의 전방근(pretibial muscles)은 발과 발목을 낮추는 비정상적인 작용을 하며, 달리기용 신발의 뒤꿈치가 단단하거나 단단한 지면을 달리게 되면 염증이 생길 수 있다. 반면에 유각기(swing)에서는 경골의 전방근(pretibial muscles)은 발목을 배측굴곡(dorsiflexion)시키고, 지면이나 달리는 표면에서 발을 뗄 수 있도록 구심성으로 수축한다. 약한 경골전방근군(pretibial muscle group)과 단축된(tight) 비복근-가자미근(gastrocnemius-soleus muscles)사이의 근육불균형으로 유각기 단계와 발뒤꿈치(heel) 닿기 동안에 경골의 전방근(pretibial muscles)이 과다운동한다. 언덕을 달리는 동안 발목의 배측굴곡(dorsiflexion)이 증가되어 경골의 전방근(pretibial muscles)을 따라 과다운동이 발생한다. 경골의 전방근(pretibial muscles)의 과다운동으로 미세한 단열(microtears)와 국부염증(local inflammation)이 발생할 수 있다.

후외측의 정강이 부목(posterolateral shin splints)은 후경골근(posterior tibial muscle), 장지굴근(flexor digitorum longus muscle), 장무지굴근(flexor hallucis longus muscle)의 세균 감염성(mechanical)염증 과 근-건접합부위(muscle-tendon junctions)와 관련이 있다. 이들 근육은 발뒤꿈치(heel)닿기 후, 궁(arch)을 낮추고 회내전(pronation)이 잘 되도록 원심성(eccentrically)으로 수축한다. 앞으로 전진할 때(push-off), 비복근-가자미근군(gastrocnemius-soleus complex)과의 접합부에서 이들 근육이 구심성으로 수축하여 발과 다리를 추진시킨다. 발뒤꿈치(heel)닿기 후 심한 회내전이 나타날 때, 근육이 비정상적으로 발의 주상골(navicular bone)과 내측궁(medial arch)을 지지하면 과다운동(strain)과 미세한 단열(microtears)이 발생한다. 연구결과 심한 회내전과 후내측의 정강이 부목(posteromedial shin splints) 사이에 상호관련이 있음이 밝혀졌다.[14]

단지 능동적인 저항을 받는 족저굴곡(plantar flexion) 부위에 통증이 생길 경우, 가자미근(soleus muscle)의 내측 중앙의 부착지점 에서 후내측경골(posteromedial tibia)까지 골막염(periostitis)이 있는지 확인해 봐야 한다. 가자미근 증후군(soleus muscle syndrome)이 사체 근전도검사법(cadaver electromyographic-EMG)으로 후내측의 정강이 부목(shin splints)의 원인임이 확인되었고 Michael과 Holder의[68] 생체조직검사 분석(biopsy analysis)으로 널리 알려졌다.

사례연구 (CASE STUDY)

3: 후내측의 정강이부목 (Posteromedial Shin Splints)

주관(Subjective)적 자료: 에어로빅과 같은 운동을 한 후, 하퇴의 내부에 통증을 호소하는 21세의 여성. 그녀는 일주일 내내 하루 2시간씩 에어로빅 운동을 하는데, 에어로빅에 적합한 테니스 신발이나 쿠션이 좋은 조깅화가 아닌 춤출 때 신는 슬리퍼를 신고 운동한다. 통증은 쉴 때와 얼음찜질을 할 때 완화된다고 한다.

객관(Objective)적 자료: 발목의 운동범위는 보통의 한계에 제한되어 있다. 수동적인 외번(eversion)을 할 때, 약간의 통증이 느껴진다; 발목이 수동적으로 배측굴곡하는 동안 심한 통증이 다시 재발한다. 발목의 수동적인 배측굴곡은 무릎이 30° 굴곡하면서 통증이 지속된다. 뒤꿈치(heel)를 들면, 하퇴의 후내측면을 따라 통증이 재발한다. 후내측의 원위경골을 손으로 촉진(palpation)하면, 통증이 재발한다.

측각기(goniometer)로 발을 평가해보면 증상이 나타난 하지에서 15° 의 전족내반(forefoot varus)이 발생하고, 증상이 나타나지 않은 하지에서는 10° 의 전족내반(forefoot varus)이 발생한다. 거골하관절의 운동범위는 측각기를 사용하여 각 발에서 10° 의 외번(eversion)과 20° 의 내번(inversion)이 측정되었다. 기립 자세에 대한 평가에서는 양쪽의 종골(calcaneus bones)의 중립위치에서부터 외반(valgus)된 위치가 나타났다.

보행을 관찰한 결과 보행 시 입각기에서 발에 심한 회내전이 생긴다. 발끝 떼기(push-off) 동안 발이 불안정하다. 중간입각기(midstance)에서 심한 운동(회내전-pronation)이 중족관절(midtarsal joint)에서 발생한다.

진단(Assessment). 배측굴곡으로 신장되고(무릎의 굴곡) 발목의 족저굴근(plantar flexion-뒤꿈치의 상승)에 저항하는 동안, 통증을 수반한 후내측의 정강이 부목, 가자미근 증후군(soleus muscle syndrome)으로 발생할 수도 있다.

소인성 요인(predisposing factor). 서 있는 동안이나 뛰는 동안 발에 있는 종골이 외번하면서 심하게 회내전이 발생하여 경골을 따라 있는 가자미근(soleus muscle)의 후내측의 섬유성 부착부위(fibrous attachments)에 견인(traction)이 발생한다.

급발성 요인(Precipitating Factors). 하루 2시간 동안 에어로빅 운동을 하면서 반복해서

뛰게되면, 경골을 따라 있는 가자미근(soleus muscle)의 부착부위(attachment)에 자극이 가해지며, 그 결과 미세한 단열(microtears)과 국부 염증(local inflammation)이 발생한다. 매일 에어로빅을 운동하여 충분한 휴식을 취하지 못하면, 연부조직(soft tissue)과 가자미근의 회복이 불가능하다.

춤출 때 신는 슬리퍼를 사용하면, 궁이 제대로 지지를 하지 못하고 심한 회내전이 과도하게 발생한다.

치료(Treathnent). 우선 에어로빅 운동을 좀 쉬고, 경골의 후내측면을 따라 얼음찜질을 하고, 10%의 hydrocortisone에 의한 이온삼투요법(iontophoresis)으로 치료한다. 치료시간은 30분이다. 앞에서 설명 했듯이 무릎을 30° 굴곡하면서 조심스럽게 가자미근을 매일 신장시킨다.

증상이 나타난 부위(involved side)의 전족과 후족에는 8mm의 합정을 증상이 나타나지 않은 부위(uninvolved side)의 전족(forefoot)과 후족(rearfoot)에 5mm의 합정을 대어 보조기(orthotics)를 제작한다. 합정으로 전족내반기형(forefoot varus abnormality)이 60% 교정되어야 하며 종골은 거골하관절의 중립위치로 접근하는 기능을 할 수 있어야 한다. 환자에게는 바닥이 잘 휘고 바닥내부에 푹신한 층이(pad) 깔려있는 에어로빅 신발을 사도록 권고한다. 신발의 뒤꿈치 부분이 단단하고 넓어야 뒤꿈치를 내측과 외측에서 잘 지지할 수 있다. 초기 점진적인 저항 운동 프로그램은 발목 관절의 저측 굴곡근(plantar flexors)과 회내근(invertors)의 강화를 위해 열린 운동 사슬(open kinetic chain)에서 탄성밴드(elastic)를 사용한다. 증상이 감소되면, 프로그램은 양측 종아리 올리기(calf raises)를 점차적으로 진행하고, 그 다음 한쪽 종아리 올리기를 실시한다.

에어로빅 운동을 하루에 한시간, 즉, 일주일에 3시간에서 4시간정도로 줄인다. 이러한 치료로 하퇴(lower leg)의 조직(tissues)에 과도한 스트레스가 가해지지 않아 조직이 회복될 수 있다.

경골의 피로 골절 (Stress Fractures of the Tibia)

피로 골절(stress fractures)로 후내측 경골의 원위 1/3 부위(the distal third)에 통증이 나타난다.[69,70] 골이 지속적으로 반복 사용되면 비정상적인 스트레스를 받아 약간 움푹 들어간 피층의 강(cortical cavity)에 있는 골의 병소(focal)와 주위 골막(circumferential periosteal)의 빠른 흡수(resorption)을 유발시킨다. 모든 피로 골절이 실제로 골 피층(bone cortex)의 분열로 악화되지는 않는다. 경골 후내측피층(posteromedial cortex)이 비대증(hypertrophy)은 방사선촬영(radiography)에 의한 진찰로 그 증상을 볼 수 있다.[70]

원인 (CAUSES)

무리한 사용과 또는 훈련으로 피로 골절이 발생한다. Sullivan 과 동료학자들은[71] 피로 골절을 앓고 있는 51명의 달리기 선수의 골절 요인이 무리한 훈련에 있음을 연관시켜 연구하였다. 가장 많이 발생하는 부위는 경골, 비골(fibula), 중족골(metatarsals), 골반(pelvic bones)의 순이다. 대부분의 달리기 선수는 단단한 지면을 한 주에 20 마일 이상 달린다. 31명의 선수는 부상이 생기기 전 달리기 방법을 수정하였다; 대다수는 주당 마일수를 상당히 늘렸다. 51명의 선수 중 19명은 극심한 회내전이 나타났다. 대부분의 경우, 방사선 촬영으로 조사해 본 결과 골막(periosteal)과 골내(endosteal)의 작용으로 국부적으로 피층의 골 부위가 두꺼워 졌음을 알 수 있었다. 그 결과, 많은 선수가 연부조직(soft tissue)에 장애가 생길 위험이 있음을 암시하고 있다. 또한, 과다 회내전을 하는 하지의 부정정렬(malalignment)은 소인성 요인(predisposing factor)이다.

치료 (TREATMENT)

염증(inflammation)을 유발시키는 운동을 자제한다. 경구투여 항염증제(oral anti-inflammatory)으로 통증이 가라앉는다. 통증이 가라앉음에 따라, 자전거 근력계(cycle-ergometer)나 수영같은 대체 운동프로그램으로 심혈관(cardiovascular) 상태가 양호하게 유지될 수 있다. 보조기(orthotics)로 발의 과도한 회내전이 교정될 수 있다. 훈련은 포장도로가 아닌 부드러운 표면의 트랙 위에서 점차로 시작한다. 증상이 사라지고 방사선 촬영으로 피층 골(cortical bone)에 이상이 없어질 때가지 달리기는 삼가해야 한다. 통증이 시작된 후 2주마다 방사선촬영을 해야 정확한 진단을 내릴 수 있고, 골절의 진행정도를 관찰할 수 있다. 방사선 촬영 없이는(특히, 처음 진찰할 때), 피로 골절이 있는지 알 수 없으므로 방사선 촬영으로 꼭 진찰을 해야 한다. 골을 정밀하게 관찰하여야 정확한 진단 결과가 나올 수 있다.

구획 증후군 (Compartment Syndromes)

닫힌 근막 구획(closed fascial compartment) 내의 증가된 조직 유동체의 압력(fluid pressure)이 구획내의 신경과 근육으로의 순환에 침식할 때, 하퇴의 구획 증후군(compartment syndromes)이 발생한다. 하퇴의 전방, 후방, 깊은 후방, 외측 구획(compartment)이 영향을 받을 수도 있다.[72,73]

증상과 증후군(SIGNS AND SYMPTOMS)

증상이 나타난 구획(involved compartment)에 나타나는 통증과 손상된 신경, 근육 쇠약에 분포된 이상감각, 그리고 증상이 나타난 근육(positive stretch signs)의 신장징후는 비정상적으로 촉진되는 구획압력(compartment pressures)이 증가한다.[73]

치료(TREATMENT)

질환(problem)을 촉진시키는 운동을 삼가거나 수정하여 치료를 시행한다. 급성 구획 증후군(acute compartment syndrome)의 경우 증상이 나타난 근막 구획(involved fascial compartment)의 압력을 조속히 감소시켜야 한다. 아급성 구획(subacute compartment) 또는 만성 구획(chronic compartment)은 감싸인 근막(investing fascia)으로의 신장(stretch)과 순환(circulation)을 촉진시키는 마사지를 포함한 연부조직의 작용(soft tissue work)으로 인해 치료될 수 있다. 그러나 만성질환(chronic problem)은 주당 달리는 총 길이를 줄이는 등 꾸준히 운동습관을 고쳐야 한다.

슬개골연골연화증 (Chondromalacia Patellae)

슬개골(patella)의 후표면을 덮고 있는 초자연골(hyaline cartilage)이 슬개골연골연화증(chondromalacia patellae)으로 인해 연화(softening)되거나 균열(fissuring)된다. 대퇴골(femur)의 활차절흔(trochlear groove)과 슬개후방 표면(retropatellar surface) 사이의 비정상적인 압력이나 하중이 가해져 연골(cartilage)에 장애가 발생한다. 비정상적인 압력으로 반대쪽의 관절에 심한 하중이 가해지거나, 약간의 하중이 가해지기도 한다. 두 가지의 모든 경우에, 초자연골(hyaline cartilage)의 층(layers)을 통해 활액(synovial fluid)의 확산이 잘 이루어지지 않아 연골세포(chondrocytes)에 영양(nutrition)이 적절하게 공급되지 않고 기질(ground substance)의 다음세포(subseguent cell)가 죽거나 상실된다. 초자연골(hyaline cartilage)의 섬유성연축(fibrillation)과 연화(softening)로 통증을 느끼는 섬유(fibers)와 함께 강한 자극을 받는 연골하의 뼈(subchondral bone) 밑을 따라 스트레스가 심해진다.

사례연구 (CASE STUDY)

4: 슬개골연골연화증 (Chondromalacia Patellae)

주관(Subjective)적 자료. 응원단원인 16세의 고등학생은 운동 특히, 달리기로 인해 전방 무릎에 통증이 발생하였다. 그녀는 한 주에 평평한 지면을 20miles 달리며, 그녀의 집

주위에는 잘 조성된 쇄석으로 포장된 도로(well-contoured macadam street)가 있다고 한다. 이 환자도 모르는 사이에 통증이 시작되었고 미세한 외상(microtrauma)의 병력도 없다고 한다. 웅크린 자세나 계단을 오를 때 통증이 느껴지며, 얼음찜질을 하거나 운동을 안하고 쉴 때는 전방무릎에 통증이 가라앉는다고 한다.

객관(Objective)적 자료. 슬개골(patella)의 외측면과 대퇴골외측과(lateral condyle of femur)를 따라 촉진해 보니 압통(tenderness)이 있었다. 증상이 나타난 무릎(involved knee)의 능동적인 운동범위는 증상이 없는 무릎(uninvolved)에 비해 제한된 범위 내에서 움직인다. 무릎이 신전(extension)하고 굴곡(flexion)할 때, 슬개대퇴관절 마찰음(patellofemoral joint crepitus)이 들린다. 무릎이 30° 로 굴곡하면서 슬개골(patella)이 심하게 외측 활주하면, 명확한 불안징후(apprehension sign)가 나타난다. 반면에, 넓은 외측근 외측지대(retinaculum)은 수동신장할 때까지 단단하다. 심한 위축(atrophy)이 넓은 내측광사근(vastus medialis obliquis (VMO) muscle)에서 만져진다. 똑바로 펴서 올린 다리는 슬건근(hamstrings)의 수축으로 인해 양측으로 제한된다.

환자는 대퇴골전경(femoral anteversion), 근위 외부경골 염전(proximal external tibial torsion), 경골내반(tibia varum), 거골하관절의 회내전(subtalar joint pronation)으로 인한 심한 부정정렬(malalignment)이 나타난다. 그 결과 증상이 나타난 무릎(involved knee)에 25° 로 Q각이 커졌다. 대퇴골전경(femoral anteversion)은 고관절(hip joints)에서 일어나는 심한 내부회전으로 확인되고, 경골 염전이 양측 모두 30° 로 측정되었다(그림 8-1). 또한 환자의 두 무릎에서는 심한 후굴(recurvatum)이 나타났다.

발을 진단한 결과 증상이 없는 무릎(uninvolved side)에서는 8° 로 전족 내반(forefoot varus)하는데 비해, 증상이 나타난 무릎(involved side)에서는 10° 로 전족내반(forefoot varus)함을 알 수 있었다.

진단(Assessment). 외측의 슬개골연골연화증(chondromalacia patellae)과 대퇴골외측과(lateral condyle of femur)

소인성 요인(Predisposing Factors). 근위의 외부 경골 염전(tibial torsion)의 심한 부정정렬(malalignment)로 Q각이 커지고 외측으로 슬개골이 움직인다(lateral patellar tracking).

달릴 때나 보행 할 때, 발을 디디는 단계(stance phase) 또는 신체를 지지하는 단계(support phase)에서 경골과 대퇴골이 무리하게 내부로 회전하면서 심한 회내전이 일어나 외측 슬개골의 작은면(lateral patellar facet)과 대퇴골 외측 활차절흔(lateral trochlear groove) 사이에 압박이 가중된다.

내측광사근(vastus medialis obliquis (VMO) muscle)의 위축(atrophy)으로 인해 슬개골(patella)이 내측으로 잘 안정되지 않는다.

외측광근(vastus lateralis muscle)의 단단한 외측지대(tight lateral retinaculum)는 슬개

골의 외측 움직임(tracking)을 악화시킨다.

발뒤꿈치 닿기 시 무릎이 신장하도록 달리기의 회복단계에서 전방으로의 유각기(swing)동안 대퇴사두근(quadriceps femoris muscle)은 수축한다. 강해진 대퇴사두근(quadriceps femoris muscle)의 힘은 다리가 앞으로 이동(swings) 할 때, 슬괵근(hamstring muscles)이 신장이 안되거나 단단해 질 수 있다. 그 결과 달리는 동안 슬개골과 대퇴골의 활차절흔(trochlear groove) 사이에 압축하는 힘이 증가한다. 원심성이 감소된 대퇴사두근(quadriceps femoris)은 체중을 지지하는 동안 강화되고, 그 결과 슬개대퇴 관절의 반작용(reaction) 힘을 변형시킬 것이다. 그리고 슬개 후방(retropatellar) 초자 연골(hyaline cartilage)에 미세외상(microtrauma)을 줄 것이다.[74,75] 달릴 때, 발 뒤꿈치 닿기(hee strike) 시 대퇴사두근 그룹의 원심성 근수축(eccentric muscle contraction)은 초기입각기(early stance phase) 동안 무릎 관절의 굴곡을 조절한다. 초기입각기 시 무릎 관절의 굴곡은 지면 반발력(ground reaction forces)을 감소시키는 보조 역할을 한다.[41,44]

급발성 요인(Precipitating Factors). 비교적 표면이 부드럽고 유연한 쇄석으로 포장된 도로(macadam road)를 매주 20 miles 달리는데 저자의 견해로는 훈련에서 발생한 과실이 아니라고 생각한다. 그러나 환자가 응원을 할 때 웅크린 자세에서 수기(maneuvers) 하여 슬개대퇴관절(patellofemoral joint)을 압박하는 힘(compression forces)이 증가하였다.

치료(Treatment). 슬개대퇴관절에 압박하는 힘을 감소시키고 무릎이 굴곡(flexion)하는 동안, 슬개골(patellar)의 활주를 교정하고 조절하는 치료를 한다. 무릎의 굴곡 정도가 증가하면, 슬개대퇴관절을 압박하는 힘이 증가한다. 그러므로 환자는 계단을 오르기, 자전거타기, 또는 반복하여 무릎이 굴곡하거나 웅크려지는 낮은 의자에 앉거나 내리는 자세를 삼가도록 권고를 받는다. 사두근의 강화(quadriceps muscle strengthening)는 슬개대퇴골(patellofemoral)의 통증에 대한 수술을 하지 않기 위한 가장 필수요소이다. 슬개골 연골연화증(chondromalacia patellae)에는 거의 일정하게 대퇴사두근(quadriceps femoris)의 소모와 쇠약이 나타난다. 보강된 대퇴사두근, 특히 내측광사근(vastus medialis obliquis (VMO) muscle)은 무릎이 대퇴골의 활차절흔(trochlear groove)으로 움직이는 동안 슬개골이 중앙 위치에 있을 수 있게 해준다. 최대 30° 로 신장되는 다리를 곧게 올리거나 짧은 궁 운동(short-arc exercises)은 슬개대퇴관절에 압박하는 힘을 최소 한도로 줄여준다. 매일 100번 다리를 곧게 올리는 운동을 해야 한다. 처음에는 대퇴사두근에 무게를 가하지 않는다. 환자는 0.45kg에서 최대 4.5 내지 6.75kg으로 대퇴사두근에 대한 무게 저항을 점차로 증가시켜야 한다. 대퇴 사두근(quadriceps femoris muscles)의 닫힌 운동 사슬 강화는 환자의 기능적인 활동을 가장 비슷하게 모방한 강화 프로그램을 포함한다. 닫힌 운동 사슬 훈련의 예는 다리를 누르거나(leg press), 계단 오르기(stair-climbing machines), 쪼그려 앉기(squats), 벽에 미끄러지듯 움직임(wall slides) 그리고, 빠르게 걷기(step-ups)를 포함한다. 이들 운동의 움직임 범위는 대퇴 사두근이 강화를 위해 완전 신전(full extension)에서 30°~45° 굴곡(flxion)까지를 제한해야 하고, 과도하게 슬개대퇴관절(patellofemoral joint)을 압박하는 힘은 피해야 할 것이다.[75,76]

매일 슬건근을 신장(hamstring stretching)시켜야 한다. 또한 환자에게 무릎을 신장하면서 슬개골을 내측으로 활주시키도록 알려주어야 준다. 슬개골이 내측으로 활주되면, 슬개골의 외측 경계선을 따라 있는 넓은 외측의 지대(retinaculum)를 포함한 연부조직(soft tissue)이 길어진다.

환자는 슬개골을 교정하기 위해 도넛 모양의 네오프린(neoprene)으로 만들어진 슬개대퇴관절의 보조기(patellofemoral joint brace)를 착용한다. 외측의 쐐기(lateral wedge)는 슬개골의 외측면을 지지하고 외측 활주나 아탈구(subluxation)를 방지해 준다.

보조기(orthotics)는 심한 회내전과 하지의 회전변화를 교정하는데 사용된다. 양쪽 발에서 나타나는 전족내반기형(forefoot varus abnormalities)을 교정하도록 내측 전족(forefoot)와 후족(rearfoot)에 합정(posts)을 대어 보조기(orthotics)를 제작한다. 두 개 합정(posts)의 대경(girth)은 5mm다.

환자에게 웅크리거나 무릎을 굴곡시키지 말라고 권고하였다. 그녀의 조언으로 신체에 무리를 주는 자세를 수정하였다. 보존적 치료(conservative treatment)는 슬개골연골연화증(chondromalacia patellae)의 징후와 증상을 완화시키는데 널리 쓰이는 매우 효과적인 치료법이다. 운동선수를 대상으로 한 슬개골연골연화증 관한 예후 연구(prospective study)에서는, DeHaven,[77] Dolan, Mayer 는 수술을 안하고 100개의 사례에서 82%의 성공을 이루었다. 같은 연구에서, 보존적으로 치료된 환자의 66%는 다시 자유로이 활동할 수 있음이 밝혀졌다. Gruber는 3달이 지난 뒤에도 치료에 진전을 보이지 않으면 보존적 치료(conservative treatment)를 포기해야 한다고 하였다.[78]

장경인대의 마찰 증후군 (Iliotibial Band Friction Syndrome)

장경인대(iliotibial band)는 대퇴근막장근(tensor fascie latae)과 대둔근(gluteus maximus muscles) 의 부분을 이루는 근막(facia)의 두꺼운 인대(band)를 말한다. 외측 근육사이의 격막으로 연속되어 있는 대퇴(thigh)의 외측면을 따라 말단으로 이어져 있고, 경골(tibia bone)의 전외측면을 따라 제르디 결절(Gerdys tubercle)에 삽입 되어 있다.[58] 30° 이상 무릎이 굴곡하는 동안 장경인대(iliotibial band)는 무릎이 신장되면서 대퇴골외측과(lateral condyle of the femur)의 위 또는 뒤쪽에 있고, 외측대퇴골과(lateral femoral condyle) 앞에 있다.[79] 그러므로 자극을 받는 상태에서 무릎이 굴곡(flexion)하고 신전(extension)하면, 장경인대(iliotibial band)에 과민반응이 생긴 후 염증(inflammatory)이 발생한다.[79-81]

장경인대 마찰 증후군(iliotibial band friction syndrome-ITBFS)은 무릎이 굴곡(flexion)하고 신전(extension)하는 동안에 대퇴골외측상과(lateral epicondyle of the femur)와 장경인대(iliotibial band) 사이에서 마찰이 일어나 무리한 움직임으로 인한 증후군(overuse syndrome)과 관련이 있으며, 주로 달리기 선수에게 나타난다.[82,83]

사례연구 (CASE STUDY)

5: 장경인대의 마찰 증후군 (Iliotibial Band Friction Syndrome)

주관(Subjective)적 자료. 30세의 장거리 달리기 선수(매주 50 miles)는 몇 개월 전부터 외측 무릎에 통증이 있다고 하였고, 달리는 동안 통증이 심해진다고 한다. 걸을 때 무릎이 신전되면 통증이 줄어든다고 한다. 이 환자는 자주 증상이 나타난 다리(involved leg)로 도로의 꼭대기에서부터 아래까지 달린다.

객관(Objective)적 자료. 둔부(hip)를 진찰해보니 장경인대(iliotibial band)가 수동적으로 신장되지 않고, 그 다음으로 뚜렷한 오버징후(Obers sign)가 나타났다. 대퇴골상과(femoral epicondyle)를 촉진해 보면, 환자의 통증이 재발한다. 무릎의 능동적인 활동범위는 약 30° 로 굴곡할 때, 통증이 있는 궁(arc)내에서 환자의 통증이 재발하며, 장경인대(iliotibial band)는 대퇴골외측과(lateral condyle of the femur)의 융기와 접촉한다.[81] 하지의 부정정렬(lower extremity malalignment), 다리-뒤꿈치(leg-heel), 뒤꿈치-전족(heel-forefoot)사이의 관계는 정상이었다.

진단(Assessment). 장경인대의 마찰 증후군(iliotibial band friction syndrome-ITBFS)

소인성 요인(Predisposing Factors). 대퇴근막장근 (tensor fascie latae muscle)과 결합된 장경인대(iliotibial band-ITB)는 대퇴골외측상과(lateral epicondyle of the femur)의 골융기를 따라 장경인대에 마찰에 의한 스트레스를 증가시킨다.[80,81]

급발성 요인(Precipitating Factors). Lindenberg, Pinshaw, Noakes는[82] 장경인대의 마찰 증후군(iliotibial band friction syndrome-ITBFS)을 앓고 있는 달리기 선수가 언덕의 낮은 길을 따라 증상이 있는 다리(involved leg)로 달린다는 것을 알아냈다. 달릴 때는 회내전(pronation)이 제한되어 경골(tibial)의 외부회전이 길어지고, 내반슬(genu varum)이 촉진된다. 그 결과 외측상과(lateral epidondyle)를 따라 장경인대(iliotibial band) 의 신장이 늘어난다. 또한 Lindenberg 그룹은 장경인대의 마찰 증후군(iliotibial band friction syndrome-ITBFS)을 앓고 있는 달리기 선수 36명의 장거리 선수 중 67%가 거골하관절의 회내전(subtalar joint pronation)을 억제하는 유연하지 못한 신발로 최근 바꿨음을 밝혀냈다.[82] 저자는 유연한 신발을 착용하여 회내전을 촉진시키는 외측 뒤꿈치의 쐐기(lateral heel wedge)로 달리기 선수를 많이 치료하였다.

치료(Treatment). 얼음 찜질과 초음파(ultrasound-10/watts ㎠) 그리고 10%의 hydrocortisone을 10분 간 염증부위에 투여한다. 그림 8-14에서와 같이, 임상의가 환자의 다리를 수동적으로 외전(abduction)시켜 장경인대를 신장시킨다. 환자는 언덕길을 달리지 않고 편평한 길을 달리기를 권고하였다.

요약 (SUMMARY)

대부분의 무리한 사용으로 인한 증후군(overuse syndromes)은 발, 발목, 무릎, 둔부(hip)에 나타날 수 있다. 이러한 증후군은 임상의의 정밀진단이 필요하다. 무리한 사용으로 인한 부상의 효과적인 치료를 위해 환자 개개인의 소인성 요인(predisposing factors 내인성 요인(intrinsic)) 과 급발성 요인(precipitating factors-외인성 요인(extrinsic))을 파악하여야 한다. 부정정렬 증후군(malalignment syndromes)과 근육의 기능장애와 같은 소인성 요인(predisposing factors)으로 여러 근골격조직(musculoskeletal tissues)에 정상적으로 가해지는 힘과 자극을 변화시키는 병리역학(pathomechanics)이 발생한다. 잘못된 훈련방법과 상태는 조직의 파열과 부상을 초래한다.

사례연구에서는 일반적인 무리한 운동으로 인한 증후군에 대한 치료로 문제의 해결에 접근하는 과정을 설명하였다. 소인성 요인과 급발성 요인을 교정을 강조하였다. 이들 요인의 교정없이는 치료는 효과를 거두지 못하는 불필요한 행위가 될 것이다.

참고문헌 (REFERENCES)

1. Mann, RA: Biomechanics of running. In Mack, RP (ed): American Academy of Orthopedic Surgeons Symposium on the Foot and Leg in Running Sports. CV Mosby, St. Louis, 1982.
2. Murphy, P: Ultrasports are in, in spite of injuries. Physician Sports Med 14:180, 1986.
3. Henderson, J: First aid for the injured runner. Runners World 12:32, 1977.
4. Marti, B, Vader, JP, Minder, CE, and Abelin, T: On the epidemiology of running injuries: The 1984 Bern grand-prix study. Am J Sports Med 16:285, 1988.
5. Elliot, B and Achland, T: Biomechanical effects of fatigue on 10,000 meter running techniques. Res Quart Ex Sports 52:160, 1981.
6. Leadbetter, WB: An introduction to sports-induced soft-tissue inflammation. In Leadbetter, WB, Buckwalter, JA, and Gordon, SL (eds): Sports-Induced Inflammation: Clinical and Basic Science Concepts. American Academy of Orthopaedic Surgeons, Park Ridge, IL, 1990, pp 3–23.
7. Arthritis Foundation: Primer on the rheumatic diseases. JAMA 224:19, 1973.
8. Herring, SA and Nilson, KL: Introduction to overuse injuries. Clin Sports Med 6:225, 1987.
9. Kloth, LC and Miller, KH: The inflammatory response to wounding. In Kloth, LC, McCulloch, JM, and Feedar, JA (eds): Wound Healing: Alternatives in Management. FA Davis, Philadelphia, 1990, pp 3–13.
10. Cummings, GS, Crutchfield, CA, and Barnes, MR: Soft Tissue Changes in Contractures, vol 1. Stokesville Publishing, Atlanta, GA, 1983.
11. Clancy, WG: Tendinitis and plantar fasciitis in runners. In D'Ambrosia, R and Drez, D (eds): Prevention and Treatment of Running Injuries. Charles B. Slack, Thorofare, NJ, 1982.
12. James, SL, Bates, BT, and Ostering, LR: Injuries to runners. Am J Sports Med 6:40, 1978.
13. Clement, DB: A survey of overuse running injuries. Physician Sports Med 9:47, 1981.
14. Viitasale, JT and Kvist, M: Some biomechanical aspects of the foot and ankle in athletes with and without shin splints. Am J Sports Med 11:125, 1983.
15. Lutter, L: Injuries in the runner and jogger. Minnesota Med 63:45, 1980.
16. Litletvedt, J, Kreighbaum, E, and Philips, LR: Analysis of selected alignment of the lower extremity related to the shin splint syndrome. J Am Podiatr Assoc 69:211, 1979.
17. DeLacerda, FG: A study of anatomical factors involved in shin splints. J Orthop Sports Phys Ther 2:55, 1980.
18. Messier, SP and Pittala, KA: Etiologic factors associated with selected running injuries. Med Sci Sports Exerc 20:501, 1988.
19. Buchbinder, MR, Napora, NJ, and Biggs, EW: The relationship of abnormal pronation to chondromalacia of the patella in distance runners. J Am Podiatr Assoc 69:159, 1979.
20. Inman, VT, Rolston, HJ, and Todd, F: Human Walking. Williams & Wilkins, Baltimore, 1981, pp 1–21.
21. Tiberio, D: The effect of excessive subtalar joint pronation on patellofemoral mechanics: A theoretical model. J Orthop Sports Phys Ther 9:160, 1987.
22. Lutter, LD: Cavus foot in runners. Foot Ankle 1:225, 1981.
23. Smith, WB: Environmental factors in running. Am J Sports Med 8:138, 1980.
24. Staehli, LT: Rotational problems of the lower extremities. Orthop Clin North Am 18:503, 1987.
25. Wright, DG, Desai, SM, and Henderson, WH: Action of the subtalar and ankle-joint complex during the stance phase of walking. J Bone Joint Surg [Am] 46:361, 1964.
26. Stuberg, W, Temme, J, Kaplan, P, et al: Measurement of tibial torsion and thigh-foot angle using goniometry and computed tomography. Clin Orthop 272:208, 1991.
27. Root, ML, Orien, WP, and Weed, JN: Clinical Biomechanics, vol II: Normal and Abnormal Function of the Foot. Clinical Biomechanics, Los Angeles, 1977.
28. James, SL: Chondromalacia of the patella in the adolescent. In Kennedy JC (ed): The Injured Adolescent Knee. Williams & Wilkins, Baltimore, 1979, pp 214–218.
29. Mann, RA, Baxter, DE, and Lutter, LD: Running symposium. Foot Ankle 1:190, 1981.
30. Smidt, GL: Gait in musculoskeletal abnormalities. In Smidt, GL (ed): Gait in Rehabilitation. Churchill Livingstone, New York, 1990, pp 199–252.
31. Giles, LGF and Taylor, JR: Low back pain associates with leg length inequality. Spine 6:510, 1981.
32. Bolz, S and Davies, G: Leg length differences and correlations with total leg strength. J Orthop Sports Phys Ther 6:123, 1984.
33. Subotnick, SI: Limb length discrepancy of the lower extremity (the short leg syndrome). J Orthop Sports Phys Ther 3:11, 1981.
34. Basmajian, JV: Muscles Alive: Their Function Revealed by Electromyography, ed 4. Baltimore, Williams & Wilkins, 1979.
35. James, SL and Brubaker, CE: Biomechanics of running. Orthop Clin North Am 4:605, 1973.
36. Subotnick, SI: The shin splints syndrome of the lower extremity. Podiatr Sports Med 66:43, 1976.
37. Clement, DB, Taunton, JE, and Smart, GW: Achilles tendinitis and peritendinitis: Etiology and treatment. Am J Sports Med 12:179, 1984.
38. Kibler, WB, Goldberg, C, and Chandler, TJ: Functional biomechanical deficits in running athletes with plantar fasciitis. Am J Sports Med 19:66, 1991.
39. Subotnick, SI: Equinus deformity as it affects the forefoot. J Am Podiatr Assoc 61:423, 1971.
40. Perry, J: Contractures: A historical perspective. Clin Orthop 219:8, 1987.
41. Cavanaugh, PR: The biomechanics of lower extremity action in distance running. Foot Ankle 7:197, 1987.

42. Clancy, WG: Runner's injuries. Am J Sports Med 8:137, 1980.
43. Solomonow, M and D'Ambrosia, R: Biomechanics of muscle overuse injuries: A theoretical approach. Clin Sports Med 6:253, 1987.
44. Mann, RA: Biomechanics of walking, running, and sprinting. Am J Sports Med 8:345, 1980.
45. Hicks, JH: The mechanics of the foot. II. The plantar aponeurosis. J Anat 80:25, 1954.
46. Kulund, DW: The Injured Athlete, 2nd ed. JB Lippincott, Philadelphia, 1988.
47. Roy, S and Irwin, R: Sports medicine: Prevention, education, management, and rehabilitation. Prentice-Hall, Englewood Cliffs, NJ, 1983.
48. Cyriax, J: Textbook of Orthopaedic Medicine, vol 1, Diagnosis of Soft Tissue Lesions, ed 6. Cassell, London, 1979, pp 64–103.
49. Kopell, HP and Thompson, WAL: Peripheral Entrapment Neuropathies, ed 2. Robert E. Krieger, 1976.
50. Leach, RE, Hammond, G, and Stryker, WS: Anterior tibial compartment syndrome, acute and chronic. J Bone Joint Surg 49A:451, 1967.
51. Ruwe, PA, Gage, JR, Ozonoff, MB, and DeLuca, PA: Clinical determination of femoral anteversion. J Bone Joint Surg [Am] 74A:820, 1992.
52. Tiberio, D, Bohannon, RW, and Zito, MA: Effect of subtalar joint position on the measurement of maximum ankle dorsiflexion. Clin Biomech 4:189, 1989.
53. Davies, GJ: A Compendium of Isokinetics in Clinical Usage, ed 3. S & S, Wisconsin, 1987.
54. Noyes, FR, Barber, SD, and Mangine, RE: Abnormal lower limb symmetry determined by function hop tests after anterior cruciate ligament rupture. Am J Sports Med 19:513, 1991.
55. Voight, ML and Draovitch, P: Plyometrics. In Albert, M (ed): Eccentric Muscle Training in Sports and Orthopaedics. Churchill Livingstone, New York, 1991.
56. Eggold, JF: Orthotics in the prevention of runner's overuse injuries. Physician Sports Med 9:125, 1981.
57. Bojsen-Møller, F and Flagsted, KE: Plantar aponeurosis and integral architecture of the ball of the foot. Anat 121:599, 1976.
58. Warwick, R and Williams PL (eds): Gray's Anatomy, British ed 35. WB Saunders, Philadelphia, 1973.
59. Lutter, LD: Running athletes in office practice. Foot Ankle 3:153, 1982.
60. Marshall, RN: Foot mechanics and joggers injuries. N Z Med J 88:288, 1978.
61. Lagergren, C and Lindholm, A: Vascular distribution in the achilles tendon—an angiographic and microangiographic study. Acta Chir Scand 116:491, 1958.
62. Ralston, EL and Schmidt, ER: Repair of the ruptured Achilles tendon. J Trauma 11:15, 1971.
63. Curwin, S and Stanish, WD: Tendinitis: Its Etiology and Treatment. DC Heath & Company, Lexington, MA, 1984.
64. Albert, M: Physiologic and clinical principles of eccentrics. In Albert, M (ed): Eccentric Muscle Training in Sports and Orthopaedics. Churchill Livingstone, New York, 1991.
65. Greenfield, BH and Tovin, BJ: The application of open and closed kinematic chain exercises in rehabilitation of the lower extremity. J Back Musculoskel Rehabil 2:38, 1992.
66. Slocum, DB: The shin splint syndrome: Medical aspects and differential diagnosis. Am J Surg 114:875, 1967.
67. Andrews, JR: Overuse syndromes of the lower extremity. Clin Sports Med 2:139, 1983.
68. Michael, RH and Holder, LE: The soleus syndrome: A cause of medial tibial stress (shin splints). Am J Sports Med 13:87, 1985.
69. Jackson, DW and Bailey, D: Shin splints in the young athlete: A nonspecific diagnosis. Phys Sports Med 3:45, 1975.
70. Devas, MB: Stress fractures of the tibia in athletes or "shin soreness." J Bone Joint Surg 40B:227, 1958.
71. Sullivan, D, Warren, RF, Pavlou, H, and Kelman, G: Stress fractures in 51 runners. Clin Orthop 187:188, 1984.
72. Reneman, RS: The anterior and lateral compartment syndrome of the leg due to intensive use of muscles. Clin Orthop 113:69, 1975.
73. Wiley, JP, Clement, DB, Doyle, DL, and Taunton, JE: A primary care perspective of chronic compartment syndrome of the leg. Physician Sports Med 15:111, 1987.
74. Bennett, JG and Stauber, WT: Evaluation and treatment of anterior knee pain using eccentric exercise. Med Sci Sports Exerc 18:526, 1986.
75. Steinkamp, LA, Dillingham, MF, Markel, MD, et al: Biomechanical considerations in patellofemoral joint rehabilitation. Am J Sports Med 21:438, 1993.
76. Hungerford, DS and Barry, M: Biomechanics of the patellofemoral joint. Clin Orthop 144:9, 1979.
77. DeHaven, DE, Dolan, WA, and Mayer, PJ: Chondromalacia patellae in athletes: Clinical presentation and conservative management. Am J Sports Med 7:5, 1979.
78. Gruber, MA: The conservative treatment of chondromalacia patellae. Orthop Clin North Am 10:105, 1979.
79. Renne, JW: The iliotibial band friction syndrome. J Bone Joint Surg 57A:110, 1975.
80. Noble, CA: Iliotibial band friction syndrome in runners. Am J Sports Med 8:232, 1980.
81. Noble, HB, Hajek, MR, and Porter, M: Diagnosis and treatment of iliotibial band tightness in runners. Physician Sports Med 10:67, 1982.
82. Lindenberg, G, Pinshaw, R, and Noakes, TD: Iliotibial band friction syndrome in runners. Physician Sports Med 12:118, 1984.
83. Holmes, JC, Pruitt, AL, and Whalen, NJ: Iliotibial band syndrome in cyclists. Am J Sports Med 21:419, 1993.

제 9 장

당뇨병 환자의 발 (Diabetic Foot)

당뇨병(diabetes)과 발의 문제(foot problems)는 유의어로 사용될 만큼 밀접한 관계이며, 현재 건강관리를 위한 전문적인 기술에 따른 치료 계획에 어려움이 있다. 신경 장애(neuropathy)에 따른 병리학적 진행과 큰혈관(macrovascular)과 미세혈관(microvascular) 질병은 일반적으로 당뇨병 환자의 하지(lower extremity)로 온다. 이들은 함께 발생하거나, 오로지 한 가지만 진행되기도 하며, 환자의 이 신체부분에서 궤양(ulceration), 괴저(gangrene), 감염(infection)의 위험 요인이 증가한다.[1] 당뇨는 신진대사의 영향으로 깊이, 그리고 모르는 사이에 신체 전체에 악영향을 미친다. 신경(nervous) 체계를 저하시키고, 감각을 떨어뜨리고, 말초 신경장애와 말초 혈관 체계를 동맥경화(arteriosclerosis)로 폐색(obliterans)시키는 것이 일반적이다.[2] 당뇨는 항상 감염되기 쉽고, avascularity, 조직의 위축, neuropathic 변화와 연관되어 있으며, 특정지방에 한정된 장소(endemic situation)에서 만들어낸 발 건강과 관련된 전반에 결핍을 가진다.[3] 이 상황들은 일정한 모니터링(monitoring)과 질병예방(prophylactic)의 주의가 필요하다.

이 장에서는 당뇨병 환자의 발 문제에 따른 역학(epidemiologic)과 경제적 현실을 진술하고자 한다.; 당뇨병 환자의 발에 악영향을 미치는 신진대사(metabolic)와 영양공급의 구성요소(nutritional components) ; 당뇨병 환자의 발 문제에 따른 치료를 위한 적절한 해부학(anatomy), 생리학(physiology), 그리고 병리역학(pathomechanical)의 고려 필요성; 그리고 당뇨 환자 개개인의 주의(care)를 향상시킬 수 있는 유용한 방책을 기술한다. 특별히 강조할 것은 발의 궤양(ulceration)과 합병증(complications) 발생을 효과적으로 최소화할 수 있는 예방법과 재활 방책을 정리하였다.

당뇨병 환자의 발 문제에 따른 역학과 경제적 현실(EPIDEMIOLOGY AND ECONOMIC FACTS OF DIABETIC FOOT PROBLEMS)

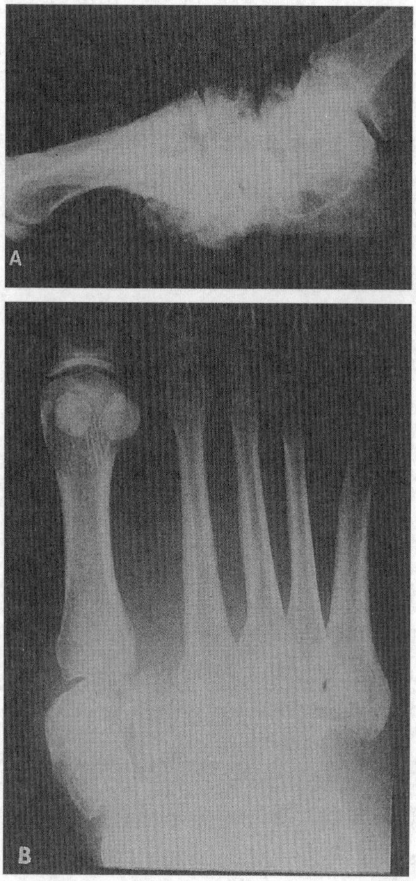

그림 9-1. 샤르코 변화(Charcot changes)의 실례: (A) 족근(tarsus)과 소족근(lesser tarsus)의 심한 조직붕괴. (B) 족근중족골(tarsometatarsal)과 제 1 입방골(first cuneiform)과 제 2 입방골(second cuneiform)의 탈구.

미국에 살고 있는 약 120만명의 사람이 당뇨병을 가지고 있고, 급성과 만성의 질병을 가진 사람들이 해마다 사용하는 합병증 관련 비용은 $20억(billion)으로 추정된다.[4] 해마다 미국에서 수행되는 하지 절단의 120,000명 중 50%이상이 당뇨병과 연관되어 있으며, 다른 외상보다 더 많다고 지적하고 있다. 절단의 전반적인 위험요인은 당뇨병이 없는 사람들 보다 당뇨를 가진 사람이 17배 높았다.[5] 아마 이 부분에서 절단에 나쁜 영향을 미치는 가장 유력한 병리생리학적(pathophysiologic) 위험 요인은 말초 신경장애(peripheral neuropathy)와 심한 동맥경화 폐색(arteriosclerosis obliterans)이다. 또 다른 당뇨의 위험 요인들은 더 복잡한 병리학을 수반하거나(예, 피부 상처 치료 부족과 괴저-gangrene), 환경적인 조건(environmental events)이 감염이 되기 쉽도록 하는 것이다(예, 잘 맞지 않는 신발로 기계적 외상이 생겨 피부 궤양의 원인이 된다).

당뇨병은 흑인들 사이에서 죽음의 원인 중 세 번째를 차지하고, 스페인 사람(Hispanics)과 미국 원주민(Native) 성인의 50% 이상에서 당뇨병을 가지고 있다.[6] 당뇨병의 발생율은 나이에 따라 기하급수적으로 증가하고, 중년을 지난 사람들에게 가장 널리 유행하고 있다.[7] 65세 그리고 그 이상의 나이에 당뇨병으로 진단을 받은 인구는 1990년대 전체 인구의 330만명이었고, 2010년에는 410만명으로 증가, 2030년에는 680만명으로 증가할 것으로 예측할 수 있다. 당뇨와 연관되어 직접, 간접적으로 사용된 의료비의 합계, 이환율(morbidity), 무능력(disability), 그리고 사망률(mortality)은 1987년에 $20.4 billion이었다.[7]

미국에서 해마다 당뇨의 결과로 35,000명보다 많은 인구가 절단을 한다.[8] 많은 경우, 두 번째 사지 중 하나(limb)를 잃는 것은 수 년 이내에 발생하고, 그 후 몇 년 이내에 죽음에 임박하게 된다.[9] 매년 약 $1.2billon은 당뇨병 환자에게 절단을 시행하는 의료 비용으로 사용된다.[10] 매년 중년을 지난 약12,000명~15,000명은 상처 때문에 그들의 하지를 부분적으로 또는 모두 절단하므로 될 수 있는 한 환자 교육(patient education)과 적절한 교정기(proper orthotic) 그리고 신발 도구 중재(shoe gear interventions)를 통하여 막아야 한다.[9] 인구통계학 연구에서는 급성(acute), 아급성(subacute), 만성(chronic)의 보호(care)의 의료 비용은 심한 궤양 또는 절단을 위한 입원 치료를 위해 3년 이내에 중년층 당뇨병 환자 1인당 $3,000~$6,000을 사용하고, 절단을 한 오래된 당뇨병 환자의 반 이상은 합병증으로 죽는다고 한다. 그들 생의 마지막 단계 동안 가장 큰 의료 비용을 사용하게 된다고 한다.[7]

이들 역학(epidemiologic)과 경제적 수치(economic figures)는 당뇨병 환자의 발 보호를 위한 질병 예방법(prophylactic)을 만들어야 한다는 것을 나타내준다. 치료 신발(therapeutic shoes)과 교정기(orthotic)는 궤양 관리를 위한 입원치료, 수술과 수술 후 비용, 재활, 의족 구입 보다 낮은 가격이다. 그리고 병리생리학(psychosociologic)의 질적인 비용은 절단의 결과로 무능력해진다 (예, 일상생활동작에서 심한 손상, 그리고 삶의 질 감소).

당뇨병 환자의 발 문제에 대한 평가 연구 (EVALUATIVE FINDINGS IN DIABETIC FOOT PROBLEMS)

환자가 처음 내관하였을 때, 가능한 한 많은 정보를 수집한다. 환자의 건강진단(medical), 가족력(family history), 그리고 사회력(social history); 취미(habits); 최근 질병(present illness); 그리고 당뇨 상태(diabetic state)를 상세히 분석하여 적절한 중재를 결정한다. 어떤 치료를 제공 받았으며, 그 결과 무엇을 얻었는지를 조사하여야 한다. 초기 평가의 가장 중요한 부분 중 하나는 무엇을 말하는지 뿐만 아니라, 어떻게 말하는지에 대해 환자의 말에 귀를 기울이는 것이다. 왜냐하면 이것은 환자가 그들이 질병에 관해 감정적인 문제를 경험하기 때문이다.

시간이 지나고 임상의가 환자의 치료에 더욱 몰두하게 되면서, 객관성을 상실하게 될 수 있고 실제로 환자의 순응이 문제가 될 때 치료의 실패에 책임을 느끼게 된다. 환자가 통증을 설명하고 문제를 논할 때 질병에 관해 배울 수 있는 좋은 기회이다. 경험이 많은 임상의는 마음을 열고 좋은 경청자의 자세로 환자로부터 가장 많은 지식을 획득할 수 있다는 것에 대해 의심하지 않는다.

유능한 임상의는 그들의 신체적 평가를 면밀히 실시하여야 한다. 환자가 양쪽 신발을 벗었을 때, 평가자는 신발이 감싸고 있는 부분과 그렇지 않은 부분을 적절히 비교하여 평가해야 한다. 신발을 신었을 때, 발 검사는 당뇨환자의 초기 평가에서 중요하다. 당뇨병은 예민한 말단부분에서 알아낼 수도 있다. 손상에 반응하는 환자의 건강상태에 현저한 차이를 나타내며, 염증으로 인한 감염(infection with inflammation), 부종(swelling), 그리고 홍조(redness)에 당뇨병은 반드시 반응한다. 왜냐하면 체액(humoral)과 혈관(vascular)의 반응이 감소하였기 때문이다. 따라서, 당뇨병에서 발은 최소한의 변형과 피부 변화는 위험한 상황(dangerous situation)이라는 것을 보여준다.

당뇨병 환자의 발 문제의 병리생리학 (PATHOPHYSIOLOGY OF DIABETIC FOOT PROBLEMS)

3가지 중요한 병리생리학적 요소는 당뇨에서 발의 궤양과 하지의 절단의 원인이 된다; 신경장애(neuropathy), 허혈(ischemia), 그리고 감염(infection).[11,12] 무감각하고 혈관의 불충분한 당뇨병 환자의 발이 직접적인 외상과 반복적인 스트레스로 인해 손상 받을 수 있다.[13]

말초 신경장애(Peripheral Neuropathy)

신경장애는 당뇨병 환자에게 일반적으로 나타나며 병이 진행되는 동안 발생이 연속적으로 증가한다.[14,15] 말초 감각의 손실은 발에 대수롭지 않은 외상(trauma)에서 손상(injuries)으로 이어지는 소지를 만든다. 감각이 없는 발에 돌출된 부분에 반복적인 압박이나, 불충분하게 고정되는 신발로부터 누적된 작은 외상의 결과, 허혈(ischemic), 괴사(necrosis) 그리고 피부 쇠약(skin breakdown)을 불러일으킬 수 있다.[13] 종종 피부 궤양화(ulcerations)는 치료의 회복을 지연시켜 복잡하게 만들 것이다. 감각 손실 때문에 초기 발 궤양은 방치되고, 광범위한 감염에 도달한 후에 응급상황을 만들 것이다.

당뇨병은 적당한 세포질과 체액성 반응을 감염을 통해 해친다. 중요한 병리적 상태는 궤양과 감염으로 옮긴다. 그러나 당뇨병 환자의 발은 피부 감각을 보호하는 방어벽을 잃는다. Nwoczenski 와 Birke[16]는 보호 감각을 5.07g의 압력의 Semmes-Weinstein 모노필라멘트를 사용하여 정의하였다. 발의 발바닥 면 전체에 특수한 평가는 쇠약(breakdown)으로 상처받기 쉬운, 감각 손실의 부분으로 정의하였다.

진동(vibratory)과 온도 감각(temperature sense)은 질병이 진행되는 초기에 감소되고, 고유수용감각, 운동 감각 그리고 온도의 변화도 인식을 떨어뜨린다.

평상 시 걷는 동안, 발은 고유수용기(propriocepters)에 의해 비정상적인 아탈구(subluxatory motion)가 지속적으로 방지된다. 당뇨병(diabetes)으로 인한 병리역학적인 변화는 신경에 증상이 나타나지 않고 관절의 위치가 변하여 아탈구(joint subluxing)된다.

이렇게 변화된 관절의 위치에 대한 적절한 신경 분포에 징후를 나타내지 않으므로 발은 손상(injury)에 더 노출된다.

당뇨병 환자(diabetic patient)는 고유수용성(proprioception)의 변화로 유발된 통증(pain)과 외상(trauma)을 느끼지 못하여 관절표면(joint surfaces)에 미세골절(micro-fractures)이 발생한다. 장시간 반복된 외상(trauma)으로 완전히 탈구되고, 파열될 수 있다. 그리고 관절 파손의 결과 charcot 변성이 일어난다(그림 9-1).

근력 강화(muscular strength)는 부족한 신경 전도성 지배를 감소시키고, 근육 세포의 에너지 이용을 점차 줄이고, 비효율적인 생체역학의 보행 패턴과 비활동을 변화시킨다. 신경장애는 발의 내재성 근육의 운동신경에 영향을 미쳐서 보행을 변화시킬 수 있고, 이는 압력의 분포를 수정한다. 그리고 "claw toe"와 같은 전형적인 당뇨병의 발 변형을 일으킨다. 이런 진행은 감각 손실의 상승작용으로 피부가 쇠약(breakdown)해지는 확률을 증가시킬 것이다.

당뇨병 환자의 피부는 종종 건조하고(dry), 갈라지며(scaly), 균열(fissure)되거나, 지나치게 습하거나(moist), 한층 더 나아가 쇠약으로 감염되기 쉬워진다. 자율 신경 장애(autonomic neuropathy)는 비정상적으로 피부의 수화작용(hydration) (무한증-anhidrosis이나 다한증-hyperhidrosis)을 발생시키고 동정맥의 혈류의 분포를 변경, 영양을 공급하는 모세혈관으로부터 방향을 전환시킬 것이다.[18] 무한증(anhidrosis)은 피부가 건조하고(dry),갈라지며(cracks),균열(fissure)이 원인이 된다. 균열은 치료가 어렵고 종종 발 뒤꿈치에 일어난다. 발 뒤꿈치는 순환이 안 되는 부위이며 따라서 박테리아 감염에 걸리기 쉽다. 다한증(hyperhidrosis)은 심한 발한작용(perspiration)이 특징이다. 그러므로 환자는 균류(fungal)와 효모(yeast)에 감염되기 쉽다.[19] 이러한 감염으로 상처가 심해질 수 있고, 특히 그것이 발가락 사이에 나타난다면, 피부에 상처가 있는 부위를 발견할 수 없다가 그 후에 감염이 심각해진다. 이를 방지하기 위해, 모든 당뇨병 환자는 가능한 한, 특히 발가락 사이를 건조하게 유지시켜야 한다.

발의 족저표면은 중족골두(metatarsal heads)와 신경혈관조직(neurovascular structures)을 보호할 수 있도록 신체의 표피 중 가장 두껍다. 발의 족저표피는 제곱인치당(psi) 500 pounds에 이르는 높은 압력을 견딜 수 있다; 그러나 신경계(nervous system)가 통증, 압력, 위치를 뇌에 전달하지 못하면, 발의 조직은 심한 손상을 입게 될 수 있다. 비록 작은 압력(5 psi)이라도 장시간 가해지면, 괴사(neurosis)를 유발시킬 수 있다.[13] 이상감각

(paresthesia)은 욱신거리며 쑤시는 것 같은 비정상적인 감각이다. 당뇨환자는 때로 그들의 무감각을 통증으로 설명한다. 변화된 감각 상태를 체험해 보지 않고는 이 무감각의 정도를 알 수 없다. 일반적으로 이상감각(paresthesias)은 많은 부위에 퍼질 수 있는 약물치료로 치료되고, 그 치료결과는 일정치 않다. 족질환에서는(podiatry disease), 후경골 차단(posterior tibial blocks)을 널리 사용하였다. 신경차단(nerve block)은 이상감각(paresthesias) 치료에 유용하다: 교감신경계(sympathetic)와 후경골동맥(posterior tibial artery)에 감각을 전달하는 섬유(sensory fibers)를 마비시키면, 피의 흐름이 증가되고 통증의 주기가 차단된다.

물리치료 견해에서, 활동 근육의 신경 분포 손실은 뚜렷한 부정적 결론을 가진다. 현재 진행 중인 연구에서, 예비조사의 결과 Buerger-Allen 운동(다음 장 치료파트에서 제시)은 하지의 순환을 강화하고, 당뇨병 환자의 이상 감각 통증을 제거할 수 없다면 감소시키고, 게다가 발과 발목의 활동을 통해 근육의 기능을 개선하는데 효과적이다.[22]

감각과 신경학적 관련성 평가 (Evaluating Sensation and Neurologic Involvement)

신경학적 실험은 반사 해머(reflex hammer), 조율 포크(tuning fork)(128cps), 그리고 Semmes-Weinstein 모노 필라멘트가 필요하다. 진동(vibratory), 고유수용감각(proprioceptive), 온도(temperature), 보호 감각(protective sensation) 검사는 환자가 눈을 감고 시행해야 한다. 어느 정도의 감각 과민(hyperesthesias)과 감각 저하(hypoesthesias)의 범위는 구별해야 하며, 이것이 대칭성(symmetric)이나 비대칭성(assymmetric)의 양상이 나타나는지 측정해야만 한다. 발한 작용(sweating)이 결여(absence) 되었는지, 실존(presence)하는지를 주목해야한다. 반사(reflexes) 검사는 슬개건 반사(patellar reflex) 그리고 발목 반사(ankle jerk)를 포함해야 한다. 발목 반사(ankle jerk)은 나이가 들수록 끌어내기가 점점 더 어렵고, 결여(absent)될 것이다. 이 반사를 촉진하기 위해서는 발을 회내전(pronated)시키면서 배측굴곡(dorsiflexed)시켜 아킬레스(achilles)를 긴장(tension)시킨 상태에 놓고 건(tendon)을 가볍게 두드린다. 임상의는 발바닥 표면에 반응이 있는지를 결정하기 위해 바빈스키 반사(Babinski reflex)를 검사해야 한다. 간헐성 경련(clonus)이 있는지 없는지를 결정하기 위해 발의 발목을 강제적으로 배측굴곡(dorsiflex) 시킨다. 균형(balance) 손실을 위한 검사로, 임상의는 발을 모으고 눈을 감고 선 자세를 유지하도록 하고, 눈을 뜬 상태에서 같은 자세로 선 자세를 비교해 본다.(룸버그 증후 Romberg' s sign).

근력 강화는 도수 근력 검사(manual muscle test)를 단계적으로 시행하여, 모든 하지 근육을 검사 해야 한다. 그리고, 대칭성인지를 확인해 보아야 한다. 보행 평가에서 불안

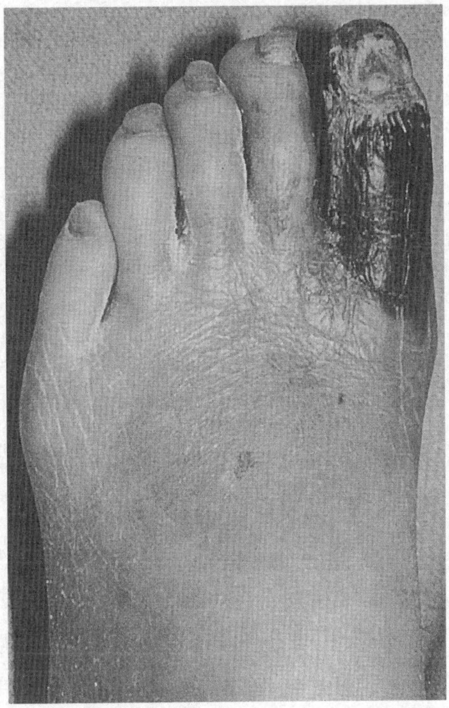

그림 9-2. 엄지 발가락의(first toe)의 건조성 괴저(dry gangrene)는 발가락으로의 동맥공급 상실의 결과로 발생한다.

정한 보행 패턴, 하수족(footdrops), 또는 "steppage" 보행의 존재를 확인하는 것은 근력 평가에 도움이 된다. 운동 범위와 관절 움직임을 평가해야 하고, 어떤 변형(예, 샤르코 관절 - Charcot joints; 해머, 갈고리 또는 나무망치 발가락-hammer, claw, mallet toes; 엄지발가락 외전 외반슬-hallux abductus valgus)은 주목해야 한다. 왜냐하면, 이런 변형은 보통 발의 내재성(intrinsic) 근육의 약화로 나타나기 때문이다. 영양과 관련하여 발톱의 변화 또한 평가해야 한다.

Semmes-Weinstein 모노필라멘트는 재생할 수 있는(reproducible), 감각 검사의 정확한 형태이고 보호 감각(protective sensation)의 상실로 나타나는 궤양(ulceration)의 위험성을 예측하는데 신뢰성이 높다.[23,24] Carville 그룹[23]은 Semmes-Weinstein을 사용하는 보호감각을 측정하였고, 5.07 모노필라멘트에서 감각을 느낄 수 없는 사람은 이 자극 레벨에서 느낄 수 있는 사람보다 피부 손상(breakdown)의 위험성이 더 높다는 것을 발견하였다. 이것은 5.07 모노필라멘트가 보호감각의 시작점이라는 증거가 되었다. 감각 검사의 표준화는 평가에서 필수적이고, 적절한 보호를 측정하는 것은 궤양으로 발전시킬 위험을 가진 발을 예방할 수 있다.

당뇨병과 혈관과의 관련성(Vascular Involvement in Diabetes)

당뇨병의 사지 허혈(Limb ischemia)은 동맥경화 폐색(arteriosclerosis obliterans)의 원인이 되거나 피부의 허혈(cutaneous ischemia)로 이끄는 필요조건 일 것이다. 피부 허혈은 상처 회복을 지연시키는 위험한 요소이고, 감염을 없애는데 어려움을 보일 것이다.[25] 피부 허혈의 결과 말초 동맥 질환(peripheral arterial disease) 뿐만 아니라, 작은 피부 혈관을 변질(alteration)시키고, 조직 부종(tissue edema)과 같은 국소 부위의 회복을 지연시킬 것이다. 피부 모세혈관의 흐름과 영양분 배달이 비정상적으로 진행되면, 아마도 당뇨병이 진행되는 것이다. 이런 비정상은 자율 신경이상(autonomic neuropahty)의 원인인 동정맥의 문합(arteriovenous shunting) 뿐만 아니라 세포간의 부종(interstitial edema)으로 폐색되는 특성을 가질 것이다.[9]

당뇨병 환자는 혈관확장(vasodilation)과 혈관수축(vasoconstriction) 시 자율신경 기능장애를 가질 것이다. 혈관 수축은 더 일반적으로 나타나고, 작은 범위일 때, 치료할 수 있다. 혈관 수축은 발의 작은 혈관에 혈액 흐름을 매우 위태롭게 한다. 발가락 사이 영역에 발가락 혈관에 혈전증(thrombosis)과 혈소판 집합(platelet aggregation)이 일어날 수 있고, 그 직후에 발가락을 잃어버리는 결과를 얻을 수 있다(그림.9-2).

혈관 검사(Vascular Testing)

혈관 평가는 대퇴골(femoral), 무릎 뒤쪽(popliteal),배측 발(dorsalis pedis), 후 경골 맥박(posterior tibial pulses)의 등급화하고(grading), 촉진(palpation)을 실시하고, 다른 임상적 신호와 하지에 혈관을 위태롭게하는 징후 증상를 관찰한다. 혈관 평가는 또한 간헐적 파행(intermittent claudication), 발 온도(예, 차가운 발), 야간 통증, 휴식 시 통증, 야간과 휴식 시 통증 완화의 의존성, 거상 시 창백, 거상 후 정맥 충전 시간의 지연, 도움을 받고 있는 발적(rubor), 위축성 피부, 머리카락 성장의 결여, 그리고 괴저의 존재성을 포함한다. 어떤 손상에 각막비후증(hyperkeratosis) 이나 변색(discoloration)의 부위가 있는지를 관찰한다.

발의 맥박(pedal pulses)을 만져보면 배측발(dorsalis pedis) 또는 후경골근 순환(posterior tibial circulation)을 질적으로 분석할 수 있지만, 연구자는 발목의 동맥 맥박(arterial ankle pulses) 상태가 좋아도 하지의 혈액 흐름이 상당히 줄어들 수 있음을 알아야 한다. 발목에서 측정된 동맥의 압력(arterial pressures)과 전주와(antecubital fossa)의 수축압력(systolic pressures)의 비교된 동맥압력은 신빙성이 없다. 동맥의 벽(arterial wall)이 석회화(calcification)되었다면 압력의 기록이 틀릴 수 있다. 도플러 초음파 혈류량 탐지기(Doppler ultrasonic flow detector) 또는 폐혈량계(pneumoplethysmograph)로 생체역학의 상대적인 탄성(arteries relative elasticity)을 명확히 나타내 주는 맥박 파동(pulse wave)을 볼 수 있다. 초음파 혈류량 탐지기(ultrasonic flow detector)는 과히 비싸지는 않으며, 동맥 내의 혈액흐름을 소리로 신호한다.[26] 소리 신호로 인해 혈관의 상태를 측정할 수 있다. 이와 비슷하게 폐혈량계(pneumoplethysmograph)는 동맥의 탄성을 측정하지만 방법은 다르다; 이 기기는 측정된 부분의 크기와 양의 민감한 변화를 측정한다. 측정 후, 동맥의 맥박(arterial pulsations)을 그래프로 표시한다. 이 기기는 초음파 탐지기보다 더 정밀하지만, 비싸고 사용 방법이 어렵다. 모세관을 채우는 시간(capillary filling time)은 발가락이 그 피를 일시적으로 압박하기 위해 압박을 받음에 따라 들어 올린 발에서 측정된다. 색이 돌아오는 데는 3초에서 6초 이상 걸리지 않아야 한다. 이 검사는 어느정도 틀린 부정적인 결과가 나올 수도 있다.

결과가 비대칭이라면, 피부 온도의 측정은 유용하다. 또한 주위 온도에 영향을 받을 수 있으므로 검사결과에는 가변성이 있다.

혈관(vessel)의 내강(lumen) 감소와 같은 기관 장애(organic disorder)를 혈관경련 상태(vasospastic condition)와 구별시켜야 한다. 이를 위해 문제의 혈관(vessels)을 일시적으로 확장시켜 본다. 동맥을 지혈대(arterial tourniquest)로 3분간 누르고 있다 다시 놓는 방법으로 혈관을 확장시킨다. 혈관경련(vasospasm) 때문이라면, 말초(distal)에서 지혈대(tourniquet)까지의 관류(perfusion)가 증가해야 한다.

창백이 관찰되고 충전되는 시간은 버그-알렌 혈관 검사(Buerger-allen vascular assessment)를 사용을 통해 알아낼 수 있다. 스톱워치는 다리를 거상시켰을 때 혈액이 서서히 배출된 후에 발등의 혈액이 채워지는데 요구되는 정맥의 시간을 측정하는데 사용된다. 근본적으로, 이런 접근은 거상 시 결여된 정맥이 채워지고, 혈액이 들어가는 시간을 측정하여 발의 일반적인 순환을 평가하는 것이다. 동맥혈은 발의 세동맥(arterioles), 모세혈관(capillaries), 세정맥(venules) 그리고 정맥(veins) 안으로 확산시켜 의지하고 있는 다리(dependent leg) 안으로 넣는다. 정맥이 채워지는 시간은 다양한 변수의 지배를 받는다; 동맥 혈압(arterial blood pressure), 동맥의 직경(caliber), 심장에서 밀어서 발의 아래쪽 모세혈관에 다다르는 혈액의 양, 그리고 정맥으로 돌아가는 비율에 따라 달라진다. 혈액이 채워지는 시간이 20초까지 적절한 순환을 나타낸다. 정맥이 채워지는 시간이 20초 보다 더 많이 필요하다면 말초 혈관 시스템이 위태롭고 정맥이 불충분하다는 것을 가르킨다.

피부의 발적(rubor)에 주의를 기울여야 한다. 독립된 발적(rubor)은 모세혈관에 혈액흐름이 감소된 원인으로 발가락과 전족(forefoot)에 불그스름한 푸른색을 띤다. 독립된 발적(robor)이 동맥의 흐름을 축소하였을 때, 동맥모세관(arteriocapillary)의 팽창과 함께 말초 저항이 떨어지고, 조직으로 최대 산소가 배출된다. 의존상태에서, 이것의 제한은 병적으로 악화시키게 된다. 현재 발적(rubor)의 정도는 정맥이 채워지는 시간을 측정할 때 주목할 수 있다. 최대 발적(rubor)은 보통 2~3분이고, 심한 허혈일 때는 거무스름한 붉은 색처럼 명백하게 존재한다.[27]

발의 손상이 존재할 때, 손상은 관찰을 통해 등급을 매길 수 있다. Wagner's 분류법은 0~5단계에서 혈관의 기능장애를 등급화 한다.

0등급 발(Grade 0 foot): 피부는 궤양이 없다. 노출된 손상은 없지만 건막류(bunions), 해머 발가락(hammer toes), 그리고 샤르코 변형(Charcot's deformity)과 같은 잠재적인 궤양 변형이 존재할 것이다. 치료를 받고 있는 부분적인 발 절단 환자도 이 그룹에 포함될 것이다.

1등급 발(Grade 1 foot): 두꺼운 피부 표면에 손상이 존재한다. 이 증상은 뼈(bone)까지 퍼지지는 않았다. 종기(abscess)가 존재하지는 않는다.

2등급 발(Grade 2 foot): 노출된 궤양이 1단계보다 깊게 나타나고, 건(tendon)이나 관절낭(joint capsule)으로 투과되었다.

3등급 발(Grade 3 foot): 손상이 뼈를 관통하고, 골수염(osteomyelitis)이 존재한다. 관절 감염이나 발바닥 근막 면(plantar fascia plane)에 종기(abscess) 또한 주목해야 한다.

4등급 발(Grade 4 foot): 전족(forefoot)에 괴저(gangrene)가 있다.

5등급 발(Grade 5 foot): 발 전체에서 괴저가 나타난다. 발은 진행 부위를 구조할 수 없다.

궤양의 존재성, 상처 크기의 객관적 근거로 x-ray 필름이나 사진으로 된 선 그래프 필름으로 상처를 수색하는 것이 가장 뛰어나다. 이 진행 과정은 모니터링을 향상 시키거나 상처의 상태를 변화시키는 것을 돕는다.

당뇨병 환자의 발에 관한 병리 역학(Pathomechanics in the Deabeit Foot)

마찰력(friction)과 압력(pressure forces)은 동적인 보행 동안 전단력(shear force)과 결합된다. 뒤꿈치를 접촉(heel contact)할 때는 신체 체중의 힘이 발뒤꿈치를 통과해 아래쪽으로 향하고, 지면 반작용 힘이 뒤꿈치 안으로 위쪽으로 향한다. 발은 지면에 회외전(supination)으로 접촉되고, 초기 입각기 25%동안 다리는 회내전(pronation), 대퇴는 내회전(internally rotating)된다. 발은 신체 체중이 아래쪽으로 밀고, 지면의 반작용 힘이 위쪽으로 밀어서 지면에 고정된다. 전단력(shear force)은 그들의 접촉면에서 평행한 방향으로 각각 다른 연관성으로 신체가 이동하는 결과로 나타난다. 전단력은 무감각한 말의 조

직 손상(breakdown)의 가장 큰 원인이 된다.[30]

당뇨병 환자의 발은 특별하다. 왜냐하면 신경(neurologic)과 혈액 순환의 관계(circulatory involvement)가 동시에 발생하기 때문이다. 감각 충격(sensory impulses)의 변화는 진동(vibratory),콕콕 찌름(pinprick), 그리고 압각(pressure sensation)이 결손되었다는 증거이다. 감각(sensory)과 동시에 운동(motor)이 수반되어 근육 위축(atrophy)과 약화(weakness)를 동반, 발가락 변형(toe deformity), 중족골두(metatarsal heads) 돌출, 내재근 쇠퇴(intrinsic muscle wasting), 첨족변형(equinus deformity), 후족의 내반족(varus), 그리고 근위부를 이상정렬(malalignment)로 이끈다. 내재근(intrinsic muscles)의 기능은 발바닥 밀기(push-off) 전에 곧바로 중간 입각기(midstance)동안 중족지절관절(metatarsophalangeal joint)을 안정화 시키는 것이다. 장굴근들을 끌어당기는 결정적인 역할을 하는 장무지신전근(extensor hallucis longus muscle)의 약화는 엄지발가락을 두드리는(hammering) 것을 허락한다.

발의 발바닥 면(plantar aspect)은 움직임에 대해 모든 방향의 체중지지힘을 분산시키고, 보호(protecting), 그리고 충격 흡수기(shock absorbers) 같은 역할을 하기 위해 지방(fat)패드로 보호되어 있다. 보호하는 피하지방 패드의 위축(atrophy)또는 원위 전치(distal displacement)는 중족골두(metatarsal heads)까지 연부조직 외상과 파손(breakdown)으로 이끈다. 선재하는 변형(preexisting deformity)과 비정상적인 발의 기능은 조직을 궤양으로 이끌고, 악화시킨다. 예를 들면, 발가락을 누르면 중족지절관절이 좁아지고, 원위부에 지방 패드가 나타나고, 발바닥 면으로 중족골이 보호되지 않고 떨어진다. 체중을 지지하는 동안 중족지절관절을 과신전과 동시에 신전근을 잡아당기면 중족골의 저측굴곡으로 중족골두에 과도한 압력을 산출해서 반대 힘이 생산된다.(그림9-3)

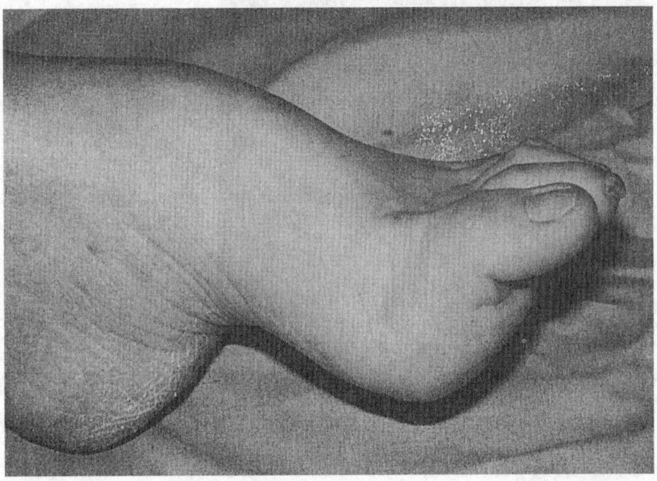

그림 9-3. 요족기형(pes cavus deformity). 중족골(metatarsal) 위에 있는 근위지절골(proximal phalanx)의 역행하는 힘(retrograde force)이 나타나며 중족골두(metatarsal head)로 족저 지방층이 전방이동함을 보여주고 있다.

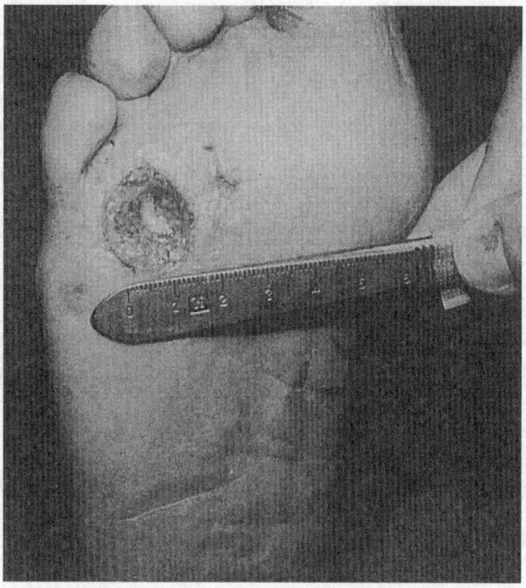

그림 9-4. 제 4 중족골(fourth metatarsal) 하부의 천공성 궤양형성(mal perforans ulceration)

당뇨병 환자의 질환(morbidity)을 유발시키는 원인으로 감염(infection)이 많은 부분을 차지한다. 감염부위(infection)를 치료하고 재발을 방지하기 위하여, 임상의는 질병에 관한 모든 지식을 알고 있어야 한다. 감염(infection)의 소인성 조건(predisposing conditions), 생리학, 역학을 연구하여야 한다.

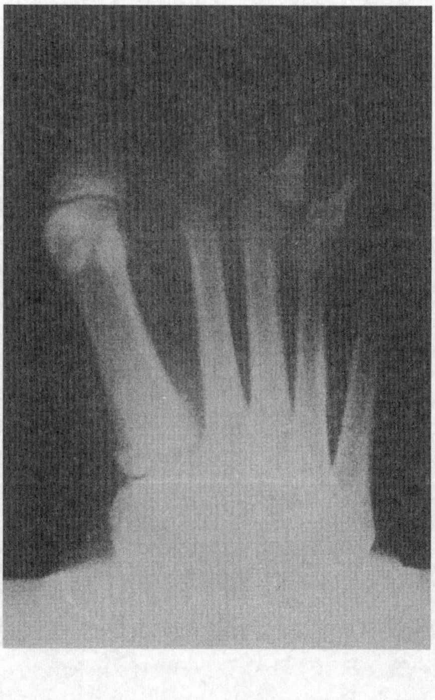

그림 9-5. 천공증(mal perforans)으로 인한 제 2, 제 3, 제 4, 제 5 중족지절관절(metatarsal-phalangeal joints)의 골수염

감염의 역학(mechanics of infection)을 효과적으로 파악하기 위해서는, 외상(trauma)을 발생시키는 염증(inflammation)의 생리학(physiology)을 필수적으로 이해해야 한다. 당뇨병 환자의 경우, 감염(infection)은 쉽게 외상(trauma)으로 발전한다. Brand[29]는 쥐의 발(pads)을 이용하여 많은 시험을 하였다. 그는 모의실험을 통해 쥐에게 20pound/inch의 하중을 10,000번 가하여 평상시의 걸음으로 걷게 하였다. 하루가 지난뒤, 발(pads)이 약간 팽창하였고 온도가 약간 상승하였다. 매일 시험을 반복한 결과, 일주일이 지난뒤 궤양(ulcers)과 괴사(necrosis)가 발생하였다. 반복되는 스트레스로 산출성 출혈(diapedesis)이 일어나면서 염증을 일으키는 세포(inflammatory cells)가 점차로 발생하였으며, 이 염증세포(inflammatory cells)는 간질성 공간(interstitial spaces)으로 누출된다. 최종적으로 나타나는 괴사(necrosis)는 심부 조직(deeper tissues)에서 발생하고 자가분해(autolysis)된다. 쥐가 하루에 8,000번으로 반복 걸음하도록 줄이고 주말에는 쉬도록 하면 단지 가벼운 염증(inflammation)만 발생한다. 6주가 지난 뒤 발(pads)은 실제로 시험을 시작했을 때보다 더 좋아졌다.

게다가, Brand' s 조사에서[29] 환자가 느낄 수 없는 곳에 반복적인 외상으로 인해 피부는 결국 파손(breaks down)된다는 것을 명확하게 지적하였다. 진동 검사(vibratory test)와 함께 Semmes-Weinstein 모노필라멘트 검사는 압각(pressure)/통각(pain) 그리고 보호감각(protective sensation) 손상을 측정하는 당뇨병 환자의 발 평가에 필수적인 부분이다.

발의 손상은 모든 당뇨 환자의 20%가 입원기간이 원인이 되고, 그리고 모든 비외상성(nontraumatic) 절단이 50%~70%가 연간 수행된다.[32] 연부조직과 뼈의 파괴를 역행(irreversible)할 수 없기 때문에 작은 발가락 중 하나가 제거되면, 발의 기능과 자세에 영향을 미치게 된다. 엄지발가락과 중족골두의 제거는 보행에서 발의 기능에 극적인 영향을 끼친다. 체중지지면 영역의 아래쪽에 발이 감소되었을 때, 제거된 체중지지면의 압(pressure)은 증가한다. 감소된 면 영역의 동일한 압력은 연부조직의 파손(breakdown)을 가속화시키는 원인이 된다. 엄지발가락이 절단되었을 때, 발바닥 밀기(push off)의 힘은 장굴근건을 통해 작은 발가락이 있는 외측으로 이동되고 발가락의 hammering과 clawing의 원인이 된다. 불행히도 이전의 궤양 장소에서 궤양화는 당뇨병 환자에게 모두 일반적으로 발생한다.

당뇨병 환자의 발 문제에 대한 치료 방법 제안 (TREATMENT SUGGESTIONS IN DIABETIC FOOT PROBLEMS)

당뇨병 환자의 발 치료의 주요한 목적은 충분한 영양공급, 피부 보호, 그리고 안정성 정보에 대해 환자 교육을 실시하여 조직의 궤양을 막는 것이다. 예를 들어, 당뇨병 초기 환자는 욕조에 발을 담그기 전에 물이 너무 뜨겁지 않은지에 대한 물의 온도 측정을 온도계를 사용하거나 당뇨병이 없는 친척이나 친구에게 물어야 한다. 매일 밤 발이 붉어지는 영역을 체크하는 것은 발바닥 아래에 거울을 사용하거나 다른 사람의 도움으로 할 수 있을 것이다. 아틀란타(Atlanta) 내에 Grady 기념 병원에서는 전담 족병치료학 클리닉을 설립하여 운영 첫해에 절단 비율을 당뇨 인구의 24%로 감소시켰다.[33]

당뇨병 환자의 발 치료의 주요한 목적은 반복적인 미세외상으로부터 발의 발바닥 면을 보호하고, 과도한 신발의 압력으로 외상을 입고, 그 결과 궤양(ulceration)이 생기거나 절단(amputation)되었을 때 변형(deformity)을 적응시키는 것이다. 부드러운 완충 장치의 원료를 사용하는 전체적인 접촉의 발 보조기(total contact full foot)는 상처받기 쉬운 뼈 돌출부분에서 전체 발의 발바닥 면에서까지 과도한 체중 지지 압력의 분배를 돕는다. Thermold(P.W.Minor, Batabia, NY) 가죽 신발은 무감각한 당뇨병 환자의 발에 적합하다.

당뇨병 환자의 발 문제에 대한 관리를 위한 보조기(orthotics)나 신발의 준비는 물리치료 중재의 하나이다. 치료의 많은 방법은 치료의 일반적인 성과를 보완하고 강화하는데 유용하다. 이들 중재는 관절과 연부 조직의 관절 가동술(mobilization), 버그 알렌 운동(Buerger-Allen exercise) 근력 강화(muscle strengthening), 스트레칭(stretching), 움직임의 범위(range of motion), 그리고 마사지(massage)와 같은 도수치료(manual therapies)를 포함한다. 고주파 전기 자극(high galvanic electrical stimulation)과 같은 물리요법(modalities)은 상처 치료를 향상시킨다는 것을 보여주었다. 게다가, 보행 훈련(gait training), 단계적인 걷기 프로그램(graded walking programs) 그리고 환자 교육은 당뇨병 환자의 발 문제를 위한 포괄적인 치료 프로그램에 중요한 구성성분이다.

감염 치료(Treatment of Infection)

감염(infection)을 일종의 투쟁으로 간주한다. 숙주(host)와 침투한 기생성 미생물(parasitic microorganisms) 간에는 투쟁이 일어나고 다른 요인도 수반된다. 당뇨병 환자는 어떠한 조치를 취하지 않고도 감염(infection)의 투쟁을 제거시킬 수 있다. 치료와 적절한 순환으로 감염부위가 확실하게 치료될 수 있다. 여러 경우에서 보면, 잘 훈련된 임상의나 치료(therapists)팀의 헌신적인 노력으로 치료된다. 환자는 때론 아프고, 오랜 인내를 요하는 치료를 잘 견뎌내야 한다. 이 점이 질환과의 투쟁에서 가장 어려운 부분이다.

작은 혈관(small vessel)에 감염이 되었기 때문에 감염부위에 항생제를 주사할 수 없으므로 당뇨병 환자의 감염된 발을 치료하는데는 많은 어려움이 있다. 또한 당뇨병 환자는 세심한 신체 조절을 하여야 하는데 감염으로 인한 외상은 신체 조절에 어려움을 초래한다.

당뇨병 환자의 말초 혈관 질환은 감염으로 촉진되거나 감염 조직에 효과적으로 항생물질을 전달하지 못해 악화된다고 예상한다. 몇몇 연구에서는 박테리아를 죽이면, 산소압이 위험한 단계까지 악화될 것이라고 지적했다.

농양(abscess)은 당뇨병으로 인한 발질환에서 가장 보편적으로 발생하며, 보호장벽(fortress)이나 관문(barrier)으로 고립된다. 작은 혈관질환이 있는 감염부위를 차단하면 항생제 주사가 효력이 없어진다. 국부치료-관문(barrier)을 치우고, 농양(abscess)이 생긴 부위의 감염부위를 닦아내는 배농법의 사용은 농양(abscess) 치료에 있어 필수적이다. 몇몇 경우에서는 농양의 개방(opening the abscess)이 치료에 적합하지 않다. 발은 여러 부위에서 서로 독립적으로 감염될 수 있다. 발의 족저면(plantar aspect)을 거대하게 절개하였다면 농양(abscess)이 말초부위로 번질 수 있다. 그러므로 이러한 발은 수시로 진찰해야하며, 회복이 멈추거나 퇴행된다면, 현재의 치료법을 세심히 평가하여 다른 치료법으로 바꿔야 한다.

또한 당뇨병을 잘 조절하여야 숙주(host)가 침입한 박테리아를 방어하고 제거할 수 있도록 보강된다. 혈당량이 조절되지 않을 때, 이러한 질환은 악화된다. 감염이 악화되면 당뇨병을 조절하는데 많은 어려움이 있고, 감염이 억제되어야 비로소 혈당량을 만족할 만한 수준으로 조절할 수 있다.

완전히 접촉되는 석고붕대(Total Contact Casting)

Dr. Brand[36]는 만성 궤양용으로 완전히 접촉되는 단하지 석고붕대(total contact short leg cast)를 사용할 것을 권하였다. 이 방법은 환자가 걸을 때 외부 스트레스를 방지하고 외상(trauma)을 보호할 수 있어서 매우 유용하다. 또한 석고붕대(cast)는 형태가 잘 만들어지고 보호대(padding)를 삽입하였기 때문에, 압력은 석고붕대(cast)가 닿지 않는 한 고루 분배된다. 또한 완전하게 접촉된 석고붕대(total-contact cast)는 회복 치료에 지장을 주는 림프액 울혈(lymphatic congestion)을 방지한다.

감각이 없는 발에 수정된 압력 분포 (Modifying Pressure Distribution in the Insensate Foot)

신발의 안창에서 덧대는 조절장치(accommodative devices)는 발의 균형을 잡아주며, 압력이 고루 분포되어 발을 지지할 수 있게 해준다. 수축 상태에서, 보조기(orthotic)는 회내전하는 힘(pronatory forces)을 제어하여 발을 조절하고 지지한다. 교정술(orthotics)은 10장에 자세히 설명되어 있다.

당뇨병 환자는 교정된 신발(accommodating shoe gear)을 사용해야 하며, 맨발로 걷는 것은 삼가해야 한다. 돌출부위(prominence)에 자극을 주지 않고 기형이 심해지지 않도록 신발의 윗부분은 부드러워야 한다. 또한 신발 안창은 지면의 변화에 잘 적응해야 한다. 신발의 안창 조절장치(accommodative insole)는 4분의 1의 두께로 펼친 석고(plastazote)같은 폴리에틸렌(polyethylene)으로 된 조절장치는 압력을 영구적으로 견딜 수 있도록(특히, 열에도) 만들어 졌으며 부드럽게 형태를 유지시킬 수 있는 Spenco 처럼 네오프린(neoprene)으로 표면이 덮여 있다. 이러한 유형의 조절된 교정기(accommodative orthotic)는 발을 보호하고 자극을 변화시켜 무감각한 발에 안전하게 사용된다. 또한 어떠한 상황에서도 잘 적응하고 순응하기 때문에 안창에 적절하게 사용된다.

어떤 경우에는, 신체를 지지하는 표면에 균형이 잘 잡히지 않을 때, 균형보조창(plastazote)을 부위에 대면 보행 시 체중이 고르게 분배된다. 즉, 과도한 체중의 하중을 견딜 수 없는 부위에 보조물을 덧댄다(그림. 9-6에서 9-9). 그것으로 발과 만나는 지면을 높이고 변형(deformity)을 조절하도록 한다.

교정기(orthotic)는 두껍기 때문에 신발은 교정기를 수용할 수 있을 만큼의 적당한 깊이를 가져야 한다. P.W. Minor thermold 신발과 같은 Extra-depth 신발은 발가락 변형을 최소화 할 수 있도록 조절하기 위하여 열 주조(heat molding)를 통해 조절 안창(insole)이 필요한 공간과 윗부분의 수정을 허락한다(그림9-10). 1993년 5월에 만들어진 건강보험 당뇨 신발 청구서는 건강보험 파트 B 특전에 적합한 높은 위험성(high-risk) 당뇨환자에

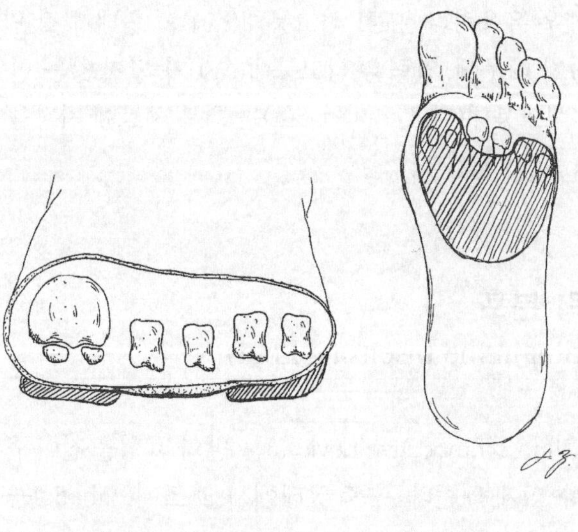

그림 9-6. 제 2 중족골두(second metatarsal heads)와 제 3 중족골두(third metatarsal heads)를 보호하기 위해 조절성 패드(pad)를 댄다(accommodative padding).

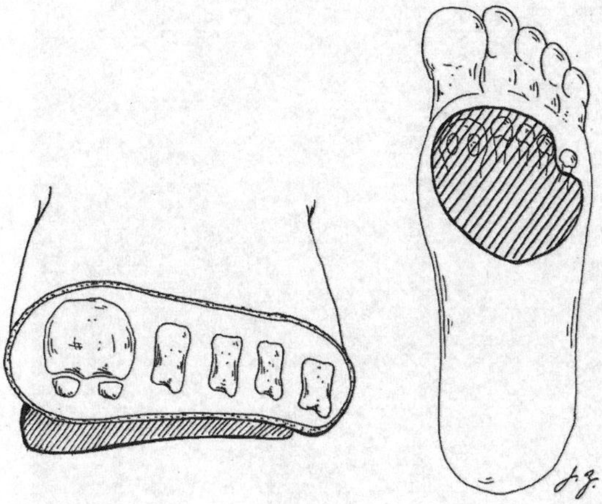

그림 9-7. 제 5 중족골두(fifth metatarsal head)를 보호하기 위해 조절성 패드를 댄다 (accommodative padding).

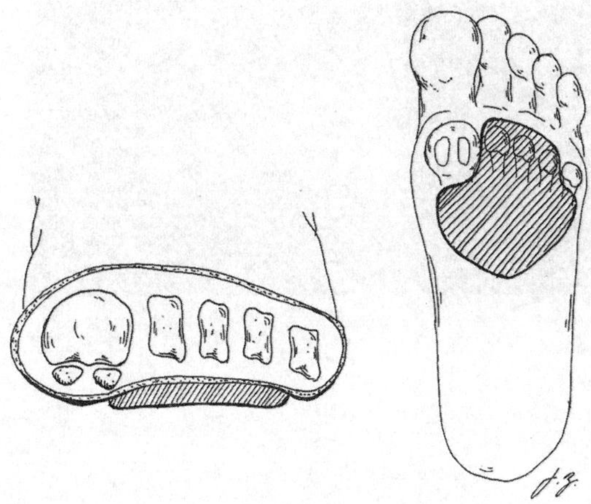

그림 9-8. 제 1 중족골두(first metatarsal head)와 제 5 중족골두(fifth metatarsal head)를 보호하기 위해 조절성 패드를 댄다 (accommodative padding).

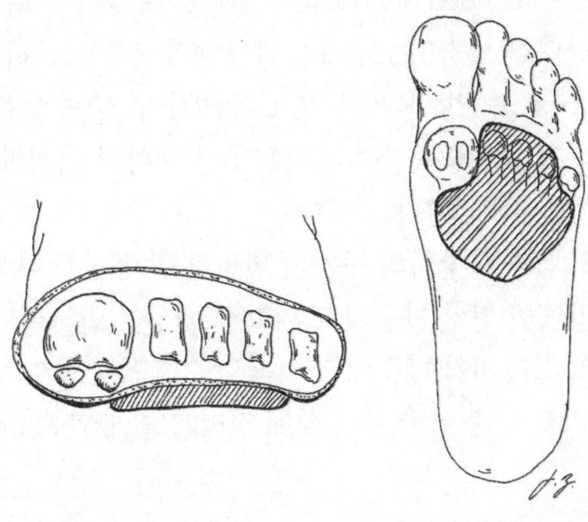

그림 9-9. 제 1 중족골두(first metatarsal head)를 보호하기 위해 조절성 패드를 댄다 (accommodative padding).

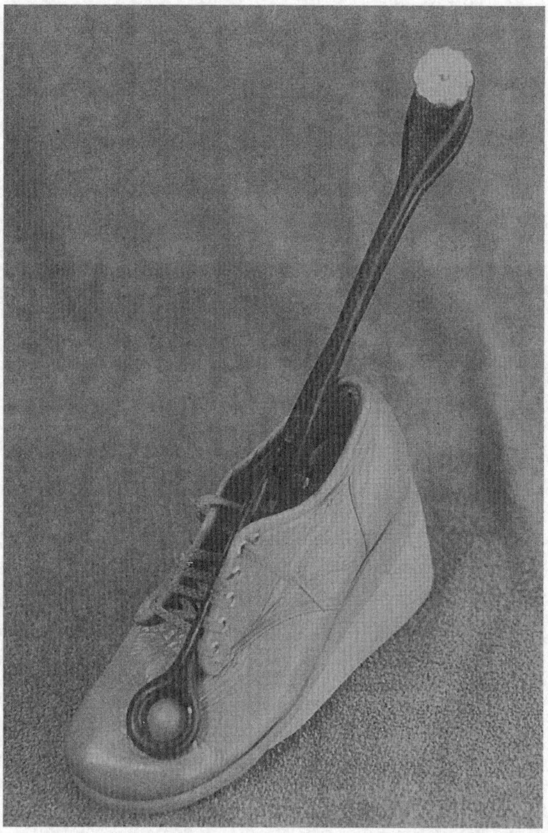

그림 9-10. 발가락의 변형을 감소시키는 수정된 열-주조 신발.

게 매년 처방에 의해서만 판매되는 신발(prescription shoes)과 맞춤 주문 제작된 교정기(custom-molded orthotics) 두 켤레를 보상 범위로 정하였다.[37]

단단한 밑창(rigid-sole), 활모양의 밑창(rocker-bottom) 신발을 사용하는 많은 이용자(advocate)는 발바닥 밀기(push-off)동안 중족골두 아래 압력이 작아진다고 하였다. 활모양의 정점은 중족골두의 근위부에 정확히 위치하고, 신발 자체에서 발이 앞으로 나가는 추진력을 제공한다.

압력과 마찰력의 증가의 반응으로 형성된 각화 조직(hyperkeratotic tissue)은 그 조직에 압력이 점차 가중되고 역학적 특성이 변하여 수분을 유지하고 있는 피부층으로 깊어지고, 갈라지기 때문에 정기적으로 제거해 주어야 한다. 조직(tissue)의 생존력이 감소되고, 그로 인해 이 부분이 병에 걸리기 쉽게 파손(breakdown)된다.

버그 알렌 운동(Buerger-Allen Exercises)

말초 혈관 질환(peripheral vascular disease)의 발생은 질병의 상태에서 신경(neurologic)과 신진대사(metabolic)에 혈관(vascular)이 수반되기 때문에 당뇨병 환자에게서 높게 나타난다. 동맥 기능부전 당뇨병 환자의 치료에서 중요한 3가지는 말초 순환 증진, 사지 상실(limb loss) 예방, 그리고 상처 치유를 가능하게 하는 것이다. 폐쇄성 동맥 질환의 치료인 버그-알렌 운동의 목적은 비침습성의 치료 방법으로 순환을 증진시키는 것이다.

버그-알렌 운동은 자세 변화를 통해 국소 측부지 순환을 증가시키는 가설을 근거로 실시하는 자세 운동이다. 그것에 의해 순환이 늘어났다.[39] 각각의 자세를 변화하는 동안 활성 근육의 수축이 추가되면 산화(oxygenation)가 증가되어 활성 근육의 혈류를 자극하고, 혈관 주위의 수축 근육의 착유량(milking)으로 순환(circulation)의 개선이 나타난다. 버그-알렌 운동의 이론적 근거는 혈액이 관에 비었다(emptying) 채워지는(filling) 교대 작용이 말초 혈관계의 자극으로 혈액 이동이 효율적으로 증가되는 것에 기초한다.[40] 이 운동의 효과를 지지하는 근거가 될 만한 자료는 없다.; 그러나, 현재 진행 중에 있는 조사는 말초 혈관 장애를 수반한 당뇨환자의 하지에서 순환이 증가되고, 상처 치유가 촉진되고, 과민성과 통증이 감소되는 생리학적 개선이 관찰되었다는 것을 명백히 보여준다.[22]

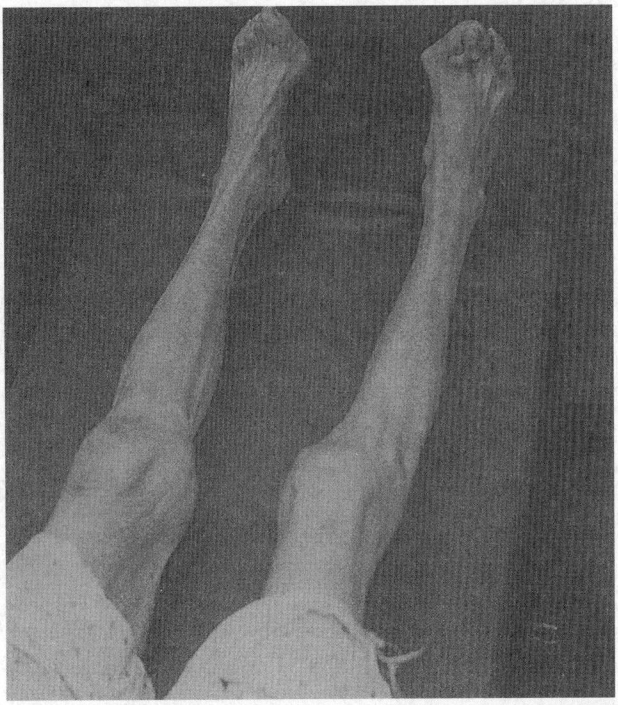

그림 9-11. 버그-알렌 운동 : 누운 자세에서 45° 다리를 들어올린다.

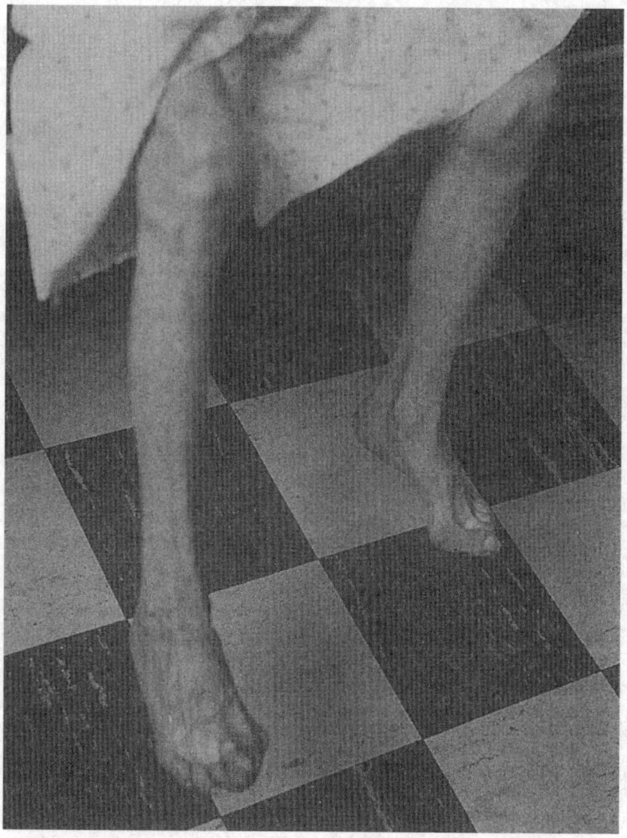

그림 9-12. 버그-알렌 운동 : 앉을 때 다리를 아래쪽으로 늘어뜨리고 걸터 앉는다.

버그-알렌 운동은 그림9-11에서 9-13을 통해 제시된 계획 안에 따라 수행한다. 바로 누운 자세에서 다리를 45° 각도로 들어올리고, 창백하게 될 때까지 또는 최대 3분을 유지한다(그림9-11). 발에 활동성 펌핑(active pumping)과 순환(circling), 그리고 사두근의 등척성과 둔근의 수축은 다리를 들어 올린 자세에서 1분 또는 그 이상을 수행한다. 발이 창백해지면, 환자는 침대의 가장자리에 하퇴(lower leg)를 늘어뜨리고 걸터 앉는다(그림.9-12). 이 자세 동안, 환자는 저측굴곡(plantarflex), 배측굴곡(dorsiflex), 그리고 발의 순환을 촉진하는 활동을 한다. 이 자세는 최소 3분, 또는 발적(rubor)이 일어날 때까지 유지한다. 마지막으로 환자는 하지를 펴고 3분 동안 누워 있는다(그림.9-13) 다시, 이 자세에서 다리 근육의 활동성 근 수축을 최소 1분 동안 수행한다. 한 가지 주의할 점: 심혈관계에 심한 생리적 장애를 가지고 있다면, 저자는 들어올리고, 매달려 있는 단계 사이에서 기립성 저혈압을 막을 수 있음으로 편평하게/바로 누운 자세를 취할 것을 추천한다. 전체 순서는 각각의 운동 단계에서 3번씩 반복한다. 버그-알렌 운동은 최대 효과성을 위해 매일 2번 이상 수행해야 한다. 말초 신경장애를 가지고 있으며 활성 근육의 수축이 잘 이루어지지 않는다면, 임상의는 근육조직 주위의 펌핑 활동으로 혈류량을 증가시키기 위해 각각의

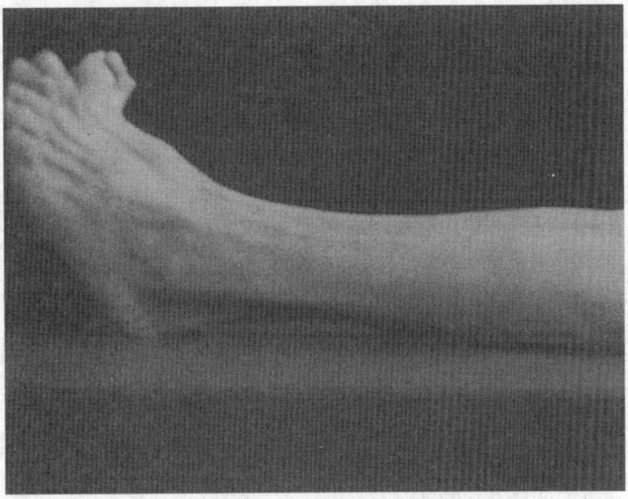

그림 9-13. 버그-알렌 운동 : 똑바로 누운 자세에서 다리를 편평하게 유지한다.

자세에서 각각의 발을 수동적으로 저측굴곡, 배측굴곡 할 수 있다. 저자는 높은 빈도의 전기 자극(high-frequency electrical stimulation)을 사용하여 말초 신경장애(peripheral neuropathy)를 가진 당뇨병 환자의 하지에 근 수축의 시작(threshold)을 끌어내는데 성공하였다.

전기 자극과 혈류량(Electrical Stimulation and Blood Flow)

말초 신경 장애를 가진 당뇨병 환자는 종종 활동성 근 수축(active muscle contraction)이 불가능하다. 근 수축은 산화 요구(oxidative demand)를 증가시킬 뿐만 아니라, pumping 활동으로 혈류량 증가의 원인이 된다. 직류 전류(direct current)는 신경장애가 있을 때, 근 수축 활동을 촉진, 활성 근육의 산화 증가를 위해 필요할 것이다. 근육의 외부 자극은 신경지배(innervating nerve)의 작용(depolarization)으로 초기 근초(sarcolemma)의 산화(depolarization)를 통해 접촉한다. 이 부분의 혈류량의 증가는 산소 배달을 증가시키고, 활동 근육 생산을 위한 대사산물(metabolites)을 옮긴다.

상처 치유를 위한 고주파 전기 자극 (High Galvanic Electrical Stimulation in Wound Healing)

순환을 촉진하고 상처 치유에 영향을 미치는 전기 자극의 사용을 위한 이론적 근거는 미생물(microorganisms), 손상의 형태, 그리고 조직 치료 과정에서 전기 자극의 효력을 포함한다. 직류전류(고주파-high galvanic)의 낮은 진폭을 사용한 연구 결과 상처 치유를 촉진하는데 가장 좋은 효과성을 제공하였다고 보고하였다.[41-46] 음극 전류(cathodal current)는 대장균B(Escherichia coli B) 성장 비율의 감소와 함께 vivo와 vitro 모델 둘 다에서 미생물(microorganism)의 성장에 영향을 주었다.[47,48] 그리고, 녹청색의 슈도모나스균(pseudomonas aeruginosa)이 감염된 상처가 감소하였다.[48] 게다가, 음극성(negative polarity)에서 포도상 구균(staphylococcus aureus)의 성장 비율이 감소하였다.[49] 미생물의 성장 비율의 감소를 제안하는 두 가지 기전이 있다, 첫째, 단세포(single-celled) 미생물에 연속적인 전기 자극은 항상성 기전(homeostatic)을 분열시켜 죽인다. 두 번째, 음극 전류(negative current)는 세포막(cell membrane)을 가로질러 수송하는 효소(enzyme)의 진행과 조절(regulatory) 기전을 분열시켜 세포속의 활동을 분열시킨다.[50] 음극 직류 전류(negative direct current)를 사용한 연구에서 미생물의 성장 비율을 지연시킨다는 것을 발견하였다.

조직 손상(tissue damage)은 세포막의 붕괴(disruption)와 세포질의 구성성분의 변질(alteration)이 원인이다. 손상(injured)과 손상되지 않은 조직 사이의 전기적 전위의 차이를 "손상 전위(injury potential)"라고 부른다.[51] 초기 손상 전위는 양상(positive)이다. 그러나 상처가 치유되고, 감염이 진정되면서, 전위는 음성(negative)이 된다. 이러한 변화는 치료 회복 과정에서 양극성(polarity)의 결합으로 자연적으로 일어난다고 지적하였다.

또한 상처 치유에 유리한 영향을 주는 전기 자극의 사용으로 발생하는 혈액 세포의 이동이 있다. 양극(positive pole)으로 인해, 작은 혈관에서 백혈구(leukocytes) 덩어리와 혈전(thrmbosing)이 발견되었다.[52] 이러한 변화는 음극(cathode)쪽으로 생산물을 소모시키는 이동을 알려준다. 음극(negative pole)으로 인해, 회복 과정을 돕는 양극(anode)쪽으로의 상피세포(epithelial cells)의 이동과 함께 진피세포(dermal cell)의 움직임이 있다. 낮은 빈도(low-frequency) 자극은 또한 단백질(protein)의 비율과 DNA합성물이 음극(negative pole)으로 인해 증가되는 중요한 사실을 보여준다.[41,42]

임상의는 당뇨병환자 발의 궤양(ulcer)을 치료하는데 대략 2.5개월이 요구된다는 사실을 다른 조사자들에 의해 증명된 것을 발견하였다.[43-45] 음극성(negative polarity)은 궤양영역으로부터 체액의 움직임을 돕고, 혈류량을 증가시키고 상처 치유 촉진을 돕는다. 양극성(positive polarity)은 살균효과(germicidal effects)와 신경을 진정시키는 효과가 있다. 당뇨병 환자에게 수술을 하지 않은 부위(nonsurgical)와 수술 부위(surgical)의 상처 모두를 치료하는데 높은 고주파 전류 자극(high galvanic electrical stimulation)의 효과성은 반복적으로 관찰되어진다.

환자 교육(Patient Education)

발의 궤양(ulcer)이 치료되었으면, 우선적으로 재발을 방지해야 한다. 발은 감염된 외상으로 인해 손상된 반흔 조직(scar tissue)이 생기며 조직(tissues)의 순환과 유동에 제한을 받는다. 발은 감염(infection)전의 상태로 회복되지 않을 것이다(그림 9-14); 이후 외상과 부상이 더 생길 것이다. 환자 자신의 발을 계속 점검해야하며, 만일 문제가 발생하면 즉시 조치를 취해야 한다. 처음 증상이 나타날 때 휴식을 취하고 적절한 치료를 해야 한다.

당뇨병 환자는 그들의 발을 검사(examination)하는 방법과 관리(care)하는 방법을 교육받아야 한다. 당뇨병 환자는 붉은(redness) 영역이 있는지, 피부가 건조한지, 과도한 수화작용(overhydration)이 있는지, 그리고 티눈(corns)이나 못(calluses)과 같은 각화(hyperkeratotic)가 발달하는지를 관찰해야 한다. 그들은 신발 압력(pressure)나 주름(wrinkles) 그리고 신발 안창에 갈라진 틈(seams)의 결과로 어느 부위에 압(pressure)을 받는지를 보아야 한다. 환자에게는 닳는(무거운 면직물 또는 모직물-heavy cotton or wool) 안창의 형태를 알려주고 어떻게 적절한 신발을 구매해야 하는지를 충고할 필요가

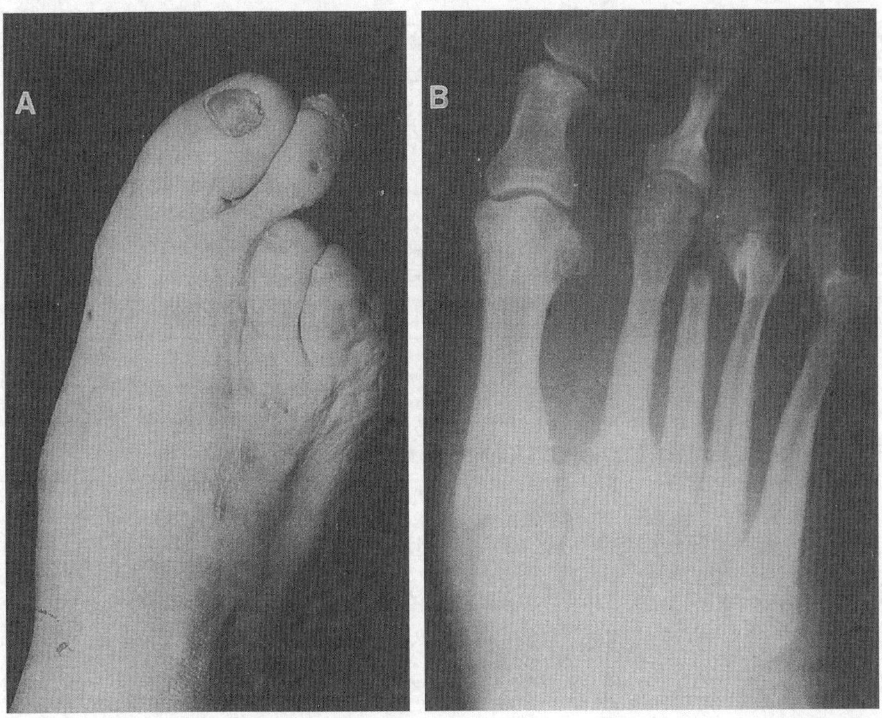

그림 9-14. 진단된 감염을 제거시키기 위해 반복수술한 당뇨병환자의 발을 임상(A)과 x-ray촬영(B)으로 보여주고 있다.

있다. 운동 안내서는 환자 개개인의 조건에 맞도록 특별 제작되어야 한다. 모든 당뇨병 환자들은 족부질환치료학자(podiatrist)에게 발톱(toenails)이나 각화(hyperkeratotic) 부분을 주기적으로 정돈하고 괴사조직을 제거하도록 교육해야 한다. 당뇨병 환자는 자신의 발톱을 깎거나 못(calluses)을 정리하려고 시도해서는 안된다. 목욕물의 온도를 주의해서 준비해야 하며 장시간에 걸쳐 발을 물에 담그는 것을 피해야 한다. 발의 보호를 조성하고, 개개인은 집안에서 짧은 거리를 걷을 때도 맨발로 걷는 것을 피해야 한다.

당뇨병 환자가 스스로 점검하고 발을 관리하도록 교육하는 데는 많은 수단(resources)이 있다. 이 방책(resources)을 표9-1에 제시해두었다. 적절한 자료는 환자 개개인이 기초로 가져야 한다. 발 문제를 예방하는 환자 교육은 아마도 중재에서 가장 중요한 요소일 것이다.

수술(Surgery)

압력을 변경하고 골성의 기형(osseous deformity)을 제거하기 위한 수술적 개입(surgical intervention)은 궤양화(ulceration)와 감염(infection)의 가능성을 방지하는데 가장 좋은 치료법이다. 당뇨병 환자는 수술로 순환이 잘 되도록 치유되어야 한다. 압력이 가해진 부위에 감염된 궤양(ulcer)이 벌어져 있지 않고 닫혀져 있어서 소독된 수술상처는 치유되기 쉽다. ; 그러나 이들 당뇨병 환자의 수술부위는 주의깊게 관찰해야 한다. 신경계(nerve system)가 정상이 아니면, 환자는 수술 후 상처가 심해질 수 있다.

당뇨환자에게 일반적으로 고려해야할 항목 (GENERAL CONSIDERATIONS IN DIABETES)

당뇨병의 병리생리학(Pathophysiology in Diabetes Mellitus)

당뇨병은 대략 미국 120만 사람에게 영향을 미치는 만성적인 질환이다.[53] 인슐린(insulin)은 포도당을 근육과 지방세포의 혈액으로 바꾸기 위해 필요하다.[54] 어떤 사람들은 충분한 인슐린을 만들지 못하거나(type 1) 사용해야할 인슐린을 만들 수 있으나 고혈당증(hyperglycemia)으로 인해 적절히 사용하지 못해(type 2) 당뇨병으로 고통스러워 한다.[55]

당뇨병의 복잡한 특성(complex nature)은 신체의 상태가 극히 위험해지는 물리적 합병증(complication)과 반응(reactions)을 다양하게 만들어 낸다는 것이다. 당뇨병은 눈을 멀게 하거나(blindness) 백내장(glaucoma) 또는 녹내장(cataracts)을 발생시켜, 이동(ambulatory) 상태의 손상을 직접적으로 가져온다. 당뇨병은 일반적인 사람과 비교해서 심장발작(heart attacks)과 뇌졸중(strokes)을 일으킬 확률이 2배나 높고, 발에 괴저(gangrene)의 발달로 궤양(ulceration)을 일으킬 확률이 5배나 높고, 신장질환(kidney disease)을 일으킬 확률이 17배나 높다.[54] 이 모든 문제들은 내구력(endurance)의 영향으로 기능에 영향을 미치고, 체중지지 능력을 비활동성(inactivity)으로 이끈다. 또한 당뇨병 합병증은 구강(mouth), 재생 시스템(reproductive system), 신경과 혈관 시스템(nervous and vascular system), 근육 시스템 (muscular system) 그리고 피부(skin)에도 영향을 미치고, 감염에 직면하였을 때 개인의 방어체계를 감소시킨다.

65~74세 인구의 약 18%정도는 당뇨병을 가지고 있다.[56] 일반적으로 나이 든 사람은 포도당부하검사(glucose tolerance)에서 젊은 사람과 비교했을 때 악화되는 경향이 있다. 자료에서는 전체 혈청 포도당 반응(total serum glucose response)에서 구강 포도당 부하(oral glucose lod)는 나이에 따라 오직 약10%의 편차가 있다.[57] 신체 체중과 물리적 활동 레벨은 고혈당증(hyperglycemia)의 발병에서 매우 중요한 역할을 한다. 고혈당증과 당뇨병type2의 진행은 중요한 요인은 두 번째 단계인 인슐린 분비 부족(poor second-phase insulin secretion)과 포도당 생성 억제 실패, 인슐린 수용체와 후수용체(postreceptor) 위치의 결함, 비만과 물리적 활동의 부족이 포함된다. 노인을 대상으로 당뇨병의 원인에 관계없이 포도당 레벨을 조절하여 삶의 질을 향상시키고, 환자수와 사망률을 감소시킬 수 있다는 것을 증명하였다.

비록 당뇨병의 원인에 대해 명확히 이해하지 못하고, 해결방법도 없지만, 이 질병은 정상 혈액 포도당 레벨을 유지하고 성취함으로써 조절할 수 있게 되었다.[58] 이 성과는 4가지 결정적인 구성요소: 식이요법(diet), 운동(exercise), 자가 점검(self-monitoring) 교육, 약물치료(drug therapy)의 균형 잡힌 이용이 필요하다.

영양과 당뇨병(Nutrition and Diabetes Mellitus)

본래, 당뇨병은 음식의 부적절한 신진대사로 너무 많은 포도당(glucose)을 산출하는 상태를 말한다. 그러므로, 음식의 조절은 당뇨 조절, 특히 당뇨병 type II 에 매우 중요하다.[58] 당뇨병 환자는 적은 열량 소모를 촉진하고, 저지방(less fat)과 단당류(simple sugars)의 섭취를 촉진해야 한다.

몇몇은 비타민(vitamin)과 무기질(mineral)로 인해 당뇨병의 상태에 영향을 미치기도 한다.[59] 당뇨병은 아연(zinc) 흡수작용의 감소와 hyperzincuria 와 관련되어 있다.[60] 아연

결핍은 상처 치유를 지연시키고, 면역 기능 저하, 면역 기능부전, 식욕부진과 관련이 있다.[61] 아연 결핍 환자에게 아연을 투약했을 때 면역 기능 개선[62]과 상처 치유촉진[63]의 결과 보였다.

크롬(chromium)은 포도당의 항상성(homeostasis)을 정상으로 유지시켜주는 역할을 한다. 크롬의 결핍은 포도당 과민성(glucose intolerance)에 영향을 준다.[64] 구리(copper) 레벨은 당뇨병 type II를 향상시킨다. 임상적인 중요성은 명백히 밝혀지지 않았다; 그러나, Klevay[65]는 실험을 통해, 구리의 결핍은 콜레스테롤(cholesterol) 레벨을 증가시키는 결과를 일으킨다는 것을 증명하였다. 티아민(thiamine)은 포도당의 신진대사를 위해 크레브스 회로(krebs cycle)안으로 이동(transport)시키는 가장 중요한 역할을 한다. 당뇨병 type II는 티아민 상태의 2차적인 제한을 통해 적혈구(erythrocyte) 케톤 전이 효소(transketolase) 활동을 높인다. 이것은 세포 내의 포도당 이용도(availability)를 떨어뜨리는 것과 관련이 있다는 것을 발견하였다. 당뇨병은 또한 치명적인 빈혈(anemia)과 관련되어 있다. 비타민B12의 결핍은 당뇨병 환자에게 일반적으로 나타나고, 후종 신경장애(posterior column neuropathy)와 치매(dementia)와 관련이 있다.

운동과 당뇨병(Exercise and Diabetes Mellitus)

당뇨 조절의 두 번째 영역은 운동(exercise)이다. 운동은 혈액의 포도당을 조절하고, 순환을 개선, 심혈관계의 위험성을 감소시켜 환자를 건강한 상태로 유지시켜 준다.[66,67] 매일 하루 2~3회 운동을 하는 것은 인슐린(insulin)에 대한 조직 민감도(sensitivity)를 증가시키고, 그로 인해 인슐린 주사량을 감소시킨다.[67]

단면 연구를 통해 포도당의 항독성(tolerance) 손상은 물리적 활동레벨과 건강 상태와 연관되어 있다는 것을 보여주었다.[68] Seals와 동료 연구자들은 포도당 항독성이 운동에 미치는 영향을 실험하여, 비록 포도당 레벨이 변화지 않아도 인슐린과 C펩티드(C peptide)레벨이 감소하는 것을 발견하였다. 또한, 고밀도 리포 단백질(lipoprotein) 콜레스테롤의 레벨은 증가하고 트리클리세리드(triglyceride) 레벨은 감소하였다. type II 당뇨병 환자는 단기(short-term)운동 프로그램에서 포도당 흡입량의 조절이 규정식(dietary)보다 더 유익하다는 것을 보여주지 못했다.[70] 그러나, 장기(long-term)운동 프로그램에서 포도당 항독성의 개선 결과를 보였다.[71,72] 식사조절과 함께, 운동은 포도당 항독성을 향상시켜준다. 게다가, 포도당 항독성이 운동 시 효과를 보이고, 당뇨병 환자에게 운동 훈련은 심혈관계 건강, 지방질의 특성(lipid profiles), 고긴장(hypertension), 골형성(osteopenia), 심리적 기능(psychological function)을 개선한다. 당뇨병 환자에게 운동의 위험요소는 저혈당(hypoglycemia), 케톤증(ketosis), 탈수증(dehydration), 심근 허혈

(myocardial ischemia), 부정맥(arrhythmias), 망막증 증식(proliferative retinopathy) 촉진, 단백뇨(proteinuria) 증가, 그리고 외상(특히 신경장애 환자)이 있다.

국가 건강 기구(National Institutes of Health)에서는 당뇨병 환자에게 인슐린에 의지하지 않고 운동으로 신진대사를 조절하는 효과성은 많은 변수와 작은 규모의 영향력을 미친다는 결론을 내렸다.[73] Pacini과 동료 연구자들[74]은 나이 든 사람에게 필요한 정상 체중, 물리적인 활동은 포도당 자극에 반응하는 정상 인슐린 결합 능력, 인슐린 민감성 그리고 인슐린 분비 능력을 가진다는 것을 발견하였다. Helmrich 와 동료 연구자들[75]은 활동 레벨의 증가가 실제 당뇨 발생을 감소시킨다는 것을 발견하였다. 장기간의 운동 프로그램은 운동 처방을 필요로 한다. 그러나, 당뇨병 환자에게서 심혈관계 조절을 위한 운동의 효과성과 수정된 포도당 항독성의 가능성에 대한 위험성은 중요하다.

교육과 당뇨병(Education and Diabetes Mellitus)

당뇨병 환자는 질병과 그것에 대한 합병증, 그리고 당뇨를 조절해야 하는 특별한 방책에 대한 교육을 받아야 한다. 자가 점검(self monitoring)은 포도당 레벨(glucose levels)을 매일 체크하는 것을 포함하여, 소변(urine) 뿐만 아니라 혈액(blood)점검도 포함해야 한다. 혈액 내 포도당 점검은 더 정확한 포도당 레벨을 측정할 수 있기 때문에 선택하는 방법이다. 또한, 피부상태, 특히 하지에 대한 자가 점검은 당뇨병 환자 교육에서 매우 중요한 요소이다.

당뇨병 환자의 약물 치료(Drug Therapy for Diabetes)

당뇨병 환자의 약물치료는 입으로 복용하는 것(type II 만)과 인슐린이 있다. 인슐린은 소, 돼지 같은 동물에게서 획득하거나, 인간 인슐린과 같은 인슐린 생산과정의 결과 생성되는 생합성 과정에서 획득한다.[55] 인슐린 합성은 인슐린의 항체가 거의 없이 형성되고 알레르기 반응이 거의 없기 때문에 대중적으로 획득할 수 있다. 인슐린에 필요한 것은 특히, 구토(vomiting)나 열(fever)과 같이 환자에게 나쁘게 되지 않도록 변화시켜야 한다. 고혈당증(hyperglycemia)의 징후는 인슐린을 복용하지 않았거나, 과잉 복용(overeating), 당뇨 식이요법을 시행하지 않거나 환자가 열이나 감염을 가진 환자에게 나타날 수 있다. 징후는 과도한 목마름(thirst) 또는 방뇨(urination)(또는 둘다), 건조한 입(dry mouth), 기면상태(drowsiness), 홍조를 띤 피부, 열매 냄새 같은 숨 냄새(fruitlike breath odor), 복통(stomachache), 구역질(nausea), 구토(vomition) 그리고 호흡곤란이 포함된다. 저혈당증

(hypoglycemia)의 징후는 과도한 인슐린, 간단한 식사나 식사를 하지 않음, 메스꺼움(sickness), 과도한 운동, 알코올이 든 음료 섭취, 알코올이 함유된 약물 섭취가 원인이 된다. 징후는 불안(anxiety), 오한(chills), 발한작용(cold sweats), 차고 창백한 피부, 의식 착란(confusion), 기면상태(drowsiness), 과도한 배고픔, 두통(headache), 구역질(nausea), 신경과민(nervousness), 흔들거림(shakiness), 착시(vision changes) 그리고 이례적인 피로함(unusual tiredness)이나 피로(fatigue)가 포함된다. 설탕이 든 음식(예, 오렌지 주스, 꿀)의 섭취는 징후에 따라 전환하여 섭취해 주어야 한다.

당뇨병 환자가 이용할 수 있는 수단(Resources Available to the Patient with Diabetes)

당뇨병 환자에게 가장 좋은 정보의 공급원은 미국 당뇨병 연합회(American Diabetes Association-ADA)(2 Park Avenue, New York, NY 10016; 1-212-683-7444)이다. 미국 당뇨병 연합회 회원은 의사, 조사 연구자, 그리고 영양사 뿐만 아니라 당뇨병 환자와 그 가족들이다. 연합회는 교육 강좌, 필름 소개 그리고 당뇨병 환자의 영화 상영 임상 강의를 국가적으로 주최한다.

환자에게 교육 자료를 제공하는 조직은 매우 많다.

신발 제작과 교정기 원료 제조업자들은 당뇨병 환자가 필요로 할 때 신발과 교정기를 제공한다. 이들 공급원들을 표 9-1에 제시해 두었다.

사례연구(CASE STUDY)

78세의 백인 여자는 오른쪽 하지의 2번째와 3번째 중족골두 아래에 2등급의 궤양이 있는 type 2의 당뇨병 환자로 처음 진단 받고 초기 병원치료를 받은 후, 재활을 위해 요양병원으로 이전되어 왔다. 그의 병력은 심근경색(myocardial infarct)과, 말초혈관 장애, 비만(obesity), 백내장으로 인한 시각저하 등 다양했다. 넘어진 적은 없었으나, 서 있을 때 현기증(dizziness)이 있다고 보고되었다.

초기 평가(Initial Evaluative Findings)

환자는 인슐린에 많이 의존하고 있었고 기능적인 과제 수행력이 떨어졌다. 수단적 일상생활(IADL)과 자조 수행에 있어 도움이 필요했고 화장실 사용과 이동에 지도가 필요했다. 먹기, 씻기, 옷입기는 스스로 가능했다. 가정 환경에서는 일반적인 거리는 보조도구

없이 스스로 걸어서 다닐 수 있었다.(50-100보). 집 밖에서는 보조도구는 필요 없으나 약간의 도움이 필요했고, 걷는 동안 자주 쉬어야 했다(600-800보). 그녀는 80세 된 남편과 함께 살았으며 그는 건강하였고, 딸이 2블럭 떨어진 곳에서 살며 기본 일상생활에 필요한 도움을 주고 있었다.

환자는 오른쪽 발바닥의 2번,3번 중족골두에 2단계의 궤양이 있었다. 노란 고름에서는 냄새가 나고, 궤양 주변이 빨갛게 되어 있었다. 양쪽에 무지 외반증(hallux abductus valgus, HAV)이 있고, 양쪽 두 번째 발가락의 망치 발가락(hammer toe)과 양쪽 3번째부터 5번째 발가락에는 쇄곡 족지(claw toe)가 있었다. 그리고 왼쪽 2번,3번 중족골두 아래에는 심한 각화증(dense keratosis)이 있다. 궤양성 발톱은 양쪽 엄지 발가락을 퇴화시켰고 심하게 갈라지는 건조한 피부로 양 발에 각질이 일어났다.

방사선 촬영 결과: 골수에는 특별한 문제는 없었다. 감각과 신경학적 평가에서는 양 하지의 발(socklike)에서는 진동을 느끼지 못했으며 양 손(glovelike)에서 둔하게 느꼈다. 고유수용감각은 semmes-weinstein 모노필라멘트 검사를 했으며 양쪽 발바닥에서 5.07g 이상 단계의 반응에서 감각이 없었다. 사지에서 온도(차갑고 뜨거움)를 구별하는 것에 어려움이 있었으며 양쪽의 발목반사(ankle jerk)가 나타나지 않았다. 슬개근 반사(patellar reflex)는 왼쪽보다 오른쪽에서 더 적게 나타났다. 바빈스키 반사는 양쪽 모두 나타나지 않았다. 서 있을 때, 롬버그(Romberg) 반사는 양성이었다.

근력은 전경골근(anterior tibialis)에서 5등급 중 2등급(2/5), 후경골근(posterior tibialis)에서 5등급 중 3등급(3/5)을 제외하고는 모두 5등급 중 4등급(4/5) 정도의 세기를 보였다.

걷기 패턴 : 양쪽 입각기(double stance)의 시간이 길었고 느리고 발을 끌며 걸었다. 발뒤꿈치 닿기(heel strike)와 발바닥 밀기(push off)가 나오지 않았다. 또한 발을 들어 올리는 동작이 뚜렷하게 나타나지 않았고, 최소한의 발가락 들기(toe clearance)만이 있었다. 외측 흔들림(latral sway)은 왼쪽에서 보다 오른쪽에서 더 두드러지게 나타났다. 오른쪽에서 발의 외전(abduction)이 20°정도 왼쪽 발에서는 8°정도 나타났다. 팔을 흔드는 동작(arm swing)이 나오지 않았고 골반과 무릎의 왕복 운동이 적었다.

관절 가동 범위는 다음의 경우를 제외하고는 정상범위였다. 경골-비골(tibial-fibular)의 확장이 없이; 오른쪽 발목에서 -3° 배측굴곡(dorsiflexion), 왼쪽에서 0°의 배측굴곡(dorsiflexion).

발목과 발의 부종(edema)은 양쪽에서 +3이었고 후경골근(posterior tibialis)과 배측(dorsal) pedalis에서 1+, 하지의 다른 부분은 2+였다. 버그-알렌 검사(Bureage-Allen test)에서 창백해지고(blanching) 채워지는(filling) 시간이 1분이 넘었다. 오른쪽 발은 검붉은 색깔과 함께 양쪽 발에서 붉은 홍반이 두드러졌다. 자세 변화 시 기립성 저혈압이 나타나 부수적인 관리가 필요했다. 방에서 독립 보행 시(50-100보)에는 지도가 필요하고, 보조도구 없이 좀 더 긴 거리를 걸을 때는 때때로 안전바를 잡아야 했다.

치료적 접근(Treatment Approach)

1. 오른쪽발의 2번,3번 중족골두의 궤양과 왼쪽발의 2번,3번 중족골두 아래 각막 비후증에 대해 표면 절제술을 시행했다. 발톱을 잘라내고 다듬었으며 안으로 말리는 발톱은 제거했다.

2. 보조기는 전체적으로 발을 감싸주는 것으로 양쪽의 2번,3번 중족골두 아래에 패딩을 대어 압력을 적절히 감소시켰다. 재료는 PPT 패딩을 댄 Plastazone #2이다.

3. 목이 긴 구두를 발에 꼭 맞게 제작하였다. 그리고 신발의 앞코(toe box)를 늘려서 발가락 기형과 양쪽의 무지 외반증(HAV)을 최소화하였다. rocker bottom sole은 무리 없이 발바닥 밀기(push off) 하는 것을 도왔다.

4. 경골-비골(tibial-fibular) 관절의 근위와 원위부, 거골 잠김(talar rocking), 종골 압박(calcaneal distraction) 모두에 2단계 정도의 관절 움직임(joint mobilization)을 시켜준다.

5. 처음 4번의 치료는 양성전기 자극은 준 후에 200mV 자극을 120pps의 파동인 음성전기자극을 하루에 60분씩 상처가 완전히 나을 때까지 시행한다(68일간).

6. 버그-알렌(Buerger-Allen) 운동을 3회씩 하루에 2번 시행한다.

7. 매일 하지와 체간의 근력 운동을 한다.

8. 걷기와 이동 훈련을 한다.

9. 심혈관 재회복/걷기 프로그램을 통한 체중감소.

주의 : 환자는 식단 상담과 체중감소를 위해 영양사를 만나고, 일상생활동작을 위해 작업치료사를 만났다.

장기 보호시설에 입원기간 : 92일

퇴원(Upon Discharge)

1. 환자와 남편, 딸에게 근력 운동과 발과 하지의 신장운동을 교육했다. 인쇄물을 제공했다.

2. 환자와 남편 딸에게 Buerger-allen 운동을 하루에 한번씩 하도록 교육하고, 인쇄물을 제공했다.

3. 환자와 남편과 딸에게 적절하게 발과 발톱 관리하는 방법을 교육하고, 간호와 발병학과 관련하여 철저히 점검하였다.

4. 환자와 남편에게 안전한 이동과 걷는 방법을 재인식시키고, 환자와 남편 딸에게 심장혈관을 회복시키기 위한 걷기 프로그램을 교육하고, 이를 관찰하는 방법과 진전시키는 방법을 교육했다.

결과(Results)

장기간 보호 시설에서 퇴원 후 환자는 기본적인 일상생활(ADL)을 독립적으로 할 수 있었다. 또한 수단적인 일상생활(IADL)은 간헐적인 도움과 지도가 필요했다. 집안에서는(200-300보) 보조 도구 없이 독립적으로 걷는 것이 가능하고, 1000보 이상의 먼 거리 에는 지도만이 필요했다.

오른쪽 발의 궤양 : 62일 후에는 완전히 치료 되었다. (고주파 전기 자극- high galvanic electrical stimulation 치료는 6일 더 지속했다.)

근력은 전체적으로 4/5가 되었다.

걷기 패턴 : 좋은 발 들기(foot clearance)로 안전하게 걷기가 가능했다. 양쪽 입각기(double stance)에서 긴장(tone)이 감소하고, 유각기-입각기 시간(swing stance time)이 생겼다. 발뒤꿈치 닿기(heel strike)가 양쪽에서 나타났다. rocker-bottom sole이 발바닥 밀기(puch off)에 도움을 주었다. 발가락 들기(foot clearance)가 좋아졌고, 특별하게 외측 흔들림(lateral sway)이 나타나지 않았다. 왼쪽과 오른쪽이 대칭적으로 되었고, 오른쪽 발의 외전(abduction)이 8°, 왼쪽은 4°가 되었다. 팔 흔들기(arm swing)가 정상적으로 되었고, 고관절과 무릎의 왕복운동이 좋아졌다.

관절가동범위와 관절의 움직임이 전체적으로 정상범위가 되었다.

발목과 발의 부종이 양쪽에서 +1로 측정되었고, femoral, popliteal, posterior tibialis와 dorsal pedalis에서 양쪽 모두 맥박이 잡혔다. 창백해지는(blanching) 시간이 0.75분이었고, 다시 차는 시간(filling time)은 1.00분이었다. rubor는 양쪽에서 중등도의 의존성을 가졌다.

환자는 더욱 건강해진 것을 느낀다고 했고, 기능적인 능력도 전체적으로 향상되었다.

평가(Assessment)

상처는 완벽히 치료가 되었다. 기본적인 일상생활과 수단적 생활에서 모두 향상을 보인 환자는 또한 걷기 패턴에서도 안정성이 증가됨을 관찰할 수 있었고, 이동거리와 안전성 모두 향상되었다. 또한 이동 능력에서도 향상됨을 보였다. 감각과 혈관도 좋아졌다. 전반적으로 삶의 질이 향상되었음을 관찰 할 수 있었다.

요약 (SUMMARY)

당뇨병에 대하여 많은 지식을 갖고 있어야 질병을 올바르게 판단하고 인체해부

(human anatomy)와 생리조직(physiology)에 심한 변화가 있을 때, 적절한 치료를 할 수 있다. 당뇨병 환자와 그들의 발에 발생한 질병에 대한 연구는 이제까지 흥미롭게 다루어져 왔으나 오히려 혼란스럽고, 만족할 만한 연구 결과가 나타나지는 않았다. 질환에 대한 지식이 점차 늘어나긴 했지만, 여전히 많은 부분에 연구와 치료가 개선되어야 한다.

처음 환자를 진찰할 때 가능한 많은 정보를 수집하는 좋은 기회이다. 환자의 진찰력, 가족과 사회적인 병력, 취미, 현재 앓고 있는 질병, 그리고 당뇨병 환자에 대한 자세한 분석은 중요한 자료이다. 어떤 치료를 해왔는지 그리고 그 치료결과는 어떤지 확인해야 한다. 환자는 그들의 질병과 관련된 문제에 대하여 감정적으로 고통을 느낄 수 있기 때문에, 초기 진단에 가장 중요한 부분은 환자가 무엇을 말하는가 뿐만 아니라 어떻게 말하는가를 잘 듣는 것이다. 이러한 관찰은 초기 진단에 가장 중요한 부분 중에 하나 일 수 있다. 시간이 지나고 임상의가 환자의 치료에 더욱 몰두하게 되면서, 객관성을 상실하게 될 수 있고 실제로 환자의 순응이 문제가 될 때 치료의 실패에 책임을 느끼게 된다.

환자가 통증을 설명하고 문제를 논할 때 질병에 관해 배울 수 있는 좋은 기회이다. 경험이 많은 임상의는 마음을 열고 귀를 귀울여 환자에게서 질병에 대한 지식을 습득한다는 것은 의심의 여지가 없다.

임상의는 환자의 신체 평가를 철저히 시행해야 한다. 환자는 신발을 모두 벗고 연구자는 비교해 보기 위해 질환이 있는 발과 질환이 없는 발을 모두 관찰해야 한다. 당뇨병의 미세한 점이 밝혀질 수 있다. 부상과 염증(inflammation), 종창(swelling), 발적(redness)을 수반한 감염(inflection)에 반응하는 건강한 환자와는 달리, 당뇨병 환자는 체액과 혈관의 반응이 약해져 있기 때문에 반응하지 않는다. 따라서 피부가 손상되고 약간의 변화가 생긴 당뇨병 환자의 발은 위험한 상태가 될 수 있다.

참고문헌 (REFERERCES)

1. Spencer, F, Sage, R, and Graner, J: Incidence of foot pathology in the diabetic population. J Am Podiatr Med Assoc 75:590–592, 1985.
2. Kozak, GP and Rowbotham, JL: Diabetic foot disease. In Kozak, GP, Hoar, CS, Rowbotham, JL, et al (eds): Management of Diabetic Foot Problems. WB Saunders, Philadelphia, 1984, pp 1–8.
3. Helfand, AE: Podiatric management of the diabetic foot in the elderly. In Helfand, AE (ed): Clinical Podogeriatrics. Williams & Wilkins, Baltimore, 1981, pp 106–121.
4. American Diabetes Association: Direct and Indirect Costs of Diabetes in the United States in 1987. American Diabetes Association, Alexandria, VA, 1988.
5. Gerard, K, et al: The cost of diabetes. Diabetic Med 6:164–170, 1989.
6. Government Relations Update: Bustamante offers bill focused on Diabetes Prevention Programs. American Diabetes Association Newsletter, August 1989.
7. Gleis, L: Financing the care of diabetes mellitus in the 1990s. Diab Care 13:1021–1023, 1990.
8. Nemchik, R: From research to practice: Saving the diabetic foot. Diabetes Spectrum 1:153–155, 1990.
9. Pecoraro, RE, Reiber, GE, and Burgess, EM: Pathways to diabetic limb amputation: Basis for prevention. Diab Care 13:513–521, 1990.
10. Levin, ME and O'Neal, LW (eds): The Diabetic Foot, 4th ed. CV Mosby, St. Louis, 1988.
11. Boulton, A: The diabetic foot. Ann Acad Med Singapore 7:359–363, 1978.

11. Boulton, A: The diabetic foot. Ann Acad Med Singapore 7:359–363, 1978.
12. Edmonds, M: The diabetic foot: Pathophysiology and treatment. Clin Endocrinol Metab 15:889–916, 1986.
13. Brand, P: Repetitive stress in the development of diabetic foot ulcers. In Levin, M and O'Neal, L (eds): The Diabetic Foot. CV Mosby, St Louis, 1988, pp 83–90.
14. Pirat, J: Diabetes mellitus and its degenerative complications: A prospective study of 4400 patients observed between 1947 and 1973 (part I). Diab Care 1:168–188, 1978.
15. Kannel, W and McGee, D: Diabetes and cardiovascular disease: The Framingham study. JAMA 241:2035–2038, 1979.
16. Nawoczenski, D, Birke, J, Graham, S et al: The neuropathic foot—a management scheme. Phys Ther 69:287–291, 1989.
17. Sims, DS, Cavanagh, P, and Ulbrecht, J: Risk factors in the diabetic foot, recognition and management, Phys Ther 68:1887–1902, 1988.
18. Edmonds, M, Roberts, V, and Watkins, P: Blood flow in the diabetic neuropathic foot. Diabetologia 22:9–15, 1982.
19. Jurado, R and Walker, HK: Diabetic autonomic neuropathy. In Davidson, J (ed): Clinical Diabetes Mellitus: A Problem-Oriented Approach. Georg Thieme Verlag, New York, 1986, pp 426–449.
20. Brand, PW: Patient monitoring. In Trautman, JR (ed): The Effects of Pressure in Human Tissues. Northwestern University Publishers, Carville, LA, 1977, pp 50–51.
21. Walker, K: Peripheral neuropathy. In Davidson, J (ed): Clinical Diabetes Mellitus: A Problem-Oriented Approach. Georg Thieme Verlag, New York, 1986, pp 416–425.
22. Bottomley, JM: A comparison of the effects of Buerger-Allen exercises and high galvanic electrical stimulation on lower extremity blood flow in diabetic patients. Publication pending. Diabetic Med 2:96.
23. Birke, JA and Sims, DS: Plantar sensory threshold in the ulcerative foot. Leprosy Review 57:261–267, 1986.
24. Dorairaj, A, Reddy, R, and Jesudasan, K: An evaluation of the Semmes-Weinstein 6.10 monofilament as compared with 6 nylon in leprosy patients. Ind J Leprosy 60:413–417, 1988.
25. Niinikoski, J: Cellular and nutritional interactions in wound healing. Med Biol 58:303–309, 1980.
26. Baker, JD: Postrest Doppler ankle pressures. Arch Surg 113:1171, 1978.
27. Rowbotham, JL, Gibbons, GW, and Kozak, GP: Guidelines in examination of the diabetic leg and foot. In Kozak, GP, Hoar, CS, Rowbotham, JL, et al (eds): Management of Diabetic Foot Problems. WB Saunders, Philadelphia, 1984, pp. 9–16.
28. Wagner, FW: The dysvascular foot: A system for diagnosis and treatment. Foot Ankle 2:64–69, 1981.
29. Brand PW: The diabetic foot. In Davidson, J (ed): Clinical Diabetes Mellitus: A Problem-Oriented Approach. Georg Thieme Verlag, New York, 1986, pp 376–382.
30. Habershaw, G and Donovan, J: Biomechanical considerations of the diabetic foot. In Kozar, GP, Hoar, CS, Rowbotham, JL, et al (eds): Management of Diabetic Foot Problems. WB Saunders, Philadelphia, 1984, pp 32–44.
31. Boulton, AJM, Hardisty, CA, Betts, RP, et al: Dynamic foot pressures and other studies as diagnostic and management aids in the diabetic neuropathy. Diab Care 6:25, 1983.
32. Bailey, TS, Yu, HM, and Rayfield, EJ: Patterns of foot examination in a diabetes clinic. Am J Med 78:371–374, 1985.
33. Canter, K: Podiatric health planning for the aging veteran. J Am Podiatr Med Assoc 76:47–51, 1986.
34. Knighton, D, Halliday, B, and Hunt, T: Oxygen as an antibiotic: The effect of inspired oxygen on infection. Arch Surg 119:199–204, 1984.
35. Hunt, T, Linsey, M, Grilis, H, et al: The effect of differing ambient oxygen tensions on wound infection. Ann Surg 181:35–39, 1975.
36. Brand, PW: The insensitive foot (including leprosy). In Jahss, MH (ed): Disorders of the Foot, vol 2. WB Saunders, Philadelphia, 1982, pp 1266–1286.
37. Black, E: Diabetic shoe legislation. Podiatry Today p 79, April 1993.
38. Minaker, KL: Aging and diabetes mellitus as risk factors for vascular disease. Am J Med 82 (suppl 1B):47–53, 1987.
39. Ebel, A and Kim, D: Exercise in peripheral vascular disease. In Basmajian, JV and Wolf, S (eds): Therapeutic Exercise, 4th ed. Williams & Wilkins, Baltimore, 1990, pp 371–386.
40. Wisham, MB, Lawrence, H, Abramson, MD, et al: Value of exercise in peripheral arterial diseases. JAMA 153:10–12, 1953.
41. Bourguignon, GJ and Bourguignon, LYW: Electric stimulation of protein and DNA synthesis in human fibroblasts. FASEB J 1:398, 1987.
42. Bourguignon, LYW, Wenche, J, Majercik, MH, and Bourguignon, GJ: Lymphocyte activation and capping of hormone receptors. J Cell Biochem 37:131–138, 1988.
43. Akers, TK and Gabrielson, AL: The effect of high voltage galvanic stimulation on the rate of healing of decubitus ulcers. In Wachtel, H (ed): Biomedical Sciences Instrumentation. Instrument Society of America, Research Triangle Park, NC, 1984, pp 99–100.
44. Alon, G, Azaria, M, and Stein, H: Diabetic ulcer healing using high voltage current. Phys Ther 66:775–782, 1986.
45. Feeder, JA and Kloth, LC: Acceleration of wound healing with pulsing direct current. Phys Ther 65:741–749, 1985.
46. Ross, CR and Segal, D: High voltage galvanic stimulation—an aid to post-operative healing. Current Podiatry 19:26–31 May 1981.
47. Rowley, BA: Electrical current effects on *E. coli* growth rates. Proc Soc Exp Biol Med 139:929–934, 1972.

48. Rowley, BA, McKenna, JM, and Chase, GR: The influence of electrical current on an infecting microorganism in wounds. Ann NY Acad Sci 238:543–548, 1974.
49. Barranco, SD, Spadero, JA, and Berger, TJ: In vitro effect of weak direct current on *Staphylococcus aureus*. Clin Orthop Rel Res 100:250, 1974.
50. Wheeler, P, Wolcott, L, Morris, J, et al: Neural considerations in the healing of ulcerated tissue by clinical electrotherapeutic application of weak direct current: Findings and theory. In Reynolds, DV and Sjoberg, AE (eds): Neuroelectric Research. Charles C Thomas, Springfield, IL, 1971, pp 83–96.
51. Burr, HA, Taffel, M, and Harvey, WC: An electrometric study of the healing wound in man. Yale J Biol Med 12:483–491, 1940.
52. Harrington, DB, Meyer, R, and Klein, RM: Effects of small amounts of electric current at the cellular level. Ann NY Acad Sci 238:300, 1974.
53. American Diabetes Association: Position statement: Office guide to diagnosis and classification of diabetes mellitus and other categories of glucose intolerance. Diab Care 15(suppl 2):4, 1992.
54. Gambert, SR: Diabetes Mellitus in the Elderly: A Practical Guide. Raven Press, New York, 1990.
55. Jackson, RA: Mechanisms of age-related glucose intolerance. Diab Care 13(suppl 2):9–19, 1990.
56. Harris, MI, Hadden, WC, Knowler, WC, et al: Prevalence of diabetes and impaired glucose tolerance and plasma glucose levels in U.S. population aged 20–74 years. Diabetes 4:523–534, 1987.
57. Zavaroni, I, Dall'Aglio, E, and Bruschi, F: Effect of age and environmental factors on glucose tolerance and insulin secretion in a worker population. J Am Geriatr Soc 34:271–278, 1986.
58. Bergman, M: Principles of Diabetes Management. Medical Examination Publishing, New York, 1987.
59. Mooradin, AD and Morley, JE: Micronutrient status in diabetes mellitus. Am J Clin Nutr 45:877–895, 1987.
60. Kinlaw, WB, Levine, AS, Morley, JE, et al: Abnormal zinc metabolism in type II diabetes mellitus. Am J Med 75:273–277, 1983.
61. Morley, JE: Nutritional status of the elderly. Am J Med 81:679–695, 1986.
62. Niewoehner, CB, Allen, JI, Boosalis, M, et al: The role of zinc supplementation in type II diabetes mellitus. Am J Med 81:63–68, 1986.
63. Hallbook, T and Lanner, E: Serum-zinc and healing of venous leg ulcers. Lancet 2:780–782, 1972.
64. Wallach, S: Clinical and biochemical aspects of chromium deficiency. J Am Coll Nutr 4:107–120, 1985.
65. Klevay, LM: Hypercholesterolemia produced by an increase in the ratio of zinc to copper ingested. Am J Clin Nutr 26:1060–1065, 1978.
66. Jette, DU: Physiological effects of exercise in the diabetic. Phy Ther 64:3:339–342, 1984.
67. Kohl, HW, Villegas, JA, Gordon, NF, and Blair, SN: Cardiorespiratory fitness, glycemic status, and mortality risk in men. Diab Care 15:184–192, 1992.
68. Rosenthal, MJ, Hartnell, JM, Morley, JE, et al: UCLA geriatric rounds: Diabetes in the elderly. J Am Geriatr Soc 35:435–447, 1987.
69. Seals, DR, Hagberg, JM, Hurley, BF, et al: Effects of endurance training on glucose tolerance and plasma lipid levels in older men and women. JAMA 252:645–649, 1984.
70. Krotkiewski, M, Lonnroth, P, Mandroukas, K, et al: The effects of physical training on glucose metabolism in obesity in type II diabetes mellitus. Diabetologia 28:881–890, 1985.
71. Saltin, B, Lindgarde, F, Houston, M, et al: Physical training and glucose tolerance in middle-aged men with chemical diabetes. Diabetes 28(suppl):30–32, 1979.
72. Bogardus, C, Ravussin, E, Robbins, DC, et al: Effects of physical training and diet therapy on carbohydrate metabolism in patients with glucose intolerance and non-insulin dependent diabetes mellitus. Diabetes 33:311–318, 1984.
73. Karam, JH: Therapeutic dilemmas in type II diabetes mellitus: Improving and maintaining B-cell and insulin sensitivity. West J Med 148:685–690, 1988.
74. Pacini, G, Valerio, A, Beccaro, R, et al: Insulin sensitivity and beta-cell responsivity are not decreased in elderly subjects with normal OGTT. J Am Geriatr Soc 36:317–323, 1988.
75. Helmrich, SP, Ragland, DR, Leung, RW, et al: Physical activity and reduced occurence of non-insulin-dependent diabetes mellitus. N Engl J Med 325:147–152, 1991.

단원 III

정상적인 운동으로 회복시키는 치료의 접근법

Treatment Approaches to Restore Normal Movement

제 10 장

생체역학적인 교정기 (Biomechanical Orthotics)

발은 하지의 운동사슬(lower kinetic chain)에 중요한 기능을 하는 부분으로 보행 시 입각기(stance)에서 운동으로 인한 하중을 분배시키고 분산시키는 역할을 한다. 발의 교정기(orthotics)는 비정상적인 역학과 정렬과 관련된 하지의 역기능을 치료하는 중요한 보조기구로 알려져 있다. 발의 교정기(foot orthotics)라는 용어에는 많은 다른 유형의 교정기를 포함하고 있다. —유연한, 반강체의, 단단한, 생체역학적인, 모래부목(sand splint), 솝보조기(sorborthotics), 기능적인 강한 신발창(power soles), 캘리포니아 대학 생체역학 연구실의(University of California Biomechanical Laboratory-UCBL) 기구, 헬펫 교정기(Helfet orthotics), Whitman, Roberts, Roberts-Whitman, Thomas heel, Schaffer plate, 그리고 조절교정기(accommodative orthotics).[1-18] 임상의는 어떤 종류의 발 교정기(foot orthotic)를 처방할지 결정하는데 매우 혼란스럽고 망설여질 것이다.

이 장에서는 발 교정기(foot orthotics)를 세 가지 종류로 분류하고자 한다: 생체역학적(biomechanical) 또는 기능적인(functional) 교정기, 조절 교정기(accommodative), 소아용 교정기(pediatric). 생체역학적인 발 교정기(biomechanical foot orthotic)는 발과 발목의 과도한 운동을 조절하여 쇠약해진 하지의 운동사슬 운동을 보조한다. 조절 교정기는 9장에 설명되어 있다. 이 장에서는 임시의 생체역학적 교정기(temporary biomechanical orthotics)와 영구적인 생체역학적 교정기(permanent biomechanical orthotics)를 지시, 처방, 처치법에 중점을 두었다. 소아용 교정기에 대해서는 간단하게 설명하였다.

생체역학적 교정기 (BIOMECHANICAL ORTHOTICS)

기능적, 생체역학적 교정기의 역할은 비정상 움직임과 거골하 관절과 중족관절의 해로운 움직임을 조절하는 것이다. 교정기의 제작은 다음의 기준을 따라야 한다 ; 편안할 것 ; 발의 외형과 같은 모양이 되도록 한다 ; 중립위 자세에서 발을 딛을 때 과도한 회내전과 회외전의 결과로 일어나는 보상작용을 줄여줄 수 있도록 거골하 관절을 실질적으로 보조 ; 서 있는 동안 거골하 관절의 정상 배열과 중족관절의 움직임을 고려 ; 그리고 환자의 반응에 따라 조절한다.

최근 몇몇 연구에서는 어떻게 생체역학적 교정기가 과도한 운동을 조절하는가를 입증하였다.[19-22] 연구에 사용된 운동 분석은 과도한 후족 합정과 중족 회내전의 조절에서 교정기의 효과를 설명하였다. 선자세에서 과도한 회내전은 전족 내반 변형과 종골의 외번을 측정하여 과도한 회내전을 설명하였다. 선자세에서 전족 변형은 6°또는 그 이상으로 측정되었고, 종골 외번은 3°또는 그 이상으로 측정되었다.[23-27] 모든 연구자들은 과도한 회내전을 보이는 운동 분석에서 보행 시 입각기 동안 회내전의 각도를 감소시키는 것이 중요하다는 것을 밝혀냈다. McCulloch와 동료 연구자들은[25] 회내전의 감소는 달리고, 걷는 동안 매우 중요하다는 것을 입증하였다. 교정기를 착용하고 걸을 때, 발뒤꿈치 닫기에서 발뒤꿈치를 들어올리는 동안을 측정하였을 때, 입각기(stance time) 동안 중요성이 증가한다고 하였다.

Johanson와 동료 연구자들은[23] 전족 내반 변형의 측정으로 교정기 처방을 결정짓는다고 하였다. 예를 들면, 전족 내반 변형이 10°로 측정되면 10°의 60%는 전족 내반 합정(6mm)을 사용하고, 10°의 50%는 후족 내반 합정(5mm)을 사용하였다. 전족과 후족의 다양한 배합은 전두면에서 종골의 움직임을 최대한으로 감소시켜 줄 수 있는 전족과 후족 합정의 결합이라고 설명하였다.[23] Eng와 Pierrynowski[26]는 전족에서 6°내반 합정과 후족에서 4°내반 합정이 최대의 효과성을 가진다고 하였다. 앞서 말한 전족과 후족의 내반 합정은 전두면과 횡단면에서 talocrural/ 거골하 관절의 움직임을 감소시킨다. 또한, 달릴 때 무릎 사이를 접촉시와 입각기 단계에서도 전두면에서의 움직임이 감소된다고 한다. 통증을 이완(relief)하고, 활동을 이전 단계로 회복시키는 능력은 교정학 치료의 성공여부를 결정하는 매우 중요한 요소이다.

발 교정기를 사용하여 성인의 편평족 기형(flatfoot deformity)을 구조적으로 교정할 수 있음을 나타내는 어떠한 증거도 없다; 그러나 Bordelon[29], Mereday와 공동연구자들[30], 그리고 Bleck과 동료연구자들[31]은 발 교정기로 치료한 어린이의 발이 교정되었음을 엑스선 촬영으로 확인하였다. 다른 소아과 연구에서는 교정기(orthotics)가 과도한 운동을 하는 편평족(flatfoot)을 교정하는데 사용되었다.

생체역학적 발 교정기(foot orthotic)는 전족합정(forefoot post)과 후족합정(rearfoot post)의 두가지 중요한 구성요소가 있다. 합정(post)은 운동을 지지하거나 조절하도록 디자인된 교정기(orthotic)의 내측이나 외측면에 있는 쐐기(wedge)이다.

후족 합정 (Rearfoot Posting)

거골하관절(subtalar joint)의 생체역학에 미치는 후족 합정(rearfoot post)의 효과가 모두 알려지지는 않았다. 내반합정(varus post) 또는 내측 쐐기형(medial wedge)은 발뒤꿈치(heel) 닿기 직후, 경골(tibia)의 내부회전과 종골(calcaneus)의 외번(eversion)을 제한하거나 조절하는 것으로 알려져 있다.[9] Smith[16]와 동료학자 그리고 Johanson과 동료학자[16]는 반강체의 생체역학적인 교정기(semirigid biomechanical orthotics)는 달리기 하는 동안 종골 외번(calcaneal eversion)의 정도와 비율을 감소시킨다고 하였다. 후족(rearfoot)의 운동과 교정기 사용의 관련성에 관한 연구 결과에는 모순이 있다. Johanson[23]과 동료학자와 Nigg와 동료학자[32], Cavanagh와 Clark, Frederick과 Hamill[34]은 후족(rearfoot)의 내반합정(rearfoot varus post)이 최대 외번(eversion)을 뚜렷이 경감시킨다고 밝혀냈지만, Bates, James, Osternig[35]는 발 교정기(foot orthotics)를 사용하여 최대 외번(eversion)에 어떠한 변화도 밝혀내지 못하였다. Brown[24]과 동료학자는 교정기와 신발에 삽입하는 규격품(off the shelf)의 처방은 둘 다 최대 외번(eversion)을 감소시키지만, 둘 사이의 중대한 차이는 없다고 보고하였다. Taunton과 동료학자[36]는 교정기(orthotic devices)를 착용하여 달릴 때, 신체를 지지하는 단계에서 전체 외번(eversion)의 정도가 경감된다고 하였다. 그러나 경골(tibial)의 내부회전의 정도에는 어떠한 변화도 관찰되지 않았다.

Root, Orien, Weed[37]는 후족의 합정(rearfoot post)은 중립위치에 있는 거골하관절(subtalar joint)에 위치해야 한다고 확신하였으며, 또한 충격이 흡수되고 횡단면으로 회전될 수 있도록 발뒤꿈치 닿기(heel strike) 직후에 최소한 4° 로 회내전(pronation) 해야 한다고 발표하였다. 그러므로 후족합정(rearfoot post) 교정기로 조절할 수 있다. 그러나 발뒤꿈치 닿기(heel strike)에서 발바닥 닿기(foot flat)까지의 동작을 제거하지는 못한다.

저자는 중립위치에서 거골하관절이 위치를 옮기는 것이 종종 가능하지 않다는 것을 경험하였다. 20°정도의 후족 내반과 관련하여 최대로 과도한 회내전은 각의 정도에 따라 대응하는 것을 필요로 하며, 이로 인해 신발을 편하게 맞출 수는 없을 것이다. 비록 거골하 관절이 입각기에서 10°에서 15°의 회내전이라 할지라도, 최대로 교정하기 위해서는 5°또는 6°의 후족 합정이 필요하다. 어느 정도의 합정이 편할지는 충분한 평가와 임시 합정 사용을 통한 환자의 반응으로 어떤 것이 가능한지를 결정할 수 있을 것이다.

전족의 합정 (Forefoot Posting)

전족의 합정(forefoot posts)이 어떻게 중족(midfoot)과 후족(rearfoot)의 생체역학에 영향을 미치는지에 관한 이해가 미흡하다. Shaw는[38] 전족 합정(forefoot post)이 목발(crutch)

과 같은 역할을 한다고 믿는다. 목발(crutch)은 정상적으로 또는 거의 정상에 가깝게 후족(rearfoot)과 관련이 있는 비정상적인 전족(forefoot)의 지지표면을 받친다(그림 10-1). 전족합정(forefoot posts)은 두 개 중 하나의 기형을 치료한다. 전족내반(forefoot varus)은 내측의 쐐기(wedge) ; 전족외반(forefoot valgus)은 외측합정(post)으로 지지한다.

전족기형의 지지로 후족 보상(rearfoot compensation)의 필요성이 경감된다. 예를 들어, 2장에서도 설명하였듯이, 전족내반(forefoot varus)은 후족 거골하관절의 회내전(rearfoot subtalar joint pronation)으로 보상된다. 전족내반(forefoot varus)만으로는 발이 손상되지 않는다. 그러나 거골하관절(subtalar joint)에서 보상회내전으로 발이 고정되지 않고, 발끝 떼기(push-off) 동안 내내 중간입각기(midstance)에서 단단한 지렛대(lever)가 상실되고 과다운동한다. 거골하관절(subtalar joint)의 비정상적인 회내전(pronation)으로 신체를 지지하는 동안 내반된(varus) 전족(forefoot)이 지면에 닿지만, 과다하게 회내전(pronation)된다. 그리고 그 결과로 발생한 과다운동은 발을 손상시킬 수 있고, 가속보행하는 동안 나머지 하지의 운동사슬(lower kinetic chain)에 지장을 줄 수 있다.

전족의 합정(forefoot posting)은 지표면을 중족골두(metatarsal heads)에서 신체를 지지하는 면까지 올려 닿도록 하여 거골하관절의 보상회내전(compensatory subtalar joint pronation)의 필요성이 경감한다(그림 10-2). 거골하관절(subtalar joint)은 발의 내측면이 지면에 접촉하는 만큼 내전할 필요는 없다. 전족 기형이 항상 완전히 교정될 필요는 없다. 80명의 환자 기록을 검토해보면, 전족내반 합정(forefoot varus post)으로 기형이 평균 62% 교정되었음을 알 수 있다. 예를 들어, 평균 전족내반기형(forefoot varus abnormality)은 8.5° 이므로, 평균 전족내반의 합정(forefoot varus post)은 62%의 환자를 8.5° 로 교정시키거나 5° 의 전족내반의 합정(forefoot varus post)이 치료되었다. 전족이 10° 로 내반되었다면, 6° 의 전족합정(forefoot post)이 사용되었다. 반면에, 6° 또는 그 이하의 전족내반 기형(forefoot varus abnormalities)을 전족 합정(forefoot post)은 90-100% 교정시켰다. 전족합정(forefoot post)의 크기는 환자와 신발의 상태에 따라 틀리다.

합정 원리에 관한 요약 (Summary of Posting Principles)

후족의 합정(rearfoot post)은 발뒤꿈치 닿기(heel strike) 부터 발바닥 닿기(footflat)까지 거골하관절(subtalar joint)의 위치가 바뀌도록 디자인되어 있다. 발뒤꿈치 닿기 시 종골(calcaneus)이 심하게 외번(eversion)되었다면, 거골하관절(subtalar joint)은 과도한 회내전(pronation)을 한다. 후족 (내측) 합정(rearfoot post)은 발뒤꿈치 닿기부터 발바닥 닿기까지 거골하관절(subtalar joint)이 정상적으로 회내전(pronation)할 수 있도록 중립위치에 가깝게 종골(calcaneus)을 내번(inversion)시킬 것이다. 반면에, 발뒤꿈치 닿기 시 종골

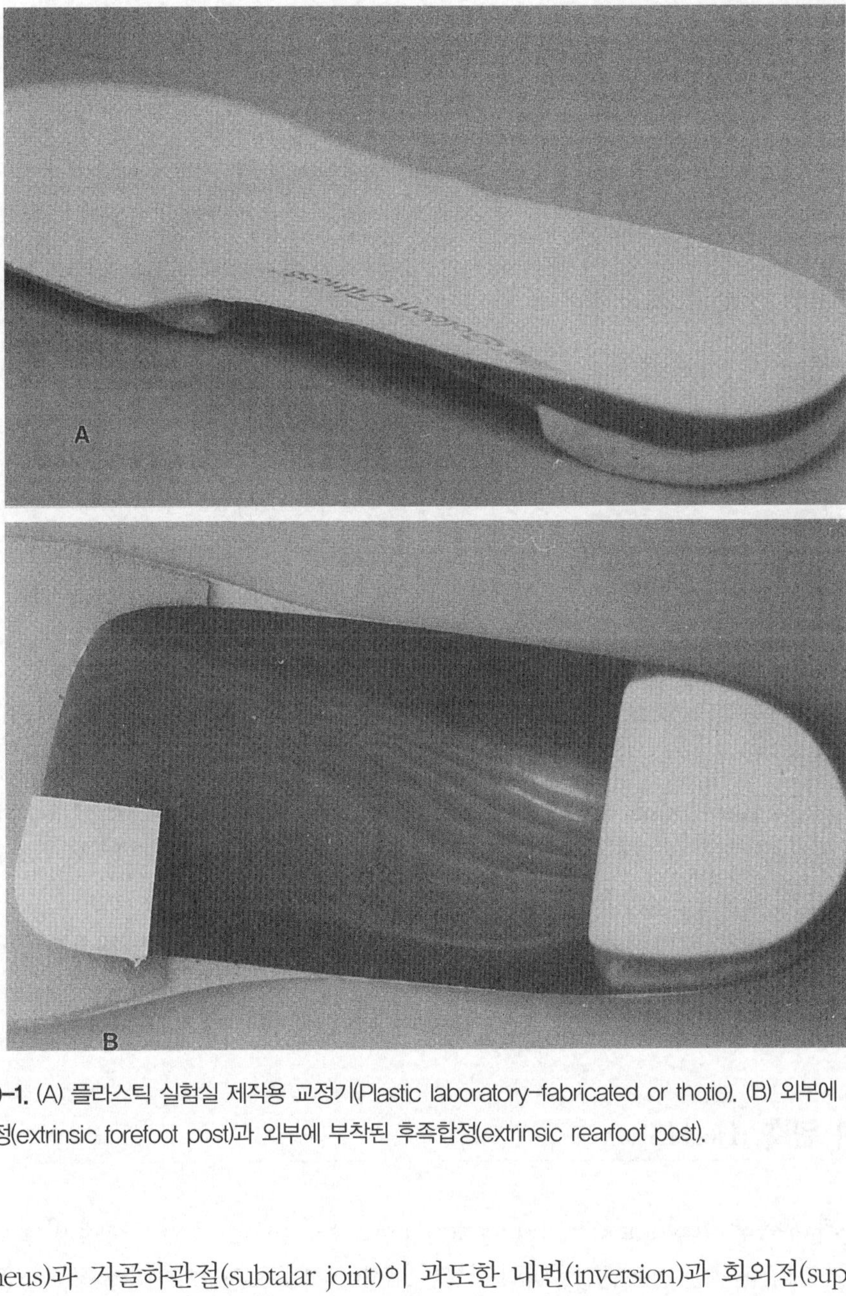

그림 10-1. (A) 플라스틱 실험실 제작용 교정기(Plastic laboratory-fabricated or thotio). (B) 외부에 부착된 전족합정(extrinsic forefoot post)과 외부에 부착된 후족합정(extrinsic rearfoot post).

(calcaneus)과 거골하관절(subtalar joint)이 과도한 내번(inversion)과 회외전(supination)을 한다면, 후족외반(외측) 합정(rearfoot valgus post)은 중립위치에 가깝게 거골하관절(subtalar joint)을 외번(eversion)시킬 것이다. 후족 합정(rearfoot post)은 동적이어야 한다. 즉, 거골하관절(subtalar joint)의 운동을 제거시키지 않고 조절해야 한다. 후족합정(rearfoot posting)의 최대각도는 보통 5°-6° 이다. 그 이상의 합정(posting)을 대면, 뒤꿈치가 치켜올라가고 신발 밖으로 드러날 수 있다.

전족의 합정(forefoot post)은 중족골(metatarsals)에 지면이 가까이 닿도록 하여 전족

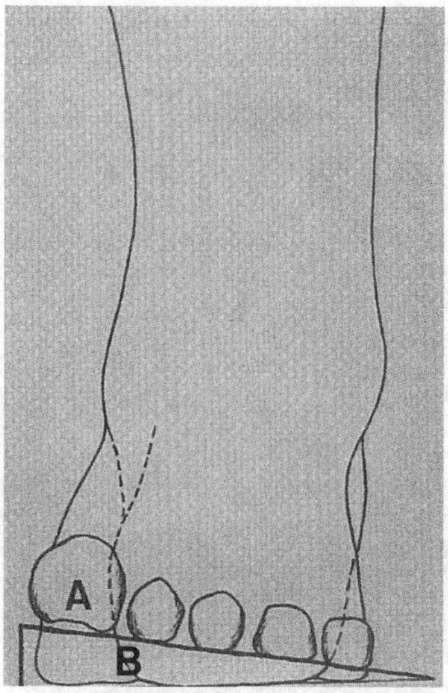

그림 10-2. 전족합정(forefoot post). (A) 제 1 중족골두(first metatarsal head), (B) 전족내반 합정(forefoot varus post) 또는 내측 합점(medial post)

기형(forefoot deformity)을 지지하였고, 이로 인해 후족(rearfoot)을 보상할 필요성이 경감된다. 입각기(stance)에서 앞으로 추진하는 동안 전족 기형(forefoot deformity)에 문제가 발생할 때, 전족 합정(forefoot post)이 필요하다. 신발과 잘 맞는 최대 전족 합정(forefoot post)은 6°-8° 이다.

통증이 있는 발의 손상 부위, 특히 중족골두(metatarsal heads)에서, 합정(posting)은 종종 내성이 약하다; 부드러운 재질, 중족골 패드(metatarsal pads), 또는 완충제거(relief cut-outs)로 대체될 수도 있다.

합정(posting)은 족저면에 과도한 하중을 느끼지 못하는 환자의 무감각한 발에는 사용될 수 없다. 이러한 과도한 하중은 심각한 합병증과 함께 부상을 유발시킬 수 있다.

뒤꿈치 뒤축 (Heel Lifts)

전족과 후족의 합정(forefoot and rearfoot posts)은 전두면 교정인 것에 반해, 뒤꿈치 뒤축(또는 뒤꿈치 단)은 발목관절에서의 시상면 교정이다. 발목관절의 배측굴곡(dorsiflexion)은 뼈(bony), 연부조직(soft tissue) 또는 자세의 요인(postural factors)으로 인해 제한되면, 거골하관절(subtalar joint)은 특히 앞으로 전진하면서 발꿈치 떼기 시 부터 과도한 회내전(pronation)에 의한 제한을 종종 보상할 것이다. 교정술에 뒤꿈치의 뒤축(heel lift)이 추가되어 보상회내전(compensatory pronation)의 필요성이 감소된다. 발이 편안할 수 있는 최대 오차는 5-6 mm이다.

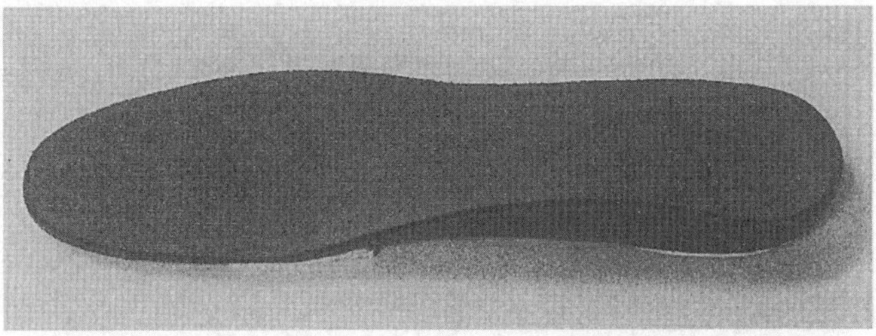

그림 10-3. 전 길이의 생체교정기 (Full length biothotic)

진료실에서의 교정기 제작 (In-Office Orthotic Fabrication)

몇몇 체계에서는 임상의의 진료실에서 발 교정기를 제작하는 경우가 있다. 이 체계의 장점은 (1)교정기는 환자를 위해 즉석에서 준비되어지고 곧 사용할 수 있다. (2) 교정기를 실험실로 돌려보내는 일 없이 임상의가 조정해 줄 수 있다. 이미 제작된 기능적 교정기의 필요물에 주의를 기울이고, 몇가지 요소는 조직내 체계에서 구매할 때 충분히 고려해야할 것이다. 임상의는 교정기를 개개인의 특수성에 맞추어 다양한 종류의 크기, 견고성 그리고 조밀도를 고려하고, 후족합정과 전족합정을 고려하고, 처음 임시교정기를 착용했을 때, 환자의 반응을 기준으로 영구적인 것을 제작하는 것이 효과적이다.

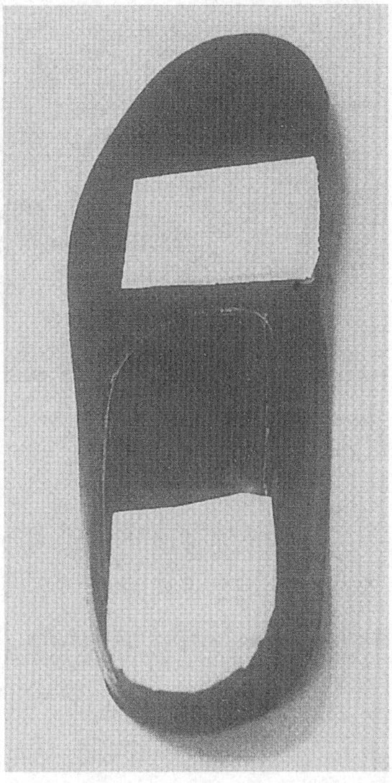

그림 10-4. 교정기의 발바닥 면(plantar aspect)에 추가된 후족과 전족 내반(varus) 합정.

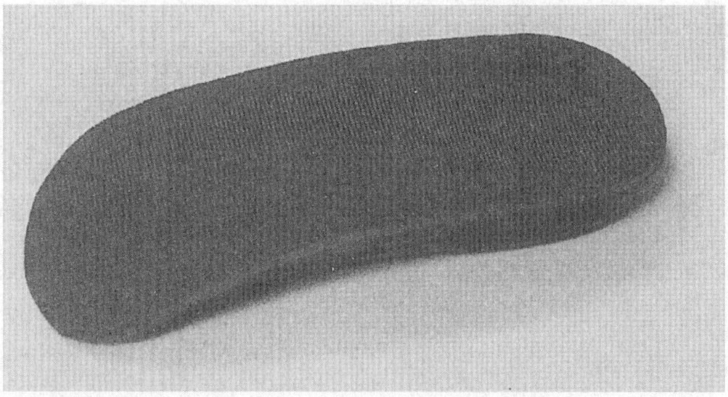

그림 10–5. 3/4길이의 교정기, 신발을 신을 때, 적당하도록 깎아 다듬는다.

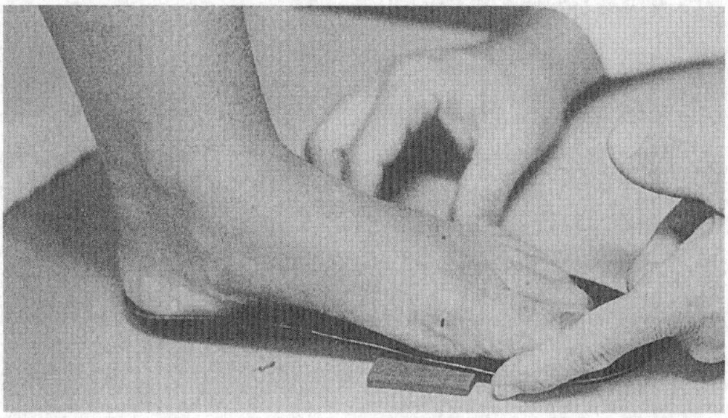

그림 10–6. 전족 내반 합정(forefoot varus post)의 배치

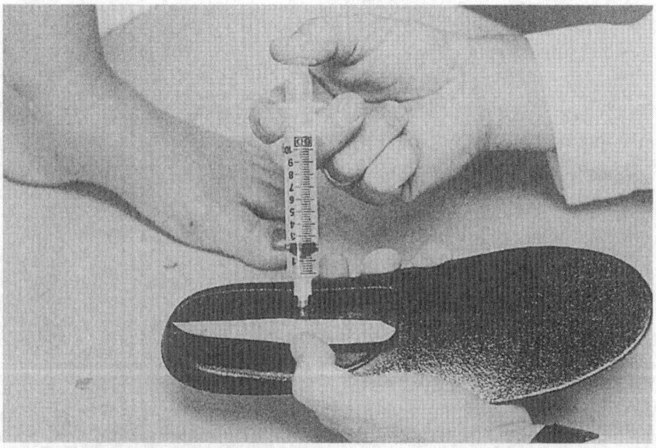

그림 10–7. 아치 공동부(arch cell) 내부에 용액을 주입시켜 생체 교정기(biothotic)를 촉진

저자는 생체교정기(Biothotic) 체계(Orthofeet, Inc., Hillsdale, NJ)를 경험하였다. 합정을 덧댈 때, 생체교정기는 뒤꿈치의 뒤축(heel lifts)과 중족골(matatarsal), 주상골(scaphoid) 그리고 아치 패드(arch pads)의 적용을 고려한다. 완충차단은 교정기 내에서 짜 넣을 수 있고, 윗 덮개를 다양하게 사용할 수 있다.

그림 10-3에서 10-9는 생체교정기를 제작하는 단계의 일부를 설명하였다. 이 장의 끝

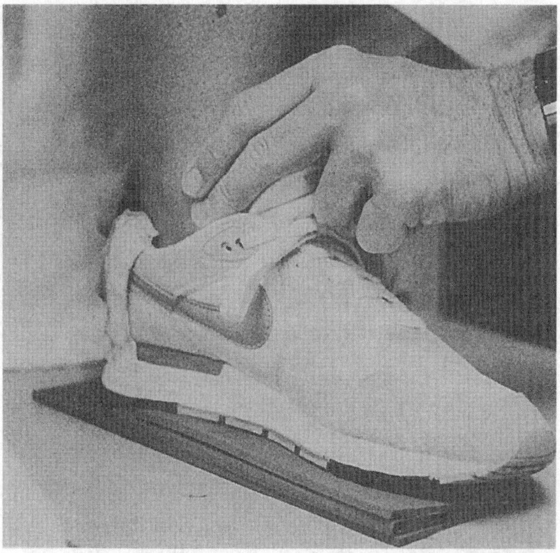

그림 10-8. 환자가 신발형태의 교정기를 착용하고, 내측 쐐기(medial wedges)에 선자세에서(sub talar) 중립(neutral) 유지

부분에 사례연구에서 적합한 합정을 어떻게 결정하는지에 대한 예시를 실어두었다.

실험실에서의 교정기 (Laboratory orthotics)

생체역학적 또는 조절에 문제를 가진 대부분의 환자들은 진료실에서의 생체교정기

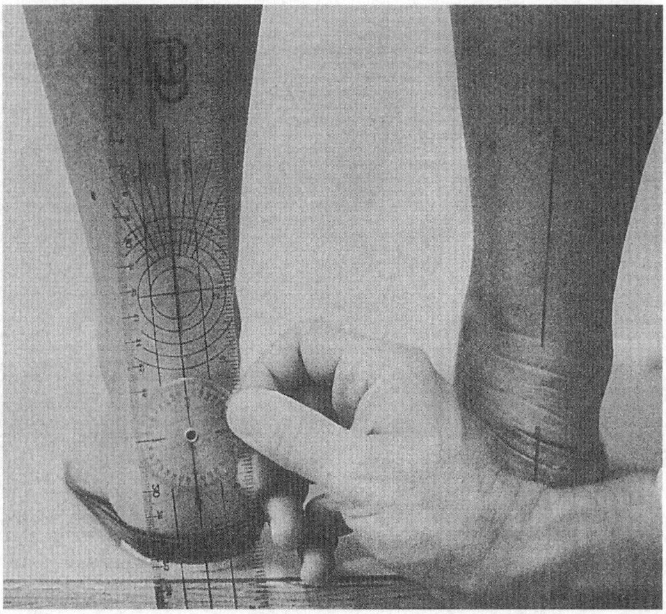

그림 10-9. 완성된 교정기; 현재 거골하관절이 거의 중립위치이다.

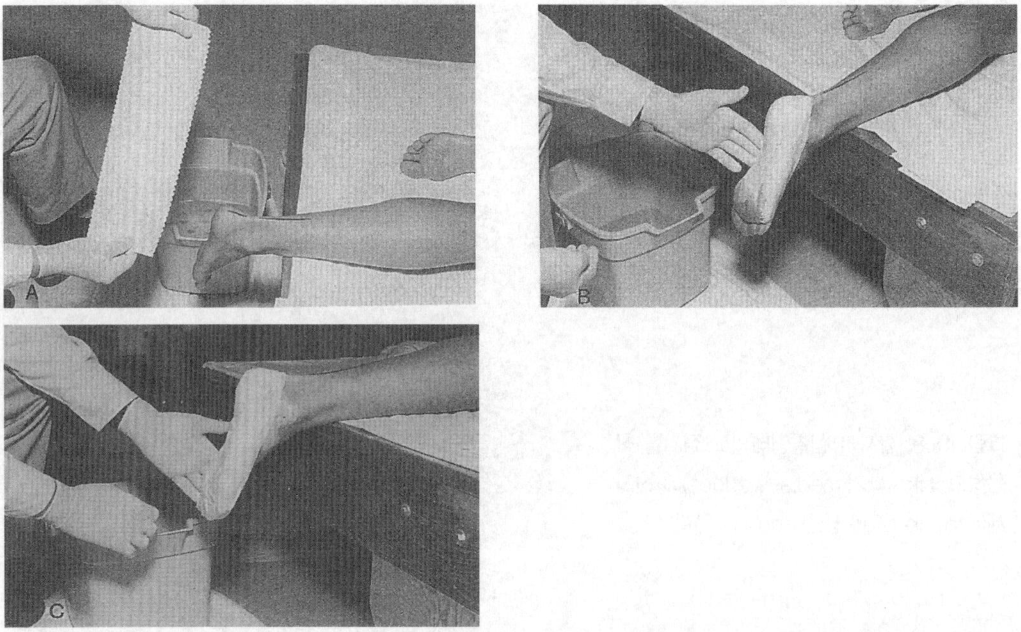

그림 10-10. (A) 두 개의 두겹으로 된 견고한 임시 깁스 부목(plaster splints)을 가로 5 inches, 세로 30 inches로 만든다. (B) 첫번째 부목(splint)은 뒤꿈치의 뒤쪽에 놓는다. (C) 두번째 부목(splint)은 발가락(toes) 앞으로 놓는다.

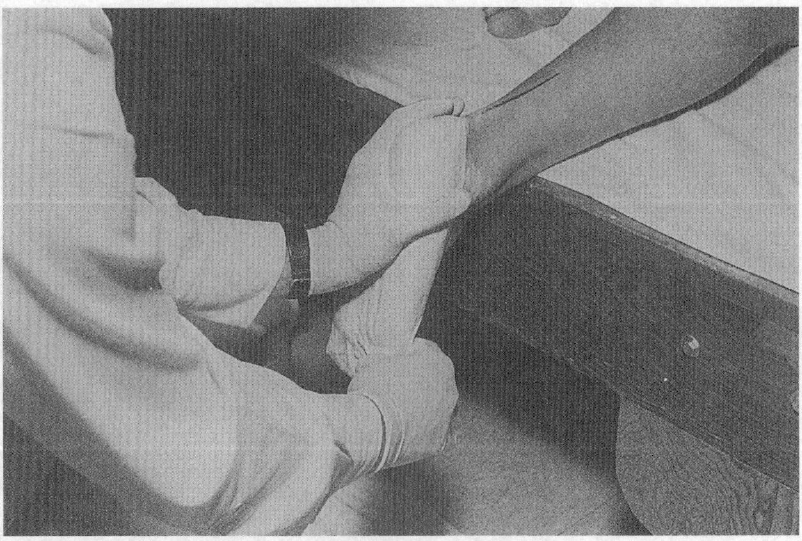

그림 10-11. 깁스(plaster)가 발에 잘 맞도록 매만진다.

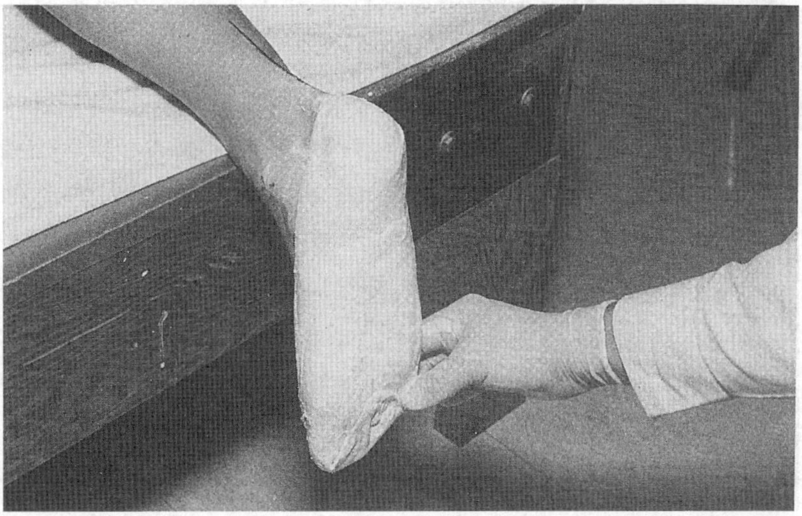

그림 10-12. 깁스(plaster)를 부착하였으므로 거골하관절(subtalar joint)은 제 5 발가락(fifth toe)으로 확산되어 중립위치를 유지하게 된다. 주의 : 모형이 비뚤어지지 않도록 중족골(metatarsals)을 잡지 말아야 한다.

(Biothotic)에 만족하며 응한다. 그러나 어떤 이는, 발에 모형(cast)을 떠서 만드는, 실험실에서 제작하는 교정기 치료를 선택한다. 뚱뚱한 사람이나 더 내구력이 있는 것을 요구하는 활동가들은 특히, 정확한 플라스틱 교정기(plastic orthotic)가 필요한 것은 사실이다. 또한 발에 과운동성을 가진 아이들은 더 강한 플라스틱 장치가 있는 모형(casting)을 요구한다.

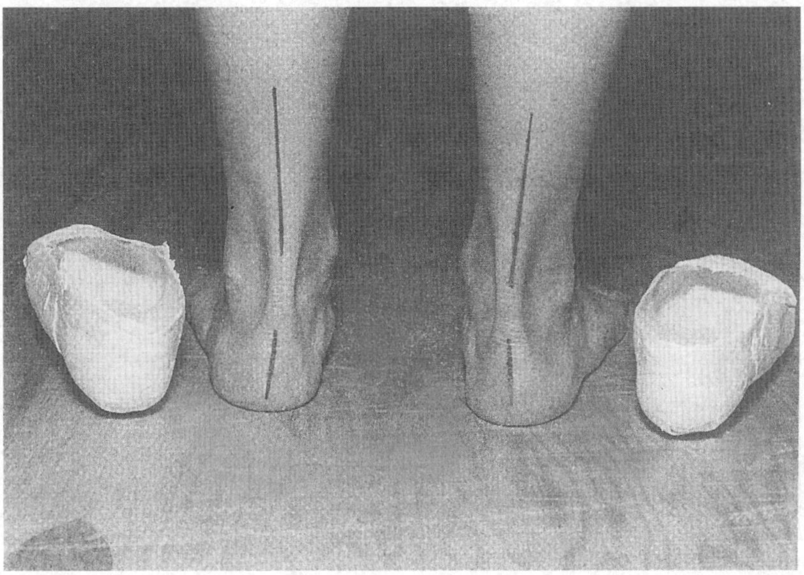

그림 10-13. 모형은 발의 기형형태와 맞아야 한다. 이 경우에는 종골 외반증(calcaneus valgus) 또는 회내전(pronation) 된다.

이러한 교정기(orthotics)는 모형을 떠서 만들어 질 수 있거나, 신체를 지지하지 않은 자세, 약간 신체를 지지하는 자세 또는 완전히 신체를 지지하는 자세에서 떠진 모형으로 만들어 질 수 있으며, 종종 측정이나 합정의 처방없이 제작된다. 우리의 진단이 이상적인 중립위치에서 벗어나게 되는 보상의 결정과 관련이 있으므로, 우리는 생체역학적으로 거골하관절(subtalar joint)이 중립위치에 있으면서 신체를 지지하지 않은 자세에서 발의 틀을 만든 것이 가장 적절한 방법이라 생각한다. 이 위치는 보상 전에 전족(forefoot)의 위치를 침범하고, 임상의는 보상의 필요정도를 경감시키는 합정(post)과 들어올리는데 필요한 양을 실험실로부터 요청받을 것이다. 그림 10-10에서 10-13은 환자가 체중을 지지하지 않는 엎드린 상태에서 중립자세의 발의 모형을 뜨는 모습을 보여주고 있다. 그림 10-14는 교정기의 실험실에 필요한 중요한 자료를 세부목록으로 기록하는 포괄적인 처방양식이다. 이 장의 후반부에 있는 실례는 양식을 작성하는 방법에 대하여 서술하였다.

소아용 발 교정기 (PEDIATRIC FOOT ORTHOTICS)

과잉운동으로 인한 어린이의 편평족(flatfoot)의 치료는 아직 논쟁의 여지가 있다. 저서에는 단단한 발 교정기를 배제한 처방에서부터 단단한 발 교정기에 의한 처방에 걸쳐 학자들의 의견이 서로 분분하다.[38-50] 과잉운동(Research)으로 인한 어린이 편평족(flatfoot)의 보존치료(conservative care)에 관한 몇가지 통계자료가 있다. Penneau와 동료학자[45]는 방사선촬영으로 10명의 어린이를 진찰하였다. 방사선 사진은 맨발로 찍기도 하고, Thomas heel, over- the-counter inserts, 캘리포니아주립대학교 생체역학연구소기기(University of California Biomechanical laboratory) UCBL라 불리는 두개의 모형으로 만들어진 플라스틱 교정기(molded plastic orthotics)를 착용하고 찍었다. 방사선 촬영을 해본 결과 발 교정기(foot orthotics)를 사용한 어린이 환자의 발에는 어떠한 뚜렷한 변화가 없었다. Bleck과 Berzins는 평균 연령이 4.7 세인 Helfet heel seat와 UCBL 장치를 착용한 71명의 어린이를 대상으로 한 연구를 발표하였다. 그 결과 착용 후 방사선 촬영을 하였는데 두 달마다 약 1° 씩 교정됨을 알 수 있었다. 어린이 환자는 대략 14.5개월 동안 교정기를 사용하였다. Mereday, Dolan, Lusskin은 2년 동안 UCBL 장치를 사용한 어린이를 대상으로 그 효과를 연구하였다. 어린이의 연령은 3세에서 12세였다. 그 결과 교정기(orthotics)를 착용하는 동안 보행을 할 때 고통이 가라앉아 상태가 좋아졌다. 그러나 삽입물(inserts) 사용으로 인한 어떠한 구조적 변화도 없었다. 결과적으로 Bordelon은 주 문 제작된 삽입물(insert) 로 3세에서 9세까지의 어린이 50명을 치료하였다. Bordelon의 연구로 초기에 기구를 이용하면, 80%의 뼈 기형(bony deformities)이 교정됨을 알 수 있다. 골 정렬(bone alignment)은 매년 평균 5 ° 정도 교정된다. 방사선 사진은 초기에 촬영하

실험사 교정기 처방전(LABORATORY ORTHOTIC PRESCRIPTION)

치료사의 신상내역:
성명 ______
주소 ______

환자의 신상내역:
성명 ______
주소 ______
직업/활동 ______
연령 ____ 키 ____ 체중 ______
신발규격 ______ 성별 ______

교정기 유형:
______ Rohadur(단단한 플라스틱)
______ Sports(스포츠형)
______ Semi-rigid(반강체)
______ Accommodative
______ 어린이(보행판, Roberts Whitman, 등.)

합정의 지시사항(Posting Instructions)
전족(forefoot): ______ 외부 ______ 내부
왼쪽 ______° 내반(varus) ______° 외반(valgus)
오른쪽 ______° 내반(varus) ______° 외반(valgus)
후족(rearfoot):
왼쪽 ______° 내반(varus) ______° 외반(valgus)
오른쪽 ______° 내반(varus) ______° 외반(valgus)
뒤꿈치의 뒤축(heel lift):
왼쪽 ______ inch
오른쪽 ______ inch

표면/연장부분:
______ Spenco
______ Leather(가죽)
______ PPT
______ Vinyl(비닐)

특별한 지시사항:

그림 10-14. 모형교정기에 대한 총괄적인 처방. 형식은 실험실의 용도에 따라 다양하다.

고, 각각의 어린이는 3년동안 교정기(orthotics)를 착용하였다. 6명의 어린이를 교정기를 뗀 후 방사선 촬영을 하였더니 한 명의 어린이만이 뚜렷하게 교정이 되지 않은 것으로 나타났다. 교정기는 평균 25개월 동안 착용하여야 한다.

Kirby[46] 은 후족 회내전(pronation)의 조절을 향상시키는 발 교정기의 수정된 새로운 방법을 설명하였다. 내측 뒤꿈치를 깎는 기술은 발 교정기의 뒤꿈치 내부에 발의 내반 쐐기(varus wedging)의 효과를 만들어 내는 확실한 발 모형을 발바닥 뒤꿈치의 내측 부

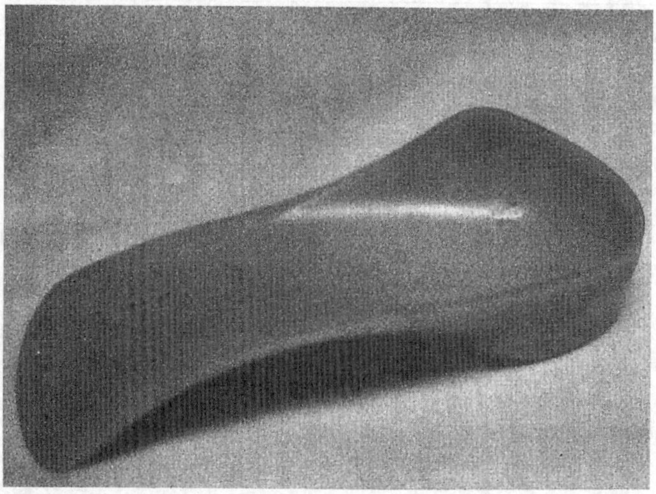

그림 10-15. Whitman-Roberts 발 교정기.

분에 약간 이동하도록 하였다. 내반 쐐기(varus wedge)는 발의 거골하 관절의 축을 가로질러 회외전을 증가시키는 결과를 갖는다. 임상적으로 내반 쐐기는 소아의 유연성이 있는 편평한 발의 회내전 조절을 향상시키고, 과도하게 회내전된 발을 다른 형태로 향상시킨다.[46] Schoenhaus[47]는 종골이 놓여 있는 깊은 뒤꿈치 자리를 통합하기 위하여 발의 과회내전을 막는데 사용하는 교정기 장치를 보고하였다.

Aharonson과 동료 연구자들은[48] 4-6세 소년, 소녀의 유연성이 있는 편평한 발의 발주위 압력 패턴을 기술하였다. 편안하게 서 있는 자세에서 아이들은 그들의 주위 압력이 뒤쪽 체중지지 영역에서 가장 크게 나타났다. 나머지 주위 압력은 발의 내측과 앞쪽 부분 사이에 분포되어 있었다. 유연성이 있는 편평한 발의 끝부분에서 모든 발주위 압력의

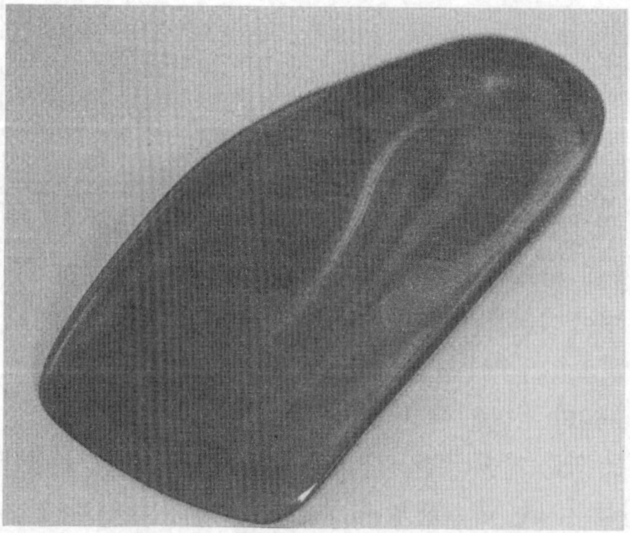

그림 10-16. 쉐퍼판(Shaffer plate)

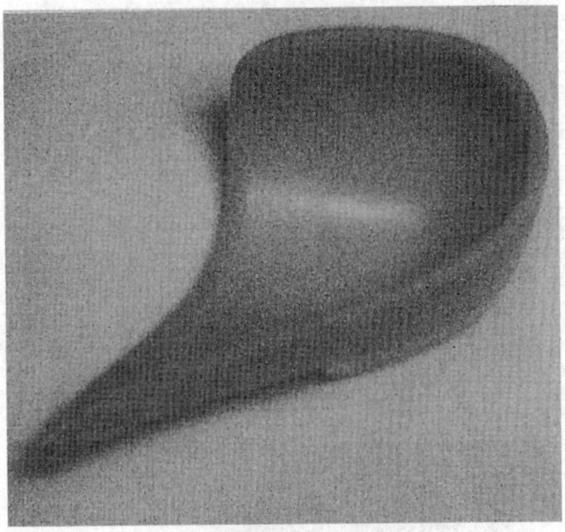

그림 10-17. 뒤꿈치 안정기의 유형 A (상면)

30%정도의 영향을 미쳤다. 뒤꿈치에 내측 가죽 쐐기의 삽입으로 중립 위에서 종골의 외반경사(valgus inclination)를 바로잡는 것은 발의 족궁을 회복시키고, 아동이 서 있는 자세에서 발 주위 압력의 정상 분포를 회복할 수 있다.[48]

Wenger과 동료 연구자들은[49] 유연한 편평족을 가진 아이들에게 교정 신발이나 삽입물(inserts)의 효과에 대하여 기대가 있는 연구를 수행하였다. 방사선 촬영으로 발견된 유연한 편평족으로 진단된 129명의 아이들을 대상으로 1에서 4그룹으로 무작위 할당을 실시하였다: 1그룹은 대조군, 2그룹은 교정 정형외과 신발로 치료, 3그룹은 Helfet 뒤꿈치 안정기(또는 발힘)(heel-cup)으로 치료, 4그룹은 맞춤모델(custom-molded) 플라스틱 삽입물로 치료하였다. 3년의 연구기간동안 98명의 환자가 참여하였다. 치료 전후의 방사선 촬영 분석결과 대조군을 포함한 모든 그룹에서 유의미한 개선을 보였다($P < 0.01$). 결론은 3년 동안 교정 신발이나 삽입물을 착용하는 것은 유연한 편평족의 아이들의 진행에 영향을 끼치지 못한다는 것이었다.[49]

Gould와 동료 연구자들은 발의 족궁의 발달을 검토하고, 11개월에서14개월의 유아

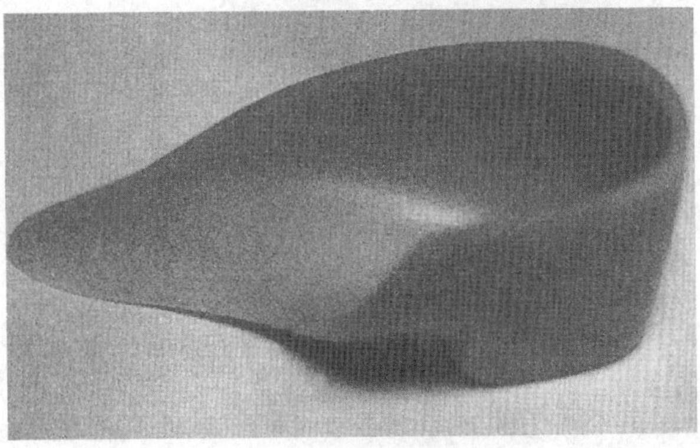

그림 10-18. 뒤꿈치 안정기의 유형 D

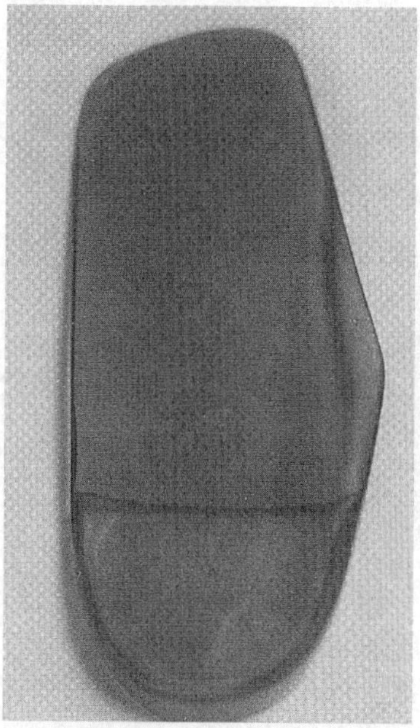

그림 10-19. 팔자다리(out-toe)의 보행 판(gait plate) (상면)

를 대상으로 5세까지 족궁 지지 신발(arch support footwear)이 중립위 족궁(neutral arch)의 발달에 영향을 미치는지를 조사하였다. 보행을 시작한 125명을 대상으로 1.5년의 기간 동안 조사하였으며, 4개의 그룹으로 나누어 다른 신발을 신도록 하였다. 4년 후, 각 그룹은 물리적 검사(physical examination), 방사선 촬영, 그리고 pedoto-pography로 평가하였다. 초기 검사에서, 모든 유아는 앞에서 언급한 모든 측정에서 pes planus로 나

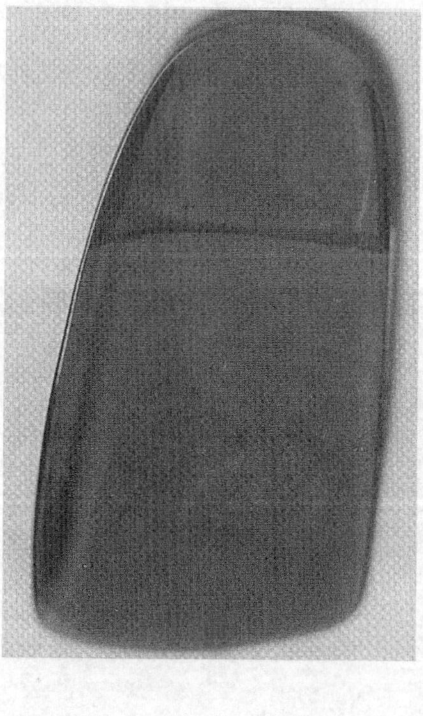

그림 10-20. 내부의 전족합정(forefoot post)과 외부에 후족합정(rearfoot post)이 있는 기능적인 교정기(functional orthotic). Rodahur의 투명한 플라스틱 재질(상면).

타났다. 연구 결과 발의 족궁은 신발을 신는 것과 관계없이 발달한다는 것을 지적하였다. 그러나 족궁 지지 신발을 신은 그룹은 처음 2년 동안 족궁의 발달이 더 빠르게 나타났고, 5년까지 지속되었다.

교정기 (Orthotic Devices)

어린이의 발은 유연하여 대분분의 교정기(orthotics)로 쉽게 제작할 수 있다. 소아용 교정기(pediatric orthotic)는 비정상적인 보상을 유발시킬 수 있는 구조적인 기형을 완화시키고 성장기에 발을 보호할 수 있다.

소아용 발 교정기에는 몇가지 유형이 있는데 단단한 재질(섬유유리와 Rohadur) 또는 유연한 재질(Plastizote, 고무, 스펀지)로 제작된다. 폴리프로필렌, 코르크, 가죽은 단단하지도 않고 유연하지도 않은 중간재질이다. 일반적으로 어린이용 교정기에는 Whitman-Roberts 교정기, 쉐퍼판(Shaffer plates), 뒤꿈치 안정기(heel stabilizers), 팔자 다리, 보행 판(out-toe gait plates), 기능적 합정기가 부착된 교정기 등이 있다.[17]

Whitman-Roberts 교정기(그림 10-15)는 Roberts 교정기와 Whitman 교정기를 결합시킨 교정기로 뒤꿈치(rectus heel)를 곧게 조절하거나 유지시키고, 회외전(supination)을 촉진시킨다. 높은 내측의 볼록한 테두리(high medial flange)는 거골(talus)의 내측회전을 제한하고, 높은 외측의 볼록한 테두리(high lateral flange)는 종골의 외번(calcaneal eversion)을 조절한다. Whitman-Roberts 교정기는 9세이상의 어린이에게 유용하다.[17]

쉐퍼판(shaffer plate)(그림 10-16)은 발을 지지하는 내측의 볼록한 테두리(medial flange)가 있으며, 성장한 어린이 또는 청년에게 사용된다. 쉐퍼판(shaffer plate)은 과도한 종골의 외번(calcaneal eversion)을 조절하지는 않고, 소아 발(pediatric foot)에서 발생하는 심한 구조적인 허탈(structural collapse)에 사용되어서는 안된다.

뒤꿈치 안정기(heel stabilizers)는 8세에서 10세까지 사용될 수 있다. 뒤꿈치 안정기(heel stabilizers)는 다른 유형의 교정기보다 더 발을 잘 조절시킨다. A형태의 뒤꿈치 안정기(heel stabilizers)(그림 10-17)는 뒤꿈치(heel)의 움직임을 조절하여 종골(calcaneus)의 내번(inversion)과 외번(eversion)을 제한한다. 그러나 전족(forefoot)의 움직임을 조절하지 않고, 작은 궁(minimal arch)을 지지하지는 않는다. A와 C형태로 디자인된 교정기는 뒤꿈치와 중족(midfoot)을 최대한으로 조절한다. A형태의 교정기는 발이 적절하게 회내전(pronation)하도록 자극을 최소화 시킨다. 내측의 볼록한 테두리(medial flanges)와 외측의 볼록한 테두리(lateral flange)는 후족, 중족, 전족을 지지하고 조절하는데 사용된다. C 형태의 교정기는 내측의 볼록한 테두리(medial flanges)와 외측의 볼록한 테두리(lateral flange)가 제 1 중족지절관절(first MTP joint) 과 제 5 중족지절관골(fifth MTP joint)로 뻗어 있다는 점이 B 형태와 다르다.

D형태의 뒤꿈치 안정기(heel stabilizer) (그림 10-18)은 전족(forefoot)의 외전(abduction)을 촉진시킨다. 외측 족저의 볼록한 테두리(lateral plantar flange)는 제 4 중족지절관절(fourth MTP joint)과 제 5 중족지절관절(fifth MTP joint)의 배측굴곡(dorsiflexion)을 제한시키기 위해 이들 관절의 뒤쪽으로 뻗어 있다. 그러므로 발이 안으로 회전하여 세 개의 내측 중족지절관절(MTP joints)에서 배측굴곡(dorsiflexion)한다. 이로 인해 전족

EVALUATION WORKSHEET

Static Measurements

Left

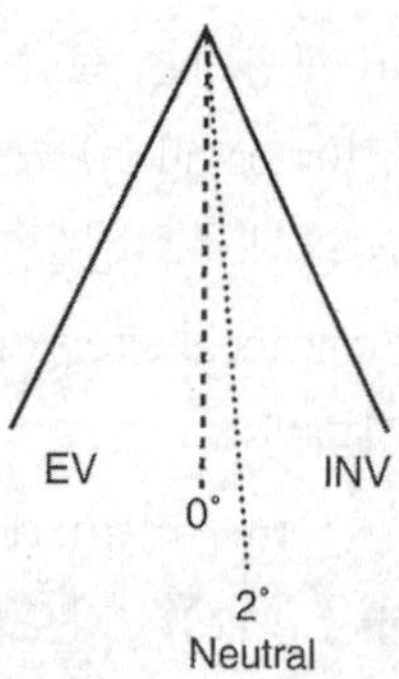

Left	**Degrees**	Right
	Prone:	
35°	Inversion	35°
15°	Eversion	15°
50°	Total ROM	50°
2° Varus	Neutral STJ (indicate varus/valgus)	2° Varus
10° Varus	Forefoot/Rearfoot (indicate varus/valgus)	10° Varus
Dorsi	1st ray position (indicate dorsi or plantarflexed)	Dorsi
Hyper	1st ray mobility (if plantarflexed, indicate hyper or hypo)	Hyper
20°	AJ dorsiflex (with knee extended)	20°
90°	1st MTP dorsiflex	90°
	Standing:	
0°	Tibia (indicate varus/valgus)	0°
10° Valgus	Tibia/calcaneus (indicate degrees varus/valgus)	10° Valgus
12° Pronated	Compensated calcaneus position (indicate degrees pronated or supine)	12° Pronated

Right

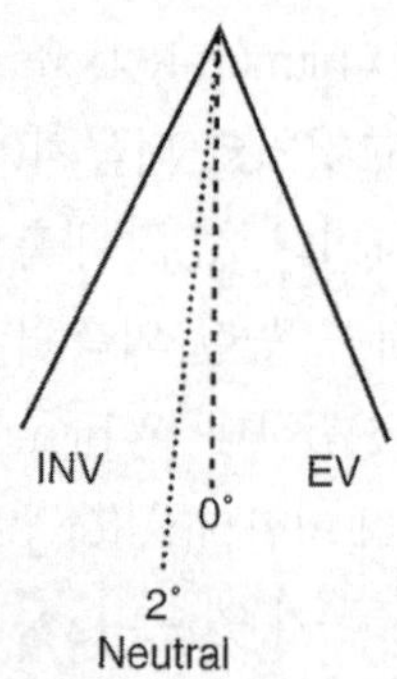

ORTHOTIC WORKSHEET

Left		Right	
FF None°	Varus / Valgus	FF None°	Varus / Valgus
RF 6°	(Varus) / Valgus	RF 6°	(Varus) / Valgus
Heel Lift ______ mm		Heel Lift ______ mm	

그림 10-21. 사례 1에 대한 평가결과: 선천성 편평족 종골외반(congenital flatfoot talipes calcaneal valgus).

(forefoot)이 외전(abduction)하여 안짱다리(toe-in) 걸음걸이를 경감시킨다.

팔자다리 보행판(Out-toe gait plate)(그림 10-19)의 기능은 D 형태의 뒤꿈치 안정기(heel stabilizer)와 같다. 팔자다리판(out-toe plate)은 안짱다리(in-out toe) 기형이 나타난 8세에서 10세의 어린이에게 주로 사용된다.

기능적인 형태의 교정기(그림 10-20)는 성장한 어린이나 청년에게 사용되어야 한다. 그러나 어린이 발의 내측과 외측의 불안정성을 충분히 경감시키지는 않는다. 더욱이 어린이 발의 외측 불안정성을 촉진시키고 내반(varus) 또는 외반(valgus)된 위치에 자극이 가해져 해로울 수도 있다. 중족골두(metatarsal heads)가 수평면과 평행으로 있을 때 전족(forefoot)이 곧은 자세(rectus position)로 나타난다. 전족의 곧은 자세로 인해 내반(varus)과 외반(valgus)기형이 더 잘 교정될 수 있다. 후족 합정(rearfoot posting)은 거골하관절(subtalar joint)을 중립위치에 있도록 유아용 교정기에 주로 사용된다.

소아용 교정기 원리에 관한 요약 (Summary of Pediatric Orthotic Principles)

소아용 교정기는 보행 시 입각기(stance)에서 과도한 후족 운동을 조절하기 위해 사용된다. 단단한 재질은 주로 운동을 조절하는데 유용하다. 내측의 볼록한 테두리(medial flange)와 외측의 볼록한 테두리(lateral flange)는 심하게 과잉운동하는 편평족기형(flatfoot deformities)에 처방될 수도 있다.

연구에서는 소아 환자에게 내측 전족 시대기(medial rearfoot wedge)를 사용하면 과도한 발의 회내전(pronation) 감소에 효과적이고 내측 발의 족궁 발달의 비율을 증가시키고, 발의 체중 지지 힘의 분포를 개선한다는 것을 지적한다.[46-50]

사례연구 (CASE STUDIES)

이 항에는 성인과 소아환자에게 필요한 교정기 처방(orthotic prescription)에 대한 사례를 검토하였다.

1: 종골외반족의 진단을 받은 선천성 편평족 (Congenital Flatfoot with a Diagnosis of Talipes Calcaneo valgus)

5세의 어린이 환자는 뛸 때 충격으로 내측 궁(arch)에 통증이 있다고 한다. 방사선 촬영으로 수직 거골(talus)과 종골(calcaneus)의 줄어든 경사각도(inclination angle)를 관찰할 수 있었다.

EVALUATION WORKSHEET

Static Measurements

Left

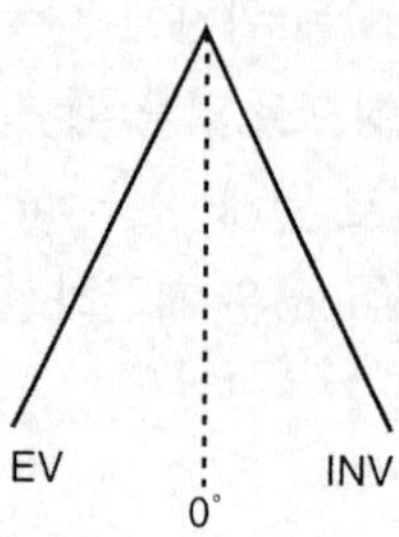

Left	**Degrees**	Right
	Prone:	
20°	Inversion	20°
10°	Eversion	10°
30°	Total ROM	30°
0°	Neutral STJ (indicate varus/valgus)	2° Varus
0°	Forefoot/Rearfoot (indicate varus/valgus)	6°
—	1st ray position (indicate dorsi or plantarflexed)	Dorsi
—	1st ray mobility (if plantarflexed, indicate hyper or hypo)	Hyper
10°	AJ dorsiflex (with knee extended)	10°
85°	1st MTP dorsiflex	86°
	Standing:	
0°	Tibia (indicate varus/valgus)	0°
0°	Tibia/calcaneus (indicate degrees varus/valgus)	5° Valgus
0°	Compensated calcaneus position (indicate degrees pronated or supine)	7° Pronated

Right

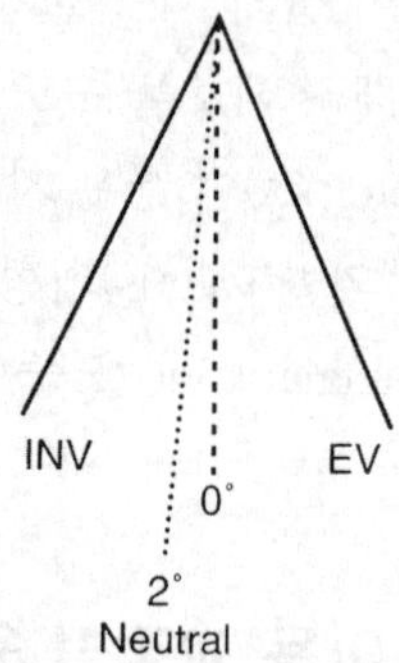

ORTHOTIC WORKSHEET

	Left		Right	
FF	None°	Varus / Valgus	5°	(Varus) / Valgus
RF	None°	Varus / Valgus	5°	(Varus) / Valgus
Heel Lift	______ mm		______ mm	
Other	______		______	

그림 10-22. 사례 2에 대한 평가 결과 : 족저근막(plantar fasciitis), 신경종(neuroma), 후기 회내근(late pronator).

신체를 진찰해 보니, 하지(lower extremities)에 있는 여러 관절의 인대(ligament)가 이완되었음이 관찰되었다. 거골하관절은 내번(inversion) 35°, 외번(eversion) 15°의 범위로 운동한다. 발목은 신체를 지지하지 않는 상태에서 좌우로 20° 배측굴곡(dorsiflexion)하는 것으로 측정되었다. 서 있는 자세에서, 종골(calcaneus)은 심한 외번(eversion)을 하는 것으로 기록되었다. 보행 시, 신체의 하중이 발의 내측을 따라 과다하게 가해질 때, 과도한 후족운동과 신체를 지지하는 자세가 비정상적임이 기록되었다. 그림 10-21에는 정적인 평가의 결론이 기입되어 있다.

후족을 최대한으로 조절하여야 거골하관절(subtalar joint)이 중립위치에서부터 움직인다. 후족이 고정되어 있으면, 전족과 중족 장애가 방지될 수 있다. C 형태의 뒤꿈치 안정기(heel stabilizer)는 후족, 중족, 전족(forefoot)을 지지하고 조절할 수 있다.

이 환자는 성장과 신체구조 변화를 측정하기 위해 6개월마다 진찰 받아야 한다. 발 교정기를 착용하여 교정되는 가능한 기간은 8년에서 10년 이상이며 교정기는 뒤꿈치 안정기(heel stabilizer 최대한으로 발을 조절)에서 Whitman-Roberts 교정기(중간 정도의 알맞은 조절)까지 사용하며, 최종 단계에서는 쉐퍼판-Shaffer plate(최소한의 종골외번(calcaneal eversion)을 조절)을 사용한다.

2: 앞으로 전진하는 동안 회외전의 지연으로 인한 오른쪽 뒤꿈치의 족저근막과 왼쪽 전족의 신경종 (Plantar Fascia of the Right Heel and a Neuroma of the Left Forefoot, Secondary to Late Pronation During Push-off)

42세의 남자환자는 아침에 일어나서 걸음을 디딜 때 오른쪽 내측 뒤꿈치의 통증이 더 심하다고 한다. 이 환자는 매주 평균 60-70 miles로 달려 무리한 운동을 한다. 저녁시간에 달릴 때, 처음 2-3 miles에는 매우 아프다. 그는 무릎 또는 발의 통증과 관련된 병력은 없다.

하지(lower limb)가 외부회전(external rotation) 한 다음 오른발이 외전(abduction)되면서 신체를 지지하는 자세에서 정상적인 내측궁(medial arch)이 관찰되었다. 어떠한 발가락 기형도 나타나지 않았다. 그림 10-22에는 초기의 정적인 자세에서의 평가 결과를 보여주고 있다. 후족(rearfoot)이 중립위치에 있고 신체를 지지하지 않는 자세에 있을 때, 첫번째 선(first ray)이 과다운동을 하면서 6° 의 전족내반(forefoot varus)이 기록되었다. 종골(calcaneus)은 10° 로 외번(eversion)하고, 20° 로 내번(inversion)한다. 왼쪽 발의 전족(forefoot)이 곧다(후족(rearfoot)과 직각을 이루는): 내반(varus) 또는 외반(valgus)이 일어나지 않는 것으로 기록되었다. 종골(calcaneus)의 운동범위는 오른쪽과 같다. 족저근막(plantar fasciae)의 종지부(insertion)에 있는 오른쪽 종골부위(calcaneal area) 위쪽의 뒤꿈치 돌기(heel spur)가 방사선촬영으로 관찰되었다. 종골(calcaneus)의 내측면을 촉진해보니 압통(tender)이 있었다.

보행 진단 (Gait Assessment)

보행 시 발끝 떼기(push-off)하는 동안 오른쪽 발이 불안정하다. 앞으로 전진할 때, 환자의 발뒤꿈치의 갑작스런 움직임(heel-whip) 때문에 불안정성이 나타난다. 첫번째 선

EVALUATION WORKSHEET

Static Measurements

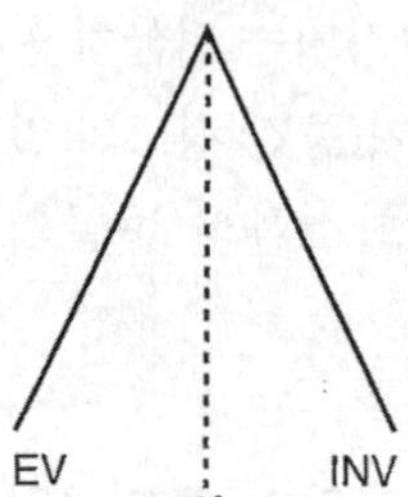

Left	Degrees	Right
	Prone:	
16°	Inversion	16°
8°	Eversion	8°
24°	Total ROM	24°
0°	Neutral STJ (indicate varus/valgus)	0°
4° Valgus	Forefoot/Rearfoot (indicate varus/valgus)	4° Valgus
Plantar	1st ray position (indicate dorsi or plantarflexed)	Plantar
Hypo	1st ray mobility (if plantarflexed, indicate hyper or hypo)	Hypo
4°	AJ dorsiflex (with knee extended)	2°
68°	1st MTP dorsiflex	72°
	Standing:	
2° Varus	Tibia (indicate varus/valgus)	2° Varus
3° Varus	Tibia/calcaneus (indicate degrees varus/valgus)	4° Varus
3° Supine	Compensated calcaneus position (indicate degrees pronated or supine)	4° Pronated

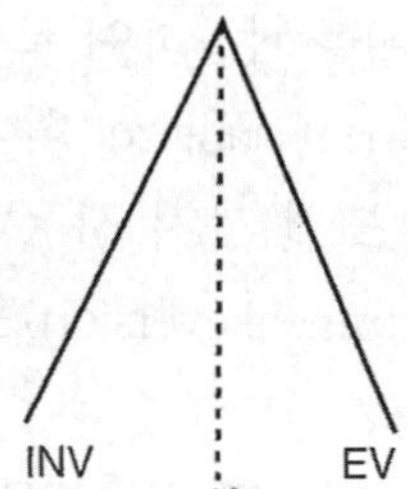

ORTHOTIC WORKSHEET

Left		Right	
FF 4°	Varus / (Valgus)	FF 4°	Varus / (Valgus)
RF 2°	Varus / (Valgus)	RF 2°	Varus / (Valgus)
Heel Lift 5 mm		Heel Lift 5 mm	
Other		Other	

그림 10-23. 사례 3에 대한 평가 결과: 아킬레스 건염(achilles tendinitis)과 족저근막염(plantar fasciitis); 비정상적인 회외전(abnormal supination).

(first ray)이 불안정하여 족저근막(plantar fascia)이 과잉 신장(over-stretching)된다. 제 1 중족지절관절(first MTP joint)의 배측굴곡(dorsiflexion)과 족저근막의 과신장(over-stretching)을 방지하기 위하여 보행 시 발끝 떼기(push-off)하는 동안 오른발은 외전된다.

오른쪽에 5° 의 전족 합정(forefoot post)과 5° 의 후족 합정(rearfoot post)이 있는 교정기가 처방되었다. 왼쪽에는 기형이 나타나지 않았으므로 교정기(orthotic)에는 합정(post)이 없다.

EVALUATION WORKSHEET

Static Measurements

Left

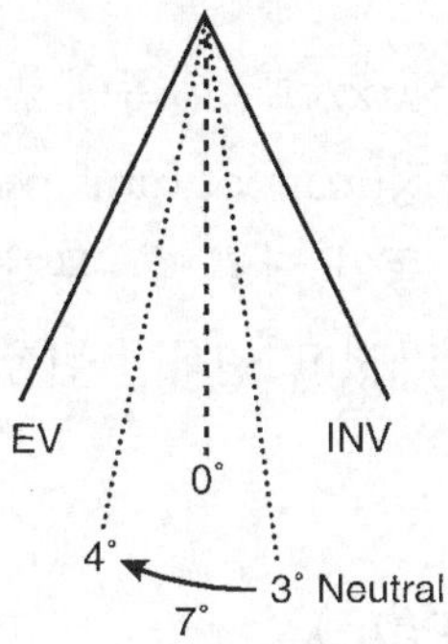

Right

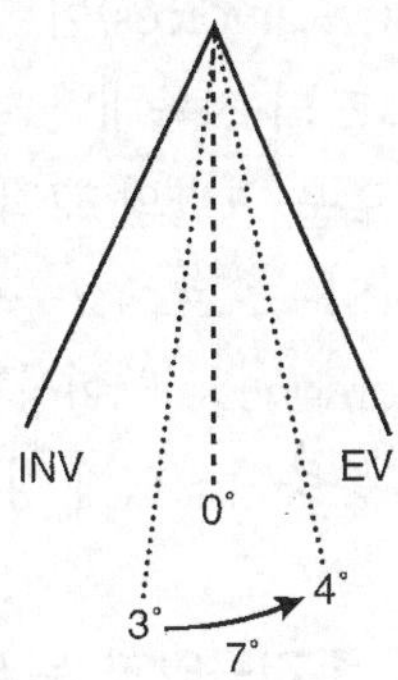

Left	Degrees	Right
	Prone:	
30°	Inversion	30°
10°	Eversion	10°
40°	Total ROM	40°
3° Varus	Neutral STJ (indicate varus/valgus)	3° Varus
8° Varus	Forefoot/Rearfoot (indicate varus/valgus)	8° Varus
Dorsi	1st ray position (indicate dorsi or plantarflexed)	Dorsi
Hyper	1st ray mobility (if plantarflexed, indicate hyper or hypo)	Hyper
8°	AJ dorsiflex (with knee extended)	10°
62°	1st MTP dorsiflex	65°
	Standing:	
3° Varus	Tibia (indicate varus/valgus)	3° Varus
4° Valgus	Tibia/calcaneus (indicate degrees varus/valgus)	4° Valgus
7° Pronated	Compensated calcaneus position (indicate degrees pronated or supine)	7° Pronated

ORTHOTIC WORKSHEET

Left		Right	
FF 5°	(Varus) Valgus	FF 5°	(Varus) Valgus
RF 4°	(Varus) Valgus	RF 4°	Varus Valgus
Heel Lift ____ mm		Heel Lift 6 mm	
Other ____		Other ____	

그림 10-24. 사례 4에 대한 평가 결과: 오른쪽의 내측무릎 통증, 다리길이의 부조화(leg length discrepancy).

환자는 그가 이전의 마라톤 기록보다 5분 더 빨리 정한 기록으로 1년 반을 통증없이 달렸다.

그러나 1년 반이 지난후, 왼쪽 뒤꿈치(heel)의 통증이 느껴지고, 오른발의 외측면(lateral border)이 무감각(numoness)해졌다고 한다. 또한 제 2 중족골(second metatarsal)과 제 3 중족골(third metatarsal) 사이에 신경종(neuroma)이 발생하였고, 촉진하여 보니 두번째와 세번째 발가락사이의 물갈퀴(webspace)에 이상감각(paresthesia)이 재발되었다. 환자를 진찰할 때, 왼쪽으로 전족이 내반하고 오른쪽으로 전족(forefoot)이 9° 내반(varus)되는 것이 관찰되었다. 첫번째 선(first ray)의 과잉운동은 오른쪽에서 나타났다. 촉진할 때, 왼쪽 뒤꿈치(heel)의 내측면(medial border)에 압통(tender)과 통증이 나타났다.

환자는 지난 18개월 동안 지나친 운동으로 과신장되었다. 달리는 속도가 증가하여 전족에 무리한 하중이 가해져서 장애가 심해졌다. 반강체 교정기(semirigid orthotics)는 18개월 이상 가중된 힘을 완화시켜 발을 지지할 수 없었다. 중족골(metatarsals) 간의 전단력(shear forces)이 커져 신경종(neuroma)이 심해졌다.

7° 의 전족내반 합정(forefoot varus post)을 오른쪽에, 5° 의 합정(post)은 왼쪽에 놓아 새로운 한쌍의 교정기(orthotics)를 제작하였다. 6° 의 후족내반 합정(rearfoot varus post)은 양쪽으로 4° 움직이도록 처방되었다. 새 교정기를 신고 2주 동안 달린 후, 무감각(numbness)과 이상감각(paresthesia)이 오른쪽발에서는 완전히 사라졌고, 왼쪽발 뒤꿈치의 통증의 50%가 경감되었다.

3: 족저근막과 뒤꿈치 통증 (Plantar Fascia and Heel Pain)

38살의 실험실 연구자와 시간제로 일하는 대학원생은 오른쪽 뒤꿈치(heel)의 족저면(plantar aspect)과 오른쪽 아킬레스건(Achilles tendon)에 몇 달 전부터 통증이 있었다. 직장과 학교에서 더 많은 활동을 하게 될때, 통증은 더 심해졌다. 환자는 아킬레스건염(Achilles tendinitis)과 족저근막염(plantar fasciitis)이 있는 것으로 진단되었다. 초음파 치료, 주사, 경구투여 항염증제(oral anti-inflammatory medication)로 치료하였으나 완치되지는 않았다.

종골(calcaneus) 내의 아킬레스건(achilles tendon)의 종지부(insertion) 바로 위에 중간 정도의 아킬레스건 압통이 있는 것으로 진단되었다. 종골(calcaneus) 상부에 있는 족저근막(plantar fascia)의 압통이 있는 것으로 기록되었다. 그림 10-23은 발과 발목의 정적인 진단 측정을 보여주고 있다.

보행 분석에서는 보행 시 입각기(stance)에서 비정상적인 회외전(supination)이 관찰되었다. 발뒤꿈치 닿기 후 발바닥 닿기 때까지(flatfoot) 거골하관절의 회내전(subtalar joint pronation) 또는 중족관절의 회내전(midtarsal joint pronation)은 입증되지 않았다; 발끝 떼기(push-off)동안 발은 회외전된 상태로 있었다.

이들 결과로 볼 때, 비정상적인 회외전 때문에 충격 흡수 기능이 상실될 수 있음이 밝혀졌다. 4° 의 전족외반 합정(forefoot valgus posts)이 있는 임시교정기를 제작한다. 또한, 아킬레스건의 긴장을 해소하기 위해 약 5mm의 뒤꿈치 뒤축(heel lifts)을 덧붙인다. 발뒤꿈치 닿기부터 발바닥 닿기 때까지 정상적으로 회내전(pronation)이 되도록 2° 의 후족외반 합정(rearfoot valgus post)을 덧붙인다.

임시 교정기(temporary orthotics)에 대한 환자의 반응이 매우 좋았다: 환자는 교정기

(orthotics)를 사용하는 동안 통증의 75%가 감소되었다고 하였다. 그래서 임시 교정기(temporary orthotics)와 비슷한 반강체의 교정기 합정을 주조하였다. 교정기는 정상적인 회내전을 촉진하고, 발뒤꿈치 닿기 시 완충작용을 추가하였다. 한 달 뒤에 방문한 환자는 증상이 계속 감소한다고 하였고 교정기를 무기한으로 계속 사용할 것을 권고받았다.

4: 다리길이의 부조화와 조깅으로 인한 내측무릎의 통증 (Medial Knee Pain Associated with Jogging and Leg Length Discrepancy)

조깅으로 3 개월 간 오른쪽 내측 무릎에 통증을 앓고 있는 30세의 레크리에이션 치료사(recreation therapist)는 직접적인 외상은 없었고, 매주 15 miles의 조깅을 25 miles로 운동을 늘린 후 통증이 심해졌다고 한다. 몇주일간 쉬고 항염증제를 복용하였더니 통증이 사라졌다고 한다. 정형외과의에게 진찰을 받아 보았으나 인대(ligament) 또는 연골(cartilage)의 부상은 없다고 하였다. 등속성 운동에 대한 평가(isokinetic evaluation)에서는 정상적인 사두근(quadriceps muscle)과 슬건근(hamstring muscle)의 강도를 미리 표시하였다. 그림 10-24에는 생체역학적인 발에 대한 평가 결과를 기재하였다.

보행을 분석해 보았으나 발뒤꿈치(heel) 닿기부터 발바닥 닿기 때까지(flatfoot) 뚜렷한 문제는 나타나지 않았고, 회내전(pronation)할때 정상으로 나타났다. 그러나, 발끝떼기(push-off)시 종골은 외번(everted) 자세를 유지하였고, 역회외전(resupinate)을 시킬 수 없었다.

이러한 결과를 근거로, 4° 의 전족내반 합정(forefoot varus posts)이 있는 임시교정기가 제작되었다. 부가적으로, 환자의 오른쪽 교정기(orthotic)에 6mm의 뒤꿈치 뒤축(heel lift)을 부착하였다. 환자는 2주 후 조깅을 다시 시작하였는데 오른쪽 무릎의 통증이 확실하게 경감되었다고 하였다. 몇 주 후, 환자는 매주 25miles로 그녀의 총마일 수를 늘렸음에도 불구하고, 통증이 모두 사라졌다고 보고하였다.

5: 달리기와 자전거 타기로 인한 양쪽 무릎의 통증 (Bilateral Knee Pain Associated with Running and Bicycling)

29세의 회사원은 몇 주동안 달리기를 계속하였는데 양쪽 무릎에 통증이 발생하였다. 그는 삼종경기 선수로, 매일 자전거타기와 수영뿐 아니라, 최근에는 매주 약 35 miles로 달리는 거리를 늘렸다 . 그는 어떠한 무릎통증도 없었다고 하였다. 통증은 오른쪽보다 왼쪽에서 심해졌으나 양쪽 무릎 모두 달리기를 시작하여 2-2.5 miles 후 통증이 시작되었다. 정형외과의가 진찰을 하였으나 결과는 부정적이었다. 정적인 상태에서 진찰한 결과는 그림 10-25에 기록되어 있다.

보행에 관한 분석으로 전체 입각기(stance)에서 회내전(pronation)의 증상이 있음이 밝혀졌다. 발뒤꿈치 닿기(heel strite) 후부터 발바닥 닿기 때까지(flatfoot), 각각의 종골

EVALUATION WORKSHEET

Static Measurements

Left

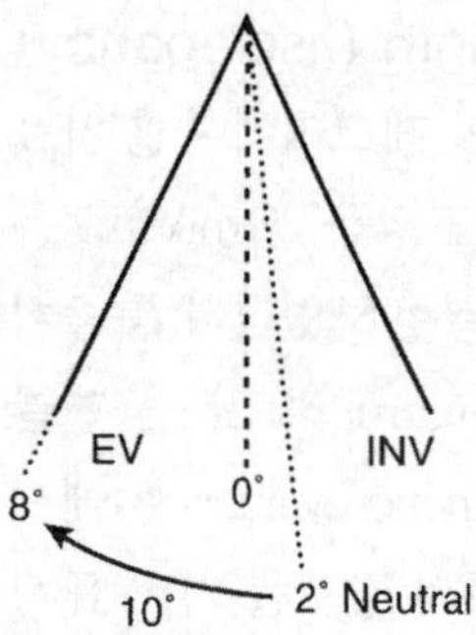

Right

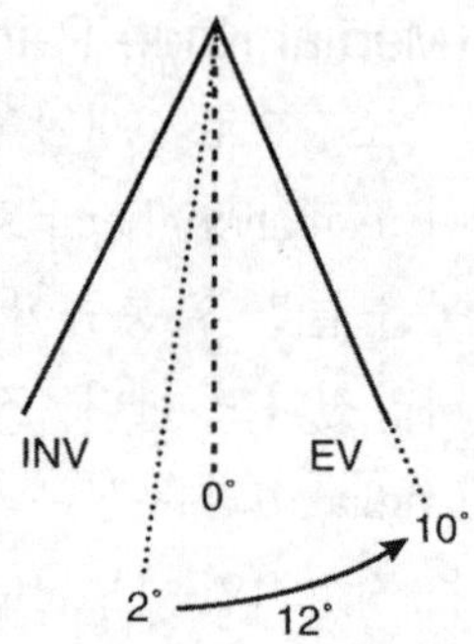

Left	Degrees	Right
	Prone:	
20°	Inversion	20°
8°	Eversion	10°
28°	Total ROM	30°
2° Varus	Neutral STJ (indicate varus/valgus)	2° Varus
10° Varus	Forefoot/Rearfoot (indicate varus/valgus)	12° Varus
Dorsi	1st ray position (indicate dorsi or plantarflexed)	Dorsi
Hyper	1st ray mobility (if plantarflexed, indicate hyper or hypo)	Hyper
0°	AJ dorsiflex (with knee extended)	0°
65°	1st MTP dorsiflex	64°
	Standing:	
4° Varus	Tibia (indicate varus/valgus)	4° Varus
8° Valgus	Tibia/calcaneus (indicate degrees varus/valgus)	10° Valgus
10° Pronated	Compensated calcaneus position (indicate degrees pronated or supine)	12° Pronated

ORTHOTIC WORKSHEET

Left		Right	
FF 6°	(Varus) Valgus	FF 7°	(Varus) Valgus
RF 5°	(Varus) Valgus	RF 5°	(Varus) Valgus
Heel Lift 6 mm		Heel Lift 6 mm	
Other		Other	

그림 10-25. 사례 5에 대한 평가 결과: 양쪽 무릎의 과다 회내전(excessive pronation)

(calcaneus)은 회내전(pronation) 상태에 있거나, 거의 임박하였거나 마지막 단계에 있다. 그러므로 발뒤꿈치 닿기 다음부터 발바닥 닿기 때까지 정상적으로 회내전(pronation)하지 않는다. 또한 발끝 떼기(push-off) 하는 동안 역전(회외전(resupination))하지 않는다. 발끝떼기(push-off) 동안, 종골의 외전이 유지될 때, 주상골(naviculars)은 중앙에서 아래쪽으로 그리고 앞쪽으로 떨어진다. 그리고 발이 갑자기 외전될 때가 있다. 입각기(stance)에서 발생하는 과다 회내전(pronation)은 전족내반(forefoot varus)과 발목관절 첨

족(ankle joint equinus) 후에 나타난다는 연구결과는 일찍이 밝혀졌다. 임시 교정기가 제작되었다. 6° 의 전족내반 합정(forefoot varus posts), 4° 의 후족내반 합정(rearfoot varus posts), 4분의 1 inch의 뒤꿈치 뒤축(heel lift)이 각각의 교정기(orthotic)에 부착된다. 교정기(orthotics)는 과도한 회내전(pronation)을 어느 정도 감소시켜 발뒤꿈치(heel) 닿기 시 양쪽 발의 거골하관절(subtalar joint)을 보조하도록 디자인 되어 발뒤꿈치(heel) 닿기부터 발바닥 닿기 때까지(flatfoot) 거골하관절(subtalar joint)이 정상적으로 회내전(pronation) 할 수 있다. 전족의 합정(forefoot posts)은 첫번째 선(first ray)을 지지하여 발끝 떼기(push-off) 할 때 역전(회외전(resupination)) 할 수 있도록 디자인 되어 있다.

교정기 착용 3주 후 환자는 점차로 평소에 그가 달리던 거리로 다시 달릴 수 있었다. 그는 오른쪽 무릎의 통증이 완전히 사라졌고, 왼쪽 무릎의 통증은 현저히 줄었다고 하였다. 그 당시 임시 교정기(temporary orthotics)와 같은 처방으로 단단한 스포츠 교정기(sports orthotics)를 제작하여 착용하였다.

요약 (SUMMARY)

생체역학적인 교정기(biomechanical orthotics)는 성인의 경우 신체를 지지하는 과도한 힘을 감소시키는데 유용할 수 있다. 이러한 생체역학적인 교정기(biomechanical orthotics)가 비정상적인 발을 교정하거나 변화시키도록 디자인 되어 있지는 않지만, 보행 시 입각기(stance)에서 발의 통증을 경감시키고 기능을 향상시켜준다. 생체역학적인 교정기(biomechanical orthotics)에는 전족 합정(forefoot post)과 후족 합정(rearfoot post)의 두가지 구성요소가 있다. 전족 합정(forefoot post)은 전족 기형(forefoot deformity)을 보완하거나 중족골두(metatarsal heads)에 지면이 가까워지게 하는 역할을 한다. 만일 중족골두(metatarsal heads)가 전족(forefoot)에 최대의 하중이 실리는 동안 전족(forefoot)을 보완해 준다면, 비정상적인 힘은 경감되거나 제거될 수 있다.

후족 합정(rearfoot post)은 후족(rearfoot) 또는 거골하관절(subtalar joint)이 중립위치에 있도록 하는 역할을 한다. 후족 합정(rearfoot post)은 뒤꿈치(heel)가 접촉할 때 가장 중요한 기능을 한다. 후족 합정(rearfoot post)이 정확히 처방되었다면, 입각기(stance)가 시작할 때 부터 거골하관절(subtalar joint)의 과도한 회내전(pronation) 또는 과도한 회외전(supination)을 방지할 수 있어야 한다. 동시에, 후족합정(rearfoot post)으로 인해 거골하관절(subtalar joint)이 충분히 운동할 수 있어야 한다.

우리는 임시 교정기(temporary orthotics)를 시험하여야 더 정확한 교정기 처방을 내릴 수 있다고 확신한다. 정확한 교정기의 처방으로 단 시일 내에 적응할 수 있고, 환자의 만족도가 높으며, 통증이 많이 완화되어, 환자가 발교정기를 거부감 없이 사용할 수 있을 것이다. 표 10-1에 모형 교정기(neutral cast orthotics) 치료의 대표적인 과정을 요약해 놓았다.

보행 시, 입각기(stance)에서 후족(rearfoot)의 과다운동을 조절하도록 어린이에게도 교정기가 처방된다. 단단한 재질은 운동을 조절하는데 주로 사용된다. 내측 볼록한 테두리(medial flange)와 외측 볼록한 테두리(lateral flange)는 과다운동하는 심한 편평족기형(flatfoot deformities)에 처방될 수 있다. 전족(forefoot)과 후족(rearfoot)의 합정(post)은 소아용 발교정기(pediatric foot orthotics)에는 사용되지 않는다.

더 자세한 연구는 발 교정기에 관한 연구분야에서 이루어 질 것이다. 적절하고 확실한 처방은 보행 시 입각기(stance) 중에 어떻게 교정기(orthotics)가 발의 기능을 변화시키는 가를 측정하는데 필요하다.

표 10-1. 교정기 치료의 대표적인 과정

	평가	치료
첫번째 방문	과거병력, 정적 평가(Static cvaluation) 보행에 대한 분석	거골하관절의 중립위치에서 형교정기(Mold orthotic) 임시교정기를 착용할 것을 처방 (1-2 주 동안 시험 사용)
두번째 방문	재평가, 환자의 반응과 편안함(Comfort)를 측정	임시 교정기 수정, 필요시 갈고 재부착
세번째 방문	재평가	수정 또는 재교정 필요시
재검 방문	재평가, 교정기가 잘 맞고 편안한지 확인, 마모 확인, 어린이 : 6~12개월마다 성장 확인	다른 교정기 선택 고려(예, 의복용의 신발)

참고문헌 (REFERENCES)

1. Blake, RL and Denton, JA: Functional foot orthoses for athletic injuries. J Am Podiatr Med Assoc 75:359, 1985.
2. Eggold, JF: Orthotics in the prevention of runners' overuse injuries. Physician Sports Med 9:125, 1981.
3. Rose, GK: Correction of the pronated foot. J Bone Joint Surg [Br] 40:674, 1958.
4. Weed, JG, Ratliff, FD, and Ross, SA: A biplanar grind for rearfoot posts on functional orthotics. J Am Podiatr Med Assoc 69:35, 1978.
5. McKenzie, DC, Clement, DB, and Taunton, JE: Running shoes, orthotics and injuries. Sports Med 2:334, 1985.
6. Smith, LS, Clark, TE, Hamill, CL et al: The effects of soft and semi-rigid orthoses upon rearfoot movement in running. Podiatr Sports Med 76:227, 1986.
7. Doxey, GE: Clinical use and fabrication of molded thermoplastic foot orthotic devices. Phys Ther 65:1679, 1985.
8. D'Ambrosia, RD: Orthotic devices in running injuries. Clin Sports Med 4:611, 1985.
9. Bates, BT, Osternig, LR, Mason, B et al: Foot orthotic devices to modify selected aspects of lower extremity mechanics. Am J Sports Med 7:338, 1979.
10. Subotnik, SI: The abuses of orthotics in sports medicine. Physician Sports Med 3:73, 1979.
11. Murphy, P: Orthoses: Not the sole solution for running ailments. Physician Sports Med 14:164, 1986.
12. Odom, RD and Gastwirth, B: Sand splint orthoses. J Am Podiatr Assoc 72:98, 1982.
13. Niehaus, PL: Sorbothotics: Soft tissue supplement orthotics. J Am Podiatr Assoc 15:46, 1985.
14. Helfand, AE: Basic considerations for shoes, shoe modifications and orthoses in foot care. Clin Podiatry 1:431, 1984.
15. Sperryn, PN and Reston, L: Podiatry and the sports physician—an evaluation of orthoses. Br J Sports Med 17:129, 1983.
16. Nigg, BM and Morlock, M: The influence of lateral heel flare of running shoes on pronation and impact forces. Med Sci Sports Exerc 19:297, 1987.
17. McCrea, JD: Pediatric Orthopaedics of the Lower Extremity. Futura Publishing, New York, 1985, p 317.
18. Subotnik, SI: Foot orthoses: An update. Physician Sports Med 11:103, 1983.
19. Hannaford, DR: Soft orthoses for athletes. J Am Podiatr Med Assoc 76:566, 1986.
20. Subotnik, SI: Foot orthotic control and the overuse syndrome. Arch Podiatr Med Foot Surg 2:207, 1975.
21. Carter, G: Foot orthoses: Simple prescriptions can mean dramatic pain relief. Aust Fam Physician 16:1104, 1987.
22. Scranton, PE, Pedegana, LR, and Whitesel, JP: Gait analysis: Alterations in support phase forces using supportive devices. Am J Sports Med 10:6, 1982.
23. Johanson, MA, Donatelli, RA, Wooden, MJ, et al: Effects of three different posting methods on controlling abnormal subtalar pronation. Phys Ther 74:149–159, 1994.
24. Brown, GP, Donatelli, RA, Catlin, PA, and Wooden, JM: The effect of foot orthoses on rearfoot mechanics. J Orthop Sports Phys Ther 21:258–267, 1995.
25. McCulloch, MU, Brunt, D, and Vander Linden, D: The effect of foot orthotics and gait velocity on lower limb kinematics and temporal events of stance. J Orthop Sports Phys Ther 17:2–10, 1993.
26. Eng, JJ and Pierrynowski, MR: The effect of soft foot orthotics on three-dimensional lower-limb kinematics during walking and running. Phys Ther 74:836–844, 1994.
27. Novick, A and Kelly DL: Position and movement changes of the foot with orthotics intervention during loading response of gait. J Orthop Sports Phys Ther 11:301–312, 1991.
28. Donatelli, RA, Hurlbert, C, Conaway, DJ, and St. Pierre, RK: Biomechanical foot orthotics: A retrospective study. J Orthop Sports Phys Ther 10:205, 1988.
29. Bordelon, LR: Hypermobile flatfoot in children. Clin Orthop 181:7, 1983.
30. Mereday, C, Dolan, CM, and Lusskin, R: Evaluation of the University of California Biomechanics Laboratory shoe insert in "flexible" pes planus. Clin Orthop 82:45, 1972.
31. Bleck, EE and Berzins, UJ: Conservative management of pes valgus with plantarflexed talus, flexible. Clin Orthop 122:85, 1977.
32. Nigg, BM, Eberle, G, Frei, D, et al: Gait Analysis and Sport Shoe Construction. Biomechanics VIA. University Park Press, Baltimore, 1978, p 303.
33. Cavanagh, PR: The Running Shoe Book. World Publications, Mountain View, CA, 1981, pp 83, 259.
34. Clarke, TE, Frederick, EC, and Hamill, D: The effects of shoe design parameters upon rearfoot movement in running. Med Sci Sports 15:376, 1983.
35. Bates, BT, James, SL, and Osternig, LR: Foot function during the support phase of running. Am J Sports Med 7:338, 1979.
36. Taunton, JE, Clement, DB, et al: A triplanar electrogoniometer investigation of running mechanics in runners with compensatory overpronation. Can J Appl Sports Sci 10:104, 1985.
37. Root, ML, Orien, WP, and Weed, JN: Clinical Biomechanics, vol II: Normal and Abnormal Function of the Foot. Clinical Biomechanics Corp., Los Angeles, 1977, pp 26–31.

38. Shaw, AH: The effect of a forefoot post on gait and function. J Am Podiatr Med Assoc 65:238, 1975.
39. Cowell, HR, Drennam, JC, Hensinger, RN, et al: Children's foot problems and corrections. Contemp Orthop 2:526, 1980.
40. Giannestras, NJ: Foot Disorders: Medical and Surgical Management, 2nd ed. Lea & Febiger, Philadelphia, 1973.
41. Helfet, AJ: A new way of treating flatfeet in children. Lancet 1:262, 1956.
42. Jahss, MH: Atlas of Orthotics: Biomechanical Principles and Applications. CV Mosby, St. Louis, 1975.
43. Jahss, MH (ed): Disorders of the Foot, vol I. WB Saunders, Philadelphia, 1982, p 1703.
44. Tachdjian, MO: Pediatric Orthopaedics. WB Saunders, Philadelphia, 1972.
45. Penneau, K: Pes planus: Radiographic changes with foot orthoses and shoes. Foot Ankle 2:299, 1982.
46. Kirby, KA: The medial heel skive technique: Improving pronation control in foot orthoses. J Am Podiatr Med Assoc 82:177–188, 1992.
47. Schoenhaus, HD: Hyperpronation control with a dynamic stabilizing innersole system. J Am Podiatr Med Assoc 82:149–153, 1992.
48. Aharonson, Z, Arcan, M, and Steinback, TV: Foot-ground pressure pattern of flexible flatfoot in children, with and without correction of calcaneovalgus. Clin Orthop 278:177–182, 1992.
49. Wenger, DR, Mauldin, D, Speck, G, and Lieber, RL: Corrective shoes and inserts as treatment for flexible flatfoot in infants and children. J Bone Joint Surg [Am] 71:800–810, 1989.
50. Gould, N, et al: Development of child's arch. Foot Ankle 9:241–245, 1989.

제 11 장

물리치료
(Physical Therapy)

이 장에서는, 6가지 이론상의 사례연구를 위해 선택된 치료방식(modalities)과 도수치료로 선택된 치료기법의 이론과 적용을 입증하기 위해 설명되어 있다. 임상치료의 진단에 도움을 주는 사례(model)는 치료기법 선택의 지침이 되는 청사진 역할을 한다. 6가지 사례연구에는 외측 인대염좌(lateral ligamentous sprain), 양쪽 복사뼈 골절(bimalleolar fracture), 종골의 통증(calcaneal pain), 무지외전외반증(hallux abductovalgus HAV)의 교정을 위한 합정외과술 상태(post surgical status)의 아킬레스건염(Achilles tendinitis), 그리고 아킬레스건 치유(Achilles tendon repair)가 포함되어 있다. 각각의 사례에서는 특수한 물리치료 기법과/또는 방식(modality)을 중요시 하였다. 형식은 평가결과, 결과에 대한 설명, 치료 계획, 치료계획에 대한 환자의 반응, 시행된 치료와 관찰된 변화에 대한 가능한 몇가지 이론적 설명으로 구성되어 있다.

다음의 자료는 드러난 문제의 해결을 위한 한정적인 방법론으로 채택되어선 안되나, 치료상의 문제를 다루는 지표가 된다. 모든 작업은 과학적이고 경험적인 증거를 바탕으로 임상 진단에 도움을 준다.

사례연구 CASE STUDIES (TYPICAL PATIENT POPULATION)

사례 1: 외측인대의 염좌 (LATERAL LIGAMENT SPRAIN)

이번 사례에서는 3가지 구분에 중점을 두었다. 부종(edema) 경감, 운동회복, 발목의 부상재발 방지

초기 진단과 결과 (Initial Evaluation and Findings)

초기 진단은 환자의 병력에서 시작되며 수동적인 관절가동범위 검사(ROM), 도수근력검사(MMT), 8자형(figure-eight), 둘레 측정(girth measurement), 촉진(palpation), 육안에 의한 정밀검사((visual inspection), 통증 진단, 그리고 다른 특수검사를 포함하여 진단한다(그림 11-1).

사례 1 의 대상자는 취미로 운동을 하는 30세의 운동선수로 농구를 하는 동안 오른쪽 발목에 족저굴곡(plantar flexion), 내번(inversion), 내회전(internal roation)의 증상이 나타난다. 증상이 나타날 때, 대상자는 파열하는 소리를 들었다. 뒤이어 오른 발목에 빠른 부종(edema)이 계속 발생한다. 부상 후, 즉시 의사의 진찰을 받았다. 의사는 X-ray촬영(roentgenogram)을 통해 골에 어떠한 이상이 없으며, 오른쪽 발목 외측의 측부인대(lateral collateral ligaments)가 약간 염좌(sprain)되었다는 진단을 내렸다.

환자는 초기에 오른쪽 발목이 움직일 때, 통증과 오른쪽 발목에 종창(swelling)이 있었고, 정상적으로 보행할 수 없었다. 사례 1의 대상 환자는 오른쪽 발목에 외상 병력이 없다. 0에서 10까지 통증을 숫자로 측정하였는데 통증이 9로 나타났다. 그림 11-1은 환자의 통증부위를 그림으로 표시하였다. 그림에는 오른쪽 발의 족저면, 전면, 외측면에 나타난 증상부위를 보여주고 있다.

이 운동선수의 하지를 물리치료사가 시진 정밀검사(visual inspection) 해보니 오른쪽 발목과 전족(forefoot)에 심한 부종(edema)이 뚜렷하게 나타났다. 반상출혈(ecchymosis)이 말초부위(distal)에서 외측 복사뼈(lateral malleolus)까지 나타났다.

오른쪽 발목의 능동과 수동 관절가동범위(ROM)에 심한 제한을 받는다. 수동과 능동 운동은 모두 환자의 통증을 재발시킨다. 오른쪽 발목의 수동 관절가동범위(ROM)는 5°의 배측굴곡(dorsiflexion)과, 10° 의 족저굴곡(plantar flexion), 5° 의 내번(inversion), 5° 의

표 11-1 사례 1: 초기 진단과 매주 진행상황

주	수동관절가동범위					
	배측굴곡 (dorsiflexion)	족저굴곡 (plantar flexion)	내번 (inversion)	외번 (eversion)	치수측정 (mm)	통증 수치*
초기 진단	5	10	5	5	66	9
1	5	20	5	5	61	7
2	10	25	10	10	58	0-1
3	10	25	10	10	55	0-1
4	15	47	23	10	55	0

* 수치 범위는 0(무통증)에서 10(심한 통증)

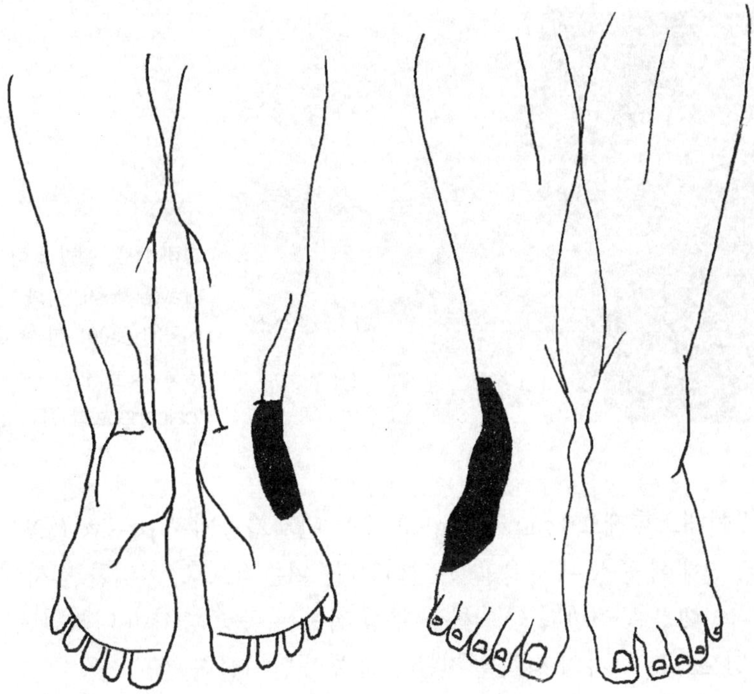

그림 11-1. 사례 1 환자의 통증부위

외번(eversion)이다.

하퇴(lower leg)의 근조직(musculature)에 대한 도수근력검사(MMT)는 정상 운동범위 내(WNL)에서 시행된다. 환자는 외번(eversion)과 족저굴곡(plantar flexion)에 저항을 받아 환자의 통증이 재발되며 통증이 재발된 발의 발가락(toes)으로 설 수 없다.

오른쪽 발목과 발의 촉진(palpation)으로 전거비인대(anterior talofibular lagament)와 종비인대(calcaneofibular ligament)의 비골 부착부위(fibular attachment site) 에 압통이 뚜렷이 느껴진다. 오른쪽 발목관절의 외측면의 조직온도(tissue temperature)가 상승한다.

오른쪽 발목관절의 인대 스트레스 검사(ligamentous stress testing)를 하였으나 증상이 나타나지 않은 관절과 비교하였을 때 운동성이 향상되지 않았다. 두 가지의 인대 스트레스 검사인, 전방끌림검사(anterior drawer test(그림 11-2)) 와 종골 내번 검사(calcaneal inversion test) (그림 11-3)는 통증을 재발시킨다.[2] 복사뼈(malleoli), 주상골의 결절(navicular tuberosity), 오른쪽 발목 제 5 중족골(fifth matatarsal)의 경상돌기(styloid process)의 8 자형둘레측정(figure-eight girth measurement)은 66mm로 측정되었다.

설명 (Interpretation)

진찰결과 오른쪽 발목 외측의 측부인대(lateral collateral ligaments)에서-특히, 전거비인대(talofibular ligament)와 종비인대(calcaneofibular ligament)- 증상을 확인하였다. 촉진

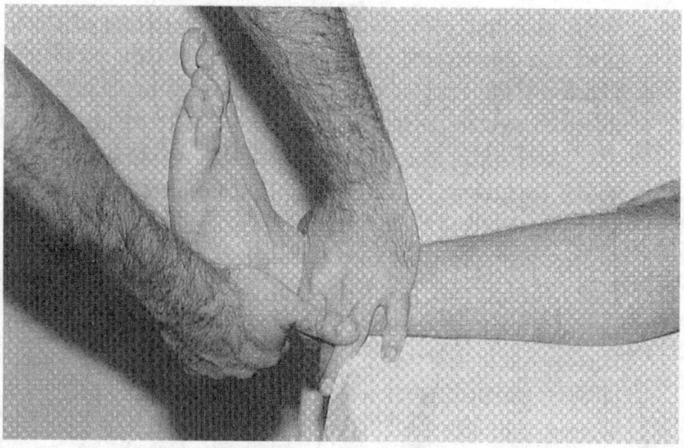

그림 11-2. 전방 끌림 검사(anterior drawer test), 사례 1: 경골(tibia)과 비골(fibula)이 한 손으로 고정되어 있고 다른 한손으로 전방의 종골(calcaneus)을 쥐고 힘을 가한다.

에 의한 검사, 인대스트레스(ligament stress), 수동 관절가동범위(passive ROM), 도수근력검사(MMT)로 인대에 증상이 있음을 확인되었다. 이론적으로, 이러한 검사에서는 전거비인대과 종비인대를 분리한다.[2-4] 기록된 부상 작용은 종종 증상이 나타난 두 인대의 손상과 관련이 있으므로 환자의 병력은 진단 결과를 뒷받침한다.[2-5]

치료 (Treatment)

부종(edema)을 감소시키고, 발목의 부상이 더 이상 심해지지 않도록 방지시키면서 운동성을 향상시키는 것이 치료의 주 목적이다. 그러므로 초기에는 항염증양식(anti-inflammatory modalities)으로 치료할 것이다. 오른쪽 발목의 부종과 조직(tissue)의 온도 상승으로 알 수 있듯이 염증이 심해질 때와 회복단계에 있을 때에도 항염증 치료(anti-inflammatory treatment)가 필요하다.[2-4] 염증이 있는 발목관절을 움직이게(mobilizing)하여 뼈가 고정으로 인해 발생하는 해로운 영향을 방지한다.[3,4,6]

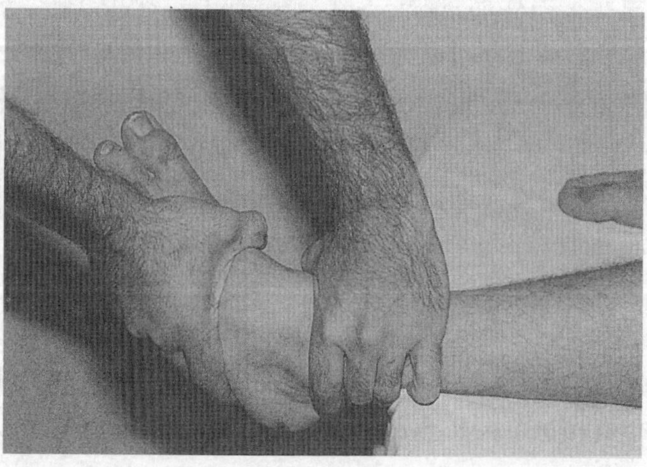

그림 11-3. 내번 스트레스 검사(inversion stress test), 사례 1: 경골(tibia)과 비골(fibula)이 한 손으로 고정되어 있고, 다른 한 손으로 종골(calcaneus)을 쥐고, 내번(inversion)시킨다.

첫째 주 (Week 1)

치료 계획. 첫째 주에는 전기요법(electrotherapy), 능동적인 관절 가동화 운동(active joint mobilization exercise), 가정에서 하는 운동프로그램과 함께 한냉요법(cryotherapy)으로 1주일에 3번 물리치료 한다. 첫 주에 치료하는 동안 오른쪽 발목에 가해지는 체중의 일부를 지지하도록 액와목발(axillary crutches)에 의지하여 걷는다.

첫 주에 대표적인 치료로는 오른쪽 하지를 올려놓은 자세에서 얼음으로 발목과 전족(forefoot)을 싸고, 20분동안 고압의 전기자극(high-voltage elctrical stimulation HVS)을 가하는 치료가 있다. 고압전기자극의 전극패드(HVS electrode pads)는 음극과 150 볼트의 강도로 초당 80의 파동비율을 설정해 각각의 복사뼈(malleoli)에 놓는다. 한랭요법 치료(cryotherapy treatment)를 한 후, 환자는 손의 저항에 대한 능동적인 족저굴곡-배측굴곡(plantar flexion-dorsiflexion) 운동을 45회 반복한다.다음 10분동안 올려놓은 다리를 꼬리에서 머리방향으로 에플루라지 마사지(effleurage massage) 한다. 치료과정은 20분간의 고압 전기자극(HVS)과 얼음 찜질로 마무리 한다.

가정에서, 운동선수를 하루에 네 번 10분에서 15분씩 전족(forefoot)과 발목에 얼음찜질을 하고, 걷지 않을 때에는 오른쪽 하지를 올려놓는다. 가정에서 하는 운동프로그램에는 오른쪽 발목의 저항없는 능동 배측굴곡(dorsiflexion)과 족저굴곡(plantar flexion)이 포함되어 있다. 운동 전후에, 환자의 발목과 전족에 얼음찜질을 하였다. 또한 매일 한시간마다 주기적으로 얼음찜질을 한다. 걸을 때, 뒤꿈치에서 발가락(heel-to-toe)으로 부분적으로 체중이 가해지는(partial weight bearing PWB) 유형으로 보행하여 공기부목(air sprint)을 착용한다. 압박 탄력 슬리브는 운동과 얼음 찜질을 할 때를 제외하고, 항상 착용한다. 밤에는 발 밑에 베개를 놓아 하지를 올려놓는다.

치료 결과. 첫째 주 말에 오른쪽 발목의 수동 관절 가동범위는 외번, 내번, 배측굴곡 가동범위는 변화없이 족저굴곡만 20° 로 증가되었다. 발목 둘레는 5mm 감소된 61mm로 측정되었다. 환자의 통증 정도는 7이었다. 촉진했을 때, 오른쪽 발목 외측 부분의 조직 온도가 여전히 증가되어 있었다.

치료의 이론적 설명. 올린 하지의 고압 전기자극(HVS)과 얼음 찜질에 의한 치료는 혈액의 흐름에 고압전기자극(HVS), 냉찜질, 그리고 하지를 올리는 것 중 어느 것이 효과가 있느냐에 따라 선택되었다. 냉찜질은 혈관확장신경의 대사(vasodilator metabolism)를 줄이고, 혈관을 수축시키고 혈액의 점도를 늘린다.[2,7-10] 고압 전기자극(HVS)의 치료효과에 대한 예비연구는 복합적이다.[11-14] 문헌에는 고압 전기자극(HVS)이 혈류동태(hemodynamics)를 변화시킨다는 증거가 몇가지 기록되어 있다.[11-12]

Reed[12]는 동물실험에서 고압 전기자극(HVS)이 아직 알려지지 않은 기전(mechanism)을 통해 혈관에서 단백질의 유출을 감소시킨다는 결론을 얻었다. 단백질 유출의 감소로 임파(lymphatics)조직(tissues) 내의 과다 유동체(fluid)가 제거되고, 세포주위로 유동체 이동의 증가가 방지된다. Michlovitz, Smith, Watkins는[11] 얼음찜질과 고압 전기자극(HVS)을 병행하여 통증과 부종이 가라앉는다는 점에 주목하였다; 그러나 얼음찜질만으로 치료할 때와 얼음찜질과 고압 전기자극(HVS)을 병행하여 치료할 때, 만족할 만한 뚜렷한 차이점을 발견하지 못하였다.

하지의 말단부위를 올려 놓아 심혈관계(cardiovascular system)에 영향을 미치는 중력을 감소시킨다.[16] 마사지는 하지의 정맥과 림프관의 배액(venous and lymphatic drainage)을 원활하게 해준다고 알려져 있다.[17]

능동적이고 수동적인 운동 프로그램으로 고정(immobilization)과 관련된 조직(tissues)을 잘 움직일 수 있게 변화시킨다. 몇몇 저자는 관절의 고정(immobilization)이 연장되면 주위의 연결조직(connective tissues)에 생화학적이고, 생체역학적인 변화가 생긴다는 점을 알게 되었다.[6,18-24] 관절 운동은 이러한 것들을 예방한다. 가동화의 영향에 관한 논의는 다음 부분에 완벽하게 설명되어 있다.

가정에서 시행하는 프로그램은 하나의 항목 : 오른쪽 발목의 보호가 추가되고, 나머지는 임상 프로그램과 이론상 같다. 발목관절은 공기부목(air splint)과 부분적으로 체중을 지지하는(partial weight bearing PWB) 액와목발(axillary crutches)을 사용하여 보호된다. 공기부목(air splint)은 발목관절에 어느 정도 압박(부종(edema)이 더 심해지지 않도록)을 주어 과도한 내번(inversion)을 방지해 준다.[26,27] 오른쪽 하지에 부분적인 하중이 가해지도록 하여 초자 연골(hyaline cartilage)에 압박이 상실되는 해로운 영향을 방지해준다. 초자 연골(hyaline cartilage)은 번갈아 일어나는 압박과 감압에 영향을 받는다.[20,23] 부분적인 체중 지지(PWB)는 발목에 고유수용감각 입력(input)을 제공해 준다. Freeman과 다른 학자들은[28-31] 고유수용감각(proprioception)의 상실이 발목부상을 재발시키는 원인의 하나라고 생각한다.

둘째 주 (Week 2)

치료 계획. 둘째 주에는 고유수용성 운동(proprioceptive exercises)과 (그림 11-4) 자전거를 이용한 근력 운동기기(bicycle ergometer)를 포함한 물리치료 프로그램을 시행한다. 또한 둘째 주 동안에는 치료를 위해 세번에 걸쳐 환자를 관찰한다. 경사진 판에서 하는 운동은 각 치료 단계에 10분씩 소요되었다. 첫째 주에 한 것과 마찬가지로 배측굴근(dorsiflexors)과 족저굴근(plantar flexors)에 도수저항운동(manually resisted exercise)을 함에 따라 운동하기 전과 후에 20분동안 고압 전기자극(HVS)과 얼음찜질을 한다. 이제 환자는 교정기구 없이도 완전하게 신체를 지지할(fully weightbear FWB) 수 있다. 운동선수는 걸을 때마다 공기부목(air splint)을 계속 사용하였다.

하퇴삼두근(gastrocsoleus)의 신장, 발가락의 굴곡, 비골근의 등척성운동(peroneal isometrics), 고유수용성운동(proprioceptive exercises)이 환자의 가정 운동 프로그램에 추가 되었다. 하퇴삼두근(gastrocsoleus)은 매일 2번에 걸쳐 5회 반복 신장하고, 매번 반복할 때마다 30초씩 신장된 자세를 유지한다. 비골근(peroneal)은 매일 2번에 걸쳐 매번마다 30회 반복 등척성운동(isometrics)을 하며, 10을 세는 동안 각 반복을 유지한다. 환자가 앉은 자세에서 바닥에 있는 수건 위에 발을 놓아 발가락을 구부리는 운동을 하였다. 그는 발가락(toes)을 구부려 반대쪽의 수건 끝을 가까이 끌어왔다. 그러한 발가락을 구부리는 운동은 하루 2번에 걸쳐 30회 반복 운동하였다. 오른쪽 하지를 올린 자세에서 오른쪽 발과 발목에 주기적으로 얼음찜질을 하였다. 밤에도 계속 하지를 올린다.

치료결과. 둘째 주 말이 되어, 환자는 발목을 능동적인 운동과 수동적인 운동을 하는데 아주 적은 통증만 느꼈다(0에서 1의 통증 정도). 제 5 중족골의 입방골 부위(fifth metatarsal cuboid area)의 경상돌기(styloid process)가 불편함을 호소하였다. 8 자형둘레측정(figure-eight girth measurement) (58mm)으로 증명되었듯이 오른쪽 발목의 외측에 여전히 부종(edema)이 나타났다. 오른쪽 발목은 배측굴곡(dorsiflexion) 10°, 족저굴곡(plantar flexion) 25°, 외번(eversion) 10°, 내번(inversion) 10°의 수동 관절가동범위(passive ROM)내에서 움직인다. 둘째 주에 시행한 발목 배측굴곡, 족저굴곡(plantar flexion)의 등속성 운동 검사(isokinetic tests) 결과는 (그 다음으로 시행한 검사 결과도 있

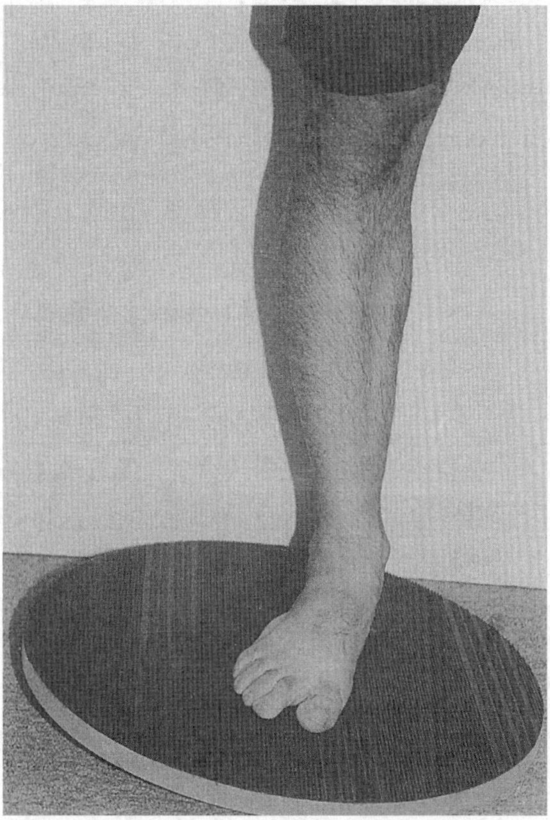

그림 11-4. 사례 1의 환자가 기울어진 경사판(tilt board)에 기립한 자세로 고유수용성 운동(proprioceptive exercises)을 시행하고 있다. 사례 1의 환자는 순환방식으로 판자(board)의 각 가장자리가 바닥에 닿게(한 번에 한 쪽 끝이) 해보라는 지시를 받는다.

다.) 표 11-2를 참조하시오. 인대에 가해지는 스트레스에 대한 검사(ligament stress tests)에서는 과도한 관절운동이 나타나지 않았다. 전방 끌림 검사(anterior drawer test) 는 여전히 통증을 자극하였다. 증상이 나타나지 않은 하지와 비교하여 촉진을 해보면, 조직의 온도가 상승하지 않았음을 알 수 있었다.

치료의 이론적 설명. 회복단계 두번째 주의 치료가 복잡하지 않아 뒤이어 물리치료 프로그램대로 치료할 수 있다. 고유수용성운동(proprioceptive exercises)은 관절피막과 인대에 있는 손상된 기계적 수용기를 회복시키기 시작하였다.[27-29,31-33] 손상된 관절의 기계적 수용기(mechanoreceptors)를 자극시켜 발목의 고유수용성(proprioception)이 향상될 수 있다. 근육-건의 기계적 수용기, 또는 손상되지 않은 관절의 기계적 수용기, 또는 두 기계적 수용기(mechanoreceptors)를 모두 재조절하여야 향상될 수 있다.[34] 몇명의 연구자는 고유수용성의 재조절(proprioceptive retraining)로 손상된 관절의 고유수용기(proprioception)의 회복을 상세히 기록하였다.[29,33,34] 이들 저자는 손상된 발목이 내번(inversion)한 후, 위치감각(position sense)이 감소하는데 중점을 두었다. 그 후 경사판(tiltboard)을 이용한 고유수용기의 조절로 위치감각이 회복된다.[29,33,34]

심혈관의 내구성(cardiovascular endurance)을 유지하기 위하여 자전거 근력기기(bicycle-ergometer)를 사용하였다. 자전거 타기로 우수한 주자의 상태가 회복되거나 유지되지 않았더라도, 적절한 훈련을 받은 운동선수는 심혈관의 내구성(cardiovascular endurance)을 유지한다.[35] 또한 자전거 타기는 하지의 결합체계(lower extremity linkage system) 주위에 있는 근육군(muscle groups)의 쇠약을 방지시킨다.[35,36] 관절의 고정(immobilization)으로 인해 주위 근육군(adjacent muscle groups)이 사용되지 않아 퇴화된다고 알려져 있다.[36]

표 11-2. 사례 1: 등속성 운동 검사 결과(isokinetic test results)

	족저굴근* (plantar flexors)		배측굴근* (dorsiflexors)		외번근+ (evertors)		내번근+ (invertors)	
검사	오른쪽 (foot-pounds)	왼쪽	오른쪽 (foot-pounds)	왼쪽	오른쪽 (foot-pounds)	왼쪽	오른쪽 (foot-pounds)	왼쪽
1(둘째 주)	20	56	0	20	–	–	–	–
2(셋째 주)	–	–	–	–	10	21	10	22
3(넷째 주)	49	54	19	21	–	–	–	–
4(여덟째 주)	51	54	19	21	18	20	21	22

* 초당 90 / +초당 60

사용하지 않는 근육의 쇠약여부를 등속성운동으로 검사(isokinetic testing) 한다. 검사한 결과 (표 11-2를 참조하시오) 증상이 나타나지 않은 부위(uninvolved side)와 비교하여 족저굴근(plantar flexors)은 64%, 배측굴근(dorsiflexors)은 100% 강도가 부족하다는 결과가 나왔다. 환자의 등속성운동검사(isokinetic test)를 한 결과는 표준이하였다. Scranton[37]과 Davies[38]는 등속성운동검사(isokinetic test)를 통해 오른쪽 발목 족저굴근(plantar flexors)은 족저굴곡의 30 에서 72 foot-pounds 사이로 나타나고, 초당 90° 에서 15에서 27 foot-pounds 사이의 배측굴곡이 나타나야 한다고 입증하였다.

인대의 스트레스에 대한 검사(ligament stress testing)로 스트레스가 가해진 인대에 통증이 재발되어 전방의 거비인대(talofibular ligament)가 여전히 약간 손상되어 있음이 나타났다. 촉진해 보니 피부 온도가 상승하지 않아 염증이 더 이상 심해지지 않았음을 알 수 있었다. 집에서 하퇴삼두근의 신장(gastrocsoleus stretching)과 비골의 등척성운동(peroneal isometric exercises)을 시행하여 하퇴삼두근복합체(gastrocsoleus complex)의 유연성(flexibility)을 회복시키고, 오른쪽 발목의 외번근(evertors)의 퇴화를 방지한다.[2]

셋째 주 (Week 3)

치료계획. 셋째 주에는 수동적인 치료에서 능동적인 치료로 치료방법을 개선하였다. 환자는 계속 1주에 3번 진찰을 받았다. 고압 전기자극(HVS)없이 15분 동안 치료를 시작하고 끝날 때 발과 발목에 얼음팩으로 찜질한다. 10분 동안 자전거 근력계(cycle-ergometer)를 이용한 준비운동은 오른쪽 발목의 배측굴근(dorsiflexors)과 족저굴근(plantar flexors)으로 초당 90° 로 90번 반복하는 등속성 운동 연습(isokinetic workout) 으로 이어진다. 치료 프로그램의 능동적인 부분은 10분동안 경사판(tiltboard) 연습으로 끝난다.

셋째 주말 경에 오른쪽 발목의 외번근(evertors)과 내번근(invertors)에 등속성 운동 검사(isokinetic test)를 하였다(표 11-2를 참조). 이러한 검사의 결과를 근거로, 등속성 운동의 강화프로그램(isokinetic strenthening program)은 오른쪽 발의 외번근과 내번근에서 시작되며 초당 90° 로 90회 반복된다.

셋째 주에 치료를 하는 동안 집에서 시행하는 치료 프로그램은 기능적 운동 관리체제(functional exercise regimen)로 바꾸었다. 달리는 거리와 기민한 기술의 점차적인 증가로 구성된 다시 달리기 (back to run)프로그램이 실행되었다. 프로그램의 진행은 두 가지 기준의 만족도에 좌우된다: 증상이 나타난 관절에 부종(edema)과 통증이 없다. 환자는 운동의 전과 후에 오른쪽 발과 발목에 계속 얼음찜질을 하고 이전에 했던 치료와 마찬가지로 하퇴삼두근을 신장(gastrocsoleus stretching)시키고 고유수용성의 경사판 운동(proprioceptive tiltboard exercises) 을 한다. 기립 자세에서 발가락을 매일 6번 45회 반복해서 올리는 방법이 프로그램에 추가되었다. 보행 시 공기부목(air splint)의 사용이 점차로 줄어든다.

치료 프로그램은 환자의 부상전 활동과 비슷하게 되도록 하는 것에 중점을 두고 있다. 환자의 주요 결함은 심혈관의 내구성(cardiovascular endurance)의 감소와 근력의 상실을 되풀이한다는 것이다.

치료결과. 세번째 주말 경에 오른쪽 발목과 전족의 부종(edema)이 육안 상으로 또는 측정으로도 발견되지 않았다. 측정된 오른쪽 발목은 55mm 였다. 이 때 환자는 내번(inversion) 운동을 할 때, 약간의 통증만이 느껴진다. 통증은 제 5 중족골(fifth metatarsal bone)과 입방골(cuboid bone)의 경상돌기(styloid process)에서 느껴졌다. 전방의 끌림 검사는 계속 통증을 재발시켰다.

치료의 이론적 설명. 인대 치유(ligamentous healing)에서는 발목의 외번근(evertors)과 내번근(invertors)을 강화시키고, 등속성 운동검사(isokinetic test)를 시행한다. 이 시점에서 인대(ligaments)의 장력(tensile strength)은 외번과 내번 운동의 자극을 잘 견딜 수 있을 것이다.[39,40] Wong과 기타 학자들[41]은 초당 60도에서 14-22 foot-pounds의 외번과 14-24 foot-pounds의 내번 간의 최대 회전력(torque strength)을 입증하였다.[41] 표준자료(normative data)와 반대측의 등속성 운동 검사(contralateral isokinetic test) 때문에 등속성 운동의 강화 프로그램(isokinetic strenthening program)이 마련되었다.

다시 달리기 프로그램(Back to run program)은 근골격의 부상(musculoskeletal injury)을 방지하여 근골격계가 새로운 자극에 적응할 수 있도록 시행된다. 또한 다시 달리기 프로그램은 완벽한 운동으로 너무 빨리 되돌아 가지 않도록 조절할 수 있는 범위 내에서 발목에 자극이 가해지게 해준다.[2,40,43] 점차로 공기부목의 사용을 줄여 안전하게 다시 완벽한 운동을 할 수 있다.

넷째 주 (Week 4)

치료 계획. 넷째 주에는 족저굴근(plantar flexors) 과 배측굴근(dorsiflexors)의 등속성 운동 재검사(isokinetic retest)에서는 최소한의 결함이 드러났다 (초당 90° 에서 각각 49 foot-pound 와 19 foot-pounds). 또한 본격적인 운동을 하기 전에 10분동안 자전거 근력계(bicyle ergometer)로 운동하여 환자가 초당 90° 에서 120회 반복하여 등속성 운동기기(isokinetic device)를 사용하여 오른쪽 발목의 외번근(evertors)과 내번근(invertors) 을 계속 강화시켰다. 발과 발목에는 더 이상 얼음찜질을 하지 않는다. 변경된 입방골의 도수치료법(modified cuboid whip manipulation) (그림 11-5)은 외측 족저면(lateral plantar aspect)의 통증을 완화하는데 효과가 있다. 운동선수의 가정 프로그램에는 발가락 올리기, 45회 반복하여 신축성이 뛰어난 밴드를 이용한 외번-내번의 저항운동(eversion-inversion resistive exercises), 경사판 고유수용성운동(tiltboard proprioceptive exercises), 하퇴삼두근의 신장(gastrocsoleus stretching), 민첩한 기술(agility skills)로 구성되어 있다.

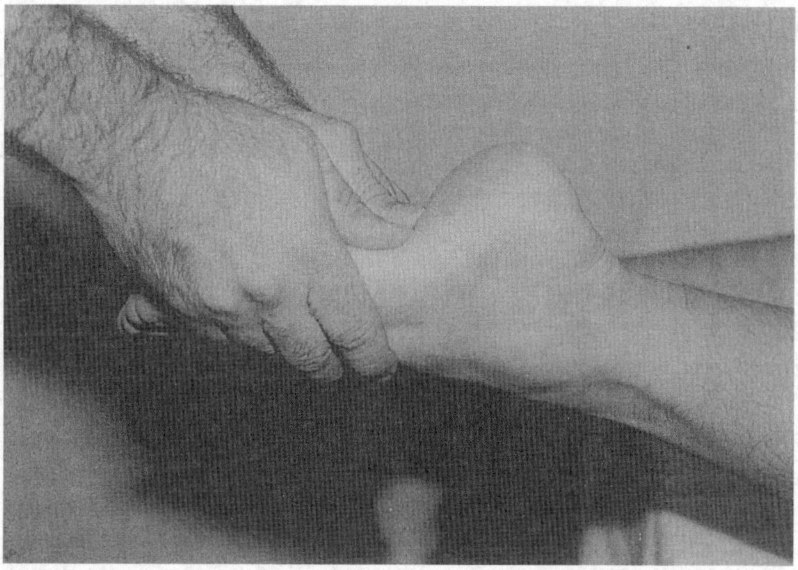

그림 11-5. 수정된 입방골의 도수치료법(modified cuboid whip manipulation). 물리치료사는 손으로 발을 쥐고, 입방골(cuboid bone)의 족저면(plantar aspect) 위에 두개의 엄지손가락(thumbs)을 놓는다. 무릎굴곡(knee flexion)과 발목 배측굴곡(ankle dorsiflexion)이 시작되는 위치에서부터 물리치료사는 입방골(cuboid)을 엄지손가락(thumbs)으로 누르면서 무릎을 신전(extension)되게하고, 발목이 족저굴곡(plantar flexion)과 내번(inversion)되도록 하퇴(lower leg)를 움직인다.

민첩한 기술로는 8 자형으로 달리기, 자전거 페달을 거꾸로 돌리기, 속도를 변화시키는 지그재그 유형이 있다.

치료결과. 현재 환자는 통증을 느끼지 않는다. 증상이 적은 것으로 확인되었다. 오른쪽 발목은 정상 운동범위 내(WNL)에서 수동관절가동운동(ROM)을 한다(15° 의 배측굴곡, 10° 의 외번, 23° 의 내번, 47° 의 족저굴곡). 따라서 능동치료는 중지되었다. 외번근과 내번근을 다시 검사하기 위해 넷째 주에 방문한다.

치료의 이론적 설명. 환자의 근력은 아직 약하지만, 경제적인 문제로 인해 능동치료를 배제하였다. 확인된 근력의 허약에 문제가 있는지를 진단하기 위해 뒤이은 방문 계획이 잡혔다. 부상 기전(mechanism of injury)과 발목에 가해지는 자극에 대한 다양한 검사를 통해 운동선수의 외측 입방골(lateral cuboid)에 통증이 재발할 가능성이 없으므로, 입방골(cuboid bone)이 약간 탈구되었다고 생각하였다. 약간의 탈구(subluxation)가 외측 입방골 부위(lateral cuboid area)의 통증 원인이라 생각된다.[44]

여덟째 주 (Week 8)

오른쪽 발목의 족저굴근, 배측굴근, 외번근, 내번근에 대한 등속성 운동 재검사(isokinetic retest)로 임상적으로 약간의 강도차이가 있음이 밝혀졌다(10% 이하, 표 11-2 참조). 환자의 임상진단결과 뚜렷한 증상은 없어서, 능동적인 물리치료를 중단하였다.

사례 2: 양쪽 복사뼈의 골절 (BIMALLEOLAR FRACTURE)

이전처럼 움직일 수 있도록 운동을 회복시키는 가동화 기법(mobilization techniques)이 이 사례연구의 중심 주제다.

초기진단과 그 결과 (Initial Evaluation and Findings)

사례 2의 환자는 26살의 노동자로 약 8주 전에 집에서 작업하던 중 사다리에서 추락하여 왼쪽 발목의 양쪽 복사뼈가 골절(bimalleolar fracture)되었다. 부상을 당한 바로 그날 의사의 권고로 병원에 입원하였다. 골절부위(fracture site)의 내부를 고정시키는 개방적정복(open reduction)을 같은 날 시술하였다. 수술 후의 병원치료는 순조로웠다. 환자는 8주 동안 체중을 지지하지 않고(NWB) 단하지 석고붕대(short-leg cast)를 착용하였다. 석고붕대(cast)는 환자가 물리치료사를 방문한 날 제거하였다.

환자는 주로 왼쪽 발목의 쇠약, 경직, 종창(swelling)으로 인해 불편함을 느꼈다. 0에

표 11-3. 사례 2: 초기 진단과 매주 진행상황

주	수동운동				치수둘레 (mm)	통증수치*	
	배측굴곡 (Dorsiflexion)	족저굴곡 (Plantar Flexion)	내번 (Inversion)	외번 (Eversion)			
초기 진단	0	5	0	0	60	5-9	움직일 때
1	5	20	5	5	59	2-7	움직일 때
2	9	33	10	10	57	1-8	움직일 때
4	12	41	18	10	57	1-8	움직일 때
28	5	10	5	5	58	4	
29	12	25	11	10	56	0	

* 수치 범위는 0(무통증)에서 10(심한 통증)

서 10까지의 통증 값으로 측정하면, 이 환자의 통증 값은 5이고, 왼쪽 발목을 움직일 때는 9로 증가되었다. 표 11-3은 초기 진단결과와 잇따른 매주 진단결과가 요약되어 있다.

왼쪽 하부 다리 근육조직의 두드러진 위축은 육안검사를 하는 동안 분명히 확인되었다. 하퇴의 3분의 1 부위에 내반 방향(varus direction)으로 약간의 각이 있는 것으로 나타났다. 왼쪽 발목에 나타난 약간의 부종(edema)이 육안으로도 확인되었다.

초기 진단 시, 하지의 강도는 검사하지 않았다. 왼쪽 발목의 수동 관절가동운동범위(ROM)는 0° 의 배측굴곡, 5° 의 족저굴곡, 0° 의 외번, 0° 의 내번이다. 통증은 모든 운동이 극단에 다달았을 때 나타난다.

발목을 촉진하는 중에 왼쪽발목의 부종이 확인되었다. 최소한의 압통은 촉진 중에 외측 복사뼈 (lateral malleolus)에서 재발되었다. 절개선(incision line)은 어떤 방향으로도 제한받지 않고 움직였다. 거골의 전 · 후방 경비골의 활주(tibiofibular glide), 중족골(metatarsals)의 상 · 하부 활주, 하부 경비골 관절(tibiofibular joint)에 있는 비골 위로 경골(tibia) 전 · 후방 활주의 보조 관절운동은 제한된다(그림 11-6에서 11-8까지).[44,45] 관절의 움직임은 정상적인 생리학적 운동에 필요한 운동이며, 환자가 자발적으로 조절 할 수는 없다.[44] 관절 운동의 실례로는 중족지절관절(metatarsophalangeal joint)에 있는 제 1 중족골(first metatarsal) 위의 제 1 발가락의 근위지절골(proximal phalnx)의 상부 활주(superior glide)가 있다.

왼쪽과 오른쪽 발목의 8 자형둘레측정(figure-eight girth measurement)은 각각 60mm

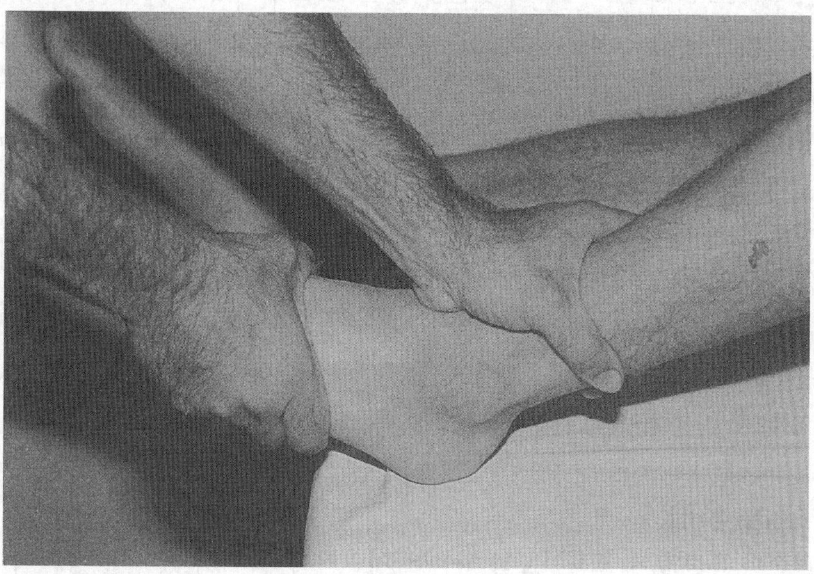

그림 11-6. 거골(talus)위로 경비골의 후방 활주(tibiofibular posterior glide). 한 손으로 전족(forefoot)의 중족관절(midtarsal joint) 부위를 쥐고, 경골(tibia)과 비골(fibular) 위부분을 쥐면서 후방에 힘을 가한다.

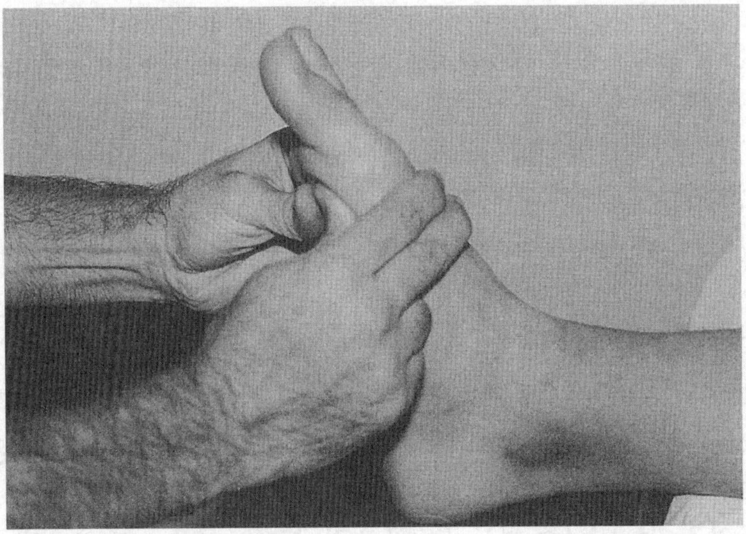

그림 11-7. 상위 중족간 활주(superior intermetatarsal glide). 한 손으로 하나의 중족골(metatarsal)의 두부(head)와 골간(shaft)을 쥐고 고정시킨다. 다른 한 손으로는 고정시킨 손과 마찬가지로 인접한 중족골(metatarsal)을 운동시킨다.

와 53mm로 측정되었다. 8 자형둘레측정은 사례 1에도 설명되었다.

설명 (Interpretation)

환자가 알려준 병력은 앞으로의 치료에 많은 도움이 되며 초기 진단 시 나타난 몇가지 결과의 원인을 밝힐 수 있다. 관절의 가동화운동 (mobilizations)을 하는 동안 긴 지레대팔(long lever arms)을 움직이는 것은 해로울 수 있다. 긴 지레대팔을 움직여 과도한 힘이 발생했다면, 골단 부위(fracture ends)가 이동될 수 있다. 단파 투열요법(short-wave diathermy)과 같은 특정 방식(modalities)은 내부 고정장치(internal fixation devices)를 착용한 환자를 위해 금기된다.[46]

고정(immobilizatoin) 기간이 연장되어 하퇴의 근육조직(lower leg musculature)이 위축(atrophy)될 수 있다.[21,24,27] 발목 관절이 수동 관절가동운동범위(ROM) 내에서 잘 움직이지 않는 고정 기간의 연장에 그 원인이 있다.[6,18,19,22,24,25] 또한 내부 고정장치(internal fixation devices) 때문에 발목 관절이 잘 수동운동되지 않을 수 있다.

치료 (Treatment)

발목관절이 통증없이 움직이도록 하는데 치료의 주 목적이 있다. 통증없이 움직이도록 치료한 후, 두번째 목적은 하퇴의 근육조직(lower leg musculature)을 강화시키고, 보행 시 환자가 스스로 걸을 수 있도록 하는 것이다. 최종 목적은 환자가 부상을 입기 전처

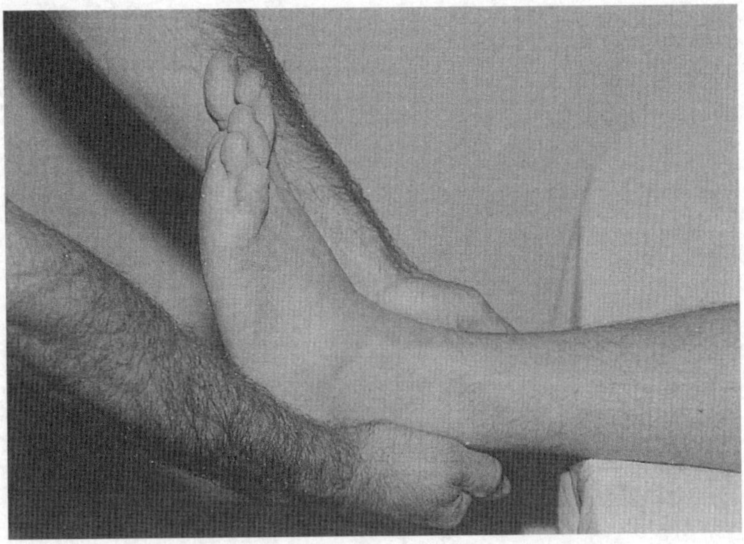

그림 11-8. 비골(fibula) 위의 후방 경골 활주(posterior tibial glide). 내측 복사뼈 위로 손의 소지구 융기(hypothenar eminence)를 놓고 후방으로 힘을 가한다. 동시에 다른 손의 소지구 융기(hypothenar eminence)를 외측 복사뼈(lateral malleolus)의 후방 표면에 놓고 전방으로 힘을 가한다.

럼 활동할 수 있도록 기능을 되돌려 주는 것이다.

첫째 주 (Week 1)

치료 계획. 첫째 주 동안에는 일주일에 3번 물리치료(physical therapy)를 한다. 첫 주 치료에는 20분 동안 월풀(whirl pool)에서 능동 운동(active exercises)을 하면서 따뜻한 월풀욕; 경비관절(tibiofibular joint), 거퇴관절(talocrural joint), 중족간 관절(intermetatarsal joint)의 운동(mobilization); 그리고 가정에서 하는 운동프로그램으로 구성되어 있다. 소용돌이 운동은 무지(hallux)로 가상의 글씨를 적는 것이다.

하부의 경비관절(tibiofibular joint), 거퇴관절(talocrural joint), 중족간 관절(intermetatarsal joint)의 관절가동치료 (mobilization techniques)는 초기 진단 시 관절 작용을 간단히 검사 한다.[45-48] 검사와 치료의 다른점은 관절의 가능한 움직임을 등급별로 나누어진 상태에서 진동의 추가에 있다.[45-48] 하부의 경비관절의 움직임(tibiofibular joint mobilization)은 비골위의 경골의 전 · 후방 활주(glide)로 구성되어 있다(그림 11-8을 참조).[45] 거퇴관절의 관절가동운동(talocrural joint mobilizations)은 거퇴관절(talocrural joint)의 장축 신연(long axis distraction)(그림 11-9)과 거골 위쪽의 경골과 비골의 전 · 후방 활주로 구성되어 있다(그림 11-6).[45] 중족골간의 관절가동운동(intermetatarsal mobilization)은 상호 중족골(metatarsals)의 상부 · 하부 활주(그림 11-7)와 전족의 회전(rolling)을 포함

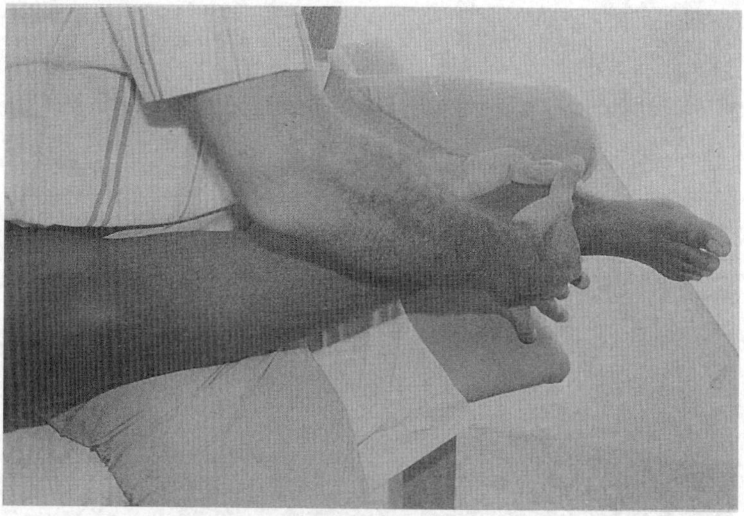

그림 11-9. 거퇴관절(talocrural joint)의 장축 신연(long axis distraction). 한 손의 물갈퀴부분(web)을 종골(calcaneus)위에 놓고, 다른 손의 물갈퀴(web) 부분은 거골두(talar head)위에 놓아 하퇴(lower leg)를 향해 종축 방향(longitudinal direction)으로 힘을 가한다.

하고 있다(그림 11-10).[44,45] 관절가동 치료(mobilization treatments)는 등급 I의 진동하는 힘으로 시작하여 등급 IV의 진동하는 힘(oscillatory forces)으로 즉시 진행된다.[48]

집에서 하는 운동 프로그램에는 유연성 운동, 저항운동, 한랭요법(cryotherapy), 보호 보행(protected gait)이 포함되어 있다. 유연성 운동-하퇴삼두근 신장(gastrocsoleus

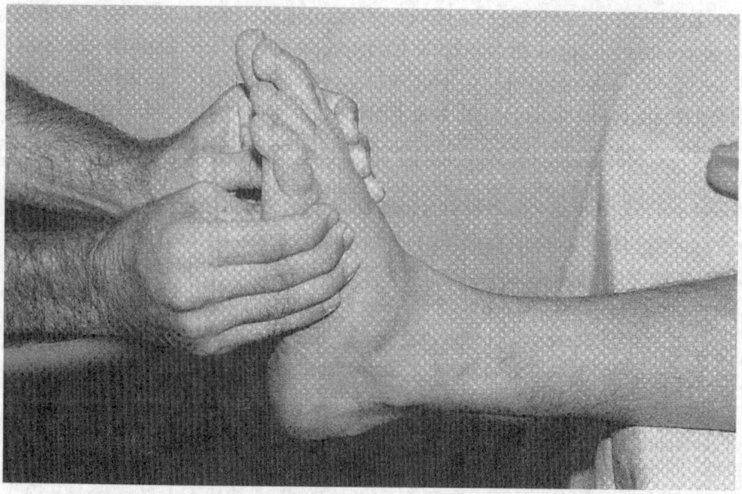

그림 11-10. 종족골간의 회전 운동(intermetatarsal rolling mobilization)

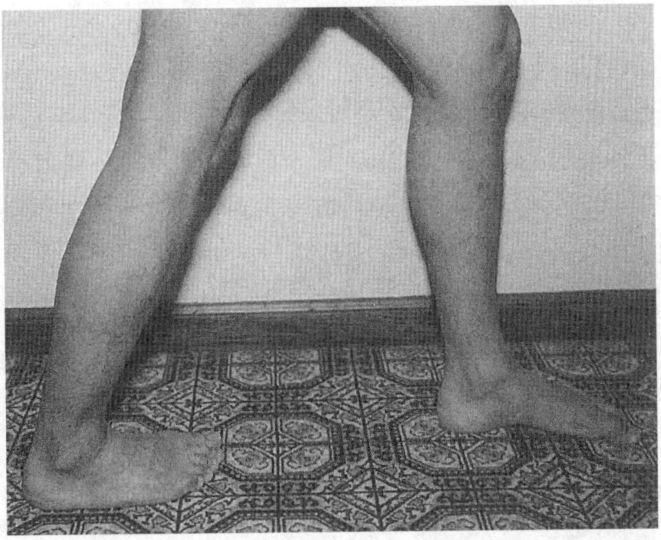

그림 11-11. 하퇴삼두근 신장(gastrocsoleus stretching). 후방 다리가 둔부(hip)와 무릎에선 신전(extension)되면서 전방 다리는 둔부(hip)와 무릎에서 굴곡되어야 한다. 후방 다리는 내부로 약간 회전되어야 한다. 그러면 환자는 앞으로 신체를 구부리게 되어 후방 다리의 뒤꿈치(heel)가 바닥에 닿고 둔부(hip)와 무릎은 신전된다.

stretching)은 그림 11-11을 참조하시오. 하퇴삼두근군(gastrocsoleus complex)을 최대한 신장하기 위해, 환자는 거골하관절(subtalar joint)이 회외전(supination)하는 위치를 유지해야 한다.[50,51] 최대한으로 신장(stretch)하기 위하여, 환자는 왼쪽 하지를 약간 내부로 회전하고 앞으로 기대라는 권고를 받았다; 증상이 나타난 발의 외측면으로 신체의 하중이 가해지도록. 신장된 자세는 하루 2번 5회에 걸쳐 반복하는데 매회마다 30초간 유지 되었다. 저항운동에는 탄성체(elastic material)를 이용한 외번(eversion), 족저굴곡(plantar flexion), 내번(inversion), 배측굴곡(dorsiflexion)이 있으며 매일 2번 45회 반복운동한다. 환자는 증상이 나타난 하지를 15-20분간 들어 올리면서 유연성운동과 저항운동을 한 직후 얼음찜질을 한다. 공기부목(air splint)은 걸을 때 발목에 사용한다.

치료결과. 치료를 시작한지 첫 주가 지난 후, 왼쪽 발목의 수동 관절가동범위(ROM)는 20°의 족저굴곡, 5°의 배측굴곡, 5°의 외번, 5°의 내번이었다. 환자는 계속 거퇴관절(talocrural joint)을 자유로이 움직이지 못했다. 중족간(intermetatarsal) 관절은 정상 운동 범위내(WNL)에서 운동하였다. 약간의 부종(edema)은 여전히 왼쪽 외측 복사뼈(left lateral malleolus)에 남아 있었으며, 8 자형둘레측정(figure-eight girth measurement)은 59mm로 측정되었다. 환자의 통증은 5에서 2로 완화되었다. 발로 저항운동을 하는 동안 통증은 2에서 7로 증가한다(그림 11-3 참조).

치료의 이론적 설명. 결합조직(connective tissues)의 열에 인한 수치료(hydrotherapy)

는 발목관절의 경직(stiffness)을 완화시켜주는 점도(viscosity)를 감소시킨다.[8,52] 신장(stretching)과 관련된 조직(tissue)의 온도상승은 결합조직(connective tissue)의 가소성 기형(plastic deformation)을 유발시킨다고 생각되었다.[8,22,51,52] 조직의 온도상승으로 인한 반응으로 열이 상승한 조직(tissues)으로의 혈액 흐름과 산소소비가 증가한다. 그러므로 이론상, 손상된 조직(tissues)에 영양소를 충분히 공급하여 치료에 도움을 준다.[8,51]

관절이 고정된(immobilization) 동안 생화학적인 변화가 일어난다. 이러한 변화로는 글라이코스아미노글라이칸(glycosaminoglycans-GAG(분자량이 큰 성형 이질 다당류))과 수분함유량의 감소, 콜라겐 교차결합 형성(collagen crosslink formation)의 증가가 있다.[6,18,19,22,25] 글라이코스아미노글라이칸(glycosaminoglycans-GAG)과 수분함유량의 감소로 결합조직의 점성성질을 변화시킨다; 이로 인해 관절이 더욱 경직된다. 또한 콜라겐 교차결합(collagen crosslinks)이 발생하고, 잘 움직이지 않는 관절의 신장성(extensibility)을 더욱 감소시킨다.[6,18,19,22,25]

관절 가동으로 글라이코스아미노글라이칸(glycosaminoglycans-GAG)의 생성에 자극이 가해지므로 결합조직(connective tissue)의 수분함유량이 증가한다. 이러한 두 생화학적 작용의 증가로 증상이 나타난 조직(involved tissues)의 점도(viscosity)가 감소하여 관절의 움직임이 향상된다.[5,22] 관절 가동(joint mobilization)에 영향을 미치는 또 다른 요소는 비정상적인 콜라겐 교차결합(abnormal collagen crosslinks)의 파괴와 적절한 콜라겐 섬유의 정위(collagen fiber orientation)의 자극이 있다.[6,22] 관절의 가동(joint mobilization)에 영향을 미치는 모든 요소는 결국 운동범위를 증가시킨다.

등급 I 의 가동화는 관절의 외상수용계(nociceptive system)에 영향을 미친다고 생각된다. 이들 낮은-진폭 진동의 가동화(low-amplitude oscillatory mobilizations)는 기계적 외상수용기를 자극한다.[3,45] 기계적 외상수용기(mechanoreceptors)의 자극, 주로 I 와 II 타입은 척수의 반사를 통해 관절의 IV 타입의 외상수용기(nociceptors)에 영향을 미치지 않을 것이다. 타입 I 와 IV의 기계적 외상수용기(mechanoreceptors)는 등급 I 에서 IV의 가동화하는 힘(mobilization forces)에 자극을 받는다.[3,45,53] 고정(immobilization)의 화학적 변화의 반전과 통증이 제어되어 관절의 가동성이 향상된다.

다음의 두 가지 이유로 운동 후 얼음찜질을 한다; 신장으로 인한 염증반응을 방지하며, 신장하는 동안 가소성 변화(plastic changes)를 유지시켜 준다.[22,51] 집에서 운동범위 내(ROM)에서 운동하여 관찰된 임상 변화가 지속된다.

둘째 주 (Week 2)

치료 계획. 첫 주에서와 마찬가지로 둘째 주에도 따뜻한 월풀 치료(whirpool treatments)로 물리치료를 시작한다. 월풀에 있는 동안, 환자는 그의 다른 관절가동범위 운동과 함께 하퇴삼두근을 신장(gastrocsoleus stretches) 시킨다. 월풀에서 나와, 환자는 I

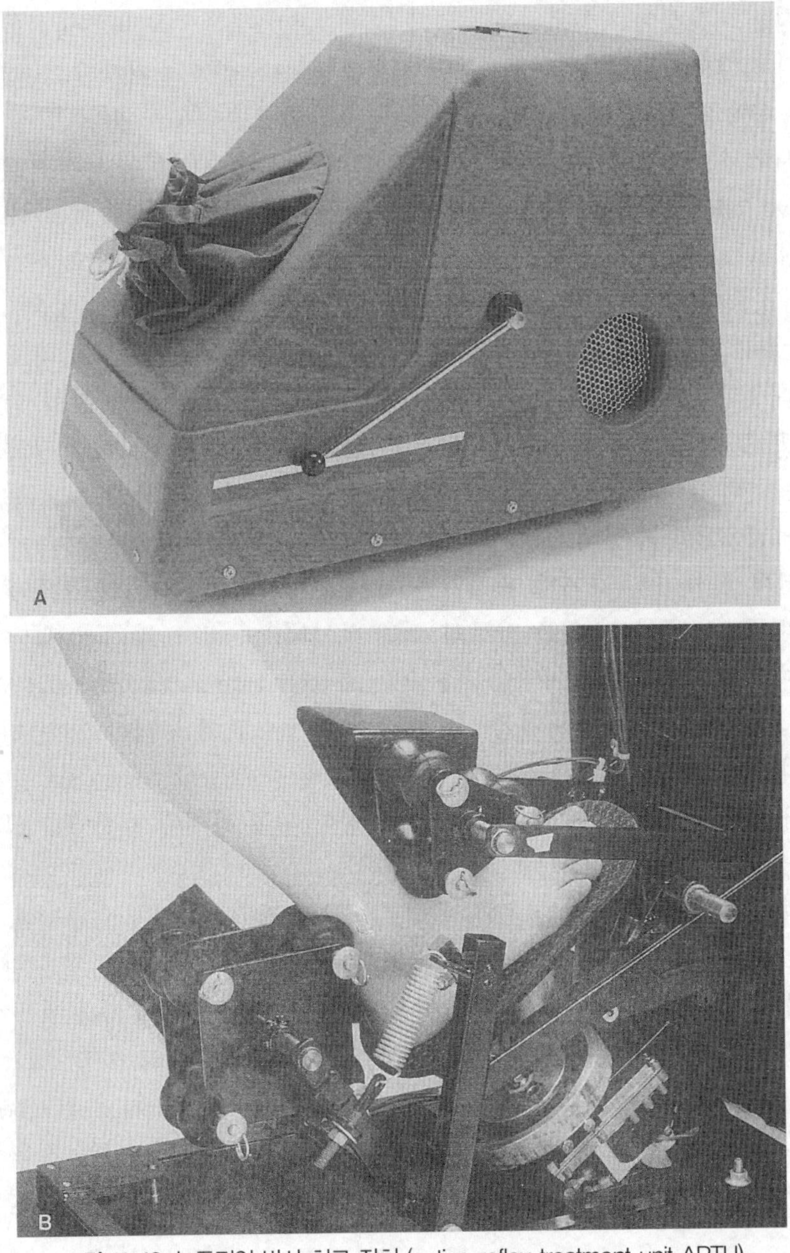

그림 11-12. 능동적인 반사 치료 장치 (active reflex treatment unit ARTU)

와 IV 등급의 힘을 이용한 왼쪽 발목에 하부 거비관절의 활주(tibiofibular joint glides), 전후방 거퇴골의 활주(talocrural glide), 장-축 거퇴골 신연(long-axis talocrural distraction)에 대한 관절 가동화 치료(joint mobilization techniques)를 받는다. 환자는 매주 3번 물리치료를 받았다.

이러한 가동화 물리치료(mobilization therapy)를 받은 후, 물리치료사는 알맞은 양의 손의 저항을 이용하여 저항운동을 시킨다. 외번, 내번, 족저굴곡, 배측굴곡의 곧은 평면 운동은 각 방향으로 45 회 반복하는 동안 저항을 받는다. 환자는 저항된 외번과 족저굴곡 운동으로 왼쪽 외측 복사뼈(left lateral malleolus) 부위에 불편을 느낀다.

치료사의 손에 의한 저항운동이 끝난 후, 왼쪽 발목은 20분동안 능동적인 반사 치료 장치(active reflex treatment unit, ARTU)로 치료를 시작한다. 능동적인 반사 치료 장치(active reflex treatment unit, ARTU)는 계속 발과 발목을 수동운동시키고, 마사지하며, 냉각시키는 장치다(그림 11-12). 모든 운동의 양극단 능동적인 반사 치료 장치(active reflex treatment unit, ARTU)에 의한 운동정도를 한정하기 위해 물리치료사가 미리 조정할 수 있다. 사례 2 의 환자에게는 기계에 의한 운동과 냉각치료만을 치료에 포함시켰다.

가정 프로그램은 운동 프로그램에서 더 저항하는 탄성체를 사용하여 강화되었다. 보행유형은 하나의 액와목발(axillary crutch)을 이용하여 완전하게 신체를 지지(fully weightbear, FWB)하는 상태로 걷는다. 노동자는 공기부목(air splint)을 계속 사용한다.

치료결과. 둘째 주말 경 수동 관절가동(ROM)은 10° 의 외번, 10° 의 내번, 9° 의 배측굴곡, 33° 의 족저굴곡이다. 왼쪽 발목의 외측 복사뼈(lateral malleolus)에 약간의 부종(edema)이 아직 남아있다. 8 자형둘레측정(figure-eight girth measurement)은 57mm로 측정되었다. 통증은 저항하는 족저굴곡 또는 외번 운동으로 계속 남아 있다. 전반적인 통증 수준이 1 이었지만, 족저굴곡과 외번 운동으로 통증 수준이 7 또는 8로 증가된다. 환자는 이제부터 공기부목을 제외한 교정기구 없이 왼쪽 하지에 완전하게 신체를 지지(fully weightbear FWB)하며 걷는다.

치료의 이론적 설명. 이미 언급된 바 대로, 결합조직(connective tissues)에 발생한 열의 영향으로 따뜻한 월풀 치료를 계속한다. 정적인 상태에서의 신장은 열과 함께 연장된 낮은 부하의 신장(low-load stretches)에 이점이 있다는 연구결과에 따라 월풀 치료와 병행하였다.[21,22,51,52] 연구원은 높은 부하(high-load)와 단-기간의 신장(short-duration stretches) 보다는 낮은 부하(low-load)와 장-기간의 신장(long-duration stretches)이 결합조직 내의 영구적인 가소성 변화(plastic changes)에 더 효과적이라는 점을 지적하였다.[21,22,51,52] 관절의 가동화 치료는 앞에서 언급하였듯이 같은 이유로 계속 이 방법을 이용한다.

저항운동은 하지의 근력을 다시 회복시키는 운동이다. 손에 의한 저항운동은 왼쪽 하부 다리가 쇠약하여 초기에 시행하였다. 등속성 운동기구(isokinetic device)의 말단 부착부를 움직이기 위해서 무게(foot-pounds)가 필요하다면, 물리치료사는 환자가 등속성 운동기구를 사용할 때 제대로 힘을 쓰지 못할 것이라 생각했다. 또한 환자는 손으로 외번과 족저굴곡의 저항운동을 할 때 매우 불편하였다. 이러한 불편한 경험이 있었기 때문에 등속성 운동기구의 사용을 금한 것이다.[39]

기기에 의한 부종(edema)의 조절과 운동성에 이론적 영향이 있어 능동적인 반사 치료 장치(active reflex treatment unit, ARTU)를 사용하였다. 앞에서 설명한 바와 같이, 냉찜질은 염증(inflammatory response)작용을 방지하거나 가라앉힌다.[7-10] 능동적인 반사 치료 장치(active reflex treatment unit, ARTU)를 사용하는 두번째 이유는 수동적인 운동성을 향상시키고 유지시키는데 이론적으로 효과적이라는 것이다. 이론적으로, 결합조직(connective tissue)을 가동화시키는데 매우 효과적인 능동적인 반사 치료 장치와 같은 가동화 장치를 사용하여 관절의 운동성을 향상시킨다.[6,8,21,23,26,40] 능동적인 반사 치료 장치의 효능에 대한 완전한 치료 연구(sound clinical research)가 미흡하지만, 발과 발목의 부종과 저가동성(hypomobility)에 대한 치료에 매우 효과적인 장치다.

관절가동범위(ROM)가 넓어져서 완전하게 신체를 지지(fully weightbear, FWB)할 수 있는 보행유형으로 걸을 수 있었다. 관절의 힘, 운동성, 위치감각이 다시 회복되는 동안 발목관절의 보호를 위해 공기부목을 계속 사용하였다. 하퇴의 힘이 향상되어 가정 프로그램에서 저항운동을 늘렸다.

셋째 주 (Week 3)

치료 계획. 셋째 주에도 매주 3차례에 걸쳐 정적인 신장운동(static stretching exercise)과 관절가동범위 내의 운동(ROM exercises)을 병행하여 따뜻한 월풀 치료(warm whirlpool treatments)를 계속한다. 관절운동이 회복되어, 가동화 치료(mobilization techniques)는 그만두었다. 최대하의 등속성 운동 프로그램(submaximal isokinetic exercise program)은 저-저항 자전거 근력계 연습(low-restance bicycle ergometer workout)으로 짜여져 있다. 최대하의 등속성 운동 연습(submaximal isokinetic exercise

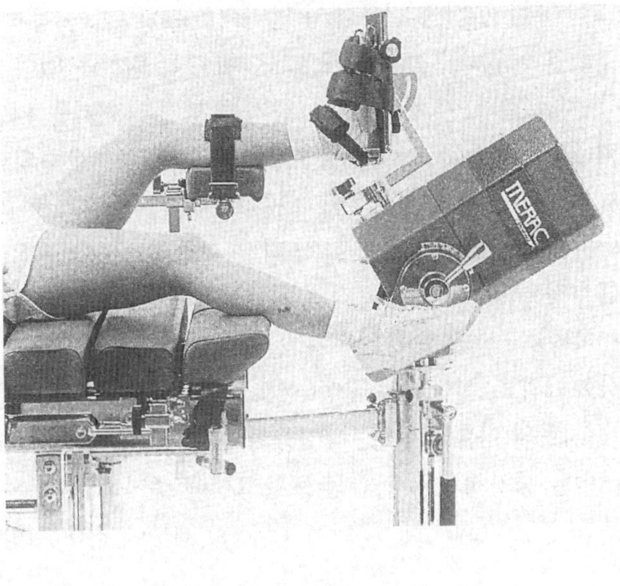

그림 11-13. 내번/외번의 등속성 운동 연습(inversion/eversion isokinetic workout).

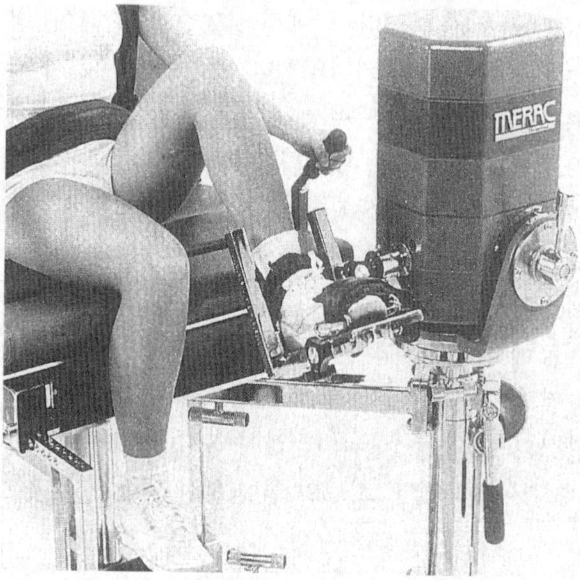

그림 11-14. 족저굴곡/배측굴곡의 등속성 운동 연습(plantar flexion/dorsiflexion isokinetic workout).

workout)에는 초당 90° 로 45회 반복하는 족저굴곡과 배측굴곡 운동이 있다(그림 11-13). 외번과 내번 운동은 적절한 손의 저항에 대하여 45회 반복운동을 계속한다(그림 11-14). 강화운동을 한 후, 경사판(tiltboard)을 이용하여 10분동안 고유수용성 재훈련 운동(proprioceptive retraining exercises)을 한다. 모든 치료단계를 능동적인 반사 치료 장치(active reflex treatment unit, ARTU)로 20분 동안 냉각과 수동운동만 하며 마무리한다.

가정에서 시행하는 운동 프로그램에는 신장운동을 하는 동안 더 강한 탄성제를 이용하고 고유수용성 운동(proprioceptive exercises) 을 추가하여 운동한다. 이전의 가정 프로그램과 다른 점은 걸음에서 발가락(toes)을 드는 동작을 45회 반복하는 것이다. 이러한 조정을 제외하고는 가정프로그램에 다른 변화는 없다.

치료 결과. 셋째 주말 경, 환자는 힘이 들어가는 외번과 족저굴곡 운동으로 외측 복사뼈(lateral malleolus)에 통증(통증수치 8)이 계속되었다. 수동 관절가동범위(passive ROM)는 10° 의 외번, 16° 의 내번, 12° 의 배측굴곡, 40° 의 족저굴곡이다. 왼쪽 외측 복사뼈(left lateral malleolus)에 아직 작은 부종이 남아있음을 육안으로도 알 수 있다. 8 자형둘레측정은 54mm로 측정되었다.

환자의 상태가 양호해져, 물리치료의 주된 목적은 통증을 완화시키고, 왼쪽 하지를 강화시키고, 심혈관의 내성(cardiovascular endurance)을 유지시키는 것이다.

치료의 이론적 설명. 최대하의 등속성 운동(submaximal isokinetic exercises)은 하지의 근력을 증가시키위해 임상 프로그램에 추가되었다. 손을 이용한 저항운동 시 통증과 내부 고정장치(internal fixation devices) 때문에 최대 저항이 되질 않는다. 후외측의 건조직

(posterolateral tendinous structures)은 고정장치(fixation devices)에 눌려 염증반응과 이로 인한 통증이 발생된다. 최대하 운동은 고정장치(fixation devices)에 대한 더 작은 압력을 발생시켜 건 자극(tendon irritation)을 감소시킨다. 또한 환자는 이러한 유형의 운동을 하는 동안 불편함을 느끼지 않았다.

관절운동이 향상되어 가동화치료(mobilization treatments)를 그만두었다. 고유수용성 운동(proprioceptive exercises)은 사례 1과 같은 이론으로 설명된다.

넷째 주 (Week 4)

치료 계획 : 넷째 주 초에 실시한 등속성 족저굴곡과 배측굴곡 검사 결과는 표 11-4에 기록되어 있다. 등속성 운동 검사(isokinetic test)결과, 등속성 운동 프로그램(isokinetic exercise program)은 초당 90° 에서 90회 반복한 족저굴곡과 배측굴곡으로 시행되었다. 자전거 근력계(bicycle ergometer)는 운동 전에 10분 동안 이용하였다. 월풀 치료(whirlpool treatments)는 중단하였고, 정적인 상태에서의 신장 프로그램(static stretching program)은 수치료(hydrotherapy)가 대신 시행되었다. 고유수용성(proprioceptive)과 도수 저항을 이용한 외번과 내번 운동은 이전과 마찬가지로 중단하였다. 0.5mL의 덱사메타손(dexamethasone)과 1.0mL의 리도카인(lidocaine)이 혼합된 이온삼투요법 치료(iontophoretic treatment)의 시험기간이 시작되었다. 더 큰 음극 패드(larger negative electrode pad)는 장딴지(calf)위에 놓고, 작은 양극 패드(smaller positive electrode pad)는 외측 복사뼈(lateral malleolus)에 놓았다. 2.7mA의 전류는 이온삼투요법 치료(iontophoretic treatment)에서 15분간 이용된다.[54] 전 주의 가정 프로그램과 별다른 변화

표 11-4 사례 2: 등속성 검사 결과(isokinetic test results)(foot-pounds 단위)

	족저굴근* (plantar flexors)		배측굴근* (dorsiflexors)		외번근+ (evertors)		내번근+ (invertors)	
검사	오른쪽 (foot-pounds)	왼쪽	오른쪽 (foot-pounds)	왼쪽	오른쪽 (foot-pounds)	왼쪽	오른쪽 (foot-pounds)	왼쪽
1(넷째 주)	48	15	17	5	_	_	_	_
2(28번째 주)	48	36	18	12	_	_	_	_
3(30번째 주)	_	_	_	_	22	16	18	11
4(31번째 주)	49	47	18	18	21	22	20	17
5(33번째 주)	48	48	18	19	20	19	19	18

* 초당 90° / +초당 60°

는 없었다. 환자는 매주 3차례 물리치료를 받았다.

치료 결과. 넷째 주 말에 환자의 수동 관절가동범위(ROM)는 12° 의 배측굴곡, 41° 의 족저굴곡, 10° 의 외번, 18° 의 내번이다. 환자의 왼쪽 족저굴근과 배측굴근의 등속성 검사(isokinetic test)에서는 최고 회전력(torque)이 초당 90° 에서 각각 15 foot-pound, 5 foot-pound로 나타났다(표 11-4). 왼쪽 발목의 외측 복사뼈에 있는 약간의 부종을 확인하였다. 환자는 왼쪽 발목이 저항운동할 때 통증(통증수치 8)을 느꼈다.

치료의 이론적 설명. 저항을 받는 배측굴곡과 족저굴곡 운동 프로그램은 검사 결과와 경험해 보지 않은 징후를 치료하려는 최대한의 노력을 근거로 시행되었다. 검사 결과 반대측의 말단부위(contralateral extremity)와 비교하여 10% 이상의 결함이 드러났고, 손상된 근육을 강화시킬 필요가 있는 것으로 나타났다.

국소마취제와 코르티코스테로이드(corticosteroid)를 이용한 이온삼투요법 치료(iontophoretic treatment)는 항염증제(drugs anti-inflammatory)와 진통제(analgesic properties)로 사용된다.[54,55] 동물과 사람을 대상으로 조사한 몇몇 연구자들은 여러 세포막(membrances, 즉, 피부)을 가로질러 이온이 전이(ion transfer)됨을 밝혀냈다.[56-60] 유감스럽게도 이러한 약물 연구에 근본적인 어려움이 있기 때문에 사람에게 적용해야 할 실제 투여할 깊이, 농도, 치료 수준이 아직 정해지지 않았다.[52,55] 여러 번의 시도로 환자가 앓고 있는 여러 염증상태를 치료하기 위해 항염증제를 이온삼투요법으로 흡수시키는 효험을 규정하였다.[61,62] Bertolucci[62]와 Harris[61]는 그들의 각각의 연구에서 항염증제를 이용한 이온삼투요법 치료가 징후(symptoms)를 효과적으로 경감시킨다고 하였다. 이 양식(modality)에 관한 가장 정확한 연구에서는 임상적인 효과를 규정할 필요가 있다.

다섯째 주(Week 5)

주 치료 계획. 치료 프로그램에서 임상 프로그램은 이전과 마찬가지로 1%의 하이드로코오티존 크림(hydrocortisone cream)을 이용한 이온삼투요법, 왼쪽 발의 족저굴근과 배측굴근으로 등속성 운동, 자전거근력계 운동(bicycle ergometer workouts), 고유수용성 운동(proprioceptive exercises)으로 짜여져 있다. 능동적인 반사 치료 장치(active reflex treatment unit ARTU)와 외번-내번 운동은 중단되었다. 가정 운동 프로그램에는 변동이 없다. 치료의 반복횟수는 넷째 주와 같다.

치료결과. 다섯째 주 말에는 왼쪽 발목의 관절가동범위(ROM)는 반대측의 말단과 비교하여 각각 6° 와 5° 로 정상적으로 움직이지 않는 내번과 족저굴곡을 제외하고는 정상 관절가동범위(WNL) 내에서 운동하였다. 저항받는 외번을 할 때 여전히 통증이 느껴졌다. 발목의 후외측 경계를 촉진하였더니 압통(통증 수준 8)이 있는 것으로 나타났다.

다섯째 주 동안에 환자는 담당의사를 여러 차례 방문하였다. 의사는 고정장치(fixation device)가 왼쪽 발목의 후내측조직을 자극한다고 판단하여 이를 제거하기로 결정했다. 환자는 3달 내에 내부 고정장치(hardware)를 제거하기 위해 수술을 받을 예정이다. 의사의 요청으로 물리치료를 중단하였으나, 가정 운동 프로그램은 계속할 것을 권고하였다.

치료의 이론적 설명. 실제로 증상에 어떠한 변화도 없어, 물리치료사(physical therapist)는 환자가 능동적인 반사 치료 장치에서 최대의 효과를 거둔다고 생각되어 치료를 중지하였다. 왼쪽 발목의 후외측 조직이 고정장치(fixation devices)로 인해 자극을 받을 수도 있으므로 외번과 내번 운동을 중지하였다. 이러한 자극으로 환자에게 징후(symptoms)가 나타날 수 있다.

스물 여덟번째 주(Week 28)

진단결과. 내부 고정장치(internal fixation devices)를 제거한 후, 더 나은 치료를 하였다. 내부고정장치(hardware)를 제거한 후, 4주 동안 환자의 다리를 부목(air cast)에 고정시켰다. 고정(immobilization) 기간의 말기에 물리치료를 다시 시작하였다.

왼쪽 발목의 능동 관절가동범위(active ROM)와 수동관절가동범위(passive ROM)가 다시 제한되었다. 5°의 배측굴곡, 10°의 족저굴곡, 5°의 내번, 5°의 외번. 거골이 전방으로 활주(glide)하는 관절운동에 약간의 제안을 받는다. 외측과 내측의 복사뼈(malleoli)에 적은 부종(edema)이 있다. 발목의 8 자형 둘레측정 (figure-eight girth measurement)은 정상측 발목(unaffected ankle)과 비교하여 둘레측정이 5mm 늘어났다. 왼쪽 발목을 촉진(palpation)으로도 잘 구별할 수 없다. 환자는 주로 외측 복사뼈(lateral malleolus)의 경직(stiffness), 부종(edema), 약간의 통증(통증 수준 4)으로 불편함을 느낀다.

치료 계획. 사무실 치료는 운동 전후 20분 동안의 능동적인 반사 치료 장치, 관절을 가동화(mobilization)와 정적인 신장(static stretching)을 위한 초음파(ultrasound)치료, 자전거 근력계(bicycle ergometer), 족저굴근과 배측굴근으로 최대하의 등속성 운동, 그리고 도수 저항 외번과 내번 운동으로 구성되어 있다. 등급 I와 IV의 진동(oscillatory forces)을 이용하여 거골 위로 전방과 후방의 경비골을 활주(tibiofibular glide)시켜 가동화치료(mobilizati treatment)를 한다. 가정 프로그램은 다섯째 주와 같다. 환자는 매주 3차례에 걸쳐 치료를 받는다.

치료 결과. 스물 여덟번째 주말까지, 환자는 족저굴곡(plantar flexion) 25°, 배측굴곡 12°, 외번 10°, 내번 11°의 관절가동범위(ROM)로 수동 운동할 수 있다. 관절운동 시 어떠한 불편도 없었다. 주말에 등속성 운동 검사(isokinetic test)를 하였는데 움직이지 않는 면과 비교하여 족저굴근은 25%, 배측굴근은 34%가 부족한 것으로 나타났다(표 11-4 참조). 왼쪽 발목이 외번 또는 내번을 할 때, 더 이상의 통증은 나타나지 않았다. 왼쪽 발목의 8 자형 둘레측정(figure-eight girth measurement)은 56mm로 주초 보다 3mm 감소하였다.

치료의 이론적 설명. 능동적인 반사 치료 장치는 부종(edema)을 완화시키는 역할을 하므로 다시 사용되었다.

힘이 부족한 것으로 나타났기 때문에 등속성 운동(isokinetic exercise)이 처방되었다. 강도를 강화시키고(증상이 나타나지 않은 하지 강도의 10%이내로), 증상이 나타난 발목의 부종을 제거하고, 통증 없이 관절가동범위 내에서 움직일 수 있도록 환자를 회복시키는 것이 치료의 주요 목적이다.

서른번째 주 (Week 30)

치료 계획. 왼쪽 발목의 외번근(evertors)과 내번근(invertors)의 강도를 확인하기 위해 등속성 운동 검사(isokinetic test)를 한다(표 11-4 참조). 등속성 운동 검사(isokinetic test) 결과를 참조하여, 등속성 운동 프로그램(isokinetic exercise program)을 짠다(그림 11-13). 등속성 운동 프로그램(isokinetic program)은 초당 90° 에서 45회 반복한다. 운동 전후와 자전거 근력계를 사용한 후, 능동적인 반사 치료 장치(reflex treatment unit, ARTU)를 사용한다. 가정 프로그램은 걷기 프로그램이 추가되는 것을 제외하고는 변경되지 않았다. 환자는 그가 최대한 2 miles를 걸을 때까지 매일 4분의 1mile 씩 거리를 연장하여 걸었다.

치료 결과. 왼쪽 발목의 외번근과 내번근에 대한 등속성 운동 검사(isokinetic test)는 각각 39%와 27%가 부족한 것으로 나타났다. 왼쪽 발목의 8 자형 둘레측정(figure-eight girth measurement)에서는 증상이 나타나지 않은 발목(uninvolved ankle)이 54mm 인데 비해 둘레측정이 증가하지 않은 것으로 나타났다. 왼쪽 발목의 관절가동범위(ROM)는 40° 의 족저굴곡이고, 모든 다른 운동은 정상 관절가동범위(WNL) 내로 운동한다. 왼쪽 발목에 통증은 없었으나 왼쪽 무릎의 내측면에 약간의 통증이 있었다.

치료의 이론적 설명. 증상이 나타난 하지와 나타나지 않은 하지의 강도가 뚜렷이 달라, 외번근과 내번근에 대한 등속성 운동 프로그램이 시작되었다. 족저굴곡과 배측굴곡 연습은 이들 근육의 강도가 약하여 시작되었다.

서른 한번째 주 (Week 31)

치료 계획과 결과. 왼쪽 다리의 근조직에 대한 등속성 운동을 다시 검사하였더니 왼쪽 발목의 외번근에 15%의 결함만이 나타났다(표 11-4). 족저굴곡의 관절가동범위는 영향을 받지 않은 측과 비교하여 6° 의 손실이 나타났다. 운동의 증가로(즉, 자전거타기, 걷기) 왼쪽 내측 무릎에 통증이 계속 악화되었다. 통증이 왼쪽 무릎의 내측면에 남아 있다. 생체역학적으로 발을 진단(6장 참조)하였다(그림 11-15). 발을 진단해 본 결과, 물리치료사(physical therapist)가 그 효과를 평가하기 위해 2주간 사용할 수 있도록 임시 발 교정기(temporary foot orthotics)를 제조할 것을 결정하였다. 31번째 주에는 환자를 3번 관찰하였다. 진단 결과를 참고로, 발은 왼쪽 전족(forefoot)의 내측에 8mm, 오른쪽 전족(forefoot)에 6mm, 오른쪽 후족(rearfoot)에 4mm의 합정(post)을 대었다(그림 11-15). 강

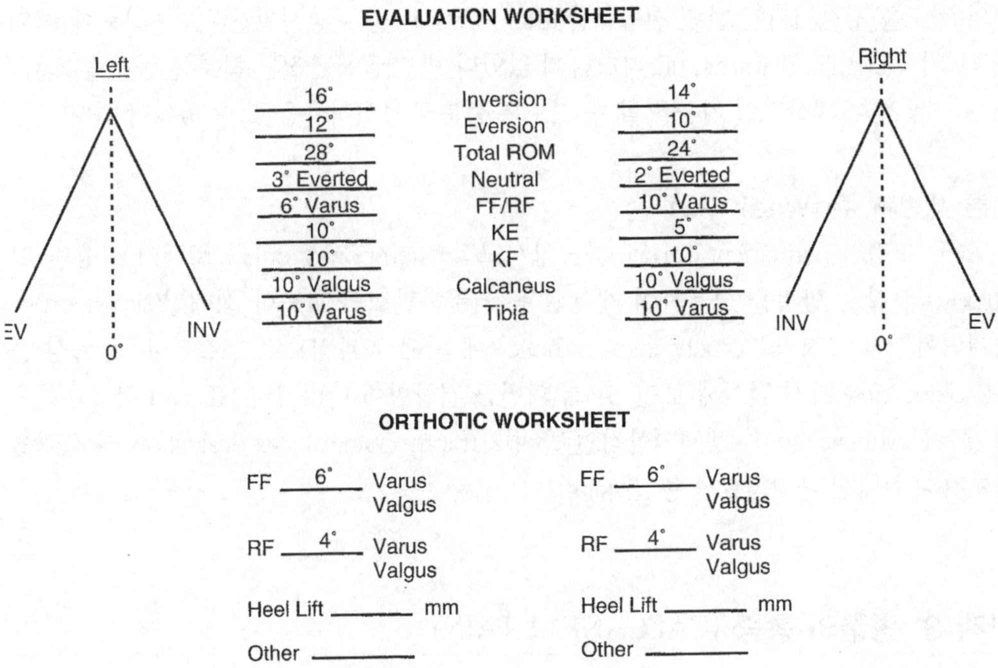

그림 11-15. 사례 2에 대한 생체역학적인 발 평가. KE = 무릎이 신전(extension)되면서 배측굴곡(dorsiflexion); KF = 무릎이 굴곡되면서 배측굴곡(dorsiflexion).

화(strengthening)와 신장(stretching)을 위한 능동적인 치료(active treatment)는 중단되었다. 교정기(orthotics)의 효과를 평가하고, 강도의 부족으로 다른 장애가 발생될 수 있는지를 판단한다

치료의 이론적 설명. 환자가 이전의 운동 상태로 회복되고 가정운동 프로그램을 짜려면, 치료사는 현재의 강도 결함으로는 더 이상의 능동적인 치료를 하기에 충분하지 않다고 생각하였다. 물리치료사는 가정 프로그램이 환자의 강도를 회복시킬 것이라 생각한다.

생체역학적인 발 교정기(biomechanical foot orthotics)는 비정상적인 하지의 역학(mechanics)을 감소시키기 위해 제조되었다. 전족내반기형(forefoot varus deformity)과 관련된 경골과 비골의 하부 3분의 1 지점의 각형성(angulation)으로 인해 거골하관절(subtalar joint)이 기형을 보상하기 어려울 수 있다.[63,64] 몇몇 연구에서는 9° 보다 큰 하퇴의 각 기형(angular deformities)으로 징후(symptoms)를 발생시킬 수 있는 하부 운동사슬(lower kinetic chain)의 역학(mechanics)을 변경시킬 수 있다고 하였다.[63,64] 전족과 후족의 내측 합정(post)은 거골하관절의 보상역할에 도움을 준다. 이론적으로 내측 합정이 회내

전의 정도를 경감시키는 반면 전족내반(forefoot varus)을 보상시켜준다.[63,68] 하퇴에 어떠한 각 기형(angular deformity)도 나타나지 않았다면, 거골하관절는 하부 운동사슬(lower kinetic chain)이 정상적인 기능을 할 수 있도록 충분히 보상작용을 할 수 있어야 한다.[69]

서른 세번째 주 (Week 33)

영구 교정기(permanent orthotics)는 임시교정기(temporary orthotics)에서 사용한 합정(post)과 같은 합정을 사용하여 제작된다. 거골하관절의 과도한 회내전(pronation)은 생체역학적인 교정기(biomehcanical orthotics)에 의해 효과적으로 조절된다. 등속성 운동(Isokinetic)을 다시 검사해 보면, 5%의 외번근 결함만이 나타난다 (표 11-4 참조). 등속성 운동(isokinetic test)과 생체역학적인 발 평가(biomechanical foot evaluation)의 결과를 참조하여 환자의 물리치료를 종결시킨다.

사례 3: 종골의 통증 (CALCANEAL PAIN)

이번 사례에서는 통증과 염증을 완화시키기 위한 치료방법에 대하여 중점적으로 언급하고자 한다.

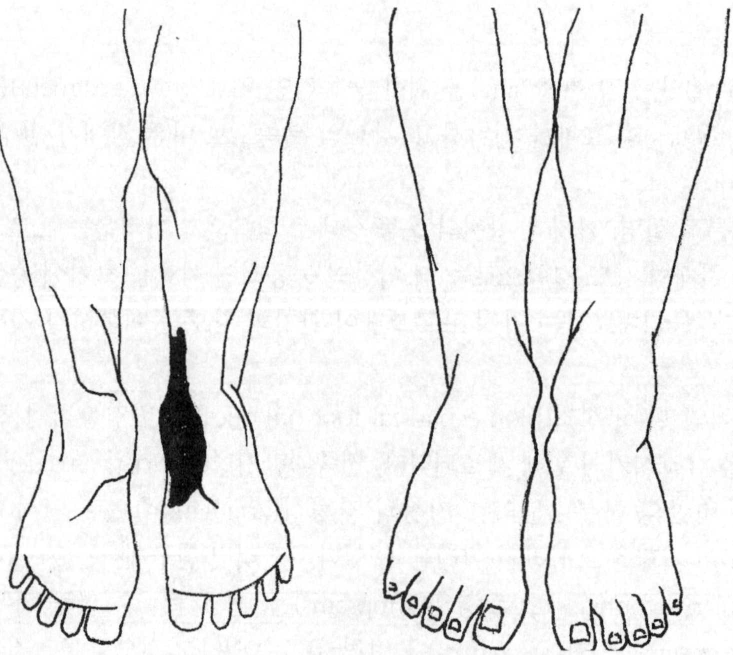

그림 11-16. 사례 3 환자의 통증부위.

초기 진단과 결과 (Initial Evaluation and Findings)

36살의 여성환자는 약 4주 전 오른쪽 뒤꿈치의 내측 족저면(medial plantar aspect)을 따라 통증이 시작되었다고 한다. 그림 11-16에는 이 환자의 통증부위가 그려져 있다. 모르는 사이에 통증이 시작되었다. 걸을 때는 통증이 없는데 한참 앉아 있다가 일어날 때 통증이 나타나고, 한밤중에는 통증 때문에 깬다고 한다. 통증은 밤보다 아침에 더 심해진다고 한다. 때로는 오른발의 발가락으로 통증이 퍼져간다. 0에서 10 까지의 수치로, 환자의 통증수치는 8로 측정되었다(10은 통증이 심한 수치, 0은 통증이 없는 수치).

육안검사로는 증상이 나타나지 않는다. 왼쪽과 비교하여 오른발의 배측굴곡이 수동관절가동범위(passive ROM)를 검사하는 동안 경감하였다. 오른발의 배측굴곡은 5°다. 과다회내전(hyperpronation) 의 검사 결과와 틴넬징후(Tinels sign)는 부정적이었다. 나머지 진단에는 뚜렷한 증상이 없었다. 증상이 나타난 발(involved foot)의 종골(calcaneus)을 최대로 외번시켜 과다회내전(hyperpronation) 검사를 하였다. 이 자세는 30초에서 60초동안 지속시킨다.[70]

오른발을 촉진해보니, 오른쪽 종골의 전내측 경계의 족저면(plantar aspect)에 압통

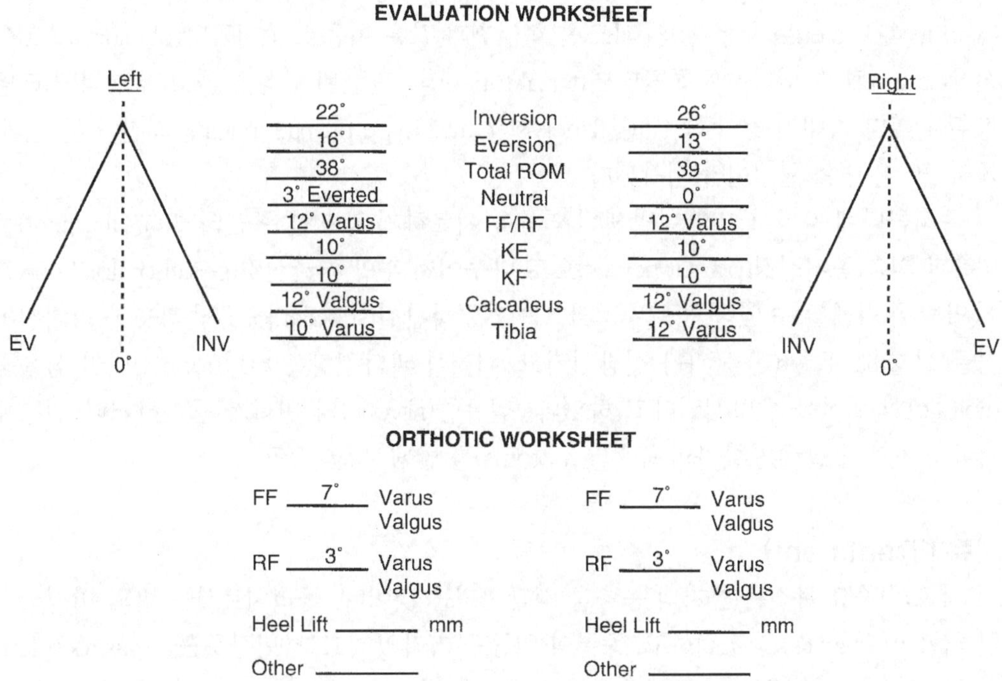

그림 11-17. 사례 3에 대한 생체역학적인 발 평가. KE = 무릎이 신전(extension)되면서 배측굴곡(dorsiflexion); KF = 무릎이 굴곡되면서 배측굴곡(dorsiflexion).

(tenderness)이 느껴졌다. 환자는 이 부위를 촉진할 때 징후(symptoms)가 재발한다고 하였다. 발가락을 배측굴곡하고 종골의 내측면을 촉진해보면 징후가 심해진다.

생체역학적으로 발을 진단한다. 결과는 그림 11-17에 나와 있다. 오른발에서는 10°, 왼발에서는 6°의 전족내반(forefoot varus)이 나타난다. 오른발에서는 24°, 왼발에서는 28° 로 거골하관절이 운동한다. 왼쪽 거골하관절은 12°의 외번(eversion), 16°의 내번을 하는데 비해, 오른쪽 거골하관절은 10°의 외번과 14°의 내번을 한다. 계속 서 있으면, 환자는 좌우로 10°의 종골 외반(calcaneal valgus)과 10°의 경골 내반(tibial varus)이 나타난다. 보행을 분석하는 동안, 환자는 오른발의 발뒤꿈치닿기(heel strike)시 과도한 회내전이 발생하고, 보행 시 입각기(stance phase)에서 계속 회내전한 상태를 유지한다.

설명 (Interpretation)

진단결과를 분석해보니 영구성(perpetuating), 소인성(predisposing), 급발성(precipitating) 요인으로 드러났다. 한가지 요인은 후족(rearfoot)의 회내전을 증가시킬 수 있는 아킬레스건-하퇴삼두근 군(Achilles tendon-gastrocsoleus complex)의 긴장이다.[49,50,70-72] 거골하관절의 과도한 회내전으로 신장 스트레스(tensile stress)가 심해지고, 족저근막(plantar fascia)에 하중이 가해지며, 종골 종지부에 염증이 생길 수 있다.[70-74] 오른쪽 발에서 발생하는 전족내반(forefoot varus)의 정도에 따라 단단한 하퇴삼두근군(rigid gastrocsoleus complex)의 과도한 회내전과 같은 이유로 족저근막(plantar fascia)이 신장(strain)될 수 있다.[66,67] 족근터널(tarsal tunnel)과 관련된 증상은 없고(부정적인 티넬 징후와 과다 회내전 검사-negative Tinels sign and hyperpronation test), 촉진해 본 결과, 족저근막은 병의 원인이라 생각된다.[70,72,73]

족저근막에 자극이 가해져 발생된 염증을 치료하지 않으면, 족근터널(tarsal tunnel)을 내측과 외측 족저신경(plantar nerves)으로 나누어져 후방 경골신경(posterior tibial nerve)에 압박이 가해질 수 있다.[70,71] 몇몇 저자는 거골하관절(subtalar joint)의 과도한 회내전이 경골 신경(tibial nerve)을 과다 신장시키고, 이러한 과다신장은 터널(tunnel)내의 섬유증(fibrotic)의 변화를 유발시킨다고 하였다. 섬유증(fibrotic)의 변화가 증가하거나 신경에 자극이 가해져 결국은 환자의 증후(symptoms)를 발생시킨다.[70,71]

치료 (Treatment)

치료의 주요 목적은 환자의 통증을 경감시키는 것이다. 물리치료사는 발의 비정상적인 역학(mechanics)을 조절하고, 종골의 염증을 가라앉히고, 하퇴삼두근군(gastrocsoleus complex)의 유연성을 향상시키기 위한 치료를 한다.

첫째 주 (Week 1)

치료 계획과 결과. 종골(calcaneus)의 내측 족저면(plantar aspect)에 사례2에서와 같은 리도카인(lidocaine)과 덱사메타모(dexamethasone)를 이용한 이온삼투요법(iontophoresis)으로 치료를 시작한 다음 얼음마사지를 한다. 임시 교정기(temporary orthotics)는 최초 방문 시 제작되었다. 교정기(orthotics)는 전족(forefoot)의 내측에 6mm, 후족(rearfoot)의 내측에 4mm의 합정(post)을 댄다(그림 11-17). 정적인 신장(static stretch)을 하면서 초음파 치료(ultrasound treatment)로 10분간 하퇴삼두근(gastrocsoleus) 부위를 치료한다.[75] 초음파치료는 20분간 같은 부위에 냉찜질을 한 후 시행한다. 첫째 주에 환자는 3번 방문하여 진찰을 받는다. 환자는 낮에 하퇴삼두근을 신장(gastrocsoleus stretching)하고, 뒤꿈치에 자주 얼음 마사지를 하는 가정 운동 프로그램을 시행할 것을 권고받았다. 첫 주말에는 징후가 50%가 경감하고, 통증 수치도 4로 측정되었다고 한다. 뒤꿈치(heel)의 내측 족저면(plantar aspect)을 촉진하여 보았더니 적은 압통(tender)이 느껴졌다고 한다.

치료의 이론적 설명. 근소마취와 코르티코스테로이드(corticosteroid)를 이용한 이온삼투요법(iontophoresis)으로 뒤꿈치(heel)에 있는 염증을 완화시킨다.[54,56,61,62,72] 이온삼투요법치료(iontophoretic treatment)를 한 다음 얼음찜질을 하면 국부로 혈액 순환을 저지하여 순환계에 의해 국부로 약물치료의 양을 감소시킬수 있다.[7-9,72,73] 임시교정기(temporary orthotics)는 거골하관절의 과다 회내전을 경감시켜, 족저건막(plantar aponeurosis)의 신장력(tensile forces)이 경감된다. 신장력(tensile forces)을 감소시켜 과다 회내전의 급발성요인(precipitating factor)을 제거시키기 위해 사용되었다.[70,72,73,76]

정적인 신장(static stretch)과 더불어 초음파치료로 하퇴삼두근군(gastrocsoleus complex)의 유연성을 촉진시키는데 사용된다.[51,52,75] Wessling, Devane, Hylton은[75] 신장(stretching)시키는 방법을 사용할 때 건강한 여자의 배측굴곡이 증가한다는 점을 주의깊게 관찰하였다. 배측굴곡의 평균 증가율은 치료한지 첫 주가 지난 후 4.7° 에서 7.7° 로 증가되었다. 신장 후의 냉 찜질은 하퇴삼두근군의 가소성 기형(plastic deformation)을 유지시켜 준다.[22,51,52]

하퇴삼두근군의 유연성을 향상시키고 유지시키기 위해, 환자는 집에서 신장프로그램(stretching program)을 계속 시행해야 한다. 염증을 완화시키기 위해 가정에서 얼음찜질을 한다.

둘째 주 (Week 2)

앞에서도 언급하였듯이, 이온삼투요법치료(iontophoretic treatment)와 하퇴삼두근 신장(gastrocsoleus stretching)으로 매주 3번 치료한다. 두번째 주말에는 환자의 징후(symptoms)가 85% 향상되었다고 한다. 통증 수치는 2였다. 배측굴곡의 수동 관절가동범위(passive ROM)은 10° 다. 환자는 임시교정기(temporary orthotics)가 징후를 호전시키는데 매주 유용하다고 하였다. 치료반응 때문에 치료 프로그램이 변경되지는 않는다.

셋째 주 (Week 3)

치료 계획과 결과. 반강체의 영구 교정기(semirigid permanent orthotics)는 Orthofeet system을 이용하여 제작하였다. 전족과 후족의 내측에 각각 6mm 와 4mm의 합정(post)을 대었다. 오른발을 다시 진단해보니, 통증 수치가 0으로 나타났다. 압통점(point tenderness)은 더 이상 나타나지 않았다. 무릎이 신전되고 굴곡되면서 오른발은 10° 로 배측굴곡한다. 능동적인 물리치료는 상태가 호전되어 중단되었다.

치료의 이론적 설명. 징후가 경감되어 영구교정기(permanent orthotic device)를 선택하였고, 임시교정기(temporary orthotic)는 하부 운동사슬(lower kinetic chain)의 비정상적인 역학을 조절할 수 있다. 환자는 3주 동안 계속 진찰받을 계획을 세웠다.

여섯째 주 (Week 6)

여러 차례 진찰한 결과, 환자는 징후의 어떠한 불편도 느끼지 않았다. 오른쪽 발목의 관절가동범위(ROM)는 양쪽으로 10° 의 배측굴곡이 측정되었다. 환자는 영구 교정기(permanent orthotics)를 계속 사용하고, 하퇴삼두근 신장(gastrocsoleus stretching)을 계속하라는 권고를 받았다. 그 때, 환자는 능동적인 물리치료를 받지 않았다.

사례 4: 무지외전외반증 (HAV)

아래의 내용은 수술 후 중족지절관절(metatarsophalangeal joint MTP)의 치료에 중점을 두었다.

초기 진단과 결과 (Initial Evaluation and Findings)

처음 면담할 때, 45세의 여성환자는 오른쪽 제 1 중족지절관절(first MTP joint)의 무지외전외반증(hallux abductovalgus HAV) 기형을 교정하기 위해 약 4주 전에 수술을 하였다고 하였다. 제 1 중족관절(first metatarsal)에는 내부 고정기(internal fixation device)를 장치하지 않았고 다른 뚜렷한 병력도 나타나지 않았다. 환자가 느끼는 오른쪽 제 1 중족지절관절(first MTP joint)에 나타나는 가장 불편한 증상은 통증(수치 7-8), 경직(stiffness), 부종(edema)이다.

오른쪽 발을 육안검사하였더니 제 1 중족지절관절(first MTP joint)과 전족(forefoot)에 중간정도의 부종(edema)이 나타났다. 관절의 배측과 내측면에 있는 절개선은 그대로 있었다. 환자는 깁스 신발(cast shoe)을 신었다.

수동적이고 능동적인 관절가동범위 검사(passive and active ROM)로 오른발의 중족간(intermetatarsal)와 제 1 중족지절관절의 관절운동역학(arthrokinematic)과 골운동역학(osteokinematic)의 운동성(mobility)이 경감되었음이 밝혀졌다. 제 1 중족지절관절(first MTP joint)의 신전(extension)과 굴곡(flexion)의 말기에 통증이 느껴졌다. 제 1 중족지절골(first MTP)은 20° 의 신전과 굴곡에서 중립위치까지(0°)의 범위로 운동(ROM)한다.

오른발의 전족(forefoot)과 중족지절관절부위를 촉진하였더니 제 1 중족지절의 관절선(joint line)에 압통(tenderness)이 있었다. 제 1 중족지절관절(first MTP joint)에서도 조직의 온도가 상승하였다. 왼쪽 전족은 23mm인데 비해 오른쪽 전족의 중족골두(metatarsal heads)에 있는 둘레측정(girth)은 27mm로 측정되었다.

설명 (Interpretation)

진단결과의 분석으로 전족의 부종(edema)을 경감시키고, 제 1 중족지절관절(first MTP joint)을 향상시킬 필요성이 있음이 밝혀졌다. 정상적인 보행을 하려면 적어도 제 1 중족지절관절은 적어도 60° 로 움직일 수 있어야 한다.[77,78]

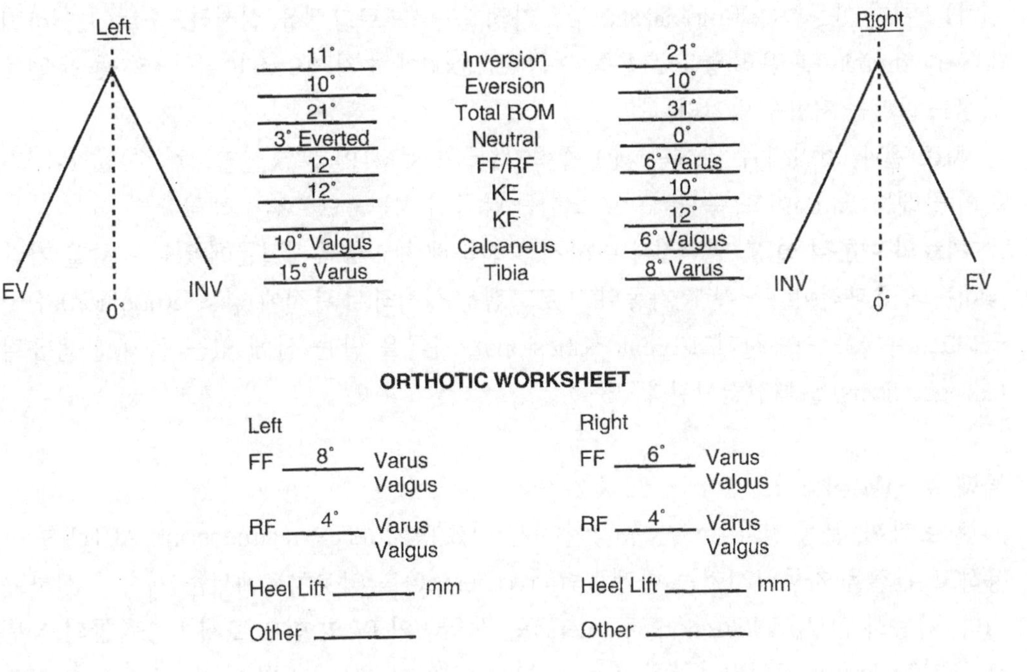

그림 11-18. 사례 4에 대한 생체역학적인 발 평가. KE = 무릎이 신전(extension)되면서 배측굴곡(dorsiflexion); KF = 무릎이 굴곡되면서 배측굴곡(dorsiflexion).

치료 (Treatment)

따라서 제 1 중족지절골(first MTP)을 최소한 60° 로 유연성있게 신장시키고, 전족의 부종을 경감시키고, 무지외전외반증 기형(hallux abductovalgus HAV)의 재발을 방지시키는 것이 치료의 주 목적이다.

첫째 주 (Week 1)

치료 계획. 첫째 주에는 능동적인 반응 치료 장치(active reflex treatment unit ARTU)의 마사지 롤러(massage rollers)와 냉각 기기를 이용하여 20분 동안 물리치료를 한다. 그리고 하지를 올리고 중족골간 관절을 가동화(intermetatarsal joint play mobilization)시키면서 전족을 10분간 에플루라지(effleurage massage) 한다. 전족에 대한 치료로 제 1 중족지절골의 신전과 굴곡을 통증없이 수동 관절가동범위로 촉진(facilitation)시킨다. 그림 11-18 통증이 없는 수동 관절가동범위(passive pain-free ROM)가 촉진된 후 등급 I의 진생체역학(oscillatory forces)을 이용한 제1 중족지절관절(first MTP joint)을 조절시키는 장축 신연 가동화(long-axis distraction mobilization)가 설명되어 있다.[45] 치료 프로그램은 추가로 20분 동안 능동적인 반사 치료 장치로 치료를 마무리한다. 첫 주에 환자는 3번 치료 받는다.

환자는 통증이 느껴지지 않는 관절가동범위 내에서 중족지절골(MTP)을 굴곡하고 신전하는 자가-가동화(self-mobilization)로 가정 운동 프로그램을 실시하고, 낮에는 하지(lower extremity)를 올려 놓고 오른쪽 전족(forefoot)에 주기적으로 10에서 15분동안 얼음찜질을 하라는 처방을 받았다.

치료 결과. 첫번째 주 말에는 제 1 중족지절골(first MTP)을 35 신전시킬 수 있었다. 전족의 둘레는 25mm이고, 주관적으로 느끼는 통증 수치는 6으로 감소하였다.

치료의 이론적 설명. 냉찜질과 마사지는 전족과 제 1 중족지절골에 있는 부종을 가라앉히는데 효과적이다.[2,7,9,17,79] 가동화 프로그램을 실시하여 관절에 영양소(nutrition)가 공급되고, 유착을 억제시키고(break adhesions), 자극을 받는 선에 있는 콜라겐 섬유질(collagen fibers)을 재정렬시킨다.[20-23,79]

둘째 주 (Week 2)

치료 계획. 운동 전과 후에 능동적인 반사 치료 장치(reflex treatment unit, ARTU)를 이용하고 관절을 가동화시켜는 한랭요법(cryotherapy)을 임상치료에서는 계속 실시하고 있다. 가동화 치료(mobilization treatments)는 등급 I 와 IV 의 힘으로 제 1 중족골의 상부로 무지(hallux)의 근위지절골(proximal phalanx)의 활주(glide) 와 등급 IV의 장축 신연(long-axis distraction)을 포함하고 있다(그림 11-19 참조).[44] 가정 운동 프로그램에서는 걸을 때 테니스화를 착용하고 하퇴삼두근을 신장(gastrocsoleus stretching)시키며, 서 있을

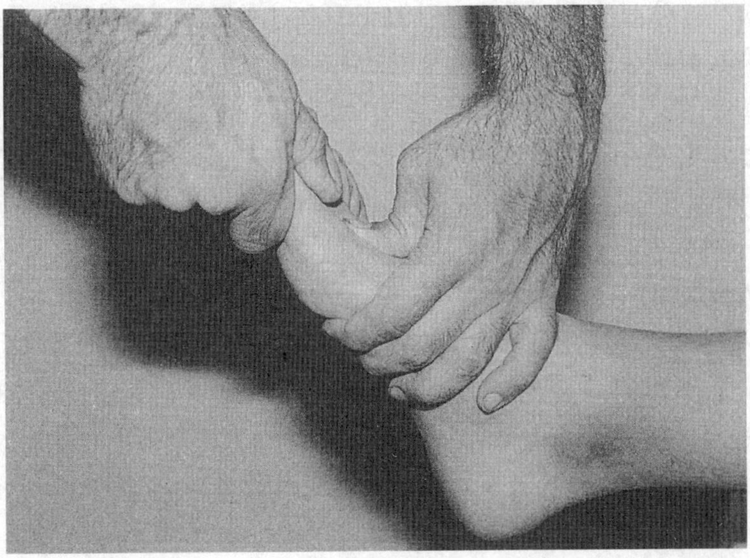

그림 11-19. 제 1 중족지절관절(first MTP joint)의 장축 신연(long axis distraction). 제 1 중족골간(shaft of the first metatarsal)을 한 손으로 쥐고 고정시킨다. 다른 손으로는 중족지절관절(MTP joint)을 신연(distract) 시킬 수 있도록 종축으로 힘을 가한다.

때는 중족지절골이 신장(MTP stretch)하는 운동을 한다. 무지(hallux)가 바닥에 닿아 있는 동안 증상이 나타난 발(involved foot)의 뒤꿈치를 올리고 서 있으면, 중족지절골이 신장(MTP stretch)된다. 나머지 가정 운동 프로그램에는 변동사항이 없다. 환자는 1주에 3차례 치료를 받는다.

치료 결과. 치료한지 두번째 주가 지난 뒤, 환자는 제 1 중족지절골(first MTP)을 40° 신전시킬 수 있었다. 오른쪽 전족의 둘레(girth)는 25mm로 측정되었고, 이는 질환이 없는 발과 2mm 정도 차이가 난다.

뼈의 회복정도에 따라 더 강하게 신장시키는 치료를 한다. 그 때 물리치료사는 서 있는 자세에서의 신장(stretch)과 상부 활주 가동화 치료(superior glide mobilization treatment)를 환자가 잘 견딜 수 있는지를 고려하였다.

셋째 주 (Week 3)

그림 11-18은 치료사에 의해 수행된 발의 생체역학적인 평가결과를 나타내고 있다. 전족 내반 기형은 양쪽에 12° 로 나타났고, 보행평가에서 발가락 떼기(forefoot)단계에서 과도하게 회내전되는 것으로 나타났다. 교정기는 전족의 내측에 7mm, 후족에 3mm의 합정(rearfoot)을 대었다(그림 11-18). 환자는 임시교정기(?)와 같은 합정이 부착된 반강체

의 영구교정기를 한 쌍 착용하였다(그림 11-19). 초기 목표를 이룩하였고, 증상이 없어졌으므로 환자는 더 이상 물리치료를 받지 않았다.

4주 치료 후, 환자는 제1중족지절골을 60° 신전시킬 수 있었다. 전족의 둘레측정 시에 차이가 없었으며, 환자의 통증도 0이었다. 셋째 주와 넷째 주의 임상치료는 가정 운동 프로그램과 변함이 없었다. 환자는 일주일에 2차례의 치료를 받았다.

넷째 주 (Week 4)

네번째 주의 치료를 마친 후, 환자는 제 1 중족지절골관절을 60° 신장시킬 수 있었다. 전족의 둘레를 측정해 보니 수치에 차이가 없었으며, 주관적인 통증 수치는 0이었다. 셋째와 넷째 주의 임상치료(clinic treatment)는 가정 운동프로그램과 변함이 었었다. 환자는 매주 2차례 치료를 받았다. 셋째 주에 환자는 임시 교정기(temporary orthotics)와 같은 합정이 부착된 반강체의 영구 교정기(semirigid permanent orthotics)를 한쌍 착용하였다(그림 11-18 참조). 초기에 세운 치료 목표를 이룩하였고 징후가 0으로 치료되었으므로 환자는 물리치료를 더 이상 받지 않았다.

사례 5: 아킬레스 건염 (ACHILLES TENDINITIS)

이 부분에서는 아킬레스건의 훈련 착오와 생체역학적인 원인의 증명에 대해 논의해 보기로 한다. 아킬레스건-하퇴삼두근 군의 재활에 중점을 두었다.

초기 진단과 결과(Initial Evaluation and Findings)

환자는 오른쪽 아킬레스건에 만성 통증을 갖고 있는 크로스컨트리 경주 선수인 18세의 여고생이다. 증상이 모르는 사이에 점진적으로 발생하였는데 위를 향하여 뛸 때, 처음 증상을 느끼게 되었다. 증상은 현재 계단을 오를 때나 뛸 때 모두 나타난다. 그녀는 달리는 것으로부터 2개월 동안 쉬도록 권고 받았고, 최근 팀의 경쟁 멤버로 남기 위해서 그녀의 마일 수의 두 배를 시도하고 있다. 3개월 후 크로스컨트리 팀 멤버로 돌아갔다. 유사한, 또는 관련된 손상의 병력은 없었다.

초기 평가 동안, 그녀는 달리기 할 때 신는 신발 한 켤레를 제거하고 아직 이번 시즌에 런닝슈즈를 구입하지 못했다고 했다. 육안 검사에서 자세는 정상적으로 보였고, 경골 또는 종골에 편위(deviation)는 나타나지 않았다.

수동 관절 가동범위 측정은 무릎을 신전시킨 상태로 측정했을 때, 오른쪽 발목의 배측굴곡은 4°, 왼쪽은 7°였다. 양쪽의 슬괵근(Bilateral hamstring)은 긴축되어 있었고, 수정된 토마스 검사(modified Tomath test)에서 고관절 굴곡근과 대퇴사두근의 유연성이 결핍된 것으로 나타났다. 하지 근력은 오른쪽 하퇴삼두근을 제외하고, 정상관절가동범위(WNL) 내에서 대근육 도수 검사(gross manual muscle tests)를 하였다. 운동선수는 통증으로부터 제한 받아서 한쪽 다리 올리기(single leg raise)를 수행할 수 없었다. 양쪽 다리의 발가락을 올리는 동안 그녀는 통증이 내리는(lowering) 동안 또는 원심성 단계(eccentric phase) 동안 주요하게 증가한다고 했다.

촉진으로 압통, 국소적 종창, 그리고 종골의 아킬레스건 종지부 대략 4cm 근위에 아킬레스건이 경미하게 두꺼워져 있음을 알아냈고, 보행분석에서 입각기(stance)와 밀어들어올리는(push-off) 시간이 감소했음을 발견했다. 생체역학적인 발 평가는 이 시기에 수행되지 않았다.

설명 (Interpretation)

대상의 병력의 분석과 평가 결과로 나타난 훈련 착오(training errors)와 하퇴삼두근의 불충분함(gastrocsoleus insufficiency)은 이 손상의 주된 두 가지 원인이다. 훈련 착오는 일반적으로 특히 아킬레스 건염에서 과다사용 손상으로 많이 알려져 있다.[43,80] Clement[80]는 훈련착오가 아킬레스건 손상의 75%이상을 차지하는 주된 원인이라고 설명했다. 오르막길을 올라가며 뛰는 것과 계단을 오를 때 운동선수의 배측 굴곡이 제한되어 더 통증이 증가한다. 이 두 활동들은 모두 충분한 유연성을 요구한다. 아킬레스건의 제한된 배측굴곡 관절가동범위는 원심성 힘이 임시로 작용한다.[80]

훈련 착오는 결국 유사한, 혹은 관련된 손상의 부정적인 병력이 된다. 겉보기로는 정상 자세 정렬이라도 생체역학적인 발 검사는 수행되지 않는다. 중요한 점은 그러나 기능적인 과회내전(overpronation)은 뛰는데 손상 특히, 아킬레스 건염을 야기하는 원인이 된다.[43,80-82] 적당한 평가와 교정치료가 이 같은 경우 필요하다. 과도한 회내전은 아킬레스건의 미세한 찢김을 유발할 수 있다.[80] 이것은 골질 종지부의 근위 대략 2~6cm 건 부분에 혈관의 분수령이 될 수 있다. 회전근개(rotator cuff)에서의 Rathburn과 McNab's 결과[84]와 함께 비교된다. 과도한 회내전과 함께 건에서의 혈관 비틀림은 퇴행성 변화의 원인이 될 수 도 있다.

치료 (Treatment)

치료의 목표는 첫째 국소 염증의 감소와 하지 특히, 아킬레스건 하퇴삼두근군의 유연성 증가에 있고, 둘째는 훈련 착오의 교정이다.

첫째 주 (Week 1)

치료 계획. 첫째 주 동안에 물리치료는 일주일에 3차례 한다. 치료의 초기에는 음영동법(phonophoresis), 하퇴삼두근 신장, 전경골근 신장, 자전거 근력계 사이클링, 얼음 마사지, 그리고 가정 프로그램을 시행한다.

10% 하이드로코르티손 크림(hydrocortisone cream)과 함께 초음파를 건의 손상된 부분에 적용한다. 큰 탄성밴드(elastic band)를 갖고 배측굴곡 저항 운동을 30번 반복하는 것을 3회 수행한다. 슬괵근(hamstring)과 장요근(iliopsoas)/대퇴사두근(quadriceps) 신장을 수행한다 ; 그리고 휴지기간 훈련 프로그램(interval training program)은 20분간 자전거 근력계로 한다. 무릎을 구부리고, 그리고 무릎을 곧게 편 상태에서 5분간 하는 하퇴삼두근의 신장은 10분간의 얼음 마사지에 선행된다. 얼음 마사지는 하퇴삼두근의 정적인 신장과 함께 수행된다. 하퇴삼두근과 하지 신장, 배측굴곡 저항운동, 사이클링, 그리고 냉찜질은 운동선수의 가정 프로그램에 매일 포함된다. 운동선수는 물리치료 또는 가정 프로그램을 제외한 어떠한 신체적인 활동 또는 달리기가 허용되지 않는다.

12mm의 굽 높이는 치료의 징후를 나타내는 동안에 양쪽 신발에 주어진다. 운동선수는 견고하고, 뒤축이 잘 맞는 적절한 런닝슈즈를 구입하도록 권고 받았다.

치료 결과. 첫 주말에 수동 배측굴곡 관절가동범위는 오른쪽 발목이 8°, 왼쪽 10°였다. 아킬레스건을 촉진해 보았을 때 약간의 부종이 있었고, 일반적인 하지 유연성이 향상되었다.

치료의 이론적 설명. 10%하이드로코르티손과 함께 한 음영동법(phonophoresis)은 염증을 감소시키고 치유를 촉진시키기 위해 시도되고, 50% 효율 사이클은 초음파의 비열(nonthermal)효과와 약물치료를 조력하기 위해 사용된다.[85] Dyson에 따르면[85] 이 비열효과는 조직 재생의 자극, 연부조직과 뼈의 회복, 세포대사의 변화, 그리고 통증 경감 증진을 포함한다. 목표 조직이 표층이기 때문에 피부 표면의 1~2cm에 효과를 주는 3-MHz의 주파수를 이용하였다. 더 큰 흡수와 에너지의 병합, 그리고 더 높은 초음파 주파수와 함께 표면 구조가 있다.[91]

배측굴곡근은 강한 저측굴곡근과 균형을 이루어 강해졌다. 전경골(pretibial) 근육과 하퇴삼두근 사이의 불균형은 뛰기 손상(running injury)과 함께 연합되었다.[86] 슬괵근과 장요근/대퇴사두근의 하지 신장은 전반적인 하지 운동역학적 기능을 향상시켰다. 근육 기능에서의 변경은 낮은 유연성을 포함하고, 근골격계 손상을 야기하기도 한다.[87,88]

자전거 근력계(bicycle ergometer)에서의 휴지기간 훈련(interval training)은 운동선수의 심혈관계 상태와 하지 근력 강화를 위해 제공된다.[35,36] 양쪽 무릎을 곧게 편 자세와 굴곡 시킨 자세 모두에서의 하퇴삼두근 신장은 아킬레스건의 비복근(gastrocnemius)과 가자미근(soleus)부분의 신장을 위해 제공된다.[22,51,52] 사이클링 후 모든 근육군의 신장은 치료 동안 얻어진 조직의 유연성 변형을 유지하기 위해 제공된다. 얼음찜질 동안 정적으로 신장된 아킬레스건의 위치는 염증 자극을 감소하는 동안 가소성 변형을 유지하기 위해 제공된다. 운동선수는 가정에서 하는 프로그램을 계속 유지하고, 치료 기간 동안 천천히 증가시키도록 권고 받았다. 매일 가정 프로그램을 수행하고, 기대에 따르도록 고등학생에게 적당하게 요구되었다.

징후가 있는 단계 동안 아킬레스건의 장력(tension)을 경감시키기 위해 12~15cm 뒤축을 올려주었다.[80] 거상은 2차적인 다리길이 차이를 예방하기 위해서 양쪽 신발 모두 위치시켰다. 견고하고 잘 맞는 뒤축 가죽과 알맞게 확대된 굽은 적당한 후족의 안정성을 제공한다. 작가는 러닝슈즈는 4~6개월 마다 바꿔주는 것이 좋다고 생각한다. 과도하게 신은 신발은 과다사용 손상(overuse injuries)의 원인이 될 수 있음을 암시한다.[89]

둘째 주 (Week 2)

물리치료는 두 번째 주 동안 일주일에 3차례 계속 되었다. 음영동법(phonophoresis) 치료는 연속적인 효율 사이클(continuous duty cycle)초음파와 같이 지속되었으며 건은 이와 같은 치료를 위해서 정적인 신장 위에 위치하였다. 저항 저측굴곡 운동은 큰 탄성밴드를 사용해서 시행하였다. 사이클링은 물리치료 하러 왔을 때, 각각 5, 10, 15분 동안 낮은 강도로 간격 없이 Stairmaster를 이용하여 완전하게 하였다. 저항 저측굴곡 운동은 가정 프로그램과 더불어 시행되었다.

치료 결과. 둘째 주의 말에 운동선수는 전반적으로 징후가 많이 감소하였다. 통증없이 이동하며 계단을 오를 수 있었으며, 수동 배측굴곡은 동등하게 양쪽에서 12°로 나타났다.

치료의 이론적 설명. 초음파의 열 효과는 이 재활의 단계에서 요구된다. 열 효과는 통증과 경련의 감소를 위한 조직 신장성, 혈류, 그리고 신경전도 속도 증가를 포함한다. 연장된 정적 신장과 함께 혼합한 초음파는 사례3과 같은 이유로 수단이 된다.

하퇴삼두근의 근육 위축은 아킬레스건 손상에 필연적이다.[81] 그리고 저항 저측굴곡 운동은 조절된 방식으로 하퇴삼두근 군을 재교육하기 시작한다. 심혈관계 건강은 사이클링과 Stairmaster라는 계단 운동 장비를 이용해서 유지하였다. 작가의 의견은 Stairmaster는 체중을 지지하지 않는 사이클링 활동과, 달리기의 부하 운동 사이의 효과를 제공하는 것으로 생각된다. Stairmaster의 페달 위에 양 발을 완전히 접촉하고 체중을 지지하는 것은 달리기와 비교하여 건 위에 힘을 감소시키는 성과를 보인다.

신장과 얼음찜질은 모든 치료에 완전하게 사용되었다. 저항 족저굴곡 운동은 선수의 가정 프로그램과 더불어 시행되었다.

셋째 주 (Week 3)

치료 계획. 물리치료는 일주일에 3차례 하였다. 따뜻한 월풀(whirlpool)은 자전거 근력계의 10분 예비운동 전에 초기 10분 동안 이용한다. 다음으로, 모든 신장 운동(stretching exercises)은 발가락 올리기(toe raises)에 선행된다. 선수는 양쪽, 그리고 한쪽 다리 발가락 올리기를 수행한다. 20회 반복 3차례 운동은 치료날마다 각각 연속적으로 0,

10, 20파운드로 증가한다. 원심성(eccentrics)의 10회 반복 3차례 운동은 침범된 쪽을 낮추었다가 두 다리를 같이 위로 올리는 것으로 수행한다. 원심성은 치료 날마다 각각 0, 5, 10파운드로 증가하며 수행한다. Stairmaster훈련은 치료 날마다 각각 20, 25, 30분씩 중등도의 강도로 휴지기간 훈련(interval training)을 위해 증가시킨다. 아킬레스건의 모든 하지 신장과 얼음찜질은 각 치료 부분마다 완전하게 수행한다. 구심성 발가락 올리기(concentric toe raises)는 가정 프로그램과 더불어 수행한다.

치료 결과. 운동선수는 첫 번째 원심성 훈련 기간 후에 12시간 근육통 발생이 지연됨을 경험하였다. 아킬레스건은 촉진했을 때 또는 수동 배측굴곡의 끝 범위에서 통증이 느껴지지 않았다.

치료의 이론적 설명. 따뜻한 수치료는 사례2에서 보고된 바와 같이 결합 조직의 치유 효과를 위해서 이용된다. 아킬레스건의 강화로 하퇴삼두근 군은 발달된다. Arnheim과 Prentice[92]는 몸의 부분이 손상 전의 상태로 회복되기 위해서 근육 강화가 가장 중요한 요소 중의 하나라고 나타냈다. 원심성 수축의 최대 부하는 달리기에서 발이 닿는(foot strike)단계에서 아킬레스건 위에 위치한다.[80] 그러므로 원심성은 프로그램에 첨가되어야 한다.

지연된 근육통의 발생은 어쩌면 원심성 운동 후에 결합조직의 부종과 근육 손상으로부터 경험된다.[93] 원심성은 치료 동안 일주일에 3차례만 수행되고, 회복을 위한 적당한 시간을 위해서 가정 프로그램에 추가되지 않는다.

넷째 주 (Week 4)

치료 계획. 물리치료는 일주일에 3차례 지속된다. 치료는 Stairmaster를 대신해서 경사가 없는 트레드밀(treadmill)에서 각각 연속적으로 10, 20, 30분으로 증가해서 가벼운 조깅을 하는 것을 제외하고는 셋째 주와 유사하다. 트레드밀의 속도는 그녀의 지난 시즌 평균 마일보다 낮은 시간당 1마일로 한다. 새 달리기 신발(running shoes)을 신는다. 가정 프로그램은 변화 없이 유지한다.

치료 결과. 운동선수는 치료 전, 치료하는 동안, 그리고 치료 후에 통증을 갖지 않았다.

치료의 이론적 설명. 최대하(submaximal) 수준의 뛰는 거리로 진보된 증가는 조직의 재손상 없이 아킬레스건 위에서 점진적으로 긴장을 증가시키는데 익숙하였다.

다섯째 주 (Week 5)

치료 계획. 물리치료는 일주일에 3차례 계속되었다. 등속성 검사는 발목의 저측굴곡근과 배측굴곡근으로 수행되었다. 왼쪽과 비교했을 때, 오른쪽 저측굴곡근은 10%의 결함을 보였다. 수치료는 중단하였다. 5분간의 사이클링은 신장운동에 선행하였다. 경사가 없는 트레드밀에서 달리기는 치료 날마다 각각 15, 25, 35분으로 증가하여 진행하였으며, 달리는 속도는 허용치까지 증가하였다. 운동선수는 평평한 면에서 달리기를 시작하도록 권고 받았으며, 마일수를 천천히 증가시켰다. 다음의 지침에 따라 달리기를 하였다: 2주간 달린다; 다음 달을 위해서 일주일에 5일 최대로 달린다; 만약 달리는 동안 통증이 있다면 중단 한다; 고정된 사이클링으로 놓친 시간을 대신 한다; 그리고 다음 달리기 시간에는 거리와 속도를 감소 한다; 달리기 후에 통증이 있으면, 선수는 훈련을 50%로 감소하고 일주일에 10%비율로 증가시킨다. 각 훈련은 준비운동과 스트레칭으로부터 진행하고 마무리 운동, 스트레칭, 얼음찜질로 끝낸다.

치료 결과. 다섯째 주말에 선수는 증상의 악화 없이 그녀의 평균 달리기 속도와 거리로 회복 되었다. 물리치료를 마치고 그녀의 훈련 팀으로 되돌아갈 준비가 되었다.

치료의 이론적 설명. 충분한 배측굴곡 관절가동범위와 연부조직 치유가 이루어졌고, 사이클링은 준비운동의 적당한 방법과 연습을 제공해 주었다. 발목의 등속성 검사는 가정 프로그램과 함께 지속되어 저측굴곡 강화에 충분한 힘을 나타냈다. 달리기 운동 지침은 재손상의 위험 없이 경쟁력 있는 수준으로 돌아갈 수 있도록 촉진하여야 한다.[34]

사례 6: 아킬레스 건 치유 (ACHILLES TENDON REPAIR)

이 부분에서는 수술적으로 회복된 아킬레스건의 재활에 대해서 평가한다. 영향을 주고 야기시키는 요소를 밝히고 논하도록 하겠다.

초기 진단과 결과 (Initial Evaluation and Findings)

대상자는 45세의 컴퓨터 프로그래머로 7주전 라켓볼을 치다 왼쪽 아킬레스건이 파열되었다. 그는 지난해 한 달에 1~2차례 라켓볼을 쳤으며, 이따금씩 왼쪽 발꿈치와 종아리에 통증이 있었지만 신체 상태가 안 좋았던 탓으로 돌렸었다고 하였다. 손상이 있던 순간 펑하고 파열하는 소리를 들었고, 파트너의 라켓으로 뒤축(heel)을 맞았던 것과 유사한 통증이 경험되었다. 통증의 강도는 감소되었지만 도움 없이 걸을 수 없었다. 그는 타입II 파열 개방치유(open repair)를 받았고, 초기 손상의 1주내에 끝과 끝을 연결해주는 문합술(anastomosis)을 받았다. 수술 후, 2주간의 무릎 위 깁스와, 2주의 무릎 아래 석고붕대를 하였다. 배측굴곡에서의 점차적인 증가는 석고붕대기간동안 이루어졌다. 환자는 그때 발목 관절의 중립위치를 유지하기 위해서 압박 탄력밴드를 하고, 하지 보행 부츠(walking boot)를 신었다. 수술 6주 후 환자는 부분적인 체중지지(PWB)에서 완전한 체중지지(FWB)로 진행되었다. 환자는 보행 부츠를 벗고 능동 발목 배측굴곡을 수행하였고, 밤에는 보조기(sprint)를 댔다.

초기 진단에서 오른쪽과 비교했을 때, 왼쪽 발목의 8자형 둘레측정(figure-eight

measurements)이 2cm가 증가되어있음이 나타났다. 하지의 후내측 부분에 5cm의 상처가 있었다. 대근육 도수근력평가(Gross MMTs)에서 왼쪽 다리의 근력이 하퇴삼두근 군의 두드러진 위축으로 감소되어 있음이 나타났다.

설명(Interpretation)

병력은 아킬레스건 파열의 많은 사례들의 대표적인 원인을 알게 해준다. 이 손상의 많은 부분은 갑작스런 가속이나 뛰기가 요구되는 여가 운동을 참여하는 중년의 사람들에게서 많이 발생되는 것으로 잘 알려져 있다.[95,96] 보통 충분한 신체 상태를 갖고 있지 않거나 앉아서 일하는 직업을 가진 사람에게서 많이 나타난다. 아킬레스건 파열에서 갑자기 야기된 요인은 만성적인 퇴행이 뒷받침되고 있음이 조사되었다.[95-98] 이 환자들은 만성 건염과 같은 징후가 있음이 문헌으로 뒷받침되고 있다.

타입 II 손상은 파열의 50%이상으로 정의되며, 위로 3cm가 이탈되었다. 이것은 주조물(casting)의 연속으로부터 따라져 성공적으로 문합(anastomosed)되었다.[97,98] 위축의 느린 진행과 근육 건 단위의 신장을 위해 발의 배측굴곡이 점진적으로 되게 하기 위해 수술 치유부위의 부목 교체를 연속적으로 할 것 을 권고한다.[95]

경미한 부종은 개방치유 후에 일반적이고, 길어진 고정기간과 체중지지를 하고 있지 않는 것은 근력을 감소시키는 원인이 된다.[21,24,47]

치료 (Treatment)

아킬레스건의 근력(strength)과 장력(tension)의 점진적인 재획득이 주된 목표이다.

첫째 주 (Week 1)

치료 계획. 치료의 첫 주에는 월풀(whirlpools), 초음파, 능동 관절가동범위 발목 운동, 수동 배측굴곡, 저측굴곡의 등척성 운동, 왼쪽 하지의 나머지를 위한 점진적인 저항 운동, 냉치료(cryotherapy)를 포함하여 일주일에 3차례 치료한다.

환자는 각 치료 부분을 시작할 때 20분 동안 따뜻한 월풀에서 능동 관절가동범위 운동을 수행한다. 율동적인 효율-사이클 초음파(pulsed duty-cycle ultrasound)치료는 사례5에서처럼 주어진다. 치료사는 5~10분 아킬레스건-하퇴삼두근 군을 낮은 부하로 주의 깊게 도수 신장시켜준다. 점진적으로 각 치료를 한다. 등척성 운동은 중립위치에서 수행한다. 점진적인 저항운동은 왼쪽 하지의 나머지 부분을 강하게 해준다. 발과 발목의 거상과 함께, 각 치료 부분의 끝에 압박과 얼음찜질을 20분 적용한다. 환자는 치료할 때를 제외하고는 항상 탄력붕대를 한다.

가정 프로그램은 타월로 수동 배측굴곡 스트레칭 하는 것을 30초 유지-10번 반복하고, 능동 발목 관절가동운동, 등척성 운동, 그리고 약간의 배측굴곡 자세나 적어도 중립위치에서 15분간 얼음찜질을 한다.

치료 결과. 첫 주 말에, 수동 배측굴곡은 동등하게 무릎을 폈을 때 5°, 구부렸을 때 7°였다. 8자형 둘레측정(figure-eight girth)은 따로따로 1cm였다.

치료의 이론적 설명. 따뜻한 월풀, 능동 관절가동범위 운동, 그리고 조절된 도수 수동 관절가동범위 운동은 사례2에서 설명한 이유로 시행된다. 율동 초음파(pulsed ultrasound)는 사례 5에서 설명한 건 치유를 위한 비열 효과를 위해서 사용된다. 사용하지 않아 생긴 위축과 근육 군 부근의 2차적인 약화는 등척성과 점진적인 저항 운동으로 치료된다. 거상, 압박 그리고 얼음찜질은 앞의 사례들에서도 언급했듯이 통증과 부종의 감소를 위해 효과가 있다. 가정 프로그램은 치료부분에서 점진적으로 얻어진 것을 유지하려는 경향이 있다.

두 번째, 세 번째 주 (Weeks 2 and 3)

치료 계획. 물리치료는 첫째 주와 유사하게 일주일에 3차례 계속된다. 초음파 치료는 지속형(continuous mode)으로 한다. 선 자세에서의 뒤축 부분(heel cord) 스트레칭은 무릎을 폈을 때와, 구부렸을 때 같이 한다; 그러나 환자는 항상 다치지 않은 다리 위에 체중을 50% 또는 그 이상을 유지한다. 가벼운 저항 발목 운동은 발목의 저측굴곡, 배측굴곡, 내반과 외반을 위해 큰 탄력 밴드를 사용한다. 환자는 고정된 자전거를 타는 동안에 발 가운데 아래 페달을 위치하고, 보행 부츠(walking boot)를 신는다. 선 자세에서 뒤축(heel) 부분 스트레칭은 가정 프로그램으로도 첨가한다.

치료 결과. 무릎의 신전, 굴곡과 함께 배측굴곡이 반복적으로 10°와 12°로 증가했다. 8자형 둘레측정(figure-eight girth measurements)은 양쪽이 똑같게 나왔다.

치료의 이론적 설명. 이전 사례에서 논하였던 초음파의 열 효과가 현재 요구되었다. 수술 후, 충분한 건 치유가 증가된 체중지지 신장의 자극, 가벼운 저항 운동, 그리고 체중지지를 하지 않는 운동에 적용되었다. 사이클링은 심혈관계 건강, 하지의 강화를 위해 이용되었다.

넷째, 다섯째, 여섯 번째 주 (Weeks 4 ,5, and 6)

치료 계획. 보행 부츠는 네 번째 주의 시작에 제거한다. 초음파 치료는 중단한다. 모든 저항 운동은 허용치까지 증가 시키고, 고정된 자전거는 보행 부츠 없이 수행한다. 가벼운 강도의 Stairmaster기구 치료는 다섯째 주 동안에 첨가되고 하퇴삼두근 군의 원심성 근력 훈련은 사례5에서 주어진 것처럼 여섯 번째 주 동안에 시작된다.

치료 결과. 무릎 신전, 굴곡과 함께 한 배측굴곡은 반복적으로 16°와 20°로 증가하였다. 하지 등속성 검사는 저측굴곡근을 제외하고, 모든 근육 군에서 대칭적으로 나타났다. 왼쪽 저측 굴곡근은 오른쪽과 비교했을 때 30% 결함이 있었다.

치료의 이론적 설명. 보행 부츠 없이 한 점진적인 이동은 수술 이후 시간에 적당하고 이유 있게 시행되었다. Stairmaster 운동과 원심성 운동은 사례5에서 논의했던 이유로 적용되었다.

일곱, 여덟, 아홉, 열 번째 주 (Weeks 7, 8, 9, and 10)

치료 계획. 생체역학적 발 검사가 수행되고 임시 교정기가 만들어졌다. 근력운동과 스트레칭이 진행되고, 뒤로 뛰기(back to run) 프로그램이 열 번째 주 동안에 시작되었다. 물리치료는 일주일에 2차례로 감소되었다.

저측굴곡근과 배측굴곡근의 등속성 강화 운동이 시작되었다. 뒤로 뛰기 프로그램은 사례1과 공통점이 있다. 생체역학적 발 검사로 왼쪽 발이 입각기(stance phace) 동안에 과회내(overpronation)되고 전족이 10°내반 기형 되어있음이 나타났다.

임시 교정기(temporary orthotics)는 전족의 내측에 합정을 대고, 후족에 12-mm 뒤축이 올라가도록 만들어졌다.

치료 결과. 등속성 결핍은 왼쪽 저측굴곡근이 18%감소되었다. 환자는 뒤로 뛰기 프로그램 동안 증상이 나타나지 않았다.

치료의 이론적 설명. 등속성 강화는 족저굴곡근 결핍이 감소되도록 촉진한다. 정적 그리고 동적 생체역학적인 발 검사로부터 보증된 교정기는 과도한 회내전(overpronation)을 제한한다. Clement에 따르면, 기능적인 과회내전은 아킬레스 건염에서 가장 널리 알려진 병인학적 요인 세 가지 중 하나이다.[80]

열한 번째 주 (Week 11)

환자는 영구 보조기(permanent orthotics)를 하기 위해 한번 왔다. 재평가에서, 배측굴곡 관절가동범위는 20°, 그리고 왼쪽 저측굴곡근의 등속성 근력 결핍은 15%이하였다. 환자는 물리치료를 끝내고 정기적으로 교정기 가공을 한다.

특별 사례 SPECIAL CASES (전문 스포츠 손상 INJURIES IN PROFESSIONAL SPORTS)

다음의 사례들은 전문 운동선수들과 전형적인 환자 치료의 유사점과 차이점을 설명하였다. 여러 치료를 위한 논리적 근거는 이 부분에서 자세하게 제시하지는 않지만, 앞의 여섯 사례의 적용이 참고가 될 것이다.

사례 1: 종지부 아킬레스 건염 (INSERTIONAL ACHILLES TENDINITIS)

31세 프로 야구 선수로 왼쪽 뒤축(heel)에 급성 통증과 달리기 후, 기능 이상을 호소한다.

병력 (History)

손상은 162 게임 스케쥴에서 70번째 게임의 8회에 발생했다. 게임은 세 번 연속 게임에서 세 번째였다. 경기장 표면의 이전 순서는 인공 표면에서 10게임, 자연 표면에서 3게임, 그리고 현재 연속시합을 위해서 인공표면으로 되돌아왔다.

이 선수는 깊은 뒤축과 적당한 뒤축 날카로움의 결핍으로 다른 선수들에게도 2차적으로 유사한 문제가 되는 쐐기가 있는 신발을 신었다. 신발의 굽은 24mm였다.

설명 (Interpretation)

손상의 원인은 길어진 경기 스케쥴, 운동 표면의 변화, 그리고 불편한 신발 디자인을 포함한다. 피로와 감소된 컨디션은 전문 야구선수들에게 종종 높은 손상의 원인이 된다. 기간은 대략 65~80 게임을 하게 되는 6월 중순 때, 그리고 대략 120~165게임을 할 때인 8월 중순 때, 다시 발생한다.

초기 진단과 의미 깊은 결과 (Initial Evaluation and Significant Findings)

진단했을 때, 아킬레스건의 원위부와 종공의 종지부에 부종이 있었다. 족저굴곡과 배측굴곡 관절가동범위는 같았으나 다친 쪽은 배측굴곡 할 때 통증이 있었다. 선수는 그의 종골 바로 위에 급성 통증이 있다고 하였다. 나머지 발목 검사에서는 두드러진 점이 없었다. 운동선수는 많은 게임에서 뒤축에 통증이 있었으나, 상황 때문에 참으며 기능장애 없이 수행하였다. 이 운동선수는 두 시즌 전 춘계 훈련동안 오른쪽 뒤축(heel)에 이와 유사한 손상으로 치료받은 적이 있다.

초기치료는 손상부분에 얼음찜질을 하고 발목을 올려놓았다. 초기치료 후 손상은 압박하고 부종을 방지하기 위하여 충분한 얼음찜질을 하였다. 배치(Arrangements)는 다음날 정형외과의사로부터 평가되어 만들어졌다.

치료사의 진단에서, 선수는 경구 항염증약이 처방되어졌고, MRI검사를 해볼 것을 제안 받았다. MRI조사는 4일후로 잡혀졌다.

치료 (Treatment)

치료 계획은 통증 조절, 염증 감소, 부종 감소, 배측굴곡 관절가동범위 증가, 근력 증가 등 원인이 되는 요소를 물리치료사의 관리에 의해서 계획되어졌다. 치료는 전기적 자극(electrical stimulation), 체온을 제한하기 위한 교대욕(contrast baths), 수동 운동, 적극적인 슬괵근 스트레칭, 그리고 가벼운 뒤축 부분(heel cord)스트레칭이 계속되었다.

전기적 자극은 H-WAVE(전기 파형)으로 시행되었다. 간섭 형태는 패드 전극 두 개의 채널로 통증이 있는 뼈 부분의 범위와, 아킬레스의 결정적인 부분에 간섭이 발달되도록 사용한다. 주파수는 처음 20분간 7~9사이의 강도로 1회 시행한다. 그 후 허용 범위 10 주파수로 10분간 자극한다. 증가된 허용치는 1분 간격으로 다음 2분 동안 시행한다.

전기 자극 치료는 1분 동안 응급으로 얼음찜질을 하고, 5분간 체온 월풀과 함께 시작된 교대욕으로부터 시행된다. 순서는 월풀 시간 감소와 함께 계속된다(5/1-4/1-3/1-2/1-1/1).

수동운동은 다음의 기본 관절가동범위 연속사용으로 시작된다. (1)무릎 굴곡과 함께 배측굴곡, (2)무릎 신전과 함께 배측굴곡, (3)외반, (4)무릎 신전과 함께 저측굴곡, (5)무릎 배측굴곡과 함께 저측굴곡, (6)내반. 이 움직임 패턴은 치료 시마다 20분 이하로 10번 반복된다. 이것은 슬괵은 스트레칭으로부터 따라진다.

운동선수는 치료의 결과 압박, 거상, 그리고 얼음찜질을 받게 된다. 이 절차는 치료의 첫 3일 동안 따르게 된다. 대조욕의 온도는 천천히 증가되고, 관절가동범위 운동은 천천히 저항 운동으로 발전한다.

MRI는 손상 후 5일째에 시행되고 결과는 다음과 같다: 원위 아킬레스건의 외측 부분에 간질성(interstitial)의 찢김(tear)과 함께 만성 아킬레스건염이 있고, 아킬레스 부종, 그리고 아킬레스건의 종지부인 종골에 골수 부종이 있다. 선수는 또한 팀 정형외과의로부터 진단을 받고 운동에 복귀하기 위해 상담을 하였다.

치료는 기울임판(tilt board)과 조절된 트레드밀에서의 조깅을 포함해서 가속화되었다.

요약 (Summary)

운동하는 곳 표면의 조절, 또는 한 표면에서 다른 표면으로의 변화의 빈도는 물리치료사의 능력으로 조절할 수 없는 부분이다. 운동선수의 신발은 이 상황에서 주된 요소이다. 신발은 발굽의 경사도(heel rake)를 감소시켜주어야 하고, 후족은 올려주어야 한다. 저자는 운동선수의 체중으로 압박할 때 만족스러울만한 배합을 찾았다. 운동선수는 5일 후 운동으로 돌아갔으며, 치료는 다음 5주까지 계속 되었다.

사례 2: 외측 인대 염좌 (LATERAL LIGAMENT SPRAIN)

대상은 23세의 프로 야구선수로 달리는 동안 그의 왼쪽 발목에 손상을 받았다.

병력과 초기 진단 (History and Initial Evaluation)

손상은 162게임 중 70번째 게임 때 발생하였다. 선수가 출발점에서 공을 치고 첫 번째 베이스로 달려가는데 베이스의 꼭대기에 그의 왼쪽 발이 정통으로 꺾여 돌아가 발목이 저측굴곡(plantar flexion), 내반(inversion)되었다.

선수는 의사에 의해 진단되었고, +1 전방 끌림 징후(anterior drawer sign)와 함께 외측 발목 인대 염좌로 진단되었다. X선 촬영은 부종이 감소될 시간을 주기 위해 다음날 아침으로 연기하였다. 따라서 더 정확한 검사를 할 수 있었다.

초기 치료 (Immediate Care)

선수의 발목은 의사의 진단에 따라 20분 동안 얼음찜질과 함께 압박하였고, 거상시켰다. 40분 동안 압박 부츠를 신고 위치하였다. 얼음찜질과 압박은 선수가 경기장으로 복귀하기 전까지 60분 주기로 반복하였다. 새로운 압박 붕대와 보호해주는 보조기는 숙소를 떠나기 전까지 적용하였다. 압박과 얼음찜질의 3회 이상 주기는 팀의 숙소에서도 허용되었다.

치료와 운동으로의 복귀 (Treatment and Return to Play)

초기 X선 검사에서는 골절이 아닌 것으로 나타났고, 치료는 다음날부터 시작되었다. 치료 계획은 부종과 통증의 감소, 능동 관절가동범위의 유지와 근력이 회복되도록 계속되었다.

치료 첫날은 압박 붕대를 새것으로 교체하는 것이 포함되었다. 새로운 붕대의 적용전에, 전기는 발목 원위 내,외측 복사뼈에 적용하였다. 전체 다리는 압박 부츠를 신고 거상되었다. 전기 자극은 40분 압박 주기의 처음 20분 동안 감각 수준에 맞게 초당 200번의 율동으로 수행되었다.

압박 주기 후, 발목은 이전에 언급되었던 것과 같이 수동적으로 10회 반복을 3차례 하는 것으로 움직여졌다. 발목은 그때 다시 얼음찜질을 하고, 거상 시켜준다. 절차는 하루에 4차례 반복한다.

치료 둘째 날은 뒤축(heel)과 발가락 걷기와 함께 이전의 치료방식들(modalities)을 포함한다. 저항은 도수 운동의 세 번째 회에 움직이는 면에서 추가된다.

치료 셋째 날, 선수는 달릴 수 있었고, 기울임 판(incline board)이 소개되었다. 선수는 기울임판 위에서 모든 네 방향으로 50을 셀 동안 뛰도록 요구되었다. 저항은 도수 운동의

2회 동안 추가되었다.

넷째 날, 대조욕과 초음파가 추가되었다. 다른 기울임판(tilt board)는 범위와 근력 모두를 위해 추가되었다. 선수는 그의 운동 기술에 자신을 가진다.

일곱 번째 날, 선수와 물리치료사는 경기장으로 돌아갔다. 팀 정형외과의로부터 진단을 받고, 선수가 자신이 필요한 기술수준으로 완전하게 수행할 자신감을 느낄 때 경기로 돌아갈 수 있도록 상담을 받았다.

치료는 하루에 두 번으로 감소되었고, 저측굴곡/배측굴곡과 내반/외반 모두를 위한 연속적인 수동운동 장비의 사용이 포함되었다. 트램펄린(Trampoline)에서 뛰는 것이 추가되었다.

베이스(Base)에서 뛰는 것은 치료 8일째에 추가되었다. 발목은 표준 운동 테이프로 보호되었다. 탄력 테이프로 8자 모양을 만들어 양쪽으로 뒤축을 고정시켰다. 보조기는 테이프와 함께 결합하여 사용되었다. 선수는 이후 운동에 복귀하였으며, 치료는 6주 동안 계속되었다.

요약 (SUMMARY)

전문적인 운동선수와 일반적인 환자의 치료는 유사하면서도 또 다르게 존재한다. 발과 발목의 손상은 종종 과다사용이나 잘못된 훈련으로 야기된다. 통증과 부종의 감소; 움직임의 회복, 근력, 균형, 그리고 기능; 그리고 치유 향상을 위한 완전한 지원 공급은 어느 형태의 환자에게나 필요하다. 비록 전문적인 운동선수와 일반 환자 사이의 기능적인 목표와 결과는 다르지만, 효과적인 치료를 위한 논리적인 기초는 같다.

여러 병리적인 실체가 이 장에서 정의 되어졌다. 병리적 실체에 일치하는 몇몇의 가능한 치료가 임상적인 계획에서 강조되어졌다. 각 치료의 과학적 근거가 발달되었다.

독자들이 여기서 논한 여러 가지 임상적 문제들을 접근하는 많은 방법들을 기억하길 바란다. 이 장에서 정의된 문제들은 치료하기 가장 좋은 방법이라고는 할 수 없으나, 발에 대한 물리치료적 접근방식에 어느 정도 지침이 될 것이다. 과학적인 조사는 치료하는데 있어, 부분적인 문제를 널리 통용되도록 확인할 수 있는 가장 좋은 방법일 것이다. 임상가들은 모든 실행할 수 있는 치료 접근법들을 연구해야 한다.

참고문헌 (REFERENCES)

1. Wolf, SL (ed): Clinical Decision Making in Physical Therapy. FA Davis, Philadelphia, 1985.
2. Roy, S and Irwin, R: Sports Medicine: Prevention, Evaluation, Management, and Rehabilitation. Prentice-Hall, Englewood Cliffs, NJ, 1983.
3. Kessler, RM and Hertling, D: The ankle and hindfoot. In Kessler, RM and Hertling, D: Management of Common Musculoskeletal Disorders: Physical Therapy Principles and Methods. Harper & Row, Philadelphia, 1983, p 448.
4. O'Donoghue, DH: Injuries of the ankle. In O'Donoghue, DH: Treatment of Injuries to Athletes. WB Saunders, Philadelphia, 1976, p 698.
5. Ruch, JA, Downey, MS, and Malay, DS: Ankle fractures. In McGlamry, ED (ed): Comprehensive Textbook of Foot Surgery, vol 2. Williams & Wilkins, Baltimore, 1987.
6. Donatelli, R and Owens-Burkart, H: Effects of immobilization in the extensibility of periarticular connective tissue. J Orthop Sports Phys Ther 3:67, 1981.
7. Kowal, MA: Review of physiological effects of cryotherapy J Orthop Sports Phys Ther 5:66, 1983.
8. Lehman, JF, Warren, CG, and Scham, SM: Therapeutic heat and cold. Clin Orthop 99:207, 1974.
9. Michlovitz, SL: Cryotherapy: The use of cold as a therapeutic agent. In Michlovitz SL (ed): Thermal Agents in Rehabilitation. FA Davis, Philadelphia, 1986.
10. Starkey, J: Treatment of ankle sprains by simultaneous use of intermittent compression and ice packs. Am J Sports Med 4:142, 1976.
11. Michlovitz, S, Smith, W, and Watkins M: Ice and high-voltage pulsed stimulation in treatment of acute lateral ankle sprains. J Orthop Sports Phys Ther 9:301, 1988.
12. Reed, BV: Effect of high-voltage pulsed electrical stimulation on microvascular permeability to plasma proteins: A possible mechanism in minimizing edema. Phys Ther 68:491, 1988.
13. Bettany, JA, Fish, OR, and Mandel, FC: Influence of high voltage pulsed direct current on edema formation following impact injury. Phys Ther 70:219, 1990.
14. Griffin, JW, Newsome, LS, Sralka, S, and Wright, PE: Reduction of chronic post traumatic hand edema: A comparison of high voltage pulsed current, intermittent pneumatic compression, and placebo treatments. Phys Ther 70:279, 1990.
15. Cosgrove, KA, Alon, G, Bell, SF, et al: The electrical effect of two commonly used clinical stimulators on traumatic edema in rats. Phys Ther 72:227, 1992.
16. Sims, D: Effects of positioning on ankle edema. J Orthop Sports Phys Ther 8:30, 1986.
17. Beard, G and Wood, EC: Effects of massage. In Beard, G and Wood, EC: Massage: Principles and Techniques. WB Saunders, Philadelphia, 1965, p 46.
18. Akeson, WH, Amiel, D, and Woo, S: Immobility effects of synovial joints: The pathomechanics of joint contracture. Biorheology 17:95, 1980.
19. Enneking, W and Horowitz, M: The intra-articular effects of immobilization on the human knee. J Bone Joint Surg 54A:973, 1972.
20. McDonough, AL: Effects of immobilization and exercise on articular cartilage: A review of literature. J Orthop Sports Phys Ther 3:2, 1981.
21. Perry, J: Scientific basis of rehabilitation. Instr Course Lect 34:385, 1985.
22. Sapega, AA, Quedenfeld, TC, Moyer, RA, et al: Biophysical factors in range of motion exercise. Phys Sports Med 9:57, 1981.
23. Salter, RB, Simmonds, DF, Malcolm, BW, et al: The biological effect of continuous passive motion on the healing of full-thickness defects in articular cartilage. J Bone Joint Surg 62A:1232, 1980.
24. Tabary, JC, Tabary, C, Tardieu, C, et al: Physiological and structural changes in the cat's soleus muscle due to immobilization at different lengths by plaster casts. J Physiol 224:231, 1972.
25. Woo, S, Matthews, JV, Akeson, WH, et al: Connective tissue response to immobility: Correlative study of biomechanical and biochemical measurements of normal and immobilized rabbit knees. Arthritis Rheum 18:257, 1975.
26. Glick, JM, Gordon, RB, and Nishimoto, D: The prevention and treatment of ankle injuries. Am J Sports Med 4:136, 1976.
27. Tropp, H, Askling, C, and Gillquist, J: Prevention of ankle sprains. Am J Sports Med 13:259, 1985.
28. Freeman, MAR: Instability of the foot after injuries to the lateral ligament of the ankle. J Bone Joint Surg 47B:669, 1965.
29. Freeman, MAR: Treatment of ruptures of the lateral ligaments of the ankle. J Bone Joint Surg 47B:661, 1965.
30. Kay, DB: The sprained ankle. Current therapy. Foot Ankle 6:22, 1985.
31. Milch, LD: Rehabilitation exercises following inversion ankle sprains. J Am Podiatr Med Assoc 76:577, 1986.
32. Gross, MT: Effects of recurrent lateral ankle sprains on active and passive judgements of joint position. Phys Ther 67:1505, 1987.
33. Freeman, MAR, Dean, MRF, and Hanham, IWF: The etiology and prevention of functional instability of the foot. J Bone Joint Surg 47B:678, 1965.
34. DeCarlo, MS and Talbot, RW: Evaluation of ankle joint proprioception following injection of the anterior talofibular ligament. J Orthop Sports Phys Ther 8:70, 1986.

35. Moroz, DE and Houston, ME: The effects of replacing endurance running training with cycling in female runners. Can J Sports Sci 12:131, 1987.
36. Nicholas, JA and Hershman, EB (eds): The Lower Extremity and Spine in Sports Medicine. CV Mosby, St. Louis, 1986.
37. Scranton, PE, Whitesel, JP, and Farewell, V: Cybex evaluation of the relationship between anterior and posterior compartment lower leg muscles. Foot Ankle 6:85, 1985.
38. Davies, GJ: Subtalar joint, ankle joint, and shin pain testing and rehabilitation. In Davis GJ (ed): A Compendium of Isokinetics in Clinical Usage and Clinical Notes. S&S Publishers, LaCrosse, WI, 1984, p 123.
39. Arem, AJ and Madden, JW: Effects of stress on healing wounds: I. Intermittent non-cyclical tension. J Surg Res 20:93, 1976.
40. Levenson, SM, Geever, EF, Crowley, IV, et al: The healing of rat skin wounds. Ann Surg 161:293, 1965.
41. Wong, DLK, Glasheen-Wray, M, and Andrew, LF: Isokinetic evaluation of the ankle invertors and evertors. J Orthop Sports Phys Ther 5:246, 1984.
42. Brody, DM: Part III: Rehabilitation of the injured runner. Instr Course Lect 33:268, 1984.
43. James, SL, Bates, BT, and Ostering, LR: Injuries to runners. Am J Sports Med 6:40, 1978.
44. Mennell, JM: Joint Pain: Diagnosis and Treatment Using Manipulative Techniques, ed 1. Little, Brown, Boston, 1964.
45. Wooden, MJ: Mobilization of the lower extremity. In Donatelli, R and Wooden, MJ (eds): Orthopedic Physical Therapy. Churchill Livingstone, New York, 1989.
46. Kloth, L: Shortwave and microwave diathermy. In Michlovitz, SL (ed): Thermal Agents in Rehabilitation. FA Davis, Philadelphia, 1986, p 177.
47. Cooper, RR: Alterations during immobilization and regeneration of skeletal muscle in cats. J Bone Joint Surg 54A:919, 1972.
48. Maitland, GD: Peripheral Manipulation, ed 2. Butterworths, Boston, 1977.
49. Michael, RH and Holder, LE: The soleus syndrome: A cause of medial tibial stress (shin splints). Am J Sports Med 13:87, 1985.
50. Tiberio, D: Evaluation of functional ankle dorsiflexion using subtalar neutral position. A clinical report. Phys Ther 67:995, 1987.
51. Michlovitz, SL: Biophysical principles of heating and superficial heat agents. In Michlovitz, SL (ed): Thermal Agents in Rehabilitation. FA Davis, Philadelphia, 1986, p 99.
52. Warren, GC, Lehman, JF, and Koblanski, JN: Heat and stretch procedures: An evaluation using rat tail tendon. Arch Phys Med Rehab 57:122, 1976.
53. Wyke, B: The neurology of joints. Ann R Coll Surg Engl 41:25, 1967.
54. Kahn, J: Ionotophoresis. In Principles and Practice of Electrotherapy. Churchill Livingstone, New York, 1987, p 153.
55. Boone, DC: Applications of Ionotophoresis. In Wolf S (ed): Clinics in Physical Therapy: Electrotherapy. Churchill Livingstone, New York, 1986, p 99.
56. Gangarosa, LP, Park, NH, Fong, BC, et al: Conductivity of drugs used for iontophoresis. J Pharm Sci 67:1439, 1978.
57. Glass, JM, Stephen, RL, and Jacobson, SC: The quantity and distribution of radiolabeled dexamethasone delivered to tissue by iontophoresis. Int J Dermatol 19:519, 1980.
58. Puttemans, FJM, et al: Iontophoresis: Mechanism of action studied by potentiometry and x-ray flurorescence. Arch Phys Med Rehab 63:176, 1982.
59. Tregeat, RT: The permeability of mammalian skin to ions. J Invest Dermatol 46:16, 1966.
60. Zankel, HT, Cress, RH, and Kamin, H: Iontophoresis studies with a radioactive tracer. Arch Phys Med Rehab 40:192, 1959.
61. Harris, PR: Iontophoresis: Clinical research in musculoskeletal inflammatory conditions. J Orthop Sports Phys Ther 4:109, 1982.
62. Bertolucci, LE: Introduction of antiinflammatory drugs by iontophoresis. A double blind study. J Orthop Sports Phys Ther 4:103, 1982.
63. Olerod, C: The pronation capacity of the foot: Its consequences for axial deformity after tibial shaft fractures. Arch Orthop Trauma Surg 104:303, 1985.
64. Ting, AJ, et al: The role of subtalar motion and ankle contact pressure changes from angular deformities of the tibia. Foot Ankle 7:290, 1987.
65. Donatelli, R: Normal biomechanics of the foot and ankle. J Orthop Sports Phys Ther 7:91, 1985.
66. McPoil, TG and Knecht, HG: Biomechanics of the foot in walking: A functional approach. J Orthop Sports Phys Ther 7:69, 1985.

제 12 장

하지에서의 운동 사슬 재활 운동
(Kinetic chain Rehabilitation의 적용)
(The Application of kinetic Chain Rehabilifation in the Lower Extremities)

근 골격계의 손상 및 외과적 수술 후, 재활에서 정상기능의 회복이 가장 중요한 필수 요소이다. 숙련된 재활의 적용은 지난 10년 간 신체의 과학적 원리에 근거한 운동의 적용과 진행의 결과로 얻어졌으며 운동과 운동학습단계에 적용하여 세련되고 정교한 순서로 발전되어 왔다. 이러한 원리들은 정형외과적 손상과 다양한 결과를 갖는 수술 후 문제들에 적용되어 왔고, 재활 전문가들에게 숙련된 임상적인 진단과 치료자로서 그리고 최근의 재활의 흐름에 능통하게 할 수 있도록 하였다. 재활에서 가장 흥미로운 원리 중 하나가 운동 사슬(Kinetic chain) 개념의 운동처방이다.[1-8]

하지의 운동 사슬은 엉덩이와 무릎 그리고 발목 관절로 구성된다. 이러한 세 관절의 조화로운 움직임은 운동 사슬에 의한 움직임을 의미하며 운동 사슬의 한 고리에서 분리된 앉은 자세에서 대퇴사두로 신전과 같은 전통적인 하지 운동치료에 추가되어 사용 될 수 있다.[2] 운동 사슬 훈련은 몇몇의 영역에서 전통적인 운동치료와 구별된다. 그리고 재활 전문가들은 계획된 재활 프로그램의 방법에서의 각각의 치료의 특성을 숙지해야 한다(표 12-1).

이 장에서는 운동 사슬 훈련의 특성을 알아보고, 재활에서의 운동 사슬 훈련의 적용과 신체에서 운동 사슬의 아래 부분인 발과 발목의 상호 의존성과 관계 대한 이해를 높이며 또한 사례 연구를 통해 이해를 돕게 하였다.

표 12-1 열린운동사슬과 닫힌 운동 사슬의 다른 특징

운동방법	특징	장점	단점
열린운동사슬	단일 근육군 단일한 운동축과 운동면 구심성 수축이 강조됨 체중부하 없음	분리된 근육동원 단순움직임패턴 작은 관절 압박	제한된 기능 고유수용감각과 관절의 안정성이 떨어짐
닫힌운동사슬	다양한 근육군 다양한 운동축과 운동면 구심성수축과 원심성수축의균형 체중부하운동	기능적인 근육동원 기능적인 움직임패턴 기능적 수축과 고유수용감각과 관절안정감증진	움직임이 분리되어지기 어렵고 복잡함 목표 관절 조절의 어려움 관절면에 가해지는압박

용어 (TERMINOLOGY)

운동 사슬(Kinetic chain)의 용어는 처음에 Reuleaux에 의해 4번째로 쓰여진 역학공학상의 분석과 연결되어 유래되었다.[9] 관련된 개념상으로, 견고하게 덮여있는 부분들은 빗장 관절(pin joints)로 연결되어 있다. 그 체계에서 만약 양측 말단이 고정된 하부구조에 연결되어 있어 근위나 원위의 관절 중심의 전위가 방해받는 경우라면, 닫힌 체계로 생각한다. 그 결과 한 관절의 움직임에 의해 다른 관절들 또한 예측할 수 있는 움직임이 만들어지는 체계를 갖게 되고, 이를 닫힌 운동 사슬(closed kinetic chain)이라 한다. Steindler는[10] 사람의 몸체에서 각 사지는 단단히 덮여진 부분들과 일련의 관절들로 연결된 사슬체계로 되어있다고 제안하였다. 그는 발과 손이 상당한 저항에 직면하게 될 때, 근육들이 동원되면서, 발과 손이 제한 없이 움직일 수 있을 때와는 다른 관절의 움직임을 보임을 관찰하였다. Steindler는 그러한 두 상태가 용어를 달리하기 위하여 충분히 구별될 수 있는 차이점이 있다고 보았다. 특히 열린운동사슬(open kinetic chain)은 손을 파도치듯 흔들 때나 발을 걷는 동안 흔들 때처럼 사지의 말단 관절이 자유롭게 움직일 수 있을 때 존재한다. 또한 닫힌 사슬운동은 턱을 들거나 꾸부려 앉은 자세에서 몸을 일으켜 세울 때처럼 발과 손이 저항에 직면할 때 존재한다. 엄밀하게 역학적으로 구분하면, 어느 운동이든 닫힌운동사슬로 논할 수 있다. 왜냐하면 근위나 원위 어느 한 부분은 그러한 상황에서 움직이기 때문이다. 두 가지 운동이 닫힌운동사슬 운동의 하나로 논할 수 있는 것은 각각의 상황에서 말단의 사지는 저항을 받기 때문이다.[2] 실제로 Steindler는 진정한 닫힌운동사슬은 등척성 운동을 할 때만임을 강조하였다. 왜냐하면 이론적으로, 원위부나 근위부 모두 닫힌 체계에서만 움직일 수 없기 때문이다. 그러므로 열린운동사슬 운동은 전통적인

운동 훈련 법으로서 더 적절히 설명할 수 있을 지도 모른다. 그리고 닫힌운동사슬 훈련은 운동사슬 훈련으로 간단히 설명할 수 있다. 그렇지만 이 장에서는 일관적인 설명을 위해 열린운동사슬과 닫힌운동사슬의 용어를 계속 사용한다.

닫힌운동사슬(Closed Kinetic Chain) 운동의 이론적 기초

치료목표를 세우는데 있어, 재활전문가들은 환자의 근 골격계 손상, 수술의 형태, 상처 회복상태, 인체 역학적인 장애와 환자의 태도와 성격 그리고 운동 방법 등 환자의 모든 요인들을 조합하여 고려해야 할 것이다. 훈련운동 방법을 선택할 때는 열린운동사슬과 닫힌운동사슬의 특성을 반드시 고려하여야 할 것이다. 다음으로 이어지는 부분에서는 인체역학, 신경근 골격계, 그리고 훈련운동과 관련된 요소들에 대해 살펴보고자 한다. 독자들은 1장과 2장에서 기록된 발목과 발의 해부학과 인체역학 분석을 참고하여 이 장의 이해를 도울 수 있을 것이다.

운동학 (Kinematics)

운동학은 움직임에 의해 생성된 힘과는 관계없이 움직임만을 설명하고자 할 때 사용된다.[11] 사람이 몸을 움직일 때는 관절면의 운동과 골격계의 움직임을 통하여 사람의 몸이 위치하게 되며 이러한 움직임은 운동학적인 면과 일치하여 일어난다.[12] 인간의 운동학은 신체 여러 부분들의 동시적인 움직임의 결과로 얻어진다. 이는 인간의 모든 기능적인 과제수행은 골격들이 서로 연결되어 그들의 해부학적인 움직임의 축상에서 회전 하게된 결과이다. 그러한 기초적인 움직임은 근육, 중력, 지면 반발력, 관성 그리고 관절 반발력에 영향을 받게된다.[13] 하지의 열린운동사슬와 닫힌운동사슬 움직임 사이의 인체 역학적인 힘과 다른 물리적 그리고 운동적 측면의 특징은 기능적인 활동 안에 설명되어 질 수 있다.

꾸부려 앉은 자세 (SQUAT)

꾸부려 앉은 자세(Squat)는 재활을 위해 많이 쓰이는 닫힌운동사슬자세이다.[2,3,14] 꾸부려 앉은 자세는 발목과 무릎 그리고 엉덩이 관절의 움직임을 동시에 움직일 수 있다. 그림 12-1A에서 보여지는 것처럼 무릎의 굽힘은 엉덩이 관절의 굽힘과 발목관절의 배측 굴곡을 동반한다. 거꾸로 무릎의 신전은 엉덩이관절의 신전과 발목관절의 저측 굴곡을 동반한다. 하지의 이러한 세 관절의 동시적인 움직임은 움직임의 패턴을 통합하고, 예측할

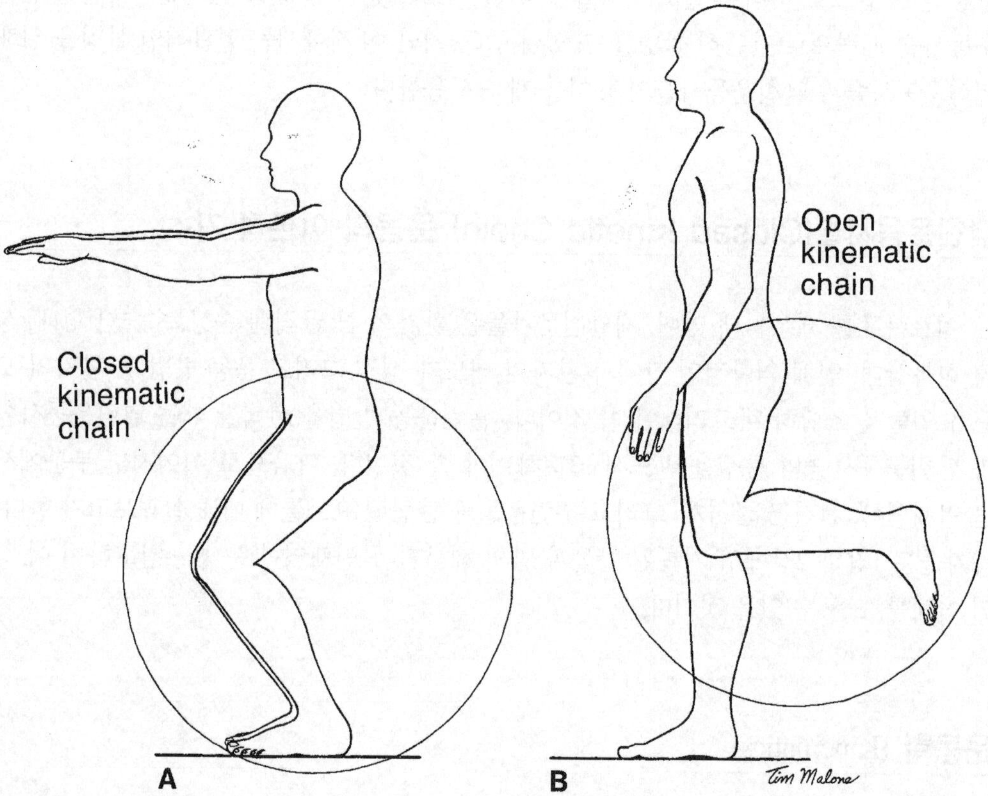

그림 12-1. 닫힌 그리고 열린운동사슬 (A) 닫힌운동사슬에서는 무릎 굴곡은 고관절굴곡과 발목 배측굴곡이 함께 일어난다. (B) 열린운동사슬에서는 무릎 관절 움직임이 고관절과 발목에서의 움직임과 함께 또는 움직임이 없이 일어난다. 무릎 굴곡이 고관절 굴곡과 함께 일어나나 발목에서는 움직임이 없다

수 있는 결과이다. 운동학적인 사슬에서 한 관절이 분리되어 질 수 있는 골격근의 움직임을 갖는(그림 12-1B) 열린운동사슬과는 다르게 닫힌운동사슬은 하지의 기능적인 안정감과 움직임을 필요로 하는 통합된 움직임이다. 한 개의 면에서 발생하는 관절의 움직임은 1° 방향의 움직임 자유도로 규정된다. 2개의 면에서는 2° 방향의 움직임 자유도 그리고 3개의 면에서는 그 3 방향의 움직임 자유도가 있다.[15] 하지와 몸체는 함께 25° 방향 또는 그 이상의 움직임 자유도를 갖는다. 운동학적 사슬에서 어느 하나의 관절에 약화나 장애는 움직임의 패턴에 변화나 이상의 결과를 줄 것이다. 왜냐하면 닫힌운동사슬 움직임은 다양한 관절의 동원에 의해 생겨나기 때문이다. 꾸부려 앉은 자세(Squat)는 장애의 가능성이 있는 영역을 판별하기 위해 평가로 유용할 뿐만 아니라, 하지의 운동수행의 기능적인 측정에도 용이하다. 반대로 열린운동사슬에서 한 관절을 분리하여 움직일 수 있는 능력은 주로 정형 외과적 손상 후나 장기간 고정된 후 또는 약하거나 나이가 들어 전체적인

다리의 근력 및 관절가동범위 그리고 고유수용감각의 손실이 있는 환자의 초기 재활에 장점이 될 수 있다.

걷기 (Walking)

걷기는 하지 관절의 동시적인 움직임과 통합을 필요로 하는 순수한 사슬운동 활동이다. 예를 들어, 보행 할 때 몸통과 하지의 14부분들의 뼈들이 수반되어져야 한다.[13] 서 있는 동안 발목과 발의 움직임은 하지의 뼈와 관절의 위치와 움직임을 조절하고 영향을 준다. 보행의 역학에 대해 폭넓은 분석을 원한다면, 전문 서적과[11,16,17] 이 책의 4장을 참고하여야 한다. 그러나 서있는 동안 하지 거골하관절 움직임의 영향은 운동 사슬 개념의 훌륭한 예로 제공된다.

경골의 회전은 걷기의 입각기(stance phase) 동안에 일어난다. 걷기는 하지 골격근의 횡축회전 단계가 나타난다. Inman은 경골이 평균 19° 정도 회전한다는 것을 발견했다.[16] 발은 땅에 고정되어 있기 때문에, 거골하관절은 경골의 횡축회전을 위한 힘을 변화시키는 역할을 한다.[18] 뒤꿈치 닫기 시(heel strike), 경골은 내회전하게 되고, 거골은 내전과 저측 굴곡하게 된다. 결과적으로 종골은 외반이 된다. 이 움직임은 닫힌운동사슬 희내(pronation)이다.

중간입각기(midstance)에서 발가락 분리기(too-off)까지 경골은 외회전하게 되고, 동시에 거골은 외전과 배측 굴곡하게 된다. 결과적으로 종골은 내반이 된다. 이 움직임은 열린운동사슬 회의(supination)의 결과이다. 발과 발목에서 열린운동사슬의 회내 움직임은 발목, 거골하관절, 그리고 중족 지절 관절에서의 배측 굴곡, 외반 그리고 외전으로 나타난다. 반면에 닫힌운동사슬의 회외 움직임은 같은 관절의 저측 굴곡, 내반 그리고 내전으로 나타난다. 이런 움직임들은 경골이나 대퇴골에서의 각 분절의 회전으로부터 상대적으로 발생할 수 있다.

동역학 (Kinetics)

몸에서의 힘과 그 효과에 관한 평가는 동역학의 분야이다.[11] 몸에 작용한 외부적인 힘은 관성, 중력 그리고 반발력이다. 관성력(Inertia)은 상태의 변화(속도의 증가 또는 감소)에 대하여 저항하는 몸의 요소이다. 중력(Grarity)은 체중과 같은 하나의 힘이 몸에 적용되는 것이다. 반발력(Ground reaction force)은 지면과의 상호작용의 결과로서 몸에 적용되는 힘으로 정의된다.[19] 내부적인 힘은 처음 근육에 의해 주로 형성된다. 이 힘들의 축적은 관절에 반응하는 힘을 생산한다. 관절에 반응하는 힘은 관절 근처 뼈들 사이에 같거나, 반대되는 힘이다. 신체의 관절반응 힘은 근육 수축의 방향과 크기와 결합되어 관절각이 지면으로부터 상대적으로 변화됨에 따라서 관절가동범위를 통하여 변한다. 관절에 반응하는 힘은 압박과, 분리, 그리고 긴장도에 따른 결과로 나타날 수 있다.[19]

슬관절 (KNEE JOINT)

처음 무릎 관절에서 수행된 연구들은[5,20-22] 열린운동사슬 동안에는 관절에 반동적인 힘이 작용하고, 반면에 닫힌운동사슬 동안에는 압박적인 반동력이 우세하다고 하였다.

Grood는[15] 열린운동사슬 시, 무릎신전 30° 에서 일어난다는 경골 전방전위를 확인하기 위하여 시체 견본을 사용하였다. Butler는[22] 경골 전방 전위의 양과 전십자 인대의 힘이 열린운동사슬의 무릎 신전 30° 에서 완전히 신전한 범위에서 가장 크다는 것을 발견했다. Arms[20]와 Renstrom[21] 둘 다 경골의 전방전위가 60° 에서 완전히 신전한 범위에서 일어난다는 것으로부터 경골 후방 전위는 열린운동사슬의 무릎신전의 90° 와 60° 사이에서 발생한다는 것을 발견했다.

Yack의 연구[7]는 두 가지 타입의 운동(열린운동사슬과 닫힌운동사슬) 동안에 전십자 인대의 결합이 있는 무릎에서 일어나는 경골의 전방 이동의 양을 비교하였다. 대상자들은 닫힌운동사슬과 비교했을 때 열린운동사슬의 무릎 신전의 64° 에서 10° 까지 경골 전방 전위가 눈에 띄게 컸다. Lutz[14]는 열린운동사슬과 웅크리고 앉는 닫힌운동사슬 동안에 건강한 다섯 대상자들에게 부하세포(load cell)와 자유 힘 도식을 사용하여 경골과 대퇴골의 분리와 압박력을 비교하였다. 이 저자는 열린운동사슬 신전 동안에 285의 최대 후방 분리력(경골 전방 전위에 대한 저항 힘)이 30° 무릎 굴곡에서 발생되고, 1780N의 최대 전방 분리력이 90° 무릎 굴곡에서 일어난다는 것을 발견했다. 닫힌운동사슬은 열린운동사슬과 비교했을 때, 모든 범의 무릎 굽힘에서 후방 전위력이 눈에 띄게 적게 생성되었다. 게다가 닫힌운동사슬은 열린운동사슬과 비교했을 때, 30° 를 제외한 모든 범위에서 전방 분리력을 적게 생성했다. 경골과 대퇴골의 압박력의 분석은 열린운동사슬이 분리력을 생성하는 같은 각도에서 닫힌운동사슬이 압박력이 더 많이 생성한다는 것을 나타냈다. 이 저자는 닫힌운동사슬에서 생성되는 압박력이 커지는 것은 반발력과 근육 수축의 축 방향으로부터 나타난다는 것을 추론했다.

슬개대퇴골 관절 (PATELLOFEMORAL JOINT)

슬개대퇴골 관절은 닫힌운동사슬 활동 동안에 압박력을 경험한다.[23,24] Reilly와 Martens[23]는 역슬개골 압박력이 정상 보행 시에 몸무게의 0.5배에서 계단 오를 때, 몸무게의 3.3배까지의 범위를 이룬다고 보고했다. 깊은 무릎 굽힘은 몸무게의 7.8배의 슬개대퇴골 압박력을 생산한다. 이 정보는 닫힌운동사슬 활동에서 중요한 임상적 함축을 가지고 있다. 비록 압박력이 닫힌운동사슬로 하지의 다양한 관절을 안정화시키는 동안 생산되지만, 같은 압박력이 역으로 슬개골 표면의 병변이나 슬개대퇴골 기능 이상을 가진 환

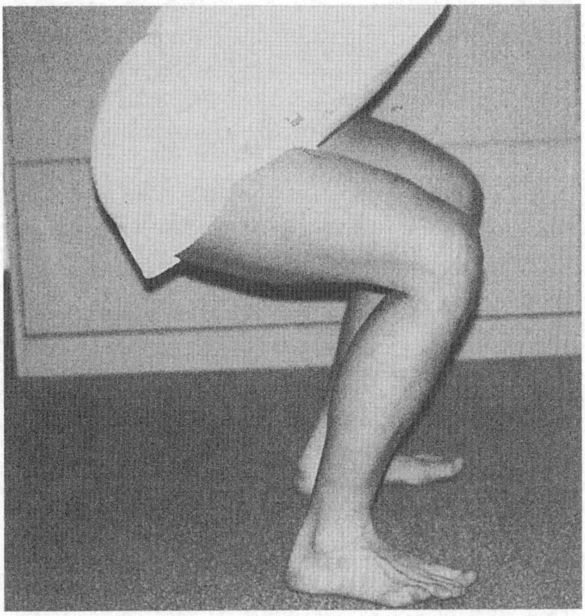

그림 12-2. 꾸부려 앉은 자세-무릎/경골(fibial), 무릎이 시상면에서 발가락 위치를 지나서는 안된다. 슬개대퇴골 관절의 약간의 좌상(strain)이 있을 때, 이 자세에서 무릎은 지지면에 대해 경골(tibial bcne)의 정렬을 수직에 가깝게 유지한다.

자에게는 해롭거나 통증을 유발할 수 있다. 운동사슬 프로그램 적용 동안에, 치료사는 운동사슬 프로그램 적용시 각 관절에서 어떤 유형의 힘이 생산되는지를 고려해야 한다. 운동사슬 프로그램에서 기능 이상의 관절들은 운동사슬 프로그램 모드의 조절이 필요하다. 슬개대퇴골 관절 이상을 가지고 있는 환자에게서는 닫힌운동사슬의 범위가 4분의 1 범위는 제한되어야 한다. 그리고 환자는 체중부하 표면에 대하여 하지를 수직으로 유지하고, 발가락 뒤로 무릎을 유지하는 것을 익혀야한다(그림 12-2).[25]

고관절과 발목관절 (HIP AND ANKLE JOINTS)

몇 가지 데이터는 닫힌운동사슬과 열린운동사슬 사이의 발목관절과 고관절사이의 반응 힘을 비교하기에 유용하다. Cavanagh[26]는 달리기의 중간입각기(midstance)에서 발과 발목을 통한 지면 반발력이 몸무게의 250%에서 400% 정도라고 보고했다. Stauffer[27]는 큰 관절 표면을 가지고 있는 발목의 거골은 윤활 연골의 손상 정도가 적은 경우로 걷는 동안 몸무게의 450% 정도의 압박력을 이길 수 있다고 보고했다. Sammarco[28]와 McCullough 그리고 Burge[29]는 발목의 회전 안정감은 체중부하 동안에 축 부하의 적용에 의해 증가된다고 설명했다.

Rydell[30]에 의한 고관절의 힘에 대한 연구 결과에 의하면 누운 자세에서 고관절 구부리기의 열린운동사슬은 고관절에서 몸무게의 1.0에서 1.5배 정도로 압박력을 증가시킨다는 것을 발견했다. 꾸부려 앉기나, 앉기, 그리고 보통 낮은 의자에 앉기 같은 활동은 고관절에 적은 힘을 생산했다.[31] 걷기의 입각기 동안에는 몸무게의 3.5에서 5.5배의 범위로

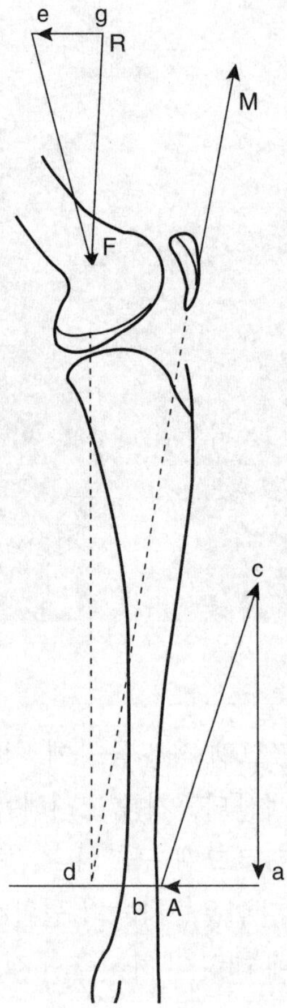

그림 12-3. 앉은 자세에서 슬관절 신전할 때의 힘의 도식 운동의 힘
A=작용의 힘 ; R=관절 반응 힘 ; F무릎 회전 축 ; a,b,c=균형 힘 작용에 의해 생긴 삼가도 ; 밝혀지지 않은 힘 결정, R;d=균형에서 세 개의 힘 작용 교차점 ; e-g=R의 엇갈림 힘요소 ; e-FR의 정상적 힘 요소

고관절에 체중부하를 함으로 인해 압박력을 크게 한다.[32,33]

힘의 도식(FORCE DIAGRAM)

힘은 적용, 크기, 방향의 부분을 가진 벡터(크기와 방향을 가진 운동량)이다.[11] 인간의 몸에 작용하는 힘의 벡터(vector)는 힘의 도식을 사용하여 설명할 수 있다. 힘의 도식은 몸에 작용하는 모든 힘과 회전력(toraue)을 포함한다.[2]

그림 12-3은 앉은 자세에서 무릎 펴기 운동의 힘을 나타낸 그림이다(열린운동사슬). 이 체계는 단지 세 개의 힘만이 정강이에 작용하는 것처럼 간단하게 나타내졌다: 적용된 힘(A), 대퇴사두근 힘(M), 관절 반작용 힘(R). 정강이가 평형상태라면, 세 개의 모든 힘의 적용선은 공통점(d)을 통과해야만 한다. 그러므로, M과 A의 적용방향과 지점이 알려져 있다면, R의 방향을 결정지을 수 있다. 그런 다음 벡터 R은 그것의 성분인 e-f(압박 :

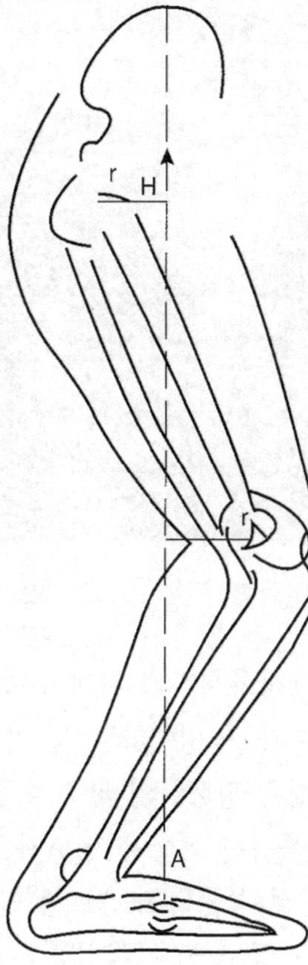

그림 12-4. 웅크린 자세에서 가해진 힘에 의해 발생하는 굴곡 모멘트 근육 상호 수축의 유도 도식
A=적용된 힘; rH=고관절 모멘트(moment); rK=슬관절 모멘트

compression)와 e-g(엇갈림 : shear)로 분해될 수 있다. 그림 12-3에서, 정강이의 앞쪽 이동을 유도하면서 대퇴골의 전단력은 뒤쪽으로 향하게 된다.

근육 상호 수축작용 (MUSCLE COCONTRACTION)

닫힌운동사슬은 근육 상호수축을 유도한다.[2,14] 비록 저자가 슬와근(hamstring)의 상호수축이 열린 사슬운동의 무릎 펴기 동안 일어남을 보여줌에도 불구하고,[21,34] 수축은 단지 최대 등척성 수축의 10%에서 20% 정도만이 일어난다고 Draganich등[35]은 설명하고 있다. 그림 12-4는 웅크림 자세동안 근육의 상호 수축을 도식적으로 설명하고 있다.[2] 정강이에서 먼 쪽(distal tibia)에 적용된 힘 A라고 고려해 보면, 엉덩이와 무릎은 속해 있지 않기 때문에, 힘은 양쪽 관절에 굽힘 모멘트(Moment)를 생성했다. 모멘트는 관절의 회전축으로의 힘의 선 사이에서 힘의 생산과 수직거리로 계산되어진다.[19] 슬와근(hamstrings)은

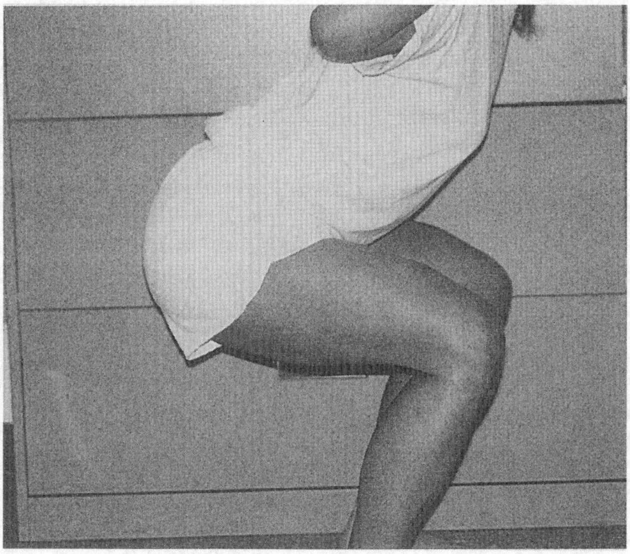

그림 12-5. 꾸부려 앉는 운동자세–골반자세. 골반은 요추전반을 유지하기 위해 전방경사(anterior filt)상태로 위치한다. 골반과 무릎의 굴곡은 슬와근과 대회사두근의 상호수축(cocon-traction) 결과를 갖게 한다.

엉덩이를 안정화시키기 위해 수축하고 대퇴 사두근(quadriceps)은 무릎을 안정화시키기 위해 수축한다. 엉덩이 안정을 위해 유도된 이관절 슬와근(biarticular hamstring muscle)에서 능동성은 정강이의 앞쪽 이동을 야기하는 대퇴 사두근의 성향을 중립화하는 것을 도와준다. 유사한 현상은 힘 A가 발바닥에 적용되어진 것처럼 발목 관절에서도 나타난다. 발목 관절의 굽힘 모멘트를 안정화시키기 위해 유도되어 정강이근육(gastrocnemius muscle)의 긴장도는 무릎의 앞쪽 이동을 감소시키는 간접적 효과를 가진다. (정강이 근육: 발목과 무릎사이를 지나가는 이관절 근육이다.) Lutz등[14]에 의하면 꾸부려 앉는 동안 근육 근전도 활성의 분석은 대퇴 사두근과 슬와근의 상호 수축은 무릎 굽힘 30° 에서 60° 사이의 범위에서 최대로 나타난다고 지적하고 있다. 꾸부려 앉는 운동의 핵심 요소는 슬와근 활성에 필요한 고관절 굽힘 모멘트를 생성하기 위해 요추 전만과 함께 고관절의 굴곡을 유지하는 것이다(그림 12-5).[25]

다른 연구에서는, Morrison은[36] 무릎 근육 힘 출력과 소실을 연구하였다. 그는 무릎관절에 대한 최대 힘 출력이 경사로를 내려올 때 보행의 뒤꿈치 닿기(heel strike)와 반응의 부하(loading respohse) 때 생성된다는 것을 발견했다. 이 시기동안 또한, 최대 힘 소실이 무릎 신전근(extensors)을 통해 나타났다. Morrison에 따르면 이런 작용은 기능적 활동 동안 근육 상호 수축의 아주 좋은 예이다.

관절 안정화(joint stability)에 대한 상호 수축의 효과는 Markolf 등에 의해 시험되어졌다. 저자는 경골대퇴관절(tibiofemoral joint)의 전체적인 뻣뻣함에 대해 무릎관절 근육의 최대 등척성 수축의 효과를 연구했다. 관절 뻣뻣함(joint stiffness)은 관절의 변이에서 단위 변화당 힘(force per unit change)에서의 변화로써 정의되어질 수 있다. 실험대상자의 무릎은 앞뒤 그리고 내반-외반 변위에 대해 평가되어졌다. 저자는 경골대퇴 관절의 평균 뻣뻣함은 근육이 이완된 상태와 비교해 봤을 때, 대퇴 사두근과 슬와근의 최대 등척성 운동시에 2.2에서 4.2까지 증가함을 발견했다. 인간에 있어, 하지에서 관절주위의 근육은 운동활성의 넓은 범위에서 동시에 활성된다.[38] 이러한 근육의 상호 수축은 관절의 연골면을 압박하고 증가를 위해 기여한다. 그러나 많은 경우, 같지만 압박력의 증가된 분산을 제공한다.

동시 변동(CONCURRENT SHIFT)

닫힌운동사슬 훈련은 Palmitier등[2]이 그것을 엉덩이, 무릎, 발목 작용의 이동 동안 나타나는 이관절 근육의 동시 변동이라 부른다라고 기록되어지고 있다. 구부린 자세에서 일어날 때, 대퇴직근(rectusfemoris)과 슬와근(hamstring)은 둘 다 작용하여 동시적인 엉덩이와 무릎의 신전이 나타나는데, 이와 같은 것으로 Palmitier등은 동시 변동을 설명하고 있다. 엉덩이를 폄에 따라 슬와근은 짧아지는 반면, 대퇴직근은 늘어난다. 그러나 무릎을 펼 때는 슬와근은 길어지고 대퇴직근은 짧아진다. 근육 수준에서의 결과는 각 근육의 반대 끝에서 구심성 수축과 원심성 수축이 동시에 일어나고 있으므로 가짜 등척성 운동이라 불릴 수도 있다.[10] 이른바 이러한 동시 변동과 합성된 가짜 등척성 수축은 독립된 운동으로 재생될 수 없다.

동시 변동은 단일 근육 운동 단위의 작업수행에 있어 기능적 그룹에 관한 증거의 연구에 기초된 근육 훈련에서 중요함을 더하고 있다.[39-43] 근육 구분은 우세한 하나의 특별

표 12-2 열린운동사슬 방법

운동방법	특징	각속도	저항
등척성	근 수축 뼈와 관절의 움직임 없이	초당 0° 고정	가해진 힘에 의하여 결정 다루기 쉬우나 양을 잴 수 없음.
등장성 구심	근육길이의 줄어듬과 함께 움직임의 수축	각 시도와 노력에 의해 결정	미리 결정됨, 양을 잴 수 있음.
원심	근육길이의 줄어듬과 함께 움직임의 수축	각 시도와 노력에 의해 결정	미리 결정됨, 양을 잴 수 있음.
등속성	움직임의 수축	각 시간별 초당 각도가 정해짐	효과을 다루기 쉽고 양를 잴수 있음 N-m또는 Ft - 1bs로 표시 됨

한 근섬유 형태로 이루어진 각각의 구획과 함께, 이관절에서 존재한다고 기록되어지고 있다. 어떤 이는 이관절 근육의 동시 변동 동안 분리된 근육 구획의 활성이 기능적으로 나타난다는 것을 추론할수도 있다

근 수축 (MUSCLE CONTRACTION)

표 12-2는 근육의 수축형태와 형식의 특징을 설명하고 나열하고 있다. 이 자료는 원심성 근육 작용(eccentric muscleaction)은 하지 운동 사슬 기능 동안 필수적임을 나타내고 있다.[16,44,45] 그리고 1장과 4장에서 발, 발목 근육 작용의 재검토는 걷는 동안 다양한 근육의 원심성 작용을 설명하고 있다. 비록 열린운동사슬 훈련이 원심성 훈련을 통합할 수 있지만, 닫힌운동사슬 훈련은 기능적 상태에서 원심성 근육 작용으로 통합시킨다는 것이다.

이러한 상황은 근동원의 동시적인 방식, 근 수축을 일으키는 장력 생성의 시간비, 최적의 근장력을 위한 필요, 그리고 움직이는 근의 유연성을 포함한다. 근의 작용을 좀더 심층적으로 분석해 보는 것은 이 장의 범위를 넘는 것으로 독자들은 Mann과 Inman[44], Inman[16], 그리고 Perry[45]의 연구를 참고하기 바란다. 다음의 이론적 모델은 Norkin과 Levangie[11]에 의해 제시된 것으로 특별히 보행동안에 근작용에 관해 설명하고 있다.

걷는 동안 특정 근이 작용할 때 정확한 움직임을 기록하기 위해 근전도와 함께 압력판(force plates)과 연속 촬영술(cinematography), 전자 각도기(electrogoniometery)등을

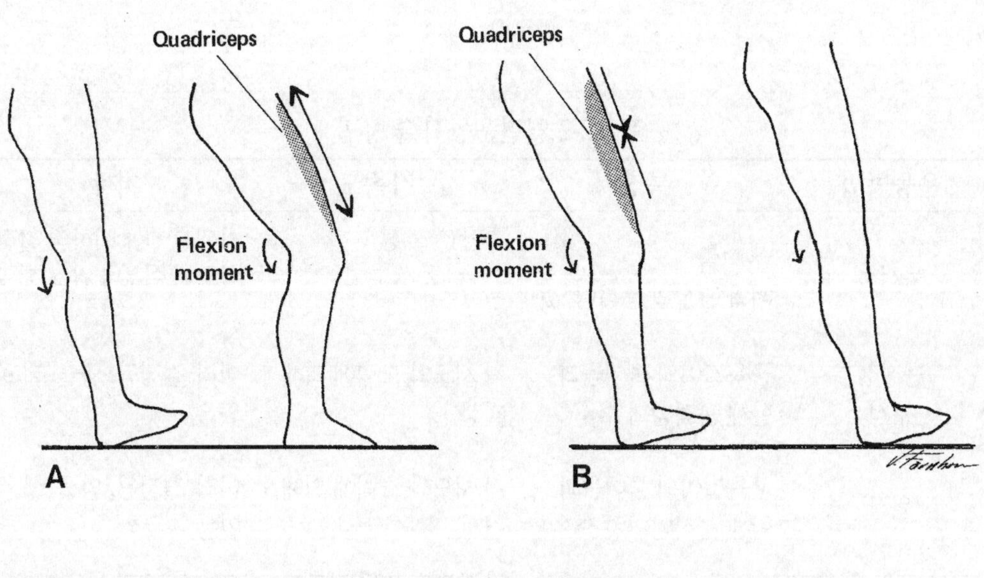

그림 12-6. (A)슬관절에서 굴곡의 힘작용이 있고 슬관절 굴곡은 기대되는 움직임이다; 대퇴사두근의 원심 수축 작용이 슬관절 굴곡 정도를 조절한다. (B) 슬관절에서 굴곡의 힘 작용이 있고 신전은 기대되는 움직임이다; 그러므로, 대퇴사두근은 굴곡에 대응하여 작용하고 무릎신전을 하기 위해 구심적으로 수축한다.

함께 사용한다. 정적으로 수직 자세를 유지하고 있는 동안에 신체에 작용하는 중력의 힘의 영향을 분석하기 위해 사용되어졌던 정적 분석(static analysis)은 보행 동안에 중력적인 힘을 분석하기 위해 사용되어진다. 중력선이 관절 축으로부터 멀리 떨어져 있을 때, 중력에 의한 힘의 요소가 관절 주변에 형성되고 이것은 관절의 균형을 방해하게 된다. 이러한 관절의 움직임을 막기 위해 특정한 근이 이 힘의 요소에 대항하여 작용해야만 균형을 유지 할 수 있게 된다. 보행 시 관절의 움직임은 필수적이다. Norkin과 Levangie에 의하면 중력적 요소는 만약 그것들이 원하는 방향으로 움직임을 형성한다면, 바람직한 것이며 원하지 않는 방향으로 움직임을 형성한다면 바람직하지 않은 것이라고 말한다. 그리고 Norkin과 Levangie은 다음과 같은 예를 들어, 이를 설명한다. 보행 시 일정 순간동안에 슬관절 굽힘이 필요하고 슬관절에 굽히려는 힘의 요소가 작용한다면 이는 바람직한 것이다. 근의 움직임은 슬관절 굽힘을 조절하기 위해 필요할 수도 있다. 만약 근의 조절이 필요하다면, 슬관절 신전근의 원심성 수축은 슬관절의 굽힘을 조절하기 위해 필요할 것이다(그림 12-6A). 이와 반대로 만약 슬관절에 굽힘을 일으키는 요소가 있고 슬관절 신전이 원하는 움직임이라면, 슬관절 신전근의 구심성 수축이 굽힘 요소에 대항하여 슬관절 신전을 일으키기 위해 필요하게 된다(그림 12-6B).

근 작용의 이러한 개념이 어떻게 보행 시 적용되는지 고려해 보면, 걷는 동안 일어나는 근 수축의 방식은 입각기 동안 관절 주변에서 작용하는 힘적 요소의 특성과 원하는 움직임의 방향에 달려 있다. 뒤꿈치 닿기(heell strike)부터 초기 입각기(midstance)까지의 보행

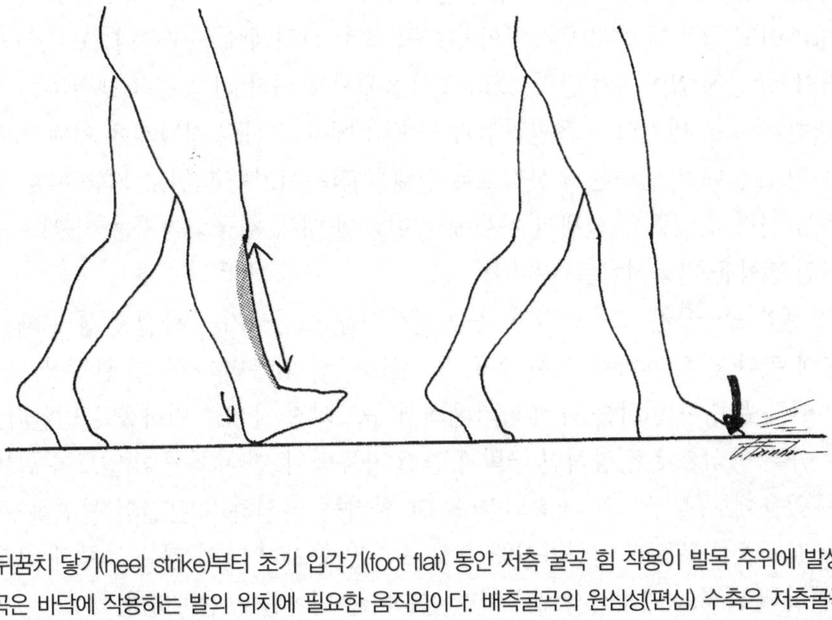

그림 12-7. 뒤꿈치 닿기(heel strike)부터 초기 입각기(foot flat) 동안 저측 굴곡 힘 작용이 발목 주위에 발생한다. 저측 굴곡은 바닥에 작용하는 발의 위치에 필요한 움직임이다. 배측굴곡의 원심성(편심) 수축은 저측굴곡 조절과 발이 바닥에 떨어짐을 예방한다.

기간에 발목 관절주변에는 중력선이 발목 관절축 뒤쪽으로 떨어지기 때문에 저측 굴곡을 일으키는 힘 요소가 작용하게 된다. 저측 굴곡은 바닥 위에 발을 놓아 그 자세에서 체중을 지지하기 위해 필요한 움직임이다. 그러나 이러한 저측 굴곡을 위해 근의 작용(발목의 배측굴근의 원심성 수축)이나 정확한 시간이 사용되지 않는다면, 발은 조절되지 않은 상태로 바닥에 떨어지게 된다(그림 12-7). 입각기의 같은 기간 동안에 슬관절에는 다른 경우가 존재한다. 이 기간에 슬관절은 발 뒤꿈치 닿기 동안 약 15° 굽힘 상태에서 초기 입각기에는 약 5° 정도로 관절이 움직임에 따라 신전 되게 된다. 슬관절에서는 굽히려는 힘의 요소가 존재하는데 굽힘은 원하는 움직임이 아니다. 이 경우 중간 입각기에 정확한 시간성을 가진 신전근의 구심성 수축은 굽히려는 힘의 요소에 반대로 작용하여 슬관절 신전을 일으키기 위해 필요하게 된다.

고유수용감각 (Proprioception)

해부학적 연구들은[46,47] 윤활 관절의 관절낭과 인대에서 관절의 신경지배와 감각수용기의 존재를 밝혔다. 표 12-3은 윤활 관절에서의 4가지의 주요 감각과 기계적 수용기들을 분류하고 설명해 놓았다. 연구들은 또한 근육의 기계적 수용기(근 방추)가 이전에 알고 있었던 것보다 고유 감각과 운동감각 기관으로 더 많은 역할을 가지고 있다고 밝혔다.[48,49]

관절의 기계적 수용기와 근 방추는 관절의 위치 감각과 움직임, 관절 움직임의 변화 그리고 어떤 경우엔 인대내 장력의 변화를 중추 신경계에 전달한다. 고유 감각은 자세나 움직임, 균형에 있어서의 변화, 그리고 관절에서 압력과 긴장 등을 생산하는 기계적 관성에 대한 정보를 말한다.[50] 윤활관절과 근 방추에서 구심성 신경계에 의해 전달되는 고유감각 정보에 대한 입력은 우선적으로 신체를 적응시키는 역할로 기능하게 된다. 이러한 구심성 신경의 입력은 신체의 자세에서 변화에 대해 제공되어지는 정보에 근거해 신체 움직임 전략을 변화시킬 수 있다.[51]

몇몇의 연구들은 고유감각과 운동 지각력을 소실시키는 관절 손상의 해로운 영향을 설명해 왔다.[52-55] Wyke에 의한 연구[55]는 관절낭의 외측면 손상 후 관절낭으로부터 구심성 자극의 분명한 변화를 가진 환자에게서 두드러진 자세적 변화를 설명한다. 자세적 결함은 다른 방식으로 정상적인 근력과 관절 가동범위, 잔여 통증이 없도록 완벽히 회복시켜 주었음에도 불구하고 지속되었다. 그 환자는 낙심하며 관절의 불편을 호소하였다. Barrack 등은[52] 무릎에 전십자인대 손상을 가진 환자가 그의 건측 무릎과 비교해 보았을 때, 변화된 관절의 위치감각에서 지각 결손이 분명함을 발견하였다.

Freeman[56]은 명백한 구조적 불안정성이 없는 경우에 만성적인 발목관절 불안정성을 가진 환자를 위해 밸런스 보드 위에서의 협응 운동을 주장한다. France 등[57]은 정상인을 대상으로 균형을 훈련시키는 도구 위에서 훈련 후 하지의 균형 향상을 검사했으며 훈련 전후에 균형과 안정성 기술이 향상되었음을 발견하였다.

보호적 근 반사 (PROTECTIVE MUSCLE REFLEX)

몇몇의 연구들은 인대의 신장이 근골격 운동계에 대해 많은 영향을 받지 않는다고 설명하고 있다.[49,58-61] 적어도 중등도의 부하에서는 말이다. 그러나 감마 근방추계에 대한 영향은 자주 그리고 강력한 것처럼 보이며 낮은 기계적 강도에서도 유도되는 것처럼 보인다. 예를 들어, Johansson[49]과 Sojka[61] 등에 의한 연구에서 사용되었던 긴장적으로 적용된 낮은 견인력(5-40N)으로 구성된 십자인대의 표준 자극은 근 방추의 구심성 반응에 대해 관찰된 대부분의 결과들이 자극에 대해 낮은 역치를 가지고 느리게 적응하는 것에 의해 비롯되었음을 나타낸다(Type Ⅰ). 그러므로 낮은 압력 부하에서 관절의 기계적 수용기들은 자세와 움직임에서 근 긴장의 정상적인 반사적 협응과 관련되어 있고 그리고 이러한 수용기들은 감마 운동 신경사슬을 통해 다중 연접으로 작용하며 체중지지 운동(CKC)을 하는 동안 유도되어진다.

결론은 이 반사는 움직임과 안정성을 위해 관절 주변에 근 긴장과 경직을 조절한다.

Solomonow등[34]은 손상이 있는 무릎의 전 십자인대에서 시상면으로의 전위가 유발

표 12-3 자세 감각 수용기들

유형	특징	기능
Ruffini endings	빠른 관절 움직임과 함께 강한 자극을 받는 분사형 모양의 신경 끝 부분, 첫 적응 후, 지속적인 일정과 신호가 전달된다.	안전된 자세 감각과 움직임의 시작 속도
Golgi tender receptor organ	Ruffitini endings보다 적은 수로 건과 인대들이 발견된다. Ruffini endings들과 비슷한 성격과 함께 신장 감각기이다.	강한 움직임을 제제하기 위하여 온 긴장의 반사적 변화 시킴
Pacinian Corpuscles	빠른 움직임의 적응과 함께 관절의 회전 속도 감지	가속과 감속의 변화 감각 수용
Free nerve endirrg	피부에서 발견되며, 닿는 것과 압박의 변화에 대해 감지하고 민감하다	불쾌한 자극들에 민감

되어질 때 무릎 굴곡근(hamstring)의 반사적 수축이 유도된다. 결과는 인대의 보호와 관절 안정을 위해서 닫힌운동사슬 훈련을 하는 동안 유도되어질 수 있는 근의 보호적 반사 기전을 나타낸다. 보호적 반사는 Type III(고 역치, 느린 적응; 표12-3참고)의 기계적 수용기의 압력에 의해 촉진되는 것으로 추정되며 이것은 주동근(무릎굴곡근-hamstring)을 흥분시키고 침범된 인대(전십자인대)의 길항근인 무릎 신전근(quadriceps)을 억제시킨다.

그러나 Solomonow등은 무릎 굴곡근과 신전근으로부터 근 전도 신호 상에서 반사적 변화를 일으키기 위해 전 십자인대에 큰 부하가(약 130N) 적용되었다고 보고한다.

근 신장성 반사 (MYOTATIC STRETCH REFLEX)

연구들은 구심성 근 수축 전에 즉각적인 원심성 근 수축은 구심적으로 생산되어지는 힘을 증가 시키는 것으로 설명한다.[62,65] 이 기전은 단축성 수축 신장(stretch shortening contraction)이라 불려지며 플라이오메트릭(Plyometric)훈련 동안에 일어난다.(예비 신장 또는 반대적인 운동을 포함한 빠르고 강력한 움직임)[64]

신장-단축 주기 동안 생산된 힘은 두 가지 기전 즉 : (1) 에너지를 저장하고 빠르게 방출하는 근육의 탄력적이고 비수축적인 부분의 예비 신장 (2) 근 신장성 반사의 유도 때문이다.

근 신장성 반사는 고유 감각적인 반사이다. 근 방추(muscle spindle)와 골지건 기관(Golgitendon organ)을 포함하는 고유감각 수용기는 근육 내에 위치하며 근육의 변화도에 대한 구심성 정보를 제공한다. 근 방추는 근 섬유내에 위치한 작은 복합체로 구심성과 원심성 지배신경을 가지고 있다.[67] 신장에 의해 근방추가 활성화되면 지각의 구심성 반응이 형성되고, 척수로 전달되면 차례로 자극은 움직임 반응을 일으키는 골격근으로 다시 보내진다. 근육의 단축은 근내에 포함되어 있는 근방추의 신장을 감소시키고 그것에 의해 신장성 반사로부터의 자극이 제거된다. 근 신장성반사는 신체에서 약 30ms에서 50ms의 연결 시간을 가진 유일한 단일 연접 반사이다.[67]

골지건 기관은 근의 부착점 근처의 근 건내에 위치하고 있다. 골지건 기관의 활성은 근을 억제시킨다. 수축성 근 섬유와 일직선으로 배열 되어있는 골지건 기관의 연결 때문에 이러한 고유 감감 수용기의 활성은 신장과 함께 일어난다. 변형이나 장력이 일어날 때 감각 자극은 척수와 소뇌에 전달되어진다. 척수에 이러한 감각자극의 전달은 수축하는 근육과 협동근의 알파 운동신경원을 억제시키는 원인이 되며 이것에 의해 힘의 생산이 제한된다. 협응 되고 안전한 움직임을 위해 위치감각을 유도하고 근육의 힘을 조절하기 위한 근과 관절의 고유 감각 수용기의 상호작용은 기능적 또는 닫힌운동사슬 훈련동안에 가장 잘 촉진된다.[66]

플라이오 메트릭 운동(plyometric training)—원심성 수축을 하여 근육의 길이가 늘어난 상태에서 구심성 수축을 하게 되면, 보다 많은 힘을 내게 되므로 이러한 동작을 위한 운동 프로그램을 의미한다.

운동학습 (Motor Learning)

운동 학습은 재활의 우선적인 목표이며 숙련된 또는 협응된 움직임의 획득, 재획득을 수반한다.[68,69] 협응(coordination)은 움직임의 구성요소가 연속되고 순간적으로 조직되며 기능적인 움직임의 방식 또는 협력작용을 생산하기 위해 그것들의 상대적인 크기를 결정하는 과정으로 정의되어 진다.[68] 근골격계는 다축 방향으로 움직일 수 있는 잠재성을 가지고 있으며 원하는 움직임을 일으키기 위해 다양한 근육을 사용한다.

전정감각, 시각 또는 관절 고유감각입력에 의해 영향을 받는 중추신경계 안의 다른 신경통로는 비슷한 협응된 움직임을 만들어낼 것이다. Keshner에[69,70] 의한 연구는 다른 근육 동원 패턴이 비슷한 바람직한 움직임을 생산하는 환경의 경험적인 조작을 유발한다는 것을 설명했다. 변화하는 환경에서 적당한 움직임 행동과 함께 기능을 하기 위해 중추신경계는 다른 상태의 감각입력을 인지하고 확인할 수 있어야 한다. Keshner는 치료적 간섭이 다른 환경적 상황을 제공해야하고, 다양한 적응 반응을 요구한다고 제한했다. 그녀는 특별한 임무를 과하게 배우는 것은 운동반응의 적응을 억제할 수 있다고 경고했다. 단순한 반응패턴으로 인하여 환자를 편안하게 만들지 못할 것이고, 그 반응을 사용하려고 시도했을 때 좀 더 적당한 반응의 생산을 방해할 것이다. 점진적으로 수정된 특별한 움직임 임무에 의해 그리고 닫힌운동사슬 훈련동안 환경에 의해서 수정된 전체적인 신경계는 중추신경계로 들어가고 적당한 근육동원을 촉진할 것이다. 치료사들은 움직임 반응의 다양함과 유연성을 향상시킬 수 있을 것이다.

요약 (SUMMARY)

이전 단락은 하지의 역학적, 신경근 골격계의 반응에서 열린운동사슬, 닫힌운동사슬 움직임의 영향을 묘사했다. 치료사들은 재활 하는 동안의 열린 운동 훈련과 닫힌 운동 훈련의 특징과 이점, 불이익들을 알아야한다. 일반적인 열린운동사슬 훈련은 관절에 더 적은 스트레스를 부과한다. 그리고 무게를 지탱하는 동안 전체 하지에 근육 힘의 영향을 주지 않도록 근육의 활동을 분리해야 한다. 대부분의 경우에 열린운동사슬은 재활 초기 단계에서 사용된다. 닫힌운동사슬 훈련은 압박하는 힘, 다양한 관절의 근육군의 동원, 관절 주위의 동시수축을 생산하는 것에 의해서 기능적인 훈련효과를 나타낸다. 동시에 발생하는 원심성 그리고 구심성 수축, 고유감각 입력 그리고, 운동기술의 재습득 동안 배움

표 12-4 시간과 기준에 기초한 운동 경과

단계	특징	각속도	저항
단계 I	치유의 염증성 단계 화내 보호 1~10일	통증 감소 부종 / 상출 감소 관절가동범위 증가	냉치료 압박, 거상 수동 관절가중 운동
단계 II	치유의 섬유조직형성 단계 보호된 움직임 10~6주	관절 가동범위 증가 초기 강화운동으로 근육 위축 예방	월풀, 부분적인 관절가동운동 (운동과 신장) 보조관절가동 운동 다양한 각의 등척성 운동 가벼운 체중지지 등장성 운동
단계 III	치유의 성숙단계 최소 보호 6~12주	근육 수행 향상 유연성 향상 고유수용감각 향상	완전한 범위의 등장성 운동 다양한 속도의 등속성 운동 닫힌 운동 사슬 균형 운동
단계 IV	성숙 기능적으로 회복 12~16주	정상 운동 수행 회복 정상 유연성 회복 기능적으로 회복	진보된 닫힌운동사슬 운동

등으로도 기능적인 훈련효과를 나타낸다.

운동 사슬 훈련의 적용 (APPLICATION OF KINETIC CHAIN TRAINING)

재활에서 운동사슬 훈련의 적용은 환자를 닫힌운동사슬 훈련으로 점진적으로 발달시킨다. 열린운동사슬으로부터 닫힌 운동 사슬운동 훈련으로 진보하는 것에 의해 재활은 기능적 과정을 따라간다. 이 개념은 Keggerreis[71]에 의해 정의되었다. 안전함이 요구되는 기술의 습득과 재습득, 기능에서의 효과적인 수행이 요구된다.

SAID Principle

기능적 전진은 운동 특이성의 요소와 SAID(specific adaptations to imposed demands, 부과된 요구에 특별한 적응)원리에 의해 기본이 되는 요소를 통합한다.[72] 이 요소에 의하면 몸은 부과된 스트레스의 형태에 기본하여 행동으로 적응되어진다. 그리고 수행된 훈련의 형태가 특별하다. 기능적 운동은 개인이 수행하기 위해 요구되는 특별한 활동을 자극해야 한다.

운동 경과 (Exercise Progression)

닫힌운동사슬 훈련은 단지 하지에 기능적으로 배우는 반응, 신경근적 반응, 생물 공학적 반응을 재생산하는 방법으로만 기록되었다.[73] 그러나 어떤 재활 프로그램에서는 시간적으로 운동의 진보는 결과를 만들어 낸다, 현명한 실행과 운동의 이점의 관찰은 운동기간에 아주 중요하다. 시기와 연부 조직 치유의 기간은 인대의 파열의 상태와 외과적 간섭에 의한 상태를 고려하여야 한다. 이런 기간들은 운동 프로그램의 안내자가 된다. 게다가 치료사는 운동에서 환자의 징후와 증상을 계속 관찰해야 한다. 아래 표 12-4는 시간에 의존한 운동 프로그램의 예이다. 연부조직 치유를 고려하고, 기능적 운동 진전 프로그램을 사용한다. 이 프로그램은 일반적인 프로그램이고 개인에 따라 상태에 따라 수정되어 실시될 수 있다. 초기 치료적 간섭은 부상의 급성기간(약화, 부종, 관절가동범위의 제한 고통 등)을 개선하기 위해 디자인되었다. 동시에 치료사는 치유 과정을 조절하기 위해 재활 프로그램을 디자인한다. 물리적 매개변수가 향상됨에 따라, 상처가 치유됨에 따라 운동은 계급적으로 쉬운 것에서부터 복잡하고 어려운 것으로 실행된다. 궁극적으로 환자는 정상 기능을 회복하기 위해서 통합된 형태에서 운동반응을 최적화하고 움직임 패턴을 훈련한다.

요약 (SUMMARY)

운동선택과 진전은 부상의 상태나 환자의 필요에 의해 의존한다. 처음 목표는 안전하고 효과적인 방법으로 치료의 목표에 도달할 수 있도록 운동을 선택하는 것이다. 두 번째 목표는 환자가 기능을 부상 이전의 상태로 되돌릴 수 있는지 그 진전 방법을 선택해야 한다. 비록 개인적인 부상 이전의 기능이 다르지만, 각각의 재활 프로그램은 닫힌운동사슬 훈련으로 통합된다.

사례연구 (CASE STUDY)

아래 환자 케이스 연구는 열린운동사슬 훈련과 닫힌운동사슬 훈련동안 운동 진전을 위한 임상적 결정 과정을 설명한다.

사례: 발목 내반 염좌 (CASE: INVERSION ANKLE SPRAIN)

20세의 여자환자. 농구선수이며 게임 중 발목이 뒤틀렸다. 환자는 리바운드된 볼을 받다가 같은 팀 동료의 발을 밟고 발목이 안쪽으로 돌아갔다. 그녀의 발목 바깥쪽으로 뚝 하는 소리를 느꼈다고 한다. 그라운드에서 바로 누웠는데 즉시 붓기 시작했으며 운동 트레이너에 의해 그라운드 바깥으로 옮겨져 발목을 붕대로 감아 압박하고, 찬물에 30분 동안 넣었다. 외적인 기형은 분명히 판별되지 않는다. 바로 응급실로 옮겨 X-ray를 찍었으나, 골절은 아니었다. 발목고정을 하고, 밤에는 심장보다 거상시켜 놓았다.

그 이후에 취해진 의학적 검사

1. 발목과 발의 등쪽 바깥쪽으로 2+ 부종
2. 반상출혈
3. talar tilt test

진단 (Diagnosis)

진단은 전거비골인대(anterior talofibular ligament) 그리고 종비골인대(calcaneal-fibular ligament)의 완전한 파열이 의심되는 Lauge-Hansen supination-adduction(SA) 외상이다.[74] 그 결과 환자의 바깥쪽 발목에 3+의 불안정성이 나타났다. SA 부상은 발이 안쪽으로 외전 되었을 때 나타난다. 그리고, 발목 비골의 바깥쪽의 인대가 팽팽하게 늘어났다.

이 인대의 찢어짐은 복잡하여 SA의 첫 번째 단계에 비골의 결출 골절(avulsion fracture)이 나타난다. 그리고 두 번째 단계에서는 경골의 복사뼈에 압박 골절이 발생하였다(그림 12-8).

환자는 하지에 높은 기능적 수준을 요구하는 운동선수이고, 이 외상으로 인해 심각한 불안정성을 가지고 있었기 때문에 의사는 SPLAS(split peroneal brevis lateral ankle stabilization)이라고 알려진 바깥쪽 발목 안정성 수술을 수행하려고 결정하였다.[75] 수술에 대한 기본적 접근은 부착된 단비골건(peroneal brevis tendon)의 원위부 끝의 좁고 긴 부분을 잘라낸다. 그리고 비골을 통한 좁고 긴 부분을 다른 길로 수송하거나, 거골에 건을 부착한다.

재부착된 건은 찢어진 전거비골 인대에 재위치하게 된다. 환자는 처음에 초기 치유를 위해 무릎 아래부위에 3주간 부목을 실시하였다.(초기 섬유증식) 부목을 제거 후에는 공기장화(air boot)로 고정하여 크러치와 함께 부분적인 체중부하를 시작한다. 공기장화는 발과 발목에 압박하는 힘을 주어 부종을 제거한다. 환자는 물리치료를 시작한다.

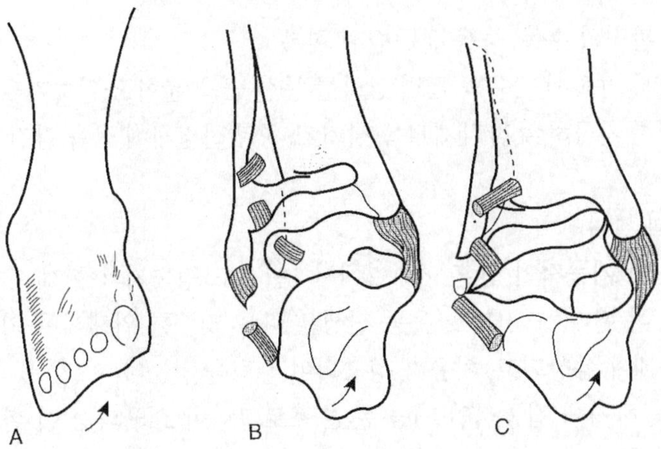

그림 12-8.
Lauge-Hansen 분류 : 회외전-내전 손상, (A) 회외전된 발은 경골(tibial) 굴곡을 일으킨다. (B와 C) 첫단계 : 외측 인대의 좌열.

초기 상태 (Initial Physical Findings)

1. 발목과 발 그리고 뒤쪽 발목의 바깥과 배측부위의 2+ 부종
2. 바깥쪽으로 형성된 단단한 반흔
3. 최소한의 능동적 수동적 거퇴관절의 움직임
4. 제한된 거골하 관절 움직임 그리고 중족근골 관절움직임
5. 장딴지근 가자미근의 위축
6. 아킬레스건의 짧아짐
7. 환측 내측광근, 외측광근의 위축
8. 발목과 발의 주된 근육근의 힘이 3/5이 약화됨
9. 수동적 다리 거상 검사(SLR)= 50° (슬와근의 짧아짐으로 인해 제한됨)
10. 통증이 있거나 불안정한 걸음걸이 (보조기구가 없으면) - 10초 이상 완전한 자세로 흔들림없이 서 있는 동안 환자는 균형을 잡을 수 없으며, 눈을 감으면 좌우로 흔들거린다.

평가 (Assessment)

- 치료를 위해 다음의 우선사항을 포함해야 한다.

(1) 부종 감소 시키기
(2) 반흔 조직의 정상적인 치유 촉진하기
(3) 거골하관절과 중족 관절의 수동, 능동 운동범위 회복
(4) 짧아진 근육의 신장과 약화된 근육의 근력 강화를 통한 근육 균형 조절하기
(5) 관절의 감각 수용기를 자극하여 감각재교육 시키기, 중추신경계에 근육 감각 압력

공헌하는 요소는 다음과 같다:

빠른 섬유조직 형성과 비 기능적인 반흔. 6개월에서 1년정도 성숙기와 함께 수술후 대략 6~8주에 완전한 회복이 된다. 그러므로 운동 진행은 다음 몇주를 위해서 주의하면서 시행한다. 그때 신체 한계가 향상되고, 치유가 성숙되며 장력을 얻는다.

분류 I 대학 농구 선수. 하지에 집중적인 기능 훈련 프로그램이 요구되는 이 환자는 높은 기능적인 요구를 필요로 한다. 그러므로 부종, 운동성 감소, 통증 그리고 약화 등의 초기 문제들이 존재하면, 연부조직 치유를 해야하고 적극적인 닫힌운동사슬 훈련을 하기 위해 운동이 수단이 되어진다. 치료를 위한 시간표는 다소 길고, 수술 후 4~6개월 연장 될 것이다. 이 기간의 프로그램 설계는 때때로 치료비의 관점에서 보험회사에 정당화하기 어렵다. 임상가는 모든 관계하고 있는 환자들이 그에 알맞은 치료 시간을 할당 받을 수 있게 하기 위해서 강하게 주장하여야 한다.

치료 (Treatment)

초기치료 Initial Treatment

수술 후 처음 3-6주 동안은 평가를 통해서 신체적으로 부족한 것을 향상시키기 위해 치료계획을 세운다. 왜냐하면 이 장에서는 운동사슬 훈련을 강조한다. 초기치료의 세부 분석은 11장을 참고하기 바란다.

단계에 맞는 운동사슬 훈련 프로그램을 실시하는 것이 무엇보다 중요하며 통증과 부종이 감소하기 시작하면, 환자는 점진적으로 낮은 수준의 닫힌운동사슬을 시작하도록 한다.

초기에는 발목관절의 감각 수용기에 자극을 주고 감각을 촉진하기 위해 눈을 뜨거나 감은 상태로 양쪽에 체중부하를 실시한다(그림12-9).

발이나 발목에 통증이나 부종이 나타나는지 주의 깊게 관찰하면서 볼 위에 발을 올려놓고, 발뒤꿈치 들기를 시도한다(그림 12-10). 임상가들은 발목과 발의 통증 증가와 부종을 계속적으로 모니터해야 한다.

이 시기동안 열린운동사슬프로그램을 통해서 유연성, 원심성 근 수축을 위한 좀더 어려운 닫힌운동사슬훈련을 준비 할 수 있다. 정상적인 운동 역학은 닫힌운동사슬훈련을 안전하고 효과적으로 진행하기 위해 필수적이다.

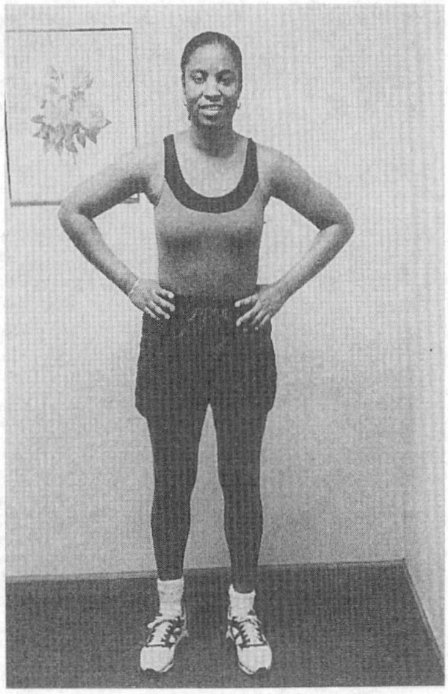

그림 12-9. 초기 단계 양측 체중이동

6주-12주

발과 발목의 움직임이 정상에 가까워지며 부종은 1+정도이며 근력은 도수 근력 측정 결과 3+에서 4/5 정도이고 대퇴사두근 수축 동안 VMO(vastus medialis oblique)와 VL(vastus lateralis)근육의 완전한 동원이 이루어진다. 환자는 어떤 식별할 수 있는 불균형이나 흔들림없이 30초 이상 서 있을 수 있다. 공기부목이나 보조도구 없이 전체적인 체중부하가 가능하다.

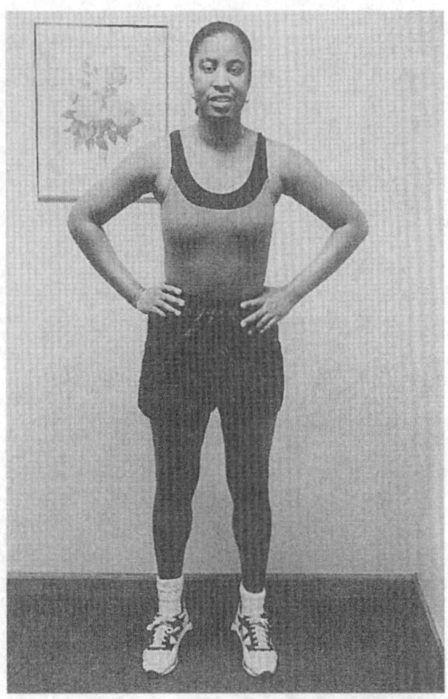

그림 12-10. 발 앞쪽으로의 2초동안 체중 이동에 의한 뒤꿈치 들기

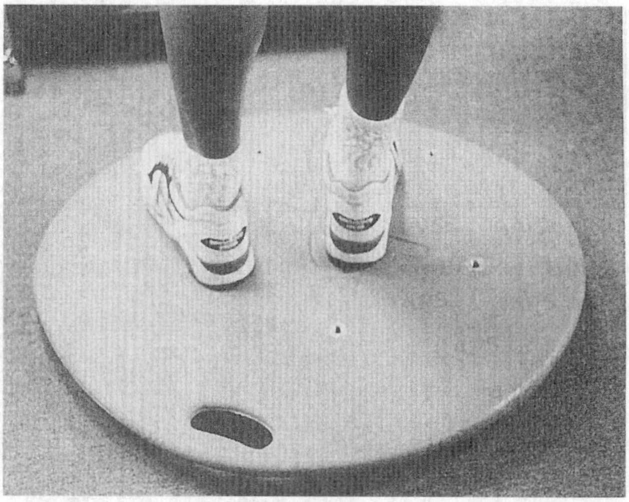

그림 12-11. 환자가 발목의 고유 수용성 감각 촉진을 위해 균형 운동기를 사용한다. 반원의 바닥 판 위에서 균형 잡고 균형판 한쪽 끝이 바닥에 닿지 않도록 훈련한다. 훈련하는 동안 발을 봐서는 안된다.

이 시기의 치료의 목표는 발목과 하지의 고유수용감각을 증진시키고 기능적인 움직임을 증진시켜 최대한으로 움직일 수 있고 근력을 증가시킬 수 있도록 하는 것이다.

환자는 다양한 속도의 등속성 훈련을 통해 움직임의 패턴을 익히게 된다.

균형판을 통해 고유수용감각을 촉진시키고 (그림12-11), 발뒤꿈치를 들어올리는데 저항을 주기 시작하고(그림12-12), 다리에 압박을 주며 (그림12-13) 전체적인 하지에 근력 증진을 유도한다.

이 상태에서 환자가 점점 꾸부려 앉기를 시도하면, 근육의 상호수축이 유발되어 원심

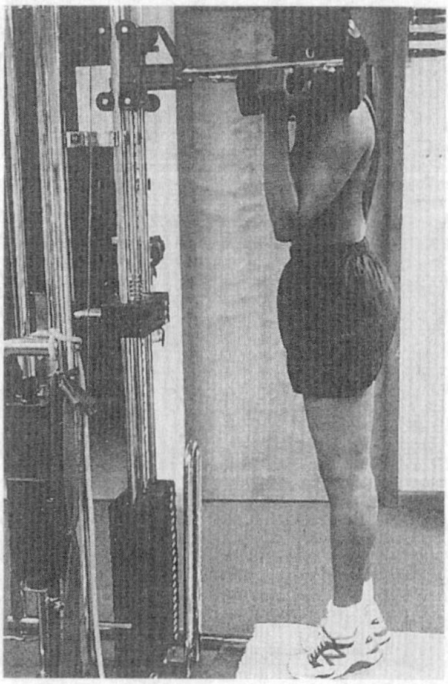

그림 12-12. 발 뒤꿈치 들기 저항 운동

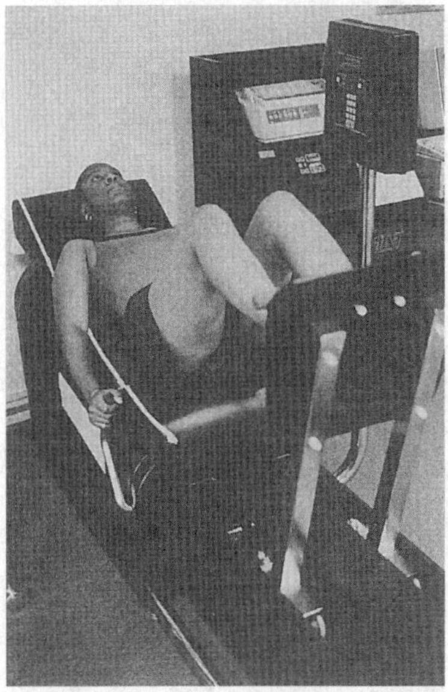

그림 12-13. 바로 누운 자세에서 다리 누르기

성 수축과 구심성 수축이 촉진된다(그림12-14). Stairmaster란 장치는 전체적인 하지강화와 심혈관계 상태를 위한 훌륭한 닫힌운동사슬 훈련 장치이다. 환자는 이 장치에서 거꾸로 걷도록 지시받고, 핸들 위를 잡음으로써 어려움을 억제한다. 이것은 고유수용감각과 균형을 증진시킨다(그림 12-15). 모든 운동은 최대 운동 조절을 위해 공기 부목 없이 수행한다.

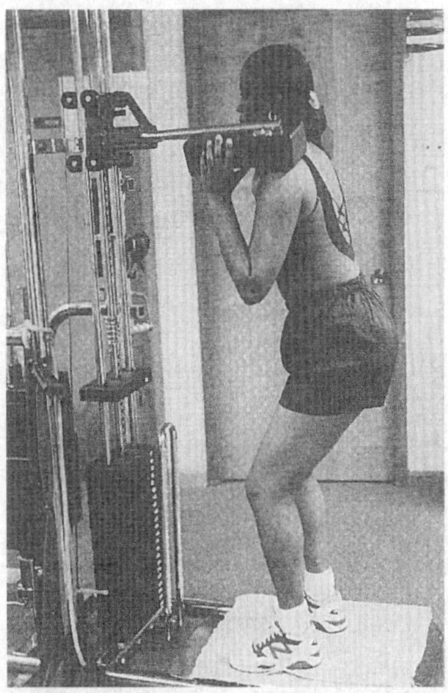

그림 12-14. 서서 4분의 1 꾸부려 앉기. 하지(titial)가 바닥에 수직이 되어야 하며 무릎은 발가락 뒤에 위치한다.

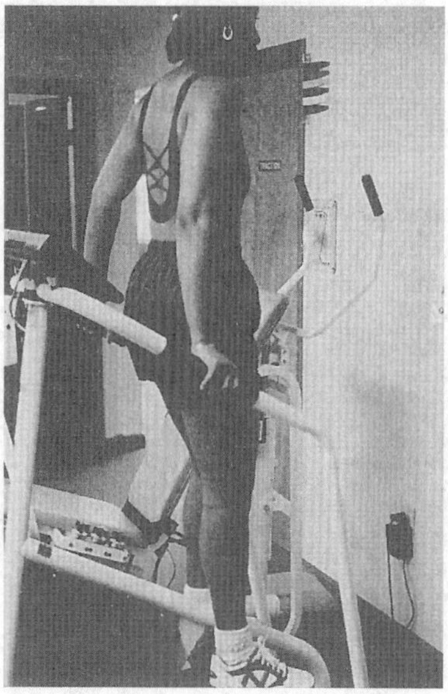

그림 12-15.
뒤로 선 자세에서 계단 오르기(stairmaster)

12주-16주

12주와 16주 사이에서는 지속적인 닫힌운동사슬을 실시하며 환자는 한쪽 다리의 발뒤꿈치들기, 슬라이딩 보드, 미니 트램(minitramp)위에서 뛰기 등을 실시한다(그림 12-16~12-18).

플라이오메트릭 훈련은 신장과 수축의 사이클을 최대화하여 촉진하는 것으로 신경근골격계의 조절을 강화하고, 근력과 속도를 증진시킬 수 있는 프로그램이다. 플라이오메트릭 테스트 전, 2개의 부분으로 나눈다 : 정적 안정성과 동적 움직임 테스트. 3개의 기본

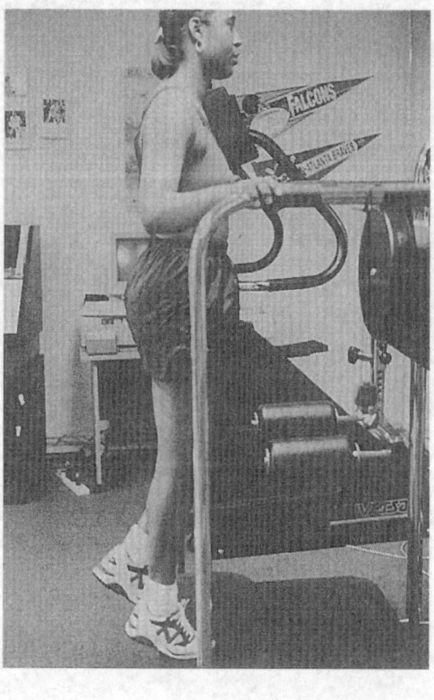

그림 12-16. 한다리 뒤꿈치 들기, 발 디딤을 사용하여 운동 시작 시 가자미 근의 신장효과

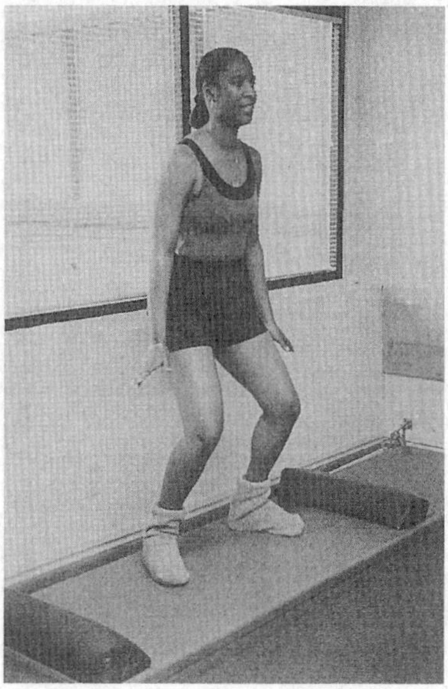

그림 12-17. 미끄럼 판 운동은 고유 수용성 감각, 민첩성, 그리고 심폐 기능 지구력에 훌륭한 운동이다. 환자는 시간 제한 훈련을 한다. 먼저 3회의 30초 운동을 시작 3회 2분 운동으로 발전시킨다.

적인 정적 테스트는 한 다리로 서 있기, 한쪽 다리 4분의 1 꾸부려 앉기, 그리고 한쪽 다리 2분의 1 꾸부려 앉기. 플라이오메트릭 프로그램의 시작 전 30초 동안 눈을 뜨고 한발로 서 있은 후, 다시 눈을 감고 30초 동안 서 있는 것을 수행하여야한다. 한발로 서 있는 것을 수행하는 목적은 정적 안정성을 검사하는 것으로 환자의 체간 조절과 몸통 안정성 능력을 결정하게 된다. 동적 움직임 검사는 폭발적 조화 운동과 환자의 모방 움직임 능력을 검사한 후 평가한다. 예를 들어, 농구선수는 모든 플라이오메트릭 프로그램 기구의 수행 전 일련의 서있는 상태에서 뛰는 것을 수행하여야 한다.

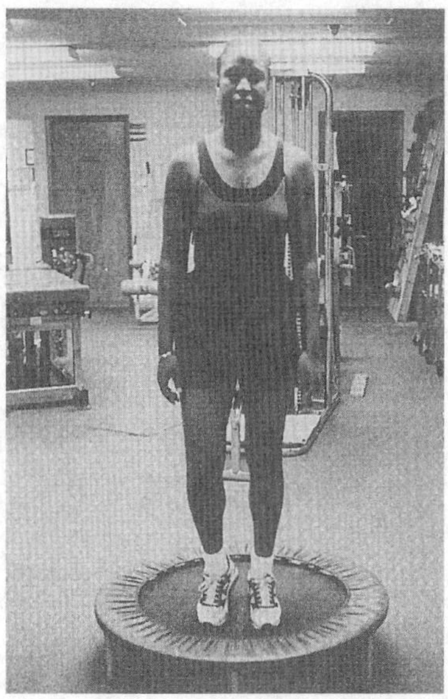

그림 12-18. 미니 트램에서 뛰기(jogging)

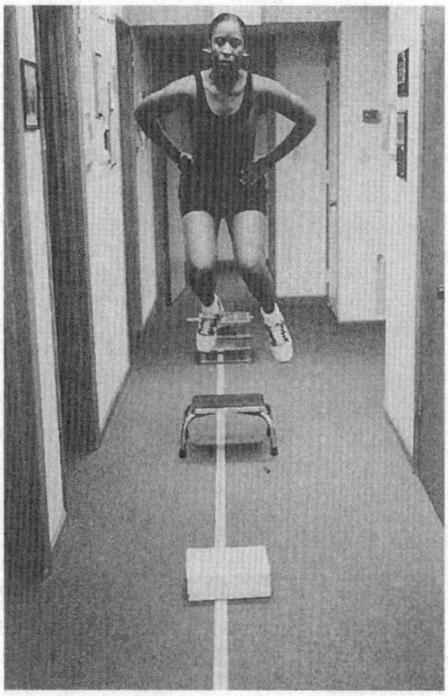

그림 12-19. 높이 도약 운동(Bounding execrise)

플라이오메트릭 훈련과 전진을 위한 연구계획서들이 약간 존재한다,[78] 그리고 환자의 운동 복제 프로그램이 임상적으로 설계되었다.

지침: 플라이오메트릭 훈련은 운동가를 위해 특별한 목표를 설립한다.(예를 들어, 만약 목표가 수직 뛰기의 향상이라면, 뜀뛰기가 훈련에 가장 좋은 방법이다.); 일의 질이 일의 양보다 더욱더 중요하다; 운동 강도는 최대 수준에서 수행한다; 보다 큰 진폭 또는 강도, 보다 큰 회복 시간; 그리고 위의 지침으로 플라이오메트릭 훈련을 수행하였다면 아마도 보통 훈련보다 더욱더 큰 이익의 결과를 가져올 것이다. 이것은 부분 또는 전체 피로 환경아래에서 반복적으로 운동할 때 도달할 수 있다; 적당한 테크닉으로 시행하면, 증명할 수 없다, 최대로 수행해야 도달할 수 있다; 초기에는 낮은 복잡성과 스트레스를 가진 운동에서 점진적으로 높은 강도의 운동으로 진행한다; 높은 강도의 플라이오메트릭 훈련은 손상과 과도사용 방지를 위해 2주로 제한한다.

이유는 이 환자는 높은 충격의 움직임, 이를테면 뜀뛰기, 토끼뜀(hops) 그리고, 뛰기 등이 강조되는 운동선수이기 때문이다. 초기에 환자는 옆에서 옆으로 또는 6인치 이상 높이의 옆으로 뜀뛰기(lateral jumping)를 수행한다. 교육을 받은 후 30초 동안 수행하고 점진적으로 30초씩 3번 수행한다. 박절기(metronome)를 사용한다, 초기에는 2~3초 동안 한번 점프하는 느린 속도에서 초당 한번 점프한다. 환자는 30초의 운동을 3셋트 점점 더 빠른 보폭으로 높게 수행하나 높이는 1족(foot) 가까이까지 증가하는 것은 제한한다. 미리 설치된 높이와 거리로 교차하며 도약해서 근육의 힘과 스피드를 촉진시킨다(그림 12-19). 환자의 스피드와 움직임에 증진이 있다면, 점진적으로 카리오카나 8자 모양처럼 커

팅 운동(Cutting Exercises)을 시행한다. 운동 중 초기 발목의 테이프와 부목의 유지가 중요하다.

16~24주

기능적 훈련을 계속한다; 복잡하고, 증진이 요구되고, 특수한 스포츠 훈련을 사용한 농구공 운동 등을 프로그램에 가미시킨다. 임상가는 부종, 통증, 또는 움직임 제한 등이 나타나는지 관찰한다. 약간의 부종이 운동 중 나타나면, 환자에게 훈련 후 약 20분 가량 얼음을 대준다.

퇴원 검사

퇴원 검사는 여러 물리적 기능적 검사와 모든 근육 그룹의 등속성 검사, 완전한 그리고 통증없는 관절가동범위와 그리고, 기능적 검사 등이 포함되었다. 한발 뛰기 검사(hop test)는 기능과 비교적 상호관계가 높은 Noyes 등[19]의 측정 방법을 사용했다. 이 검사는 일정 거리 동안의 한발 뛰기와 6분 동안 한발 뛰기 그리고, 3배 한발 뛰기 등을 포함하고 있다. 좌우 비교는 건측의 하지에 모든 테스트의 85% 이내로 시행하였다.

사례연구 정리 (SUMMARY OF CASE)

이 사례는 운동치료 환자의 전형적 사례를 닫힌운동사슬훈련 프로그램의 설계로 설명하고 있다. 환자는 점진적으로 초기 연부 조직치유 단계에 접어들었으며, 부종, 움직임 제한, 동통, 근력 저하 등이 교정되고 있는 시기였다. 재활의 중기와 후기에서 기능적 훈련이 중요한 항목이었고, 점진적으로 스트레스를 증가시켰으며, 근육신경계통의 적당한 시기에 안정적이고 효과적 방법으로 운동기술 증진을 실시하였다.

결론 (CONCLUSION)

이 장은 전문 용어, 기초 개념, 그리고 동역학 훈련의 원칙에 대해 재검토하였다. 생체역학적 힘, 근육의 힘, 그리고, 수축의 방식, 고유수용감각, 학습 그리고, 운동의 특이성 등에 대한 원칙은 열린운동사슬과 닫힌운동사슬훈련 시 반드시 충분히 고려되어야 할 상호작용들이다. 이것들은 두 가지 운동 사슬(kinetic chain) 훈련 방식에서 변하기 쉬우므로 기능적 요구가 명확히 지적되어야 하고, 기술은 닫힌운동사슬훈련에서 발생한다. 닫힌 운동사슬 훈련은 열린운동사슬 훈련을 수행 시에는 할 수 없는 통합된 방법으로 운동 응답을 크게 정렬시킨다. 따라서 모든 재활 프로그램 설계 시 반드시 기능적 또는 닫힌 운동 사슬훈련을 포함시켜야한다

참고문헌 (REFERENCES)

1. Shelbourne, KD and Nitz, P: Accelerated rehabilitation after anterior cruciate ligament reconstruction. Am J Sports Med 18:292, 1980.
2. Palmitier RA, et al: Kinetic chain exercise in knee rehabilitation. Sports Med 11:402, 1991.
3. Henning, CE, Lynch, MA, and Glick, JR: An in vivo strain gauge study of elongation of the anterior cruciate ligament. Am J Sports Med 13:22, 1985.
4. Seto, JL, et al: Rehabilitation of the knee after anterior cruciate ligament reconstruction. J Orthop Sports Phys Ther 11:8, 1989.
5. Grood, ES, et al: Biomechanics of knee extension exercise. J Bone Joint Surg 66A:725, 1984.
6. Yasuda, K, et al: Muscle weakness after anterior cruciate reconstruction using patellar and quadriceps tendons. Bull Hosp Joint Dis Orthop Inst 51:175, 1991.
7. Yack, JH, Collins, CE, and Whieldon, TJ: Comparison of closed and open kinetic chain exercise in the anterior cruciate ligament–deficient knee. Am J Sports Med 21:49, 1993.
8. Fanton, GS: Rehabilitation of the knee after anterior cruciate ligament surgery. Phys Med Rehabil 4:639, 1987.
9. Gowitzke, BA and Millner, S: Scientific Basis of Human Movement. Williams & Wilkins, Baltimore, 1988, pp 1–3.
10. Steindler, A: Kinesiology of the Human Body Under Normal and Pathological Conditions. Charles C. Thomas, Springfield, IL, 1973, p 63.
11. Norkin, CC and Levangie, PK: Joint Structure and Function: A Comprehensive Analysis. FA Davis, Philadelphia, 1989.
12. Warwick, R and Williams, PL: Gray's Anatomy. 35th British edition. Churchill Livingstone, New York, 1973, p 406.
13. Deusinger, RH: Biomechanics of clinical practice. Phys Ther 64:1860, 1984.
14. Lutz, GE, Palmitier, RA, and Chao, EYS: Comparison of tibiofemoral joint forces during open-kinetic-chain and closed-kinetic-chain exercises. J Bone Joint Surg 75A:732, 1993.
15. Brunstrom, S: Clinical Kinesiology. FA Davis, Philadelphia, 1962, pp 1–48.
16. Inman, VT: The Joints of the Ankle. Williams & Wilkins, Baltimore, 1976.
17. Root, ML, Orien, WP, and Weed, JN: Clinical Biomechanics. Vol 11: Normal and Abnormal Function of the Foot. Clinical Biomechanics, Los Angeles, 1977.
18. Inman, VT and Mann, R: Biomechanics of the foot and ankle. In Inman, VT (ed): DuVries' Surgery of the Foot, ed 3. CV Mosby, St. Louis, 1973.
19. Rodgers, MM and Cavanagh PR: Glossary of biomechanical terms, concepts, and units. Phys Ther 64:1886, 1984.
20. Arms, SW, et al: The biomechanics of anterior cruciate rehabilitation and reconstruction. Am J Sports Med 12:8, 1984.
21. Renstrom, P, et al: Strain within the anterior cruciate ligament during hamstring and quadriceps activity. Am J Sports Med 14:83, 1986.
22. Butler, DL, et al: On interpretation of our anterior cruciate data. Clin Orthop 196:26, 1985.
23. Reilly, DT and Martens, M: Experimental analysis of the quadriceps muscles force and patello-femoral joint reaction forces for various activities. Acta Orthop Scand 43:126, 1972.
24. Hungerford, DS and Barry, M: Biomechanics of the patellofemoral joint. Clin Orthop 144:9, 1975.
25. Albert, MS: Principles of exercise progression. In Greenfield, BH (ed): Rehabilitation of the Knee—A Problem-Solving Approach. FA Davis, Philadelphia, 1993, p 125.
26. Cavanagh, PR: The biomechanics of lower extremity action in distance running. Foot Ankle 7:197, 1987.
27. Stauffer, RN, Chao, EYS, and Brewster RC: Force and motion analysis of normal, diseased and prosthetic ankle joints. Clin Orthop 127:189, 1977.
28. Sammarco, GJ, Burstein, AH, and Frankel, VA: Biomechanics of the ankle: A kinematic study. Orthop Clin 4:75, 1973.
29. McCullough, CJ and Burge, PD: Rotatory stability of the load-bearing ankle. J Bone Joint Surg 62B:460, 1980.
30. Rydell, N: Biomechanics of the hip joint. Clin Orthop 92:6, 1973.
31. Deusinger, RH: Development of Baseline Mechanical Parameters for Selected Functional Activities. Doctoral Dissertation. Iowa City, IA, The University of Iowa, 1981.
32. Paul, JP: The biomechanics of the hip joint and its clinical relevance. Proceedings of the Royal Society of Medicine 59:943, 1966.
33. Paul, JP: Loading on the head of the human femur. J Anat 105:943, 1966.
34. Solomonow, M, et al: The synergistic action of the anterior cruciate ligament and thigh muscles in maintaining joint stability. Am J Sports Med 15:207, 1987.
35. Draganich, LF, Jaeger, RJ, and Knalji, AR: Coactivation of the hamstrings and quadriceps during extension of the knee. J Bone Joint Surg 71A:1075, 1989.
36. Morrison, JB: The mechanics of muscle function in locomotion. J Biomech 3:431, 1970.

37. Markolf, KL, Graff-Radford, A, and Amstatz, HC: In vivo knee stability: A quantitative assessment using an instrumental clinical testing apparatus. J Bone Joint Surg 60A:664, 1978.
38. Baratta, R, et al: Muscular coactivation: The role of antagonistic musculature in maintaining knee stability. Am J Sports Med 16:113, 1988.
39. English, AW, Wolf, SL, and Segal, R: Compartmentalization of muscles and their motor nuclei: The partitioning hypothesis. Phys Ther 73:857–867, 1993.
40. Wolf, SL, Segal, RL, and English, AW: Task-oriented EMG activity recorded from partitions in human lateral gastrocnemius muscle. J Electromyogr Kinesiol 3:87–94, 1993.
41. English, A: An electromyographic analysis of compartments in cat lateral gastrocnemius muscle during unrestrained locomotion. J Neurophysiol 52:114, 1984.
42. English, A and Ledbetter, W: A histochemical analysis of identified compartments of cat lateral gastrocnemius muscle. Anat Rec 204:123, 1982.
43. English, A and Weeks, O: Compartmentalization of single motor units in cat lateral gastrocnemius. Exp Brain Res 56:361, 1984.
44. Mann, RA and Inman, VT: Phasic activity of intrinsic muscles of the foot. J Bone Joint Surg 46A:469, 1964.
45. Perry, J: Kinesiology of lower extremity bracing. Clin Orthop 102:18, 1974.
46. Gardiner, E: The innervation of the knee joint. Anat Rec 101:109, 1948.
47. Wyke, BD: Articular neurology: A review. J Physiother 58:94, 1972.
48. Hutton, RS and Atwater, SW: Acute and chronic adaptations of muscle proprioceptors in response to increased use. Sports Med 14:406, 1992.
49. Johansson, H, Sjolander, P, and Soijka P: Activity in receptor afferents form the anterior cruciate ligament evokes reflex effects on fusimotor neurones. Neurosci Res 8:54, 1990.
50. Sherrington, CS: The Integrative Action of the Nervous System. Cambridge Press, London, 1948.
51. Gentile, A: Skill acquisition: Action, movement, and neuromotor processes. In Carr, JH, Shepherd, RB, and Gordon, L (eds): Movement Science: Foundations for Physical Therapy in Rehabilitation. Aspen Publishers, Rockville, MD, 1987, pp 93–154.
52. Barrack, RL, Skinner, HB, and Buckley, SL: Proprioception in the anterior cruciate deficient knee. Am J Sports Med 17:1, 1987.
53. Freeman, MAR and Wyke, BD: Articular contributions to limb muscle reflexes. An electromyographic study of normal and abnormal influences of ankle-joint mechanoreceptors upon reflex activity on gastrocnemius muscle in cat. J Physiol 171:20, 1964.
54. Friden, T, Zatterstrom, R, and Zindstrand, A: Disability in anterior cruciate ligament insufficiency. An analysis of 19 untreated patients. Acta Orthop Scand 61:131, 1990.
55. Wyke, B: The neurology of joints. Ann R Coll Surg Engl 41:25, 1967.
56. Freeman, MAR: Treatment of ruptures of the lateral ligament of the ankle. J Bone Joint Surg 47B:661, 1985.
57. France, EP, et al: Preliminary clinical evaluation of the Breg K. A. T. Effects of training in normals. Isokin Exerc Sci 2:133, 1992.
58. Andersson, C and Stener, B: Experimental evaluation of the hypothesis of ligamentomuscular protective reflexes: II: A study in cats using the mediocollateral ligament of the knee joint. Acta Physiol Scand 48:(suppl) 166:27, 1959.
59. Grabiner, MD, et al: Electromyographic study of the anterior cruciate ligament–hamstrings synergy during isometric knee extension. J Orthop Res 7:152, 1989.
60. Pope, DF, Cole, KJ, and Brand, RA: The ACL does not contribute to monosynaptic reflexes in the cat. 35th ORS Annual Meeting, Las Vegas, 1989.
61. Sojka, P, et al: Fusimotor neurones can be reflexly influenced by activity in receptor afferents from the posterior cruciate ligament. Brain Res 483:173, 1989.
62. Asmussen, E and Bonde-Peterson, F: Storage of elastic energy in skeletal muscles in man. Acta Physiol Scand 91:335, 1974.
63. Bosco, C and Komi, PV: Potentiation of the mechanical behavior of the human skeletal muscle through prestretching. Acta Physiol Scand 106:467, 1979.
64. Cavanga, G, Saibene, F, and Magaria, R: Effect of negative work on the amount of positive work performed by an isolated muscle. J Appl Physiol 20:157, 1965.
65. Bobbert, MF: Drop jumping as a training method for jumping ability. Sports Med 9:7, 1990.
66. Voight, ML and Draovitch, P: Plyometrics. In Albert, M (ed): Eccentric Muscle Training in Sports and Orthopedics. Churchill Livingstone, New York, 1991, pp 45–73.
67. Guyton, AC: Organ Physiology. Structure and Function of the Nervous System, ed 2. WB Saunders, Philadelphia, 1976.
68. Scholz, JP: Dynamic pattern theory—some implications for therapeutics. Phys Ther 70:827, 1990.
69. Keshner, EA: Controlling stability of a complex movement system. Phys Ther 70:844, 1990.
70. Keshner, EA, Woolacott, MH, and Debu, B: Neck and trunk responses during postural perturbations in humans. Exp Brain Rex 71:455, 1988.
71. Keggerreis, S: The construction and implementation of a functional progression as a component of athletic rehabilitation. J Orthop Sports Phys Ther 4:14, 1983.

72. Wallis, EL and Logan, GA: Figure Improvement and Body Conditioning Through Exercise. Prentice Hall, NJ, Engelwood Cliffs, 1964.
73. Nyland, J, et al: Review of the afferent neural system of the knee and its contribution to motor learning. J Orthop Sports Phys Ther 19:2, 1994.
74. Kelikian, H and Kelikian, AS: Disorders of the Ankle. WB Saunders, Philadelphia, 1985, p 68.
75. Johnson, KA: Surgery of the Foot and Ankle. Raven Press, New York, 1989.
76. Frank, C, et al: Medial collateral ligament healing. Am J Sports Med 11:380, 1983.
77. Voight, ML, and Weider, DL: Comparative reflex response times of vastus obliquus and vastus lateralis in normal subjects and subjects with extensor mechanism dysfunction: An electromygraphic study. Am J Sports Med 19:131, 1991.
78. Chu, D: Plyometric Exercise. NSCA Journal 6:56, 1984.
79. Noyes, FR, Barber, SD, and Mangine, RE: Abnormal lower limb symmetry determined by function hop tests after anterior cruciate ligament rupture. Am J Sports Med 15:513, 1991.

제 13 장

수술치료
(Surgical Intervention)

이 장에서는 하지의 여러 질병 상태에 따른 몇가지 외과 치료의 선정에 대하여 논하였다. 또한 요족(pes cavus), 편평족(pes planus), 무지외반증(hallux valgus), 무지강직(hallux rigidus), 작은 발가락 기형, 발목의 불안정(ankle instability), 발과 발목의 관절고정술(arthrodesis), 하지의 외인성 기형에 대해서도 설명되어 있다. 그러나 모든 질환상태에 대한 자세한 설명 또는 질환에 대한 모든 치료법에 대한 설명은 자세히 기록하지 않았다. 이 장의 내용은 외과의가 아닌 사람들이 발과 발목의 고정수술(orthopedis surgery)에 대한 적응증(indication), 금기증(contraindications), 역학(mechanics)을 이해하는데 도움을 준다.

요족 (PES CAVUS)

요족기형(cavus foot deformity)은 특별한 징후(subjective symptoms) 없이 단순히 내측궁(medial arch)의 가벼운 거상(mild elevation)부터 후족(hindfoot)의 심한 내반(varus), 종골 배측굴곡(cakaneal dorsiflexion), 전족 내전(forefoot addvctus) 족저 굴곡된 첫번째선(plantar flexed first ray), 구축된 족저근막(tight plantar fascia), 그리고 갈퀴 발가락을 포함한 매우 많은 연합된 기형과 함께 심하게 거상된다. 형태까지 매우 복잡하고 다양한 형태로 나타난다. 요족은 선천적, 신경근육적, 그리고 연부조직 구축을 포함한 많은 원인이 있다. 징후(symptoms)의 정도와 유형에 따라 필요한 치료를 정한다.

요족에서, 거골하관절의 강직(stiffiness)은 발의 충격을 흡수하는 능력을 감소시키고, 체중지지시에 스트레스를 제공한다. 약간의 요족(cavus foot)을 앓고 있는 사람은 활동에 그리 불편함을 못 느끼고, 거골하관절(subtalar joint)의 움직임이 둔화된 사람들에게서 분절(segment)로 나타난다. 이러한 제한된 외번(eversion)과 회내전(pronation)이 정상적인 상태보다는 생체역학적으로 지장을 초래할지라도, 모든 요족에 증상이 나타나고 치료가 필요한 것은 아니다. 교정기와 교정 신발(shoe modifications)로도 교정이 되지 않는 매우 심한 기형인 경우에는 수술이 필요하다. 요족기형(pes cavus deformity)의 각 요소를 면밀히 평가해야 한다. 기형은 각각의 요소가 어느정도로 징후를 촉진시키는지에 대한 규정을 만들었다. 요족기형의 구성요소와 비정상적 회의(supination)의 역학은 제2장을 참고한다.

사례연구 (CASE STUDY)

샤르코-마리-투드 병(Charcot-Marie-Tooth disease)을 앓고 있는 24세의 백인 여성은 반복된 발목의 염좌(sprain)로 지형의 형태에 따라 걸음을 안전하게 잘 걸을 수 없었다(그림 13-1). 이에 알맞은 교정기와 교정 신발(shoe modifications)로 치료하였으나 치료에 성공을 거두지 못하였다. 생체역학적인 진단을 해본 결과 세가지 주요 요소가 밝혀졌다: 뒤꿈치 내반(heel varus), 요족(pes cavus), 그리고 약간의 갈퀴 발가락(toe clawing).

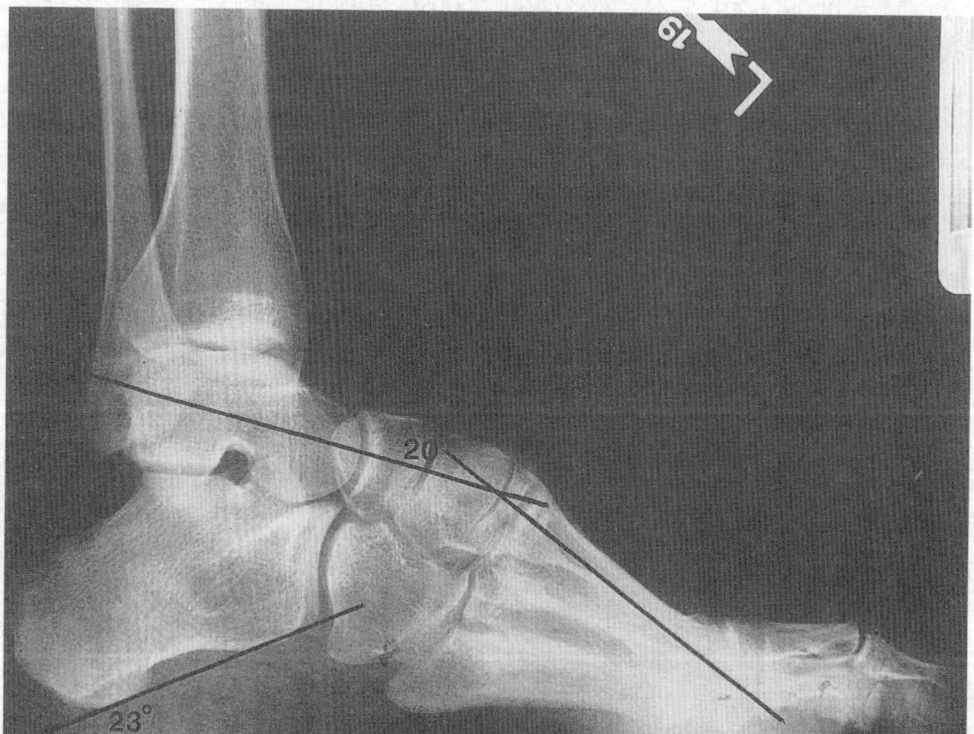

그림 13-1. 뒤꿈치 내반(heel varus)과 요족(pes cavus)이 있는 환자의 수술전 X 선 사진.

정상적인 기능을 회복시키고 생체역학(biomechanics)을 향상시킬 수 있는 각각의 요소에 맞는 수술을 선정할 것이다.

종골(calcaneus)의 높은 궁(high arch)을 더욱 두드러지게 하는 또는 뒤꿈치의 배측굴곡(dorsiflexion)), 경사각이 커지고, 중립위치(neutral)에서 내반(rarus) 위치까지 전위된 제한된 거골하 운동(limited subtalar motion)의 두가지 요인이 환자의 후족이 비정상적인 기능을 하도록 촉진시키는 것으로 나타났다. 중족을 임상진단해 보니 중족지절관절(MTP joints)의 수동 배측굴곡(passive dorsiflexion)에서 세로 궁(longitudinal arch)을 따라 촉진되는 긴축된 족저근막(tight plantar fascia)과, 단단하게 족저굴곡된 첫번째 선(rigidly plantar flexed first ray) 이 관찰되었다. 후족 내반(hindfoot varus)은 횡단 족근관절(transverse tarsal joints)을 고정시킨다. 이로 인해 첫번째 선(first ray)의 족저굴곡을 촉진시키는 제 1 중족골(first metatarsal)로 종지되도록 종골입방관절(calcaneocuboid joint)의 주위를 지남에 따라 장비골근의 역학이 향상된다.

전족을 진단해보니, 모든 중족지절관절(metatarsophalangeal joint), 특히 제 1 중족지절관절에서 신전 기형(hyperextension deformities)이 있었다; 배측 중족지절관절에 약간의 구축(mild dorsal MTP joint contractures)과 중족골두(metatarsal heads)의 족저돌출(plantar prominence); 지절간 관절(interphalangeal joints)의 굴곡기형(flexion deformities).

이러한 특수한 경우에는 후족내반기형(hindfoot varus deformity)을 우선적으로 교정해야 한다는 진단을 받았다. 종골에 외측 폐쇄 쐐기 뼈 절골술(closing wedge osteotomy) 절골술(osteotomy)을 실시하였다. 아킬레스건(Achilles tendon)이 종지하는 조면 분절(tuberosity fragment)을 외측으로 이동하여 후족(hindfoot)의 생체역학적 축(biomechanical axis)이 외반으로 이동되도록 촉진시킨다. 또한 조면 분절(tuberosity fragment)을 근위로 이동하여 종골의 경사각도를 줄인다. 절골술(osteotomy)은 거골하관절이 정상적인 기능을 할 수 있도록 교차되지 않게 두개의 나사로 단단하게 고정된다(그림 13-2). 또한 족저근막은 고정되어 있지 않고 종골조면(calcaneal tuberosity)과 제 1 중족골(first metatarsal)의 위치를 변경시킬 수 있도록 종골 위에 있는 족저근막의 기시점(origin)에서 벗어나 있었다.

전족의 요족기형(forefoot cavus deformity)을 교정하기 위해, 제 1 중족골(first metatarsal)의 밑부분에 존스 법(Jones procedure)으로 배측 폐쇄 쐐기 절골술을 실시한다. 중족골 절골술(metatarsal osteotomy)로 중족골두(metatarsal head)가 상승하고, 거중족골 각도(talometatarsal angle)가 커진다. 존스 법은 아래와 같은 단계로 진행된다: (1) 엄지발가락의 원위 지절골(distal phalanx)에 종지하는 장무지신근(hallucis longus)의 신근을 떼어 놓는다; (2) 지절간 관절(interphalangeal joint)의 유합술(fusion); (3) 중족지절관절 피막(MTP joint capsule)의 배측구축(dorsal contracture)이 사라진다; (4) 제 1 중족골 경부(neck)의 배측면으로 신근건을 보낸다. 이제 신근건(extensor tendon)은 중족지절관

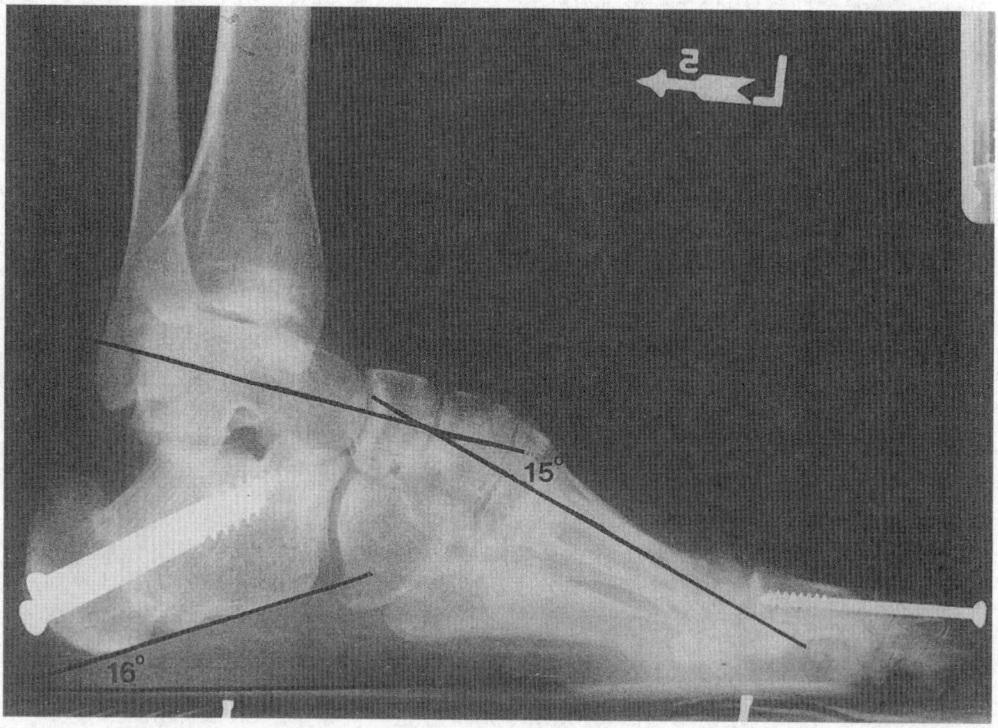

그림 13-2. 종골절골술(calcaneal osteotomy), 제 1 중족골 절골술(first metatarsal osteotomy), Jones 처치술(Jones procedure)을 시행한 뒤꿈치 내반(heel varus)과 요족(pes cavus)이 있는 환자의 수술 후 X 선 사진

절(MTP joint)을 과신전(hyper extension)시키지 않고 중족골(metatarsal)을 배측굴곡시키는 역할을 하여 종궁(longitudinal arch)을 감소시키고, 엄지 발가락의 갈퀴 모양을(clawing)을 완화시키는데 도움을 준다. 작은 발가락(lesser toes)의 갈퀴 모양의 기형(clawing)은 수술할 정도로 심하지는 않다. 작은 발가락 기형의 교정수술에 대해서는 이 장의 후반부에서 논하였다. 이 환자의 기형 형태를 요약하였다: 후족 내반(hindfoot varus), 종골 배측굴곡(calcaneal dorsiflexion), 제 1 중족골의 족저굴곡, 족저근막의 한계(fethering)엄지 발가락이 휘어 올라감(cock-up).

요족(cavus foot)을 앓고 있는 모든 환자에게 이들 과정이 모두 필요한 것은 아니다. 후족이 내반(varus)되었고 전족 척행(plantigrade)이 있는 환자는 종골절골술(calcaneal osteotomy)만이 필요할지도 모른다. 다른 경우에는, 첫번째 선(first ray)의 과다 족저굴곡(pantar flexion)이 유일한 질환일 수 있으며 제 1 중족골의 배측굴곡 절골술(dorsiflexion osteotomy)만이 필요할 수 있다.

연부조직(soft tissue)의 불안정이 기형을 유발시키면, 건(tendon)을 적절히 이동시켜

서 연부조직(soft tissue)의 치료는 뼈의 치료 부위 또는 뼈치료와 함께 치료한다. 수술을 선정할 때 고려해야 할 점은 요족(cavus foot)은 정상적인 발보다 더 단단하다는 것을 유념해야 한다. 그러므로 매번 시도할 때마다 기존의 유연성을 향상시키거나 보존시켜야 한다. 거골하관절(subtalar joint)과 횡족근관절(transverse tarsal joint)에 퇴행성 관절염(degenerative joint disease)이 있다면(그림 13-3), 세관절고정술(triple arthrodesis)을 시술할 수 있다. 이 경우, 관절고정술(arthrodesis)은 후족의 내반기형(hindfoot varus deformity)을 교정시키고 , 발을 척행위치(plantigrade position)로 교정시킨다. 발의 생체역학에 대한 모든 수술에 대해서는 이 장의 후반부에 설명되어 있다. 발의 생체역학에 대한 이해와 세밀한 연구는 기형 상태를 치료할 수 있는 수술 선정에 매우 중요하다.

편평족 (PES PLANUS)

편평족(pes planus)에는 많은 원인이 있다. 편평족에 알맞은 수술치료를 선정하기 위해 병인학(etiology)을 입증하여야 한다. 다음의 편평족 원인과 각 외과치료에 대해 설명할 것이다: 후 경골 건의 파열(posterior tibial tendon rupture); 족근골의 유합(tarsal coalition); 긴축된 아킬레스건(Achilles tendon tightness); 중족부 관절(midfoot joints)의 샤르코 퇴행성(Charcot degeneration); 인대의 이완으로 성인기에 과다 운동하는 편평족(hypermobile flatfoot); 종골의 골절(calcaneal fracture); 그리고 류마티스성 관절염(rheumatoid arthritis).

후방 경골건의 파열 (Posterior Tibial Tendon Rupture)

후방 경골건(posterior tibial tendon)의 기능장애로 발생한 성인의 통증을 수반한 일측성 편평족(flatfoot)은 모르는 사이에 증상이 나타난다. 자주 진찰을 받지 않고 미루면, 만성편평족이 되어 회복할 수 없도록 악화될 수 있다. 후방 경골건의 파열(posterior tibial tendon rupture)은 심한 외상을 입지 않았더라도 40세 이상의 여성에게 잘 나타나는 증상이다.[1-3] 내측 복사뼈(medial malleolus) 뒤에 있는 발목의 후내측면, 또는 주상골(navicular) 종지부의 파열로 초기 염증이 발생할 때는 통증으로 우선 그 증상이 나타난다. 일단 궁(arch)이 허탈(collapse)되면, 과다 회내전과 비정상적인 뒤꿈치 외반(heel valgus)이 발생되고, 외측 복사뼈와 종골이 부딪히고 족근(sinus tarsi)등의 통증으로 후족(hindfoot)의 외측면에 통증이 생긴다. 게다가 환자는 전족이 후족으로부터 외전되어 신발을 신는데 어려움을 호소하며, 내측의 주상골(navicular) 위, 다섯번째 중족골 외측에 압박을 받는 부분이 생긴다.

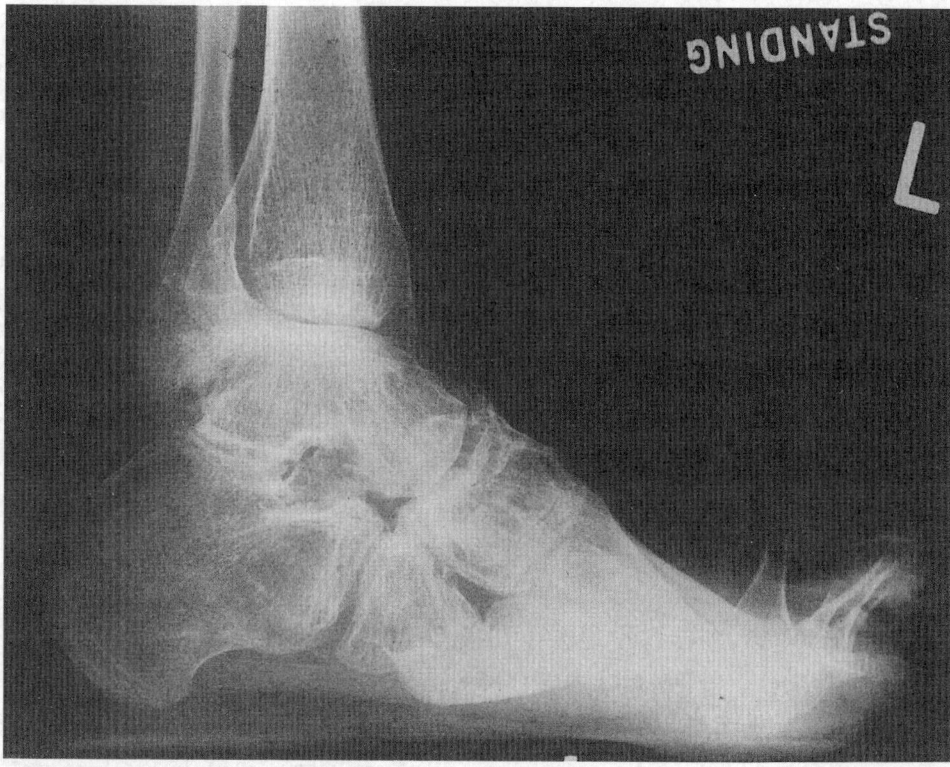

그림 13-3. 퇴행성 관절(degenerative joint)로 전환된 환자를 세 관절고정술(arthrodesis)로 교정한 후 촬영한 X 선 사진.

뼈와 연부조직(soft tissues)에 만성적인 증상이 나타나기 전에 초기에 진찰을 받으면, 장지신근(flexor digitorum longus)을 이용하여 건을 전이시킬 수 있다. 장지신근이 말초부위로 절개되어 주상골(navicular bone)에 있는 드릴 구멍(drill hole)을 통해 변경된다.[2] 그리고 나서 발을 회외전(supination)시키고 외전(abduction)시키는 운동 기능(motor function)이 생긴다. 수술 후 변화된 근육-건 조직(muscle-tendon unit)에 강도와 운동을 축적하려면 오랜 기간의 회복기가 필요하나, 수술결과는 좋았다. 장지신근이 후경골근보다 약하기 때문에 일반적으로 완전한 기능으로 회복되지는 않는다. 또한 만약 인대가 후경골근의 지지없이 신장되었다면, 받은 통증이 경감되었다 할지라도 건 전이(tendon transfers)후, 궁(arch)은 회복되지 않는다.

치료가 지연되고 뒤꿈치 외반(heel valgus)과 전족의 회외전(forefoot supination)이 더 이상 수동적으로 교정되지 않는다면, 연부조직 치료는 필수적이다. 세관절고정술(triple arthrodesis)에서는 거종골 유합(taloclacaneal fusion)에 의해 거골 아래에 있는 종골을 고정시켜야 하고 종골입방관절(calcaneocuboid)과 거주관절(talonavicular joint)을 척행위치(plantigrade position)에 있는 발과 유합시켜 후족 윗부분의 전족을 외전시키고 역회전(derotate)시킨다. 이러한 시술로 발이 정상적인 기능을 하고 유연성을 유지하게 된다; 그러므로 초기에 진찰을 받으면 고정술(arthrodesis)을 할 필요가 없다.

족근골 유합 (Tarsal Coalition)

족근골 유합(tarsal coalition)은 두 개 또는 그 이상의 족근골(tarsal bone)이 선천적으로 유합되어 있는 상태이며 일반적으로 거골과 종골사이 또는 종골과 주상골 사이에서 발생한다. 그 증상은 발이 강직(rigidity)되고 섬유 유합(fibrous coalition)이 골화되는 장년기 환

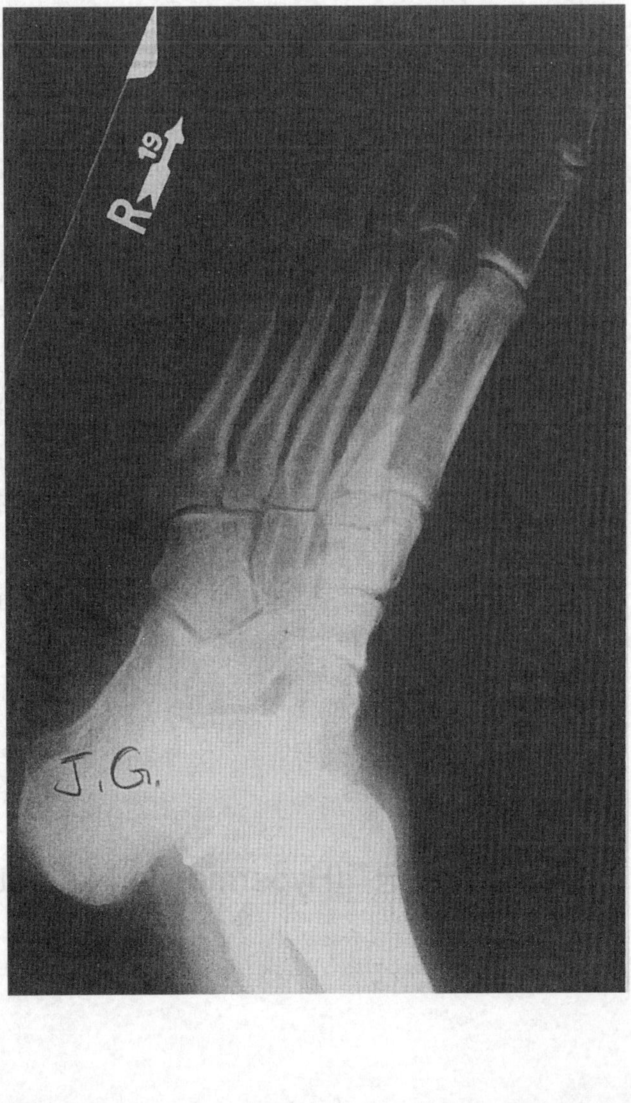

그림 13-4. 종골-주상골 유합의 수술전 X 선 사진.

자에게 주로 나타난다. 관절주위가 퇴화되기 전에 치료하면, 유합(coalition)은 수술로 절개될 수 있다.[4] 이러한 개입으로 몇가지 운동을 다시 할 수 있고, 생체역학이 향상된다. 그림 13-4는 지난 2년간 거골하(subtalar)에 심한 통증을 앓고 있는 21세 대학생의 발을 촬영한 방사선 사진이다. 그는 어린시절부터 편평족이었지만, 이제까지 통증을 느끼지는 않았다. 방사선 사진에는 관절이 약간 퇴화된 것으로 보여지며, 종골과 주상골이 결합된 유합 수술로 제거시킬 예정이다. 그림 13-5에는 유합을 절개한 후 찍은 방사선 사진이다.

유합을 여러 해 동안 치료하지 않았거나, 뼈가 효과적으로 분리될 수 없을 정도로 유합이 되었다면, 세관절고정술(triple arthrodesis)을 받아야 한다. 뒤꿈치가 약간 외반(valgus)되고, 전족이 척행(plantigrade)되면서 발은 다시 정렬되고 유합되어야 한다.

샤르코 관절 변성 (Charcot Joint Degeneration)

성인 편평족(pes planus)의 세번째 원인은 신경통으로 인한 후족 또는 중족의 관절 생성(generation)과 허탈(collapse)이다. 또한 편평족(pes planus)은 당뇨병환자에게 가장 많이 발생한다. 그 원인은 아직 정확히 알려지지 않았다. 발의 감각을 어느정도 상실한 당뇨병 환자는 인대와 뼈(bone)의 파열로 관절 조직에 장애가 발생한다. 때로는 발이 염전(twisting)되거나 약간의 외상을 입었을 때 치료가 시작될 수 있으나, 일반적으로 외상에 대한 병력은 알려지지 않았다. 그림 13-6의 방사선 사진에서도 알 수 있듯이, 발생한 궁(arch)은 허탈되고 붕괴되었다. 대개의 경우, 수술하지 않고 초기 염증을 가라앉치고 회복될 때까지 체중을 지지하지 않고, 발을 올려 놓고, 압박 양말을 착용하여 치료한다. 뼈 융기(bony prominences) 부위에 있는 피부 궤양의 반복이 기형의 원인이 되면 수술을 해야 한다. 비록 편평족과 비정상적인 역학이 지속되더라도, 단지 융기(prominences) 제거 만으로도 질환을 충분히 방지할 수 있다. 세밀하게 관찰하고 주문제작된 적합한 교정기와 교정 신발을 착용해야 한다.

아주 드물게 샤르코 관절 변성(Charcot joint degeneration)을 앓고 있는 환자는 기형을 교정하고 발을 안정시키기 위해 증상이 나타난 관절에 고정술을 실시한다; 그러나 고정술로 파열된 염증부위가 재발하고 감염될 수 있다. 교정술은 회복기간 중 오랜기간 움직이지 말아야 한다.

과다운동성 편평족(Hypermobile Flatfoot)

2장에서도 논하였듯이, 유연한 편평족은 반드시 병적인 상태라 할 수 없다. 어린이의

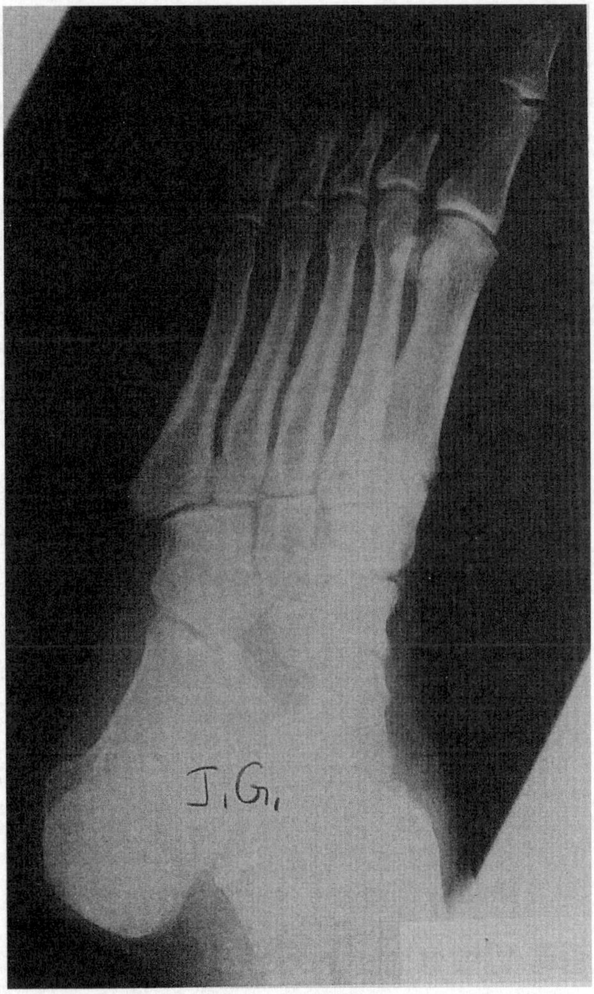

그림 13-5. 중골-주상골 유합(C-N coalition)을 절제술(excision) 한 후 촬영한 X 선 사진.

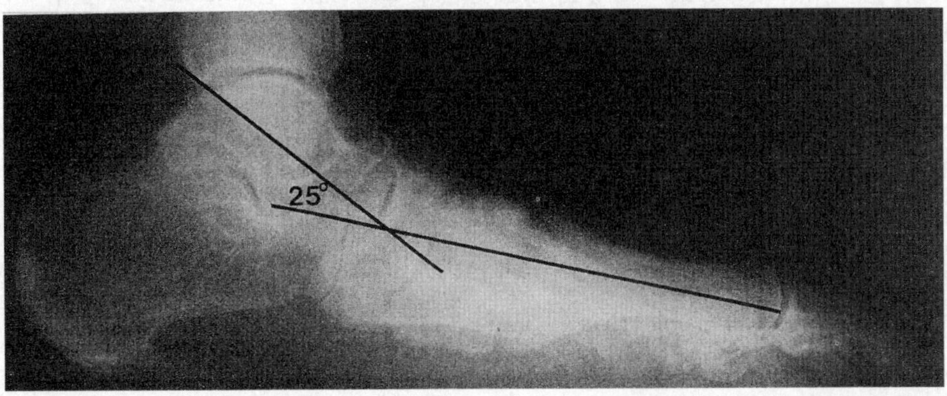

그림 13-6. 샤르코 관절 변성(Charcot joint degeneration)으로 중족이 허탈(midfoot collapse)된 X 선 사진.

발 인대(ligament)가 성인보다 유연하다. 어린이가 성장하면서, 인대의 장력(tensile strength)은 비정상적인 회내전과 과다 편평족을 방지할 수 있도록 증가한다. 그러나 비정상정인 과다 이완증(laxity)이 성인이 되어서도 계속된다면, 비정상적인 자극(stresses)이 과다운동성 편평족(hypermobile flatfoot)에 가해진다. 과도한 뒤꿈치 외반(heel valgus)이 나타나면 생체역학적인 상태(biomechanical situation)를 더 악화시키는 아킬레스건이 종종 구축(contracture)된다. Bordelon[6]이 설명하였듯이, 규칙적으로 충실하게 주문제작된 플라스틱 교정기(plastic orthotic devices)의 사용과 아킬레스건 신장(Achilles tendon stretching)에 적합한 프로그램으로 발의 기형이 정상적으로 치료되지 않는다면, 수술을 고려해 본다. 이 경우에 수술은 가장 명백한 기형이 있는 부분에 시행한다. 뒤꿈치 외반(heel valgus)이 우선적인 질환으로 나타난다면, 종골절골술로 종골의 외반(valgus)위치를 교정하고 아킬레스건을 늘릴 수 있을 것이다. 기형이 더 악화되고 전족의 회외전과 외전이 유발된다면, 다른 수술치료로 특정한 기형을 완화시킬 것이다. 편평족, 외전, 회외전 기형의 교정시에는 설상골(cuneiform)의 폐쇄 쐐기형 골 절제술(closing wedge osteotomy), 입방골(cuboid)의 다른 개방 쐐기형 골 절제술(opening wedge osteotomy), 제 1 중족골(first metatarsal)의 족저굴곡 골 절제술(plantar flexing osteotomy)을 포함한 다른 치료도 검토한다.[7]

골 절제술(osteotomy) 후에 전족의 회내(pronate)를 할 수 있으며, 몇몇의 경우 종입방골(calcaneocuboid) 관절 고정술(arthrdesis)은 골 절제술과 함께 시행된다.

종골 골절 (Calcaneus Fractures)

주로 높은 곳에서 추락하여 종골이 골절된다. 거골이 쐐기형(wedge)처럼 종골의 몸체로 움직여 여러가지 유형으로 종골이 골절된다. 보통 골절 선(fracture line)은 후부면을 지나고, 종골의 내측면-종골의 돌기(sustentaculum)-은 비교적 손상되지 않았다; 그러나 나머지 종골의 몸체부분은 외측으로 이동한다. 종골의 구조가 손상되어 거골을 지지할 수 없다. 만약에 발이 회복된다면, 과도한 뒤꿈치 외반(heel valgus)과 편평족 때문에 비정상적인 생체역학이 발생될 것이다.

최근, 종골결절을 내부적으로 고정시키고 확실하게 경감시키는 수술개입(operative intervention)이 관심을 끌었다. 조기 수술의 목적은 거골하관절의 접합(subtalar joint congruity)을 회복시키고, 정상 위치에서 벗어난 종골 조면(calcaneal tuberosity)을 복위시키며, 관절 유착을 삼소시키기 위해 조기 움직임을 시작시키는 것이다.

중골 골절의 후유증이 있는 환자는 기형과 같이 관절염으로 발달될 수도 있다. 기형의 정도가 심하다면, 거골하관절(subtalar joint)의 관절고정술(arthrodesis), 또는 세관절 고정술

(triple arthrodesis) 뿐만 아니라, 편평족을 교정하기 위해 종골의 수직높이를 증가시키고 뒤꿈치()를 내측으로 전이시키는 절골술(osteotomy)도 고려하여 복원시켜야 할 것이다.

류마티스성 관절염(Rheumatoid Arthritis)

류마티스 관절염은 관절 표면과 인대와 건을 지탱하는 부분에 침범하여 염증성의 과정을 거친다. 관절은 침식되고, 뼈는 제 위치에서 탈구되며, 발은 편평족의 형상으로 붕괴(collapses)된다. 체중을 지지할 때, 관절은 안정적이지 못하며 통증이 있을 수 있다. 보조기(orthoses)와 교정 신발(orthopedic shoes)로 불충분할 때, 세관절 고정술(triple arthrodesia)을 한다.

발의 구조상의 완전한 상태와 뼈와 관련된 회복은 이 경우 뒤에서 논하도록 하겠다.

무지 외반증(HALLUX VALGUS)

성인이 되어 후천적으로 얻은 무지외반증(hallux valgus)은 연부조직(soft tissue)의 불균형, 제 1 설상골/중족지절관절군(first cuneiform/metatarsophalangeal joint complex)의 비정상적인 뼈 배열과 관련이 있다. 무지외반증의 병리요소로는 발의 내측면에 통증을 수반한 타박상(bump), 또는 외골증(prominent exostosis)등이 있다. 엄지발가락의 외측편위(deviation)와 회내전; 과도한 제1 중족골내반(metatarsus primus varus); 제 1 중족골두(first metatarsal head)이 종자골 sling(sesamoid sling)로부터 아탈구(subluxation) 또는 전위(dislocation); 내측 중족지절관절 피막(MTP joint capsule)의 쇠약; 외측 중족지절관절 피막(MTP joint capsule)과 무지내전근(adductor hallucis muscle)의 구축(contracture);

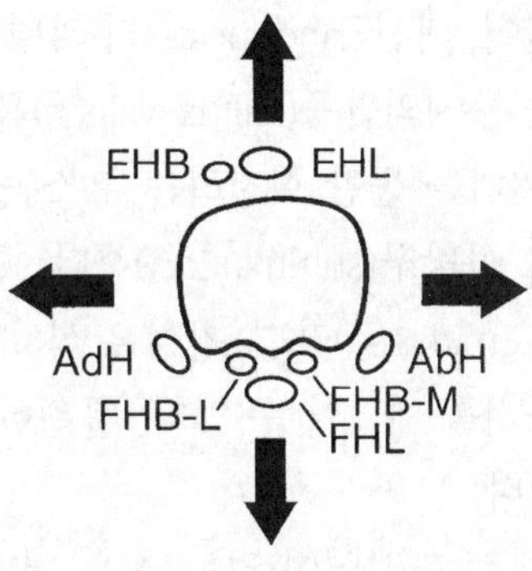

그림 13-7. 정상적인 제 1 중족지절관절(first metatarsalphalangeal joint)을 가로지르는 힘에 대한 모형도.

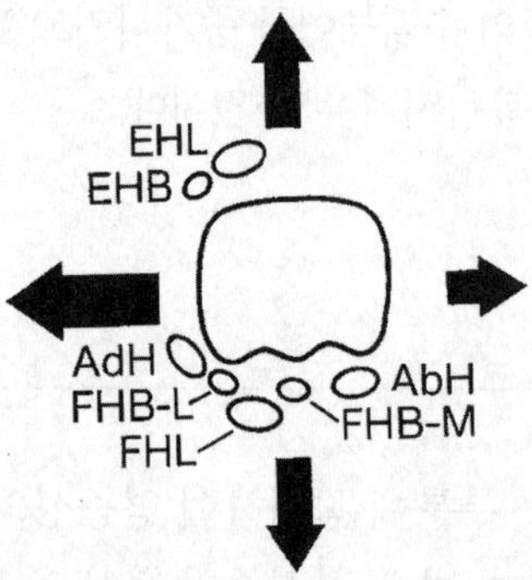

그림 13-8. 무지외반증(hallus valgus)인 경우, 제 1 중족지절관절(first metatarsalphalangeal joint)을 가로지르는 힘에 대한 모형도.

엄지발가락의 내재근과 외재근(intrinsic and extrinsic muscles)의 비정상적인 방향으로의 끌림(pull); 퇴행성 관절증(degenerative joint disease); 두번째 발가락(second-toe)과 관련된 기형

성인의 무지외반증(hallux valgus)은 최신 유행하는 좁고 뾰족한 구두를 장기간 신은 여성에게 주로 발생한다. 무지외반증의 생체역학적인 원인과 관련된 다른 질환으로는 아킬레스건군(Achilles tendon complex)의 구축, 편평족, 제 1 중족골-내측 설상관절의 과다운동(first metatarsal-medial cuneiform joint)이 있다.

100가지 이상의 수술은 무지외반증의 교정에 대한 문헌에 설명되어 있으며, 하나의 수술이 모든 환자를 완치시키는 것은 아니다. 모든 환자를 수술로 교정할 필요는 없고, 수술 선정에는 주의를 기울여야 한다. 환자의 개성, 나이, 생활 방식, 가망성, 기형의 정도와 형태, 관절염의 출현, 관련 진단은 수술개입(surg intervention)을 시행하기 전에 고려되어야 할 요인이다. 그러나 이러한 복잡한 질환을 연구할 때는 몇가지 기본적인 원칙이 있다.

그림 13-7에는 제 1 중족지절관절에 작용하는 정상적인 건의 구성도를 보여주고 있다. 길고 짧은 발가락 신근의 작용은 무지외전근(abductor hallucis)이 무지내전근(adductor hallucis)에 의해 균형을 잡는 것처럼, 길고 짧은 발가락 굴근(flexors)에 의해 균형을 잡는다. 이러한 평형으로 중족지절관절이 양쪽 평면 굴곡(biplanar flexion)되고 신전된다. 그림 13-8에는 더 이상 엄지발가락의 내전을 저항시키지 않도록 장굴근(long flexors)과 신근의 외측전이, 내전근(adductor)의 과다 근신장(overpull), 외전근(abductor)의 족저 전이가 나타나는 무지외반증(hallux valgus)을 보여주고 있다. 중족골두(metatarsal head)가 내측으로 편위하는 동안 회전하는 요소는 발가락을 회내전시켜 종자골 걸이(sesamoid sling)의 외부로 아탈구(subluxation)한다. 통증의 우선적인 원인이 돌출된 내측융기(prominent medial eminence)라면, 기형은 심하지 않고, 비교적 빨리 회복될 수 있으며, 간단한 수술로 내측융기를 제거할 수 있다. 불편한 상태는 정렬이 안 되어있고 기형의 재발과 진행되는 상태이다.

퇴행성 관절염이 없는 젊은 청년의 기형을 완화시키려면 쉐브론(chevron) 고정술과

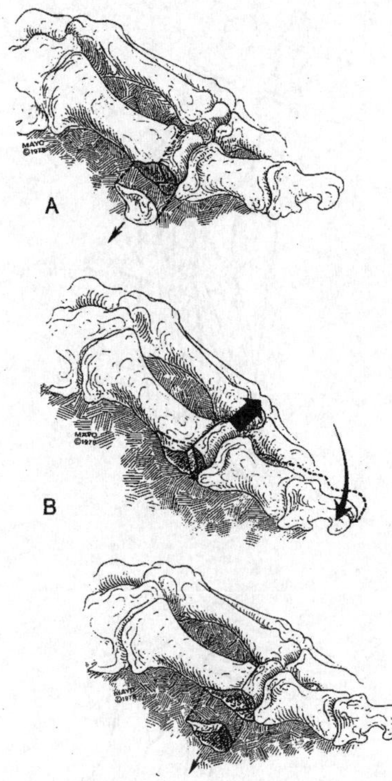

그림 13-9. 쉐브론 절골술(Chevron osteotomy)에 대한 모형도. (승인하에 Johnson, KA : Surgery of the Foot and Ankle, Raven Press, 1989, pg 6, 에서 인용.)

같은 원위 중족골의 고정술(distal metatarsal osteotomy)을 고려해 본다. 이러한 치료로 내측 피막(capsule)의 주름형성(plication), 내측 융기(prominence) 제거, 제 1 중족골두의 외측 이동에 의해 재정렬(realignment)이 제한될 수 있다. 회복이 빠르고 증상이 심한 사람보다는 기술적인 치료가 그다지 필요하지는 않다. 중족골 절골술(osteatomy)은 짧은 수술시간, 수술 후 즉시 통증 감소, 그리고 활동의 빠른 회복이라는 장점을 가진다. 그러나 이 절차의 주된 결점은 첫번째와 두번째 중족골간 각(angle)이 15° 또는 16° 보다 크고, 내전도(adductor rnusde)의 변형되는 힘이 준소될 때 기형이 충분하게 교정되지 않는다.

그림 13-9는 이러한 치료과정을 특징적으로 그려놓았다: (1) 내측 융기를 제거하고, (2) 골절술(osteotomy)을 한 후에 중족골두가 외측으로 이동하며, (3) 나머지 근위 중족골(proximal matatarsal)의 내측 융기를 제거한다.[9] 해부학적 위치에서 내측 중족골두의 내측 피막(medial capsule)은 주름이 형성되고(plicated), 외전근 건(abductor fendon)은 재조정 된다. 그리하여 건의 힘(tendon forces)이 재조정 된다.

절제-재정렬(resection-realignment) 과정으로 알려진 치료과정은 원래 McBride[10]에 의해 설명된 과정을 수정한 것이다. 치료과정은 무지외반증(hallux valgus)의 비정상적인 생체역학을 폭넓게 교정시키도록 디자인되어 있으며 기형이 심할 경우에 특히 유용하다; 즉, 중족지절관절의 각(MTP joint angulation)이 40° 보다 크고, 중족골간 각(intermetatarsal angle)이 15° 보다 큰

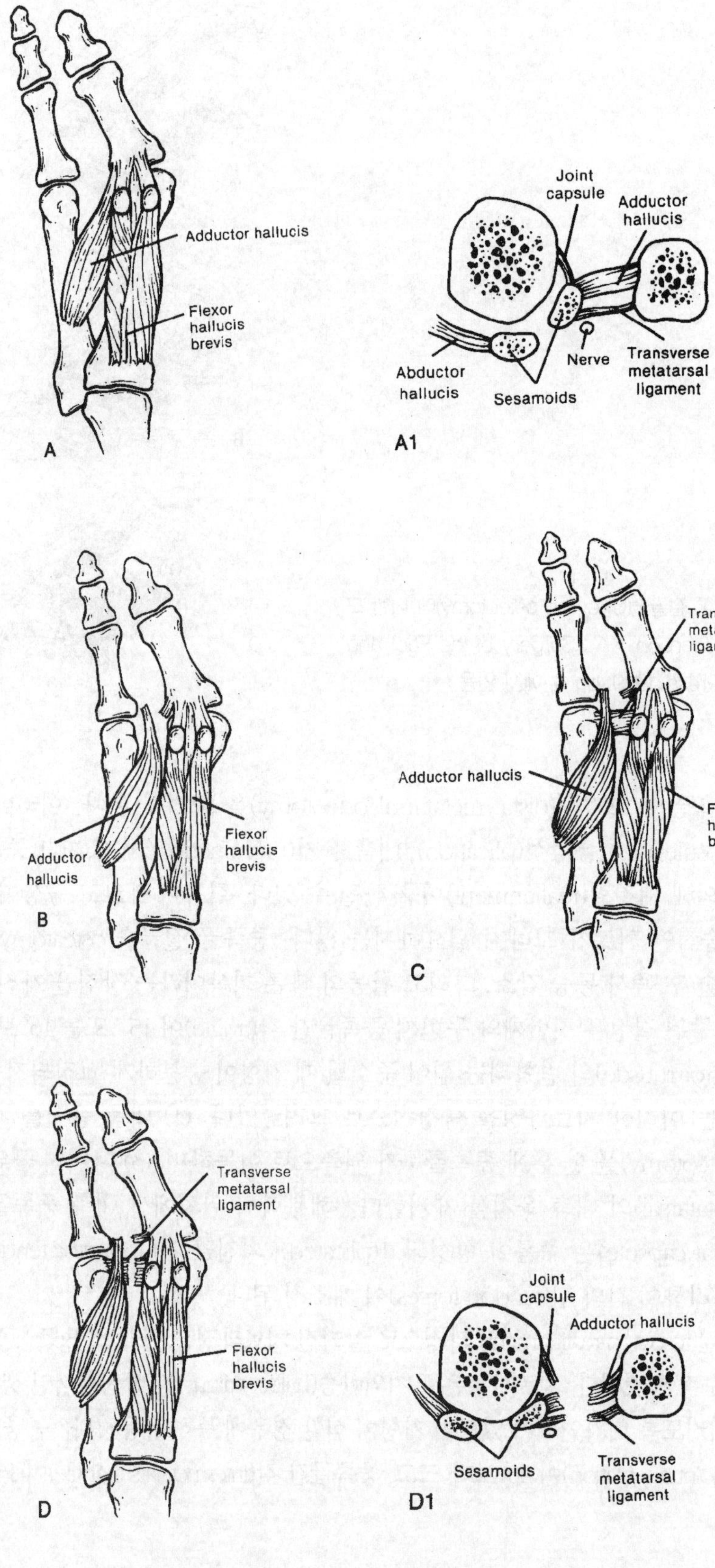
Adductor hallucis
Flexor hallucis brevis
A
Joint capsule
Adductor hallucis
Abductor hallucis
Sesamoids
Nerve
Transverse metatarsal ligament
A1
Adductor hallucis
Flexor hallucis brevis
B
Transverse metatarsal ligament
Adductor hallucis
Flexor hallucis brevis
C
Transverse metatarsal ligament
Flexor hallucis brevis
D
Joint capsule
Adductor hallucis
Sesamoids
Transverse metatarsal ligament
D1

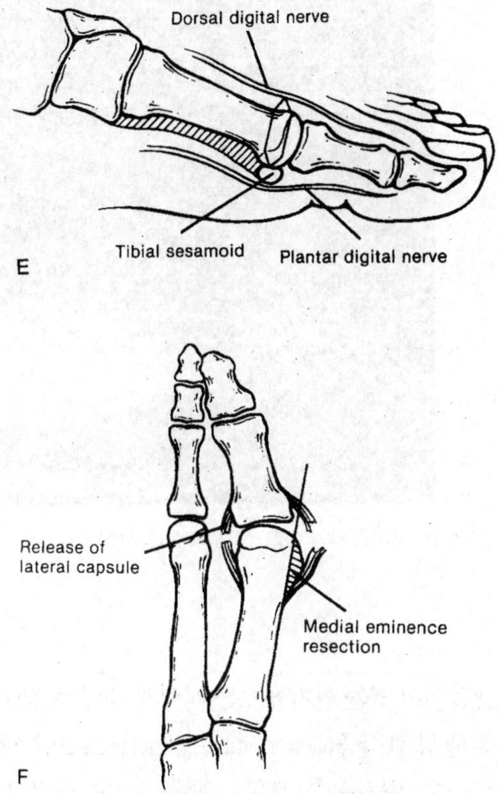

그림 13-10. 원위 연부조직 수술(distal soft tissue procedure)의 모형도.
(A) 무지 외반(hallus valgus)의 해부.
(A1) 수축된 연부조직과 아탈구된 종자골.
(B) 무지 내전근(addnctor hallucis)의 담겨짐으로 끊어진 기형(Release deforming pull of the adductor hallucis)
(C) 수축된 중족골간 안대(intermetatarsal ligament)의 노출
(D) 수축된 중족골간 안대의 절제
(D1) 종자골(sesamoids)과 무지 외반은 지금 감소될 수 있다.
(E) 내측 절개(medial incision)
(F) 내측 융기(medial eminence)는 잘라냈고, 피막은 주름잡혀졌다(capsule plicated).
(승인하에 Mann, RA and Coughlin, MJ : The Videotextbook of Foot and Ankle Surgeny. Medical Video Production, ST. Louis, 1991, pp 161-162)

기형. 심한 건막류(bunion) 기형에서 이 절차는 중족골 내반 교정을 위한 근위 중족골 절골술(proximal metatarsal osteotomy)과 병행된다.

다음과 같은 단계로 3가지 절개술(incisions)이 필요하다(그림 13-10); (1) 외측 중족지절관절 피막(MTP joint capsule)과 무지 내전근 건(adductor hallucis tenson)을 제거 그리고 외측 종자골 ()의 구축. 이것은 중족지절관절(sesamoid)의 감소, 종자골 Sling의 감소, 그리고 무지외반을 감소되게 한다; (2) 중족골두의 내측융기는 내측절개를 통해서 제거되고, 내측 피막은 주름이 형성된다. 그리고 무지외전근 건(abductor hallucis tendon)은 종자골 Sling의 재배치로 재정렬된다; (3) 제 1 중족골내반를 교정하기 위해 제 1 중족골의 기저부에 절골술을 시행한다. 각각의 절골술(osteotomies)은 외측폐쇄 쇄기형 절골술(lateral closing wedge osteotomy), 또는 근위 골간단(proximal metaphyseal) 부분의 배측을 분리하여 절개하는 초승달 모양의 절골술(cresceutic osteotomy)을 포함하여 고려한다. 대신에 내측 절개는 좀더 근위로 연장되고, 외측으로 전위된 전체 중족골의 쉐브론(chevron) 수술은 골간단(metaphyseal) 부분까지 행해진다. 좌우의 치료는 두번째 중족골두가 이동되어 압박을 받을 수 있기 때문에, 중족골두가 배측굴골되지 않도록, 또는 길이가 과도하게 짧아지지 않도록 중족골 절골술하는 동안에 신경을 써야 한다. 이러한 치료는 모든 연령 층의 환자에게 시행될 수 있으나, 제 1 중족지절관절에 퇴행

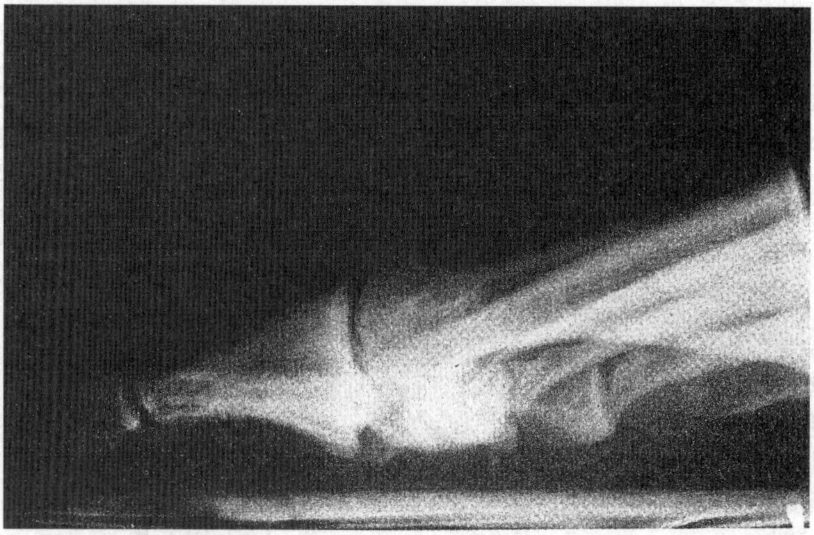

그림 13-11. 무지강직의 수술 전 외측 X선 사진.

성 관절염이 있는 환자에게는 시행하지 않는 것이 좋다.

퇴행성 관절증(degenerative joint disease)은 무지외반기형(hallux valgus deformity) 교정에 이용될 수 있는 수술치료를 제한시킨다. 관절고정술(arthrodesis)은 관절염으로 인한 통증을 제거하여 기형을 영구적으로 교정시키므로, 퇴행성 관절염에 적합하다. 관절고정술은 관절 운동의 제한과, 굽이 1.5inches 이하인 신발을 사용해야 한다는 단점이 있다. 관절 성형술(resection arthroplasty) 에서는 반대쪽 관절의 염증 표면을 제거하는 동안 발가락의 각도 기형을 교정시키기 위해 근위지절골(proximal phalanx)의 근위 1/3을 제거한다. 발가락이 짧아지고, 외측 중족골통(metatarsalgia)을 유발시키는 첫번째 발가락(first toe)의 신체를 지지하는 기능이 저하되며, 제1 중족골내반(metatarsus primus varus)의 교정되지 않을 수도 있다는 단점이 있다. 관절의 실라스틱 이식(Silastic implant) 성형술(arthroplasty)은 관절의 기능을 지속시키고 외관적으로도 모양이 좋을 수 있지만, 외부 물체가 신체에 자극을 가해 연부조직이 과다하게 반응하고 종지물(implant)이 송산되고 풀릴 수 있으며, 감염이 되었을 경우 제거해야하며, 비용이 많이 든다는 많은 문제점을 내포하고 있다.

무지강직(HALLUX RIGIDUS)

무지강직(hallux rigidus) 또는 무지제한(hallux limitus)은 통증을 유발시키고 운동을 제한시키는 제 1 중족지절의 퇴행성 관절염이다. X-ray 촬영을 해보니 중족골두의 배측면과 근

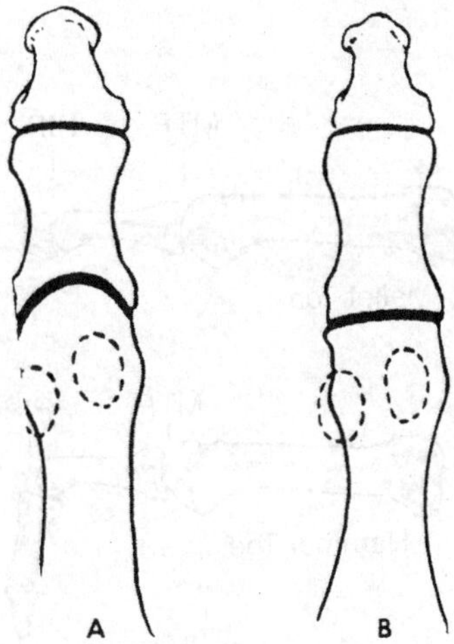

그림 13-12. 첫번째 중족골두(first metatarsal head)의 모양의 이형(variations)에 대한 모형도
(A) 근 또는 장방형
(B) 평평한 모양
(승인하에 Mann, RA : Surgeny of the Foot and Ankle, edb.cv Mosby, Sf. Louis, 1986, p.162)

위지절골(proximal phalanx)의 기저부에 골증식체가 형성되었음 알 수 있었다(그림 13-11). 무지강직(hallux rigidus)은 중족지절관절과 비교하여 중족골두의 모양이 더 둥근 사람보다 편평한 사람에게 주로 발생한다(그림 13-12). 이러한 차이점을 다룬 이론은 볼이 좁고 뾰족한 신발을 착용할 때, 둥근 중족관절 (MTP joint socket)에 자극이 가해져 발가락이 외측으로 이탈하여 무지외반증(hallux valgus)이 발생하는 것이다. 이와 비슷한 자극이 평평한 중족골두에 가해지면, 불규칙하게 관절 표면에 압력이 가해져 외상성 관절염(traumatic arthritis)을 유발시킨다.[10]

성인의 무지강직(hallux rigidus)에 대한 치료에는 우선 골연절제술(cheilectomy), 관절고정술(arthrodesis), 실라스틱을 이식(Silastic implant)하는 관절성형술(arthroplasty)의 3가지 치료법이 있다. 골연절제술(cheilectomy)은 중족골두와 근위지절골의 주위에 있는 과다 증식한 뼈(proliferative bone)를 떼어내는 수술이다. 이 수술은 발가락의 기능적인 관절 가동범위를 최적으로 하기 위해서 근위기절골(proximal phalanx)의 배측굴곡 절골술(dorsiflexion osteotomy)과 함께 할 수 있다. 이 수술로도 징후가 사라지지 않았거나, 수술시기를 놓친 심한 관절염이라면, 관절고정술과 관절성형술로는 치료될 수 있다. 관절을 움직이지 않을 때는 관절염의 통증이 확실히 완화된다. 이식하는 관절성형술(placement arthroplasty)은 무지외반증(hallux valgus)의 치료에 대하여 위에 논하였듯이 관절이 계속 운동을 하는 동안 여러 문제점이 발생할 수 있다.

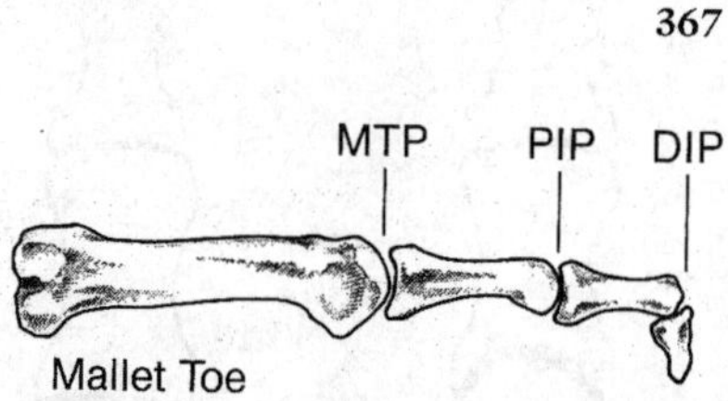

그림 13-13. 말레발가락(mallet toe)의 모형도.

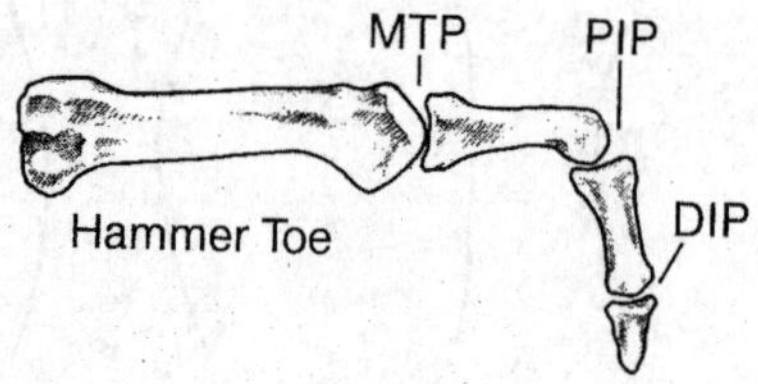

그림 13-14. 망치발가락(hammer toe)

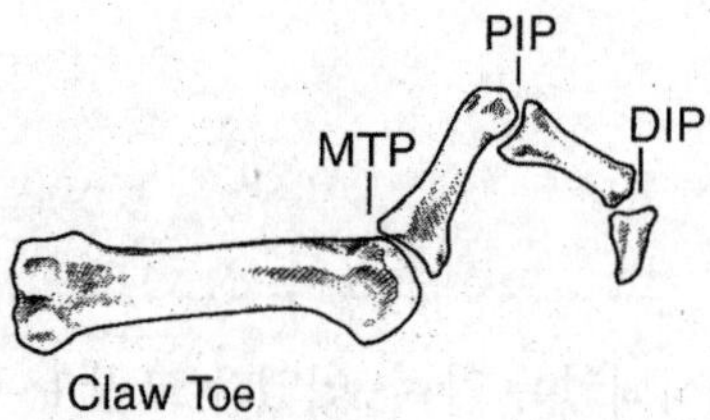

그림 13-15. 갈퀴발가락(claw toe).

말렛발가락, 망치발가락, 갈퀴발가락 (MALLET TOES, HAMMER TOES, CLAW TOES)

때로는 작은 발가락의 기형을 정의하는데 혼란이 있다. 이러한 기형을 설명하기 위해 아래의 용어를 사용하였다:

1. 말렛 발가락(mallet toe)은 근위 지절간(proximal interphalangeal PIP)과 중족지절관절(MTP joints)은 정상인데 비해 원위 지절간관절(distal interphalangeal joint DIP)이 굴곡되어 있는 새끼발가락의 기형을 일컫는 말이다(그림 13-13).

2. 망치 발가락(hammer toe)은 중족지절관절은 중립위치에 있고 근위 지절간 관절과 원위 지절간 관절은 비정상적으로 굴곡되어 있는 기형이다(그림 13-14).

3. 갈퀴 발가락(claw toe)은 근위 지절간과 원위 지절간관절이 과다 굴곡(hyperflexion)하고 중족지절관절이 과다 신전(hyperextension)하는 기형이다(그림 13-15).

수술치료와 환자의 유형이 매우 다양하므로 어떠한 치료과정으로 기형을 치료해야 하는가. 아래에는 저자의 개인적인 경험을 토대로한 연구에 대해 논하였다.

말렛발가락(mallet toe)은 선천적으로, 또는 발건강에 나쁜 구두를 신음으로써 원위 지절간 관절(DIP joint)의 구축으로 발달한다. 말렛발가락으로 통증을 가지고 있는 환자

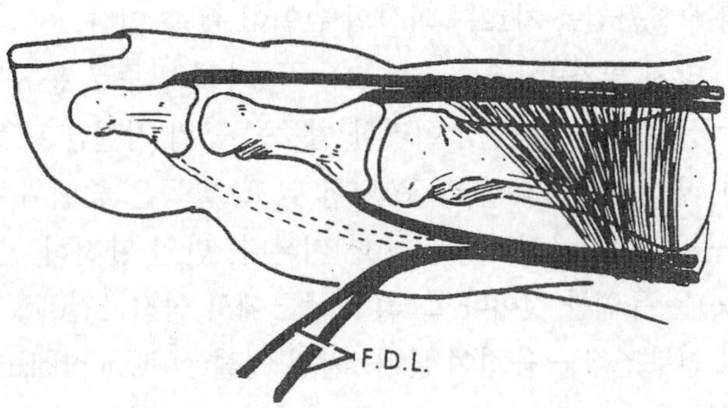

그림 13-16. 원위 지절골(distal phalanx)의 윗부분의 종지부에서 장지굴근(flexor digitorum longus-FDL)을 떼어내는 수술의 모형도.

들은 보통 발가락 끝에 통증을 동반한 굳은살(callus)이 있고, 원위지절간관절의 배측에 통증이 있는 낭(bursa)이 발달한다. 근위 지절골에 종지(tnsertion)하는 장지굴근(flexor digitorum longus)의 분리(Defachment)가 불가피하여 만약 발바닥(volar plate)이 구축되었다면, 정상적인 신전된 위치로 하기 위해 원위 지절골의 끝부분의 분절(segment)을 절개하여야 한다. 망치발가락(Hammer toe)은 발에 나쁜 구두 또는 양풍류(hostery)를 신었을 때 가장 자주 생긴다. 또한 예를 들어 날카로운 물체는 근위지절간 관절(DIP joint) 위

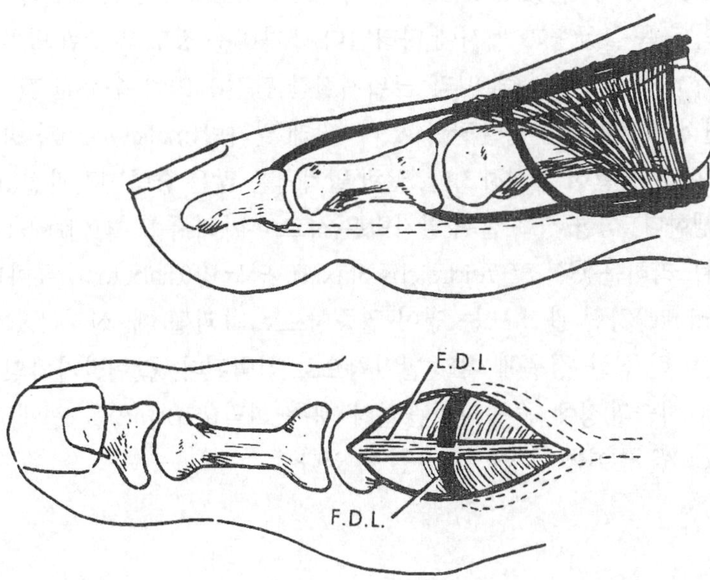

그림 13-17. 장지굴근(flexor digitorum longus-FDL) 고유의 정중봉선(natural median raphe)을 세로로 쪼개어 각각을 근위지절골(proximal phalanx) 옆으로 놓고 배측신근 후드(dorsal extensor hood)에 봉합한다.

의 신전근건을 자르는 외상의 원인이 될 수 있다.

망치 발가락(hammer toe)은 두 가지 범주로 분류될 수 있다: (1) 유연한(동적인) (2) 굴곡된(또는 정적인). 이러한 범주는 근위 지절간 관절의 구축을 검사하여 식별될 수 있다. 발은 척행(plantigrade)되어 있고, 발목은 중립위치에 있으면서 근위 지절간 관절은 수동적으로 신전(extension)시켜본다. 만일 완전히 신전이 된다면, 망치발가락(hammer toe)은 유연한 것이다. 그리고 굴근에서 신전근건(flexor-to-extensor tendon)의 전이와 같이 연부조직을 움직여 본다. 원위 지절골(distal phalanx)의 윗부분의 종지부에서 장지굴근(flexor digitorum longus)을 떼어내고, 이것의 정중봉선(median raphe)을 따라 둘로 쪼개어(그림 13-16), 근위 지절골(proximal phalanx)의 배측면으로 방향을 변경시킨다(그림 13-17). 이러한 시술로 중족지절관절이 굴곡하고 근위 지절간 관절이 신전하여 신전근후드(extensor hood) 를 돕는 작용을 한다. 몇몇 외과의는 근위 지절간 관절에 족저굴근하는 힘을 제거하기 위해 중위 지절골(middle phalanx)의 기저부에 있는 종지부에서 단지굴근(flexor digitorum brevis)를 떼어낸다. 근위 지절간 관절이 완전히 신전되지 않는다면, 망치발가락 기형(hammer toe deformiry)은 움직이지 않는 또는 고정된 기형인지를 관찰해봐야 한다. 이 기형은 근위지절골의 말단부위를 절개하는 치료로 교정될 수 있다. 뼈가 짧아지면 충분히 중립 위치에서 발가락이 휴식을 취할 수 있다. 만일 발가락이 중립위치에 있을 수 없다면, 더 많은 뼈를 절개하거나 첨부된 연부조직을 제거해야 한다.

갈퀴 발가락(claw toe)에서는 작은 발가락(lesser toes)의 장굴근(long flexors)과 장신근(long extensors)의 구축(contracture)과 외재근(extrinsic muscle)과 내재근(intrinsic muscle) 사이의 근육 불균형과 동시에 나타난다.[10] 가벼운 정도의 갈퀴 발가락은 중족지절관절(MTP)의 배측굴곡 수축에 따라 근위지절간 관절(PIP)이 수축된 것처럼, 또 망치 발가락의 자연적인 진행처럼 발달될 수 있다. 말레 발가락(mallet toes)과 망치 발가락은 하나의 발가락에서 빈번히 발생하지만, 갈퀴 발가락은 많은 중족지절관절(multiple MTP joints)에서 발생한다. 심한 경우 갈퀴 발가락은 샤르코-마리-투드 병(Charcot-Marie-Tooth disease), 프리드리히운동실조(Freidreichs ataxia), 당뇨병(diabetes), 류마티스 관절염(rheumatoid arthritis)처럼 관절 또는 건이 염증성으로 파괴될 때, 신경근육계 장애로 발전될 수 있다. 이런 심한 경우에 여러 발가락으로 침범된다. 갈퀴발가락의 시술에서는 망치 발가락의 시술과정에 중족지절관절의 배측 피막(capsule)을 절개하고, 신근건(extensor tendon)을 늘이는 과정이 추가될 수 있다.

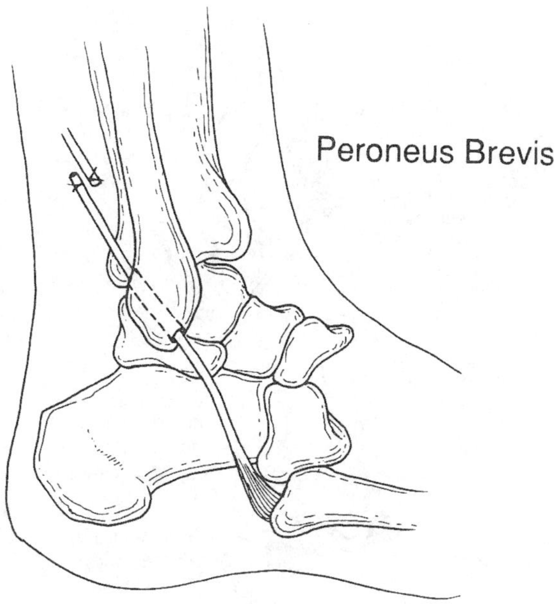

그림 13-18. Evans 수술에 대한 모형도. 단비골근(peroneus brevis)은 전거비인대(anterior talofibular ligament)와 종비골인대(calcaneofibular ligament)를 대신하여 외측복사뼈(lateral malleolus)를 통과하여 이동한다. 발목과 거골하관절(subtalar joint) 모두는 이동으로 안정된다.
(승인하에 Mann, RA and Coughlin, MJ : Surgery of the Foot and Ankle, edb. Moby, St. Louis, 1993, p. 1163)

발목 불안정 (ANKLE INSTABILITY)

발목 불안정은 일반적으로 내측보다 외측에 더 존재한다. 이것은 보통 전거비인대(anterior talofibular ligament)의 염좌(sprain)의 결과로, 또는 종종 종비골인대(calcaneofibular ligament)의 염좌와 연합되어 존재한다. 급성 손상은 보통 6주 고정으로 적절히 치유된다. 그러나 치료를 받지 않은 경우에는 명백하지 않은 이유로 치유가 미온적이고, 내반(varus) 자극을 받을 때 발목이나 거골하 관절(subtalar joint)이 탈구(sublux)된다.

발목 불안정성이 있는 환자는 운동하는 동안에 보장구(orthoses) 또는 외측 뒤꿈치 쐐기(lateral heel wedges), 테이핑, 보조기(brace) 등으로 보존적인 치료를 할 수 있고, 비골건(peroneal tendons)의 고유수용감각과 힘을 회복할 수 있다. 회복절차는 10장에서 참고할 수 있다. 발목 안정성 재건이 실패하거나 발목 염좌가 재발하여 상처를 입으면, 수술을 고려해야 한다.

몇몇의 재건(reconstructions)에서는 외측인대를 대용할 단비골근(peroneus longus)의 전부 또는 반을 사용하여 좋은 결과를 얻었다. Evans 수술을 예로 들면, 단비골근은 나누어져서 근위부는 비골에, 원위부는 외측 복사뼈에 고정하였다(그림 13-18). 이 결과로 종비골인대와 전거비인대의 라인에 비스듬하게 된다. 수술은 임상 환경에서 매우 완전하게 작용한다. 그러나 비골 복합체(peroneal complex)와 절충하여 회복하는 것이 어렵고, 개개의 높은 요구에 비골의 약화 가능성을 끝까지 관찰해야 하는 결점이 있다.

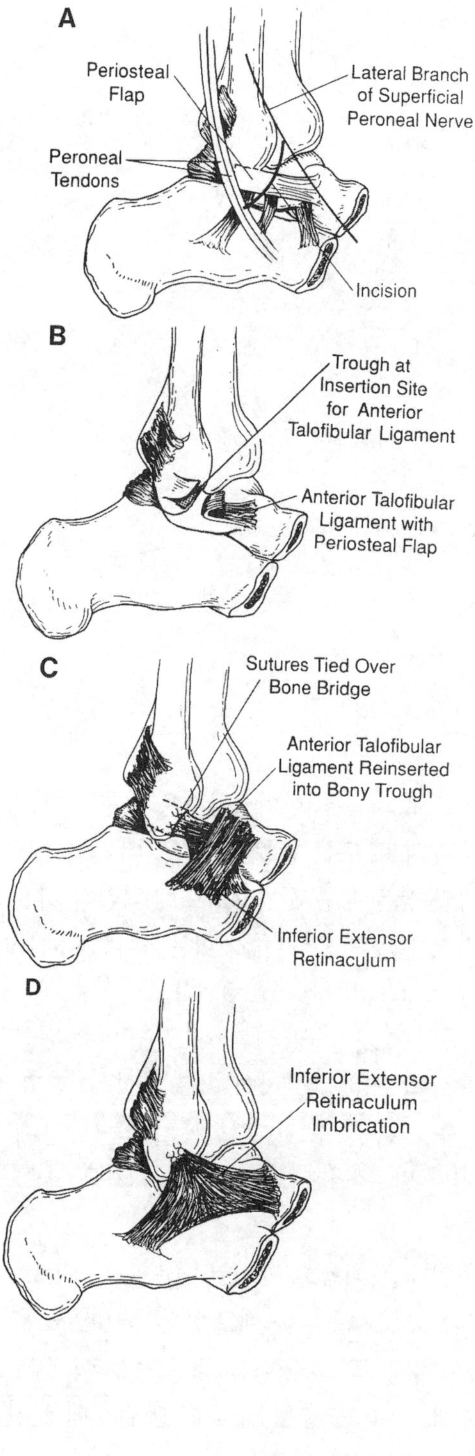

그림 13-19. 수정된 Brostrom 수술.
(A) 늘여진 전거비인대(anterior talofibular joint)를 가로질러 절개
(B) 짧아진 인대를 수용하기 위한 골(trough) 형성.
(C) 안대 봉합
(D) 강화하기 위해 외측복사뼈(lateral malleolus)에 겹쳐진 하부 신전근 지대(retinaculum)
(승인하에 Mann, RA and Coughlin, MJ : Surgery of the Foot and Ankle, ed b. Mosby, S4. Louis, 1993, p.1163)

최근에 수정된 Brostrom수술은 신전근 지대(extensor retinaculum) 막(fascia)의 증가와 함께 느슨한 전거비와 종비골인대의 주름형성(plication)의 후기 보상을 포함한다(그림 13-19). 조직의 질이 건처럼 좋지 않을 경우 결점이 된다. 이것은 비골건(peroeal tendons)의 보존과 더욱 생리적인 결과를 촉진한다.

관절고정술

모든 시술은 하지의 모든 관절 운동을 지속시켜야 한다. 독자는 1장에서 언급되었던 보행 시 발생하는 회전, 굴곡, 압박하는 힘이 모든 관절로 분산될 수 있도록 관절이 서로 협력하여 운동한다는 점을 기억해야 한다. 관절고정술로 관절염과 감염을 치료한다. 관절 운동에 장애를 받는다면, 외과의는 남아 있는 기능적인 관절에 관절고정술로 인한 나쁜 영향을 최소화 하도록 관절을 적합한 위치로 교정해야 한다.

발목 (Ankle)

발목은 주로 굴곡하고 신전하는 이중평면 관절이며, 거골하관절(subtalar joint)과 연계하여 총괄적인 관절 기능을 한다. 발목 관절고정술로 관절 운동이 저하되어 거골하 관절에 자극(stress)이 가중된다. 발목 관절고정술을 시행할 때는 위치선정에 주의를 기울여야 한다. 횡회전의 정도는 반대측의 발목에 근접해야 한다. 그리하여 최소한의 자극이 거골하관절에 가해진다. 발목이 과도하게 내부 회전하면, 거골하관절이 더욱 고정된 위치에 있게 되어, 고관절(hip)과 무릎 관절이 보상 외부 회전을 하지 않으면, 환자는 내부로 회전된 단단한 전족(forefoot)으로 디디게 된다.

과도한 외부 회전은 바을 내측으로 가게 하여, 엄지 발가락에 외측 자극을 받게 되어 무지외반증(halux valgus)이 발생한다.

중립위치는 굴곡하고 신전하기에 매우 바람직한 위치이며, 근육이 정상적인 힘으로 작용하고 다리 길이가 동일하게 유지될 수 있게 해준다. 몇몇 임상의는 높은 굽의 구두를 신을 수 있도록 여성의 족저굴곡(plantar flexion)은 10° 가 적당하다고 한다. 그러나 배측굴곡(dorsiflexion) 보다는 보상 족저굴곡이 중족 관절(midfoot joints)에서 발생한다. 그래서 발목이 중립위치에서 유합(fusion)되면 환자는 더 자유로이 움직일 수 있다. 통증이 유발될수 있는 뒤꿈치의 작은 부위가 지면과 닿아 체중을 지지하는 힘이 집중되기 때문에 과도한 배측굴곡은 제어해야 한다. 발목의 관절고정술을 시행할 때 가장 바람직한 내반-외반(varus-valgus)의 위치는 전체 경골(tibia)과 관련하여 외번의 5°~7° 이다. 과도한 내반(varus)은 제 5 중족골에 심한 자극이 가해져, 통증과 못(calluses)을 유발시킨다.

거골하관절 (Subtalar Joint)

거골하관절은 유일하게 경골에서부터 발안쪽으로 지나는 횡회전을 전환시킨다. 유합(fusion)에서 거골하관절의 정확한 정렬은 매우 중요하다. 5° 에서 7° 의 약간의 외반(valgus)은 신체의 하중이 종골의 내측으로 가해지고, 외측 발목 인대에 약간의 자극이 가해지며 횡족근관절(transverse tarsal joints)에 유연성이 유지된다. 또한 발에 체중을 고르게 분배시킨다. 외반(valgus)이 심하면 내측의 종축 궁(arch)을 따라 과도한 부하(strain)가 일어나 통증이 유발될 수 있다. 내반(varus)이 심하면, 외측 측부의 발목 인대의 과도한 부하(strain)를 유발시키고, 발의 외측 경계 아래로 과중한 압력이 가해지며, 횡족근관절(trasverse tarsal joints)이 경직(rigidity)된다.

횡족근관절 (Transverse Tarsal Joints)

종골입방관절(calcaneocuboid joint)과 거주상관절(talonavicular joint)은 거골하관절(subtalar joint)작용하기도 하고, 세 관절이 서로 작용하기도 한다. 이들 관절 중 하나의 관절이라도 움직이지 않으면, 모든 세 관절이 제대로 움직이지 않는다. 하나 또는 두개의 횡족근관절(trasversal tarsal joints) 이 유합될 때, 거골하관절은 5° 를 유지해야 하며 전족(forefoot)은 척행위치(plantigrade position)에 있어야 한다. 회외전(supination)이 심하면 발의 외측경계 아래로 통증이 유발된다. 회내전(pronation)이 심하면, 제 1 중족골두와 종자골(sesamoids) 아래에 스트레스(stress)가 가해진다.

또한 신발을 신을 때, 내측 또는 외측면의 압력을 예방하기 위해 전족(forefoot)의 외전 또는 내전을 피해야 한다.

제 1 중족지절관절 (First Metatarsophalangeal Joint)

제 1 중족지절관절에 대한 관절고정술은 10° 에서 15° 의 외번(valgus)과 25° 에서 30° 의 배측굴곡으로 적절한 위치로 교정된다면, 기능손상을 최소화 할 수 있다. 배측굴곡의 각도가 크면, 굽높은 구두를 신을 수 있다. 그러나 과도하게 배측굴곡(dorsiflexion)하면 편평한 단화를 신었을 때, 지절간 관절(interphalangeal joint)부위가 신발의 윗부분과 마찰할 수 있다. 충분히 배측굴곡이 되지 않으면 엄지발가락(great toe)으로 디뎌야 하며, 지절간 관절이 과다신전(hyper extension)하고 못(callus)이 생긴다

하지의 외인성 기형 (EXTRINSIC ABNORMALITIES OF THE LOWER EXTREMITY)

이 책에서 여러 번 강조하였듯이, 운동사슬(kinematic chain)에서 각 뼈와 관절은 모든 다른요소들과 연계적인 작용을 한다. 둔부(hip), 무릎(knee), 대퇴골(femur), 경골(tibia)의 외인성 기형은 발목과 발에 해로운 영향을 준다. 환자를 진찰하고 치료함에 있어서 원유부의 구성요소는 각 근위 구성요소의 영향과 함께 고려해야 한다. 외인성 기형의 4가지 임상질환은 다음과 같다: 대퇴골 전경(femoral anteversion), 경골 염전(tibial torsion), 경골의 각기형(angular deformities of the tibia), 다리길이의 부조화(leg length discrepancy).

대퇴골 전경 (Femoral Anteversion)

대퇴골 전경은 하지의 회전하는 정렬(alignment)에 영향을 주는 대퇴골의 내부 염전을 악화시킨다. 어린이에게 나타나는 일반적인 성장성 기형은 안짱다리(toe-in)를 유발시킨다. 몇몇 회전의 부정정렬(malalignment)은 어린이가 성장함에 따라 운동이나 교정기와 관계없이 자동적으로 교정된다. 드문 경우지만, 심한 기형에는 수술이 필요하다. Tachdjian은 둔부(hip)가 중립위치를 지나 외측회전 할 수 없는 8세와 8세 이상의 어린이와, 기능적 불능과 미용상 외관을 교정하려는 사람에게 시술할 것을 권고하였다.[12] 외부회전 절골술(osteotomy)은 (1) 칼을 이용하여 전자하 부위(subtrochanteric region); (2) 골수 내의 조(intrameduallary)를 이용한 골간(diaphysis)에; 또는 핀 또는 판을 시영하거나 말초 골간가단(metaphysis)을 고정하여 시행한다. 골은 절단하고 발이 같은 정도로 내부와 외부 회전을 할 수 있도록 발은 외부로 회전하며, 대퇴골의 절단 끝은 회복이 될 때까지 안정된 형태로 고정시킨다.

경골 염전 (Tibial Torsion)

내측의 경골 염전(tibial torsion)은 단독으로 발생하거나, 대퇴골 전경과 연계하여 발생할 수 있으며, 자연적으로 안짱다리(in-toeing)을 유발시킬 수 있다. 대퇴골 전경과는

달리 대부분의 이들 기형은 성장하면서 교정된다. 아주 드물게 내부 경골 염전이 8세까지 지속된 어린이는 수술을 받아야 한다. 대퇴골 전경의 고정술과 비슷한 경골의 역회전 고정술(derotation osteotomy)로 외부 염전(torsion)의 25° 로 복사뼈 전이 축(transmalleolar axis)이 재정렬된다. 내부 경골 염전(internal tibial torsion)은 초기에 교정기(brace)를 착용하고 수술 교정이 필요한 브런트의 경골내반(Blounts tibia vara)과 구별된다.

경골의 각기형 (Angulatory Deformities of the Tibia)

임상적 징후를 발생시키는 가장 빈번히 나타나는 두 가지 경골의 각기형은 경골간 부정유합(tibial shaft malunion)과 내반슬(genu varum)이다.

내반슬 (Genu Varum)

내반슬(Genu varum) 또는 앙가발이(bowlegs)는 2~3세 이하 아이에게서 생리적으로 나타난다. 아마도 자궁에서의 하지 위치 때문일 것이다. 3세 이후 지자(pendulum)로 보통 외반슬(genu valgus) 또는 안짱다리(knock knees)로 방향이 바뀌고, 마침내 8세~10세가 되면 이것은 자연적으로 교정된다. 드물게 사춘기때까지 내반슬이 심하게 지속되면 경골과 비골 절골술(osteotomy)이 필요하다. 무릎의 내측 구분(compartment)의 대칭성이 떨어져서 골관절염(osteoarthritis), 류마티스 관절염(rheumatoid arthritis) 또는 경골고평부 골절(tibial plateau fracture)이 발생하여 내반슬(genu varum)이 나타난다. 무릎의 내측 구분에 제한된 관절염과 함께 내반슬이 발생하였다면, 근위 경골 절골술(proximal tibial osteotomy)을 고려해 본다. 이 수술로 각도 기형(angular deformity)이 교정되고, 관절이 보호되며, 신체를 지지하는 하중을 내부에서부터 외부로 고르게 분배시킬 수 있다. 그러나 슬개골과 대퇴골(patellofemoral) 또는 외측 구분에 관절염이 있다면, 전체 무릎의 관절성형술(arthroplasty)을 생각해봐야 한다. 관절 치료를 할 때, 부정정렬된 관절의 보철사용이 실패하지 않도록 연부조직과 골 수술로 내반 부정정렬(varus malalignment)을 교정하여야 한다는 점에 주의를 기울여야 한다.

경골간의 부정유합 (Tibial Malunion)

골절 후 경골간의 부정유합(tibial malunions)은 경골의 어느 부위에서도 발생할 수 있다. 근위의 부정유합(malunions), 각도 기형의 각이 더 큰 것이 발과 발목의 생체역학에 큰 영향을 미친다. 왜냐하면 거골하관절(subtalar joint)을 외번(eversion)보다 내번(inversion)에서 움직임이 더 크고, 발과 발목의 관절운동역학 체계(arthrokinematic system)는 내반기형(varus deformity) 보다는 외반기형(valgus deformity)을 보상하는데 더 효과적이기 때문이다. 경골내반(tibia varum)으로 발목의 외측면이 과도한 압박을 받아 발의 외측 경계를 따라 못(calluses)과 통증이 발생한다.

교정을 위한 절골술(osteotomy)을 포함한 수술치료는 무릎과 둔부(hip)와 함께 발을 정렬 교정시키기 위해 심한 각도 기형을 치료한다. 절골술은 또한 기존의 회전 부정정렬(rotational malalignment)을 교정시킬 수 있다. 뼈는 회복될 때까지 골수 내에 막대(intramedullary rod), 내부의 나사(screw)와 판(plate), 또는 외부장치(external devices)로 고정한다. 다리길이가 서로 다르면 골격이 성숙한 환자의 수술 선정범위는 짧은 다리는 늘이거나 긴 다리를 줄이는 수술로 한정된다. 다시 말하면, 수술은 다른 요소 중에서도 특히 다리, 길이가 다른 부위와 병인관계 그리고 연부조직의 상태에 따라 결정된다.

다리길이의 부조화 (Leg Length Discrepancy)

선천성 기형(congenital anomalies), 종양(tumors), 감염(infection), 외상(trauma), 신경근육 질환을 포함하여 구조적으로 다리길이가 다른 많은 원인이 있다. 골격이 미숙한 환자의 긴 다리의 성장을 정지시키거나 영구적으로 저지하고, 긴 다리를 줄이고, 짧은 다리를 늘이는 수술로 교정한다. 수술 진단에 검토된 몇가지 요인으로는 다리길이가 다른 골격 부위, 환자의 나이, 현재 다리 길이의 차이와 앞으로 예상되는 다리길이의 부조화, 병인, 연부조직의 상태, 예상되는 전체 신체 높이(환자의 골격이 미성숙 상태일 경우), 척추의 구조적 또는 기능적 보상, 비정상적인 보행, 상호작용의 정도, 필요한 들기의 정도가 있다.

사지(limb)가 짧지만, 아직 충분히 성장할 수 있는 어린이의 다리길이가 다른 경우에는, 짧은 다리가 정상적인 다리길이를 만회 할 수 있도록 선택된 짧은 한쪽 골단(epiphyseal)을 자극하여 교정하는 것이 최선의 방법이다. 그러나 골단을 자극시키는 안전하고 확실한 방법은 아직 시행되지 않았다.

긴다리의 하나 또는 그 이상의 골단들의 조기 유합(premature fusion)으로 정상적인 성장을 함에 따라 짧은 다리가 길이가 다른 다리와 길이가 같아 질 수 있다. 정위 X선 촬영법(orthoroentgenography), 골격 성숙의 평가, 개개인의 상대적인 치수, 성장율, 어느 해부조직부위(대퇴골-femur 또는 경골-tibia)에 그리고 성장을 저지시킬 수술 또는 골단 고정술(epiphysiodesis)을 시행할 나이를 결정하는데 용이한 성장 예상 도표로 연속적인 손발측정을 포함한 복잡한 시스템을 사용하여 성공적으로 치료될 수 있다. 골단 고정술의 수술원리는 골단을 조심스럽게 제거하고 성장판을 제거하는 뼈 이식(bone graft)으로 공간에 채워넣는 과정이 포함된다.

다리 길이가 같지 않은, 골격이 성숙된 환자는 짧은 다리의 길이연장 또는 긴다리의 자름과 같은 외과적 선택에 제한이 있다. 다시 말하면, 이 결정은 나이, 위치, 어긋남의 원인, 그리고 연부조직의 상태, 반대쪽 다리의 보상 능력, 골반(pelvis), 척추(spine) 등 다른 원인들에 의존한다. 대퇴골 또는 경골과 비골의 분절을 절개하여 긴 다리는 짧게 하는 방법이 있다. 무릎이 높이는 외관상 뿐만 아니라, 생체역학적으로도 매우 중요하다. 짧은 쪽 길이가 경골부위에서 절개되었다면, 긴 반대측의 경골을 짧게 절개해야 한다. 그러나 경골을 절개하는 데는 몇가지 매우 복잡한 요인이 있다. 3cm 이상 뼈가 절개된다면, 다리 근육은 영구적으로 쇠약해질 수 있다.[9] 경골과 비골의 일부를 절개해야 하고, 다리에 구획 증후군(compartment syndrome)이 발생할 위험이 있으므로 수술은 더 복잡하다.

대퇴골을 절단하는 수술은 위에 언급한 수술보다 덜 복잡하며, 많은 방법으로 시술될 수 있다. 현재 많이 알려진 수술에서는 대퇴(thigh)에 분리된 벤 자국을 남기지 않고, 골간(shaft)의 필요한 절개 길이를 골수내 톱(intramedullary saw)을 이용한다. 알려지지 않은 수술(closed technique)에서는 골수 내에 막대(intramedullary rod)는 대전자(greater trochanter) 위에 톱이 끼워진 같은 벤 자리를 지난다. 대퇴골은 경골보다 더 빨리 회복하고 근육쇠약(muscle weakness), 감염(infection), 부정유합(malunion)과 같은 복잡합 질환이 덜 발생된다.

이론적으로 짧은 다리를 늘이는 수술을 할때는 외관적인 미와 생체역학적인 관점을 더 고려해야 한다. 그러나 특히 경골을 늘이는 수술은 과다 신장(overstretching), 혈액 공급의 장애, 분절의 불안정한 고정, 수술기법의 문제성과 같은 복잡한 문제를 내포하고 있다.[12] 현재 사지를 늘이는 가장 흥미로운 기법은 점차로 골을 늘이는 골 연장술의 일리자로브(Ilizarov)기법이다. 이 기법은 골 피질(cortex)의 피하를 파열(subcutaneous fracture)시키고 외부 고정기(fixation device)를 사용하여 분절(fragments)이 점차로 분열(distraction)되는 것을 포함한다. 경골을 15cm, 대퇴골을 12cm 늘렸으나, 이전에 사용된 기법보다 부작용이 덜 발생하였다고 한다.[15]

짧은 다리를 늘이고, 긴 다리는 줄이는 시술을 같이 시행하면, 두 다리가 대칭되어 하나의 시술만 시행했을 때보다 부작용이 덜 발생할 수 있다. 두 다리의 수술은 그러나 호나자의 사회적인 면과 관련해 수술 후 기간 동안 움직일 수 없다는 문제가 있다.

요약 (SUMMARY)

나는 내 능력과 내 판단에 따라서 내 환자에 대한 식이요법을 규정할 것이며 누구에게도 해를 끼치지 않을 것이다.

Hipppocrates of Cos

발과 발목의 생체역학을 교정하는 수술을 하기 전에, 현명한 외과의는 Hippocrates의 이 말을 생각해 볼 수 있다. 비수술적 치료 즉, 보존적 치료(conservative measures)가 실패하였거나 질환이 심각하다고 생각될 경우에만 수술을 시행한다. 침입성 치료과정(invastive procedure) 처럼, 수술은 이점이 있는 반면 위험성도 있다. 임상적인 상태를 주의깊고 완벽하게 진단한 후에 외과의는 수술에 착수할 수 있다. 의학의 이러한 면에 대한 우리의 이해가 부족하고, 발의 생체역학에 대한 기술과 연구가 급증함에 따라 우리의 지식과 성공도 증대될 것이다.

이 장에는 발과 발목의 생체역학적인 효율성을 최대로 높이기 위해 시행되는 외과적 개입(surgical interventions)을 임상의가 올바르게 진단을 할 수 있도록 설명하였다. 요족(pes cavus), 편평족(pes planus), 무지외반증(hallux valgus), 무지강직(hallux rigidus), 그 밖의 발가락 기형, 발목 불안정(ankle instability)의 외과치료를 시행해야할 요인이 있다. 발목, 거골하관절, 횡족근관절(transverse tarsal joint), 제 1 중족지절관절의 관절고정술을 시행할 요인을 재검토하였다. 최종적으로 하지의 명확한 외인성 기형에 대한 외과의의 견해가 설명되었다.

참고문헌 (REFERENCES)

1. Johnson, KA: Tibialis posterior tendon rupture. Clin Orthop 177:143, 1983.
2. Mann, R and Specht, L: Posterior tibial tendon ruptures: Analysis of eight cases. Foot Ankle 2:350, 1981.
3. Mann, R and Thompson, F: Rupture of the posterior tibial tendon causing flat foot. J Bone Joint Surg 67A:556, 1985.
4. Scranton, P: Treatment of symptomatic talocalcaneal coalition. J Bone Joint Surg 69A:533, 1987.
5. Swiontkowski, MF, et al: Tarsal coalitions: Long term results of surgical treatment. Pediatr Orthop 3:287, 1983.
6. Bordelon, RL: Surgical and Conservative Footcare. Slack, Thorofare, NJ, 1988, pp 72–73.
7. Richardson, EG: Pes planus. In Crenshaw, AH (ed): Campbell's Operative Orthopaedics, ed 8. Mosby, St. Louis, 1992, p 2693.
8. Romash, MR: Calcaneal osteotomy and arthrodesis for malunited calcaneal fracture. In Johnson, KA (ed): The Foot and Ankle. Raven Press, New York, 1994, p 425.
9. Johnson, KA: Surgery of the Foot and Ankle. Raven Press, New York, 1989.
10. Mann, RA and Coughlin, MJ: Surgery of the Foot and Ankle, ed 6. Mosby, St Louis, 1993.
11. Mann, RA and Coughlin, MJ: The Video Textbook of Foot and Ankle Surgery. Medical Video Productions, St. Louis, 1991.
12. Tachdjian, MO: Pediatric Orthopaedics, vol 2. WB Saunders, Philadelphia, 1972.
13. Coughlin, MJ: Proximal First Metatarsal Osteotomy. In Johnson, KA (ed): The Foot and Ankle. Raven Press, New York, 1994, p 85.
14. Sammarco, GJ, Brainard, BJ, and Sammarco, VJ: Bunion correction using proximal chevron osteotomy. Foot Ankle 14:8, 1993.
15. Paley, D: Current techniques in limb lengthening. J Pediatr Orthop 8:73, 1988.

색 인

〈ㄱ〉

〈ㄴ〉

〈ㄷ〉

〈ㄹ·ㅁ〉

〈ㅂ〉

〈ㅅ〉

〈ㅇ〉

〈ㅈ〉

〈ㅊ·ㅋ·ㅌ·ㅍ〉

〈ㅎ〉

〈그 외〉